Vitamine

Mineralstoffe &

Nahrungsergänzungsmittel

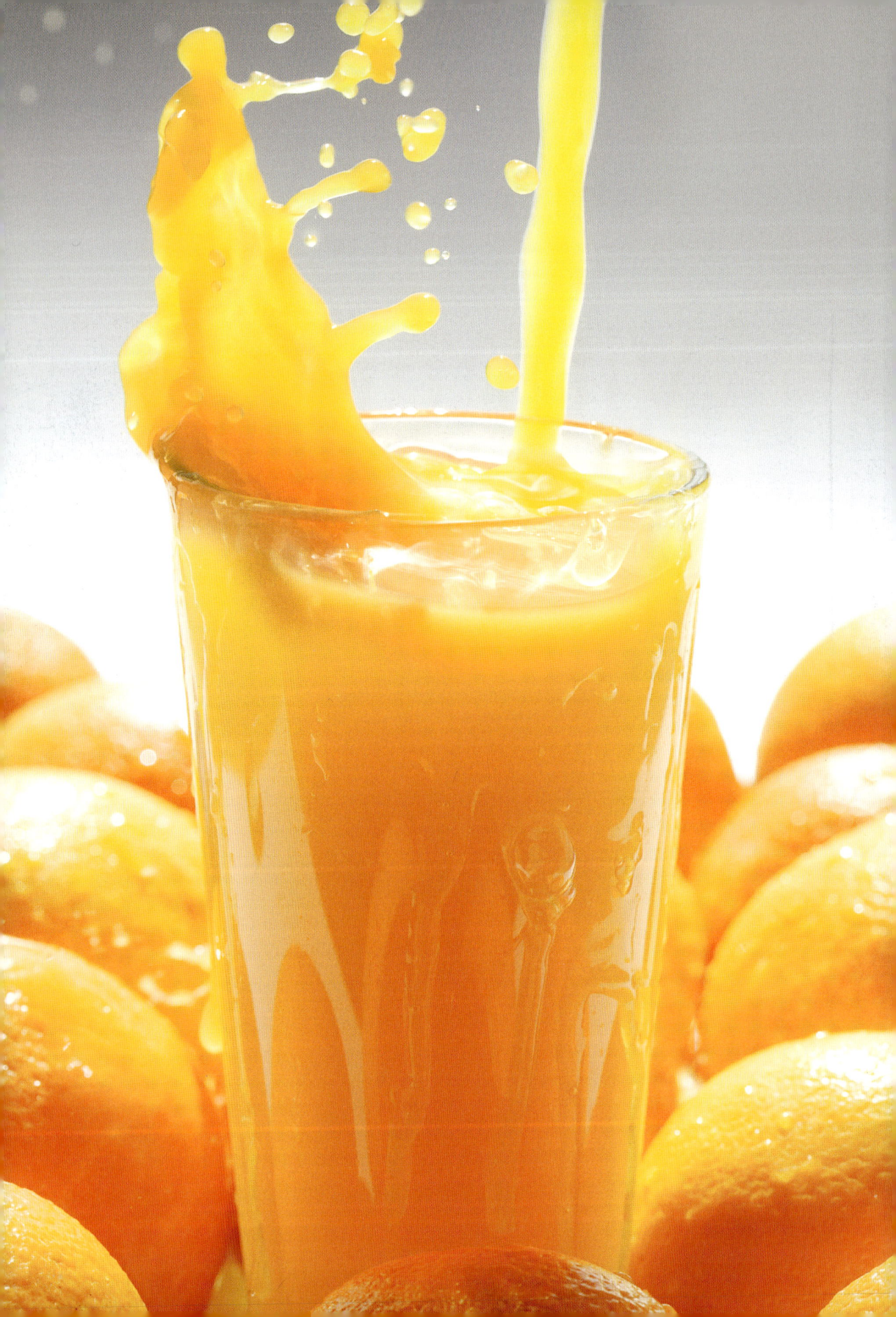

Vitamine

Mineralstoffe &

Nahrungsergänzungsmittel

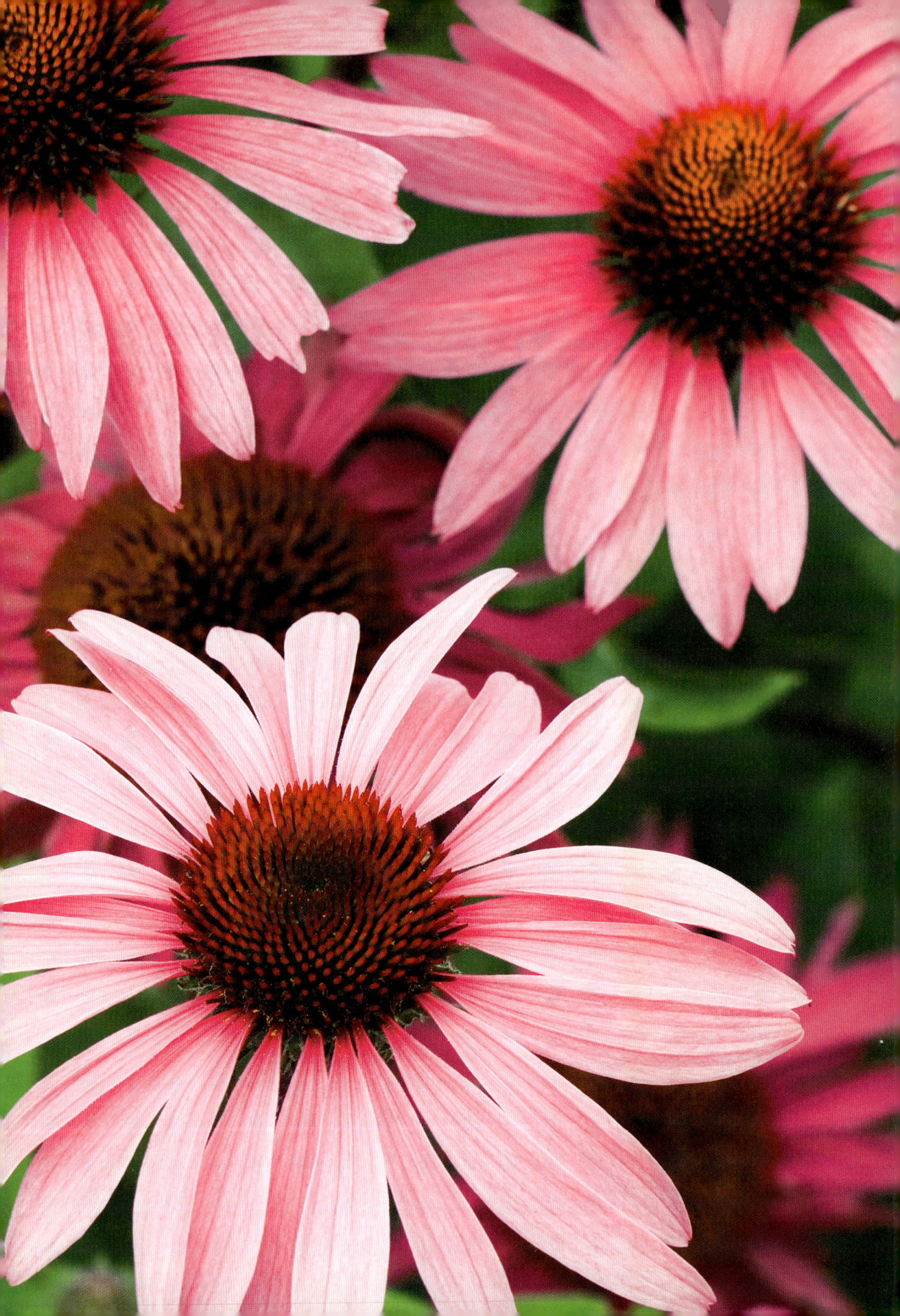

Inhalt

Das neue Zeitalter der Ernährungsmedizin

Nahrungsergänzungsmittel sind aus der täglichen Ernährung nicht mehr wegzudenken, und ihre Bedeutung steigt. Deshalb ist es wichtig, sich über den Beitrag zu informieren, den Vitamine und Spurenelemente für unser Wohlbefinden leisten können. Dieses Buch präsentiert neue Erkenntnisse über Nahrungsergänzungsmittel und erklärt genau, wie sie Ihnen nützen können und wie Sie sie sicher anwenden.

Mehr als 90 der bekanntesten Vitamine, Mineralstoffe und Nahrungsmittel, die heute zur Heilung und Vorbeugung von Krankheiten angewendet werden, sind hier in alphabetischer Reihenfolge aufgeführt. Sämtliche Einträge sind sorgfältig recherchiert, auf dem neuesten Stand und wurden von Gesundheitsexperten überprüft. Sie enthalten grundlegende Informationen über die einzelnen Substanzen, ihre Wirkungsweise und die richtige Einnahme, über mögliche Nebenwirkungen sowie Ratschläge für die sichere und wirkungsvolle Anwendung. Im hinteren Teil des Buchs sind die verbreitetsten Arzneimittelgruppen und ihre Wechselwirkungen mit Nahrungsergänzungsmitteln aufgeführt; diese Hinweise sollten Sie unbedingt beachten, um Risiken zu vermeiden.

Ein neues Gesundheitsbewusstsein

Nahrungsergänzungsmittel sind alles andere als neu: Vitamintabletten gibt es seit mehr als 50 Jahren, und heilende Kräuter, die jahrhundertelang zur Grundausstattung jedes Krankenzimmers und jedes Haushalts gehörten, machten bis Anfang des 20. Jahrhunderts einen Hauptbestandteil der ärztlichen Behandlung aus.

Noch vor 20 Jahren waren Vitamintabletten größtenteils Standardpräparate, und Pflanzenheilmittel wurden nach Bedarf zusammengestellt. Mittlerweile werden Vitamin- und Mineralstoffpräparate sowie pflanzliche Nahrungsergänzungsmittel in den verschiedensten Zusammenstellungen und Dosierungen angeboten – und dazu noch weitere Substanzen, die aus natürlichen Quellen gewonnen werden, wie Glucosamin, Coenzym Q10 und Lycopin. Sie sind rezeptfrei erhältlich; man findet sie in Supermärkten, Reformhäusern und Naturkostläden, und im Internet gibt es eine wahre Flut von Angeboten.

In den Medien wird immer wieder über die erwiesene und angebliche Wirksamkeit von Nahrungsergänzungsmitteln berichtet – hier eine Studie über den Einsatz von Johanniskraut gegen depressive Verstimmung, da eine Untersuchung über die Wirkung von Ginkgo biloba bei Demenzkranken und dort ein Artikel darüber, dass bei Prostatavergrößerung das am häufigsten verordnete Mittel kein Medikament ist, sondern das Extrakt der Sägepalme. Neuere Studien belegen sogar die heilende Wirkung von Honig bei Verbrennungen.

Die große Aufmerksamkeit, die den Nahrungsergänzungsmitteln gewidmet wird, hat dazu geführt, dass Millionen von Verbrauchern, wie auch Ärzte und Wissenschaftler, davon überzeugt sind, dass Substanzen wie Knoblauch, Echinacea oder Traubenkernextrakt neben Vitaminen und Mineralstoffen ebenso förderlich für die Gesundheit sein können wie fettarmes Essen, Bewegung oder Aspirin. Vorbeugung vor Grippe und Erkältungen, Linderung von Schmerzen und Bekämpfung ihrer Ursachen sind die häufigsten Gründe, aus denen die Menschen zu Nahrungsergänzungsmitteln greifen. Das zeigt, dass eine deutliche Wandlung des Gesundheitsbewusstseins in der Bevölkerung stattfindet, die bewirkt, dass pflanzliche Heilmittel und Nahrungsergänzungsmittel immer mehr in die Allgemeinmedizin einbezogen werden. Die traditionelle Schulmedizin betrachtete den Einsatz alternativer Heilmittel bisher mit einer gewissen Skepsis, aber auch hier beginnt sich die Einstellung allmählich zu ändern.

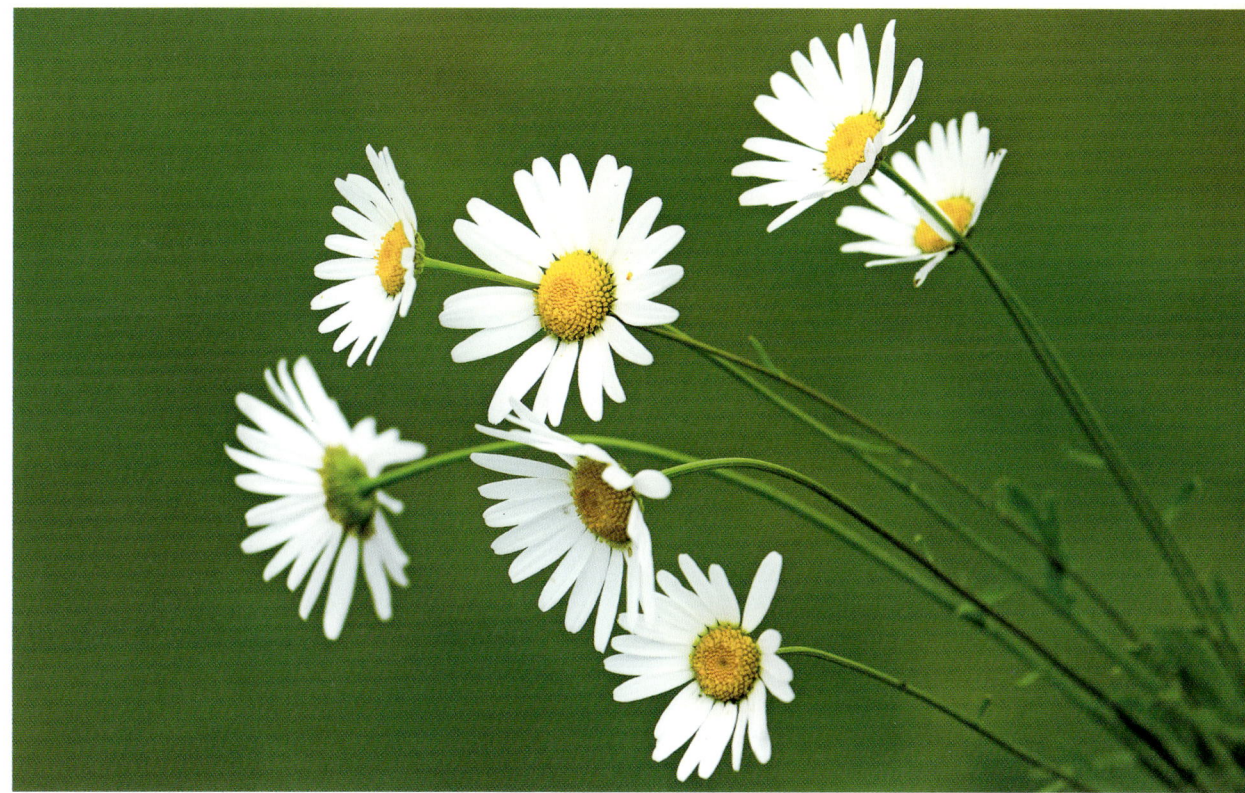

Veränderte Sichtweisen

Seit den 1990er-Jahren wurde eine Vielzahl von Studien durchgeführt, die belegen, dass bestimmte Nahrungsmittel und Nährstoffe zur Vorbeugung, Verlangsamung, ja sogar zur Umkehr von Krankheitsverläufen wirkungsvoll eingesetzt werden können. So wurde vielfach nachgewiesen, dass sich der Verzehr von fettem Fisch positiv auf das Herz-Kreislauf-System auswirkt. Fischfette tragen zur Senkung des Blutdrucks und der Triglyceridwerte bei, verringern das Risiko von Thrombenbildungen und Entzündungen der Arterienwände und können so einem Herzinfarkt vorbeugen. Auch manche vormals skeptische Experten sind der Meinung, dass die Einnahme einer angemessenen Menge von Vitaminen und Mineralstoffen Krankheiten vorbeugen und das Wohlbefinden steigern kann.

Europäische Standards

Besonders in Europa wurde während der letzten 25 bis 30 Jahre auf dem Gebiet der Pflanzenheilkunde umfassend geforscht, und es wurden Standards im Hinblick auf die Wirkung und Sicherheit vieler Heilkräuter festgelegt. In Deutschland sammelt eine unabhängige Expertenkommission, die „Kommission E", seit 1978 wissenschaftliches Material über Wirksamkeit und Sicherheit pflanzlicher Heilmittel, vor allem aus wissenschaftlichen Studien, klinischen Tests und Erfahrungen aus der Praxis. Die Kommission veröffentlichte Berichte zu mehr als 300 Pflanzenheilmitteln – und stufte ungefähr zwei Drittel von ihnen als wirksam und unbedenklich ein. Solche wissenschaftlich fundierten Informationen führten auch bei Medizinern und Experten in anderen Teilen der Welt zu einer größeren Aufgeschlossenheit gegenüber der Pflanzenheilkunde.

Umstrittene Heilwirkung

Trotz intensivierter Forschung blieben gesundheitsfördernde Wirkungen, die Heilkräutern, Vitaminen und Mineralstoffen zugeschrieben werden, unbewiesen und umstritten. In Fachkreisen ist man vielerorts der Meinung, dass die Studien über alternative Heilmittel zu ungenau sind; viele werden mit nur sehr wenigen Freiwilligen gemacht, und man befasst sich nicht ausreichend mit Langzeiteffekten und Nebenwirkungen. Zudem ziehen übertriebene Behauptungen über den therapeutischen Nutzen pflanzlicher Produkte Kritik auf sich – erst recht, wenn sie den Eindruck erwecken, dass alles, was „natürlich" ist, auch unbedenklich sei; doch dies ist nicht immer der Fall.

Andererseits werden laufend neue Erkenntnisse gewonnen und bestehende Vermutungen erhärtet. So wurden in Studien zur Wirkung von Johanniskraut bei leichten bis mittleren Depressionen einige Untersuchungen mit Vergleichsgruppen durchgeführt, die statt des Johanniskrauts ein Präparat ohne Wirkstoff erhielten, um den sogenannten Plazebo-Effekt (eine Linderung der Symptome allein durch den Glauben, ein Heilmittel zu erhalten, obwohl das Präparat gar nicht wirksam ist) zu testen. Dabei wurde festgestellt, dass Johanniskraut in der Behandlung leichter Symptome von Depressionen tatsächlich eine größere Wirkung zeigt als das Plazebo und dass das Präparat sehr gut zur Standardbehandlung leichter Depressionen eingesetzt werden kann. Zudem kam es nur in seltenen Fällen zu Nebenwirkungen, und die waren relativ harmlos.

Weil aber die Ernährungsmedizin noch in den Kinderschuhen steckt, fehlt es in den meisten Fällen an schlüssigen Studien. Deshalb sind alle empfohlenen Anwendungsbereiche und Dosierungen in diesem Buch ausschließlich als Vorschläge gedacht. Es ist durchaus möglich, dass sich durch zukünftige Erkenntnisse die empfohlenen Indikationen und Dosierungen ändern werden. Nahrungsergänzungsmittel und Heilmittel haben ein breites Anwendungsspektrum, deshalb können Dosierungsempfehlungen oft nur in einem groben Rahmen gegeben werden.

Folgen Sie den Angaben des Herstellers, oder fragen Sie Ihren Hausarzt; die Dosierung und Einnahme von Pflanzenheilmitteln und Nahrungsergänzungen sollte immer auf den individuellen Bedarf zugeschnitten sein.

Sprechen Sie mit Ihrem Arzt, bevor Sie mit der Einnahme eines neuen Präparats beginnen, und lassen Sie sich regelmäßig untersuchen, wenn Sie einen Wirkstoff über einen längeren Zeitraum einnehmen. Es wird immer deutlicher, dass viele Heilkräuter und Nahrungsergänzungsmittel ernste Nebenwirkungen haben können. Vorsicht ist in jedem Fall angebracht. Beim Auftreten neuer oder bei einer Verschlimmerung bestehender Symptome sollten Sie in jedem Fall einen Arzt aufsuchen.

Schwerpunkt Vorbeugung

Immer mehr Menschen achten auf eine gesunde Ernährung, ausreichend Bewegung und ein optimales Körpergewicht; häufige Beschwerden wie Rückenschmerzen oder Verstopfung können dadurch vermieden oder gelindert werden. Viele hören mit dem Rauchen auf und schränken ihren Alkoholkonsum ein – Veränderungen, die das Risiko schwerer Leiden wie Herzkrankheiten oder Krebs verringern können. Experten sind der Meinung, dass drei Viertel aller Krebserkrankungen auf Ernährung, Trinkverhalten, Nikotinkonsum und Umweltfaktoren zurückzuführen sind.

Vitamine, Mineralstoffe und Heilkräuter können die gesundheitsfördernden Maßnahmen unterstützen. Dabei geht es nicht nur um die Abwesenheit von Krankheiten, sondern um unser Wohlbefinden im eigentlichen Sinn – die Fähigkeit, ein erfülltes, aktives und glückliches Leben zu führen.

Es ist jedoch nicht zweifelsfrei erwiesen, dass z. B. die Einnahme von Nahrungsergänzungsmitteln, die Antioxidanzien wie Bioflavonoide oder Carotinoide enthalten, uns tatsächlich vor schweren Erkrankungen schützen können. Neuere Erkenntnisse deuten vielmehr darauf hin, dass diese Nährstoffe nur etwas bewirken können, wenn sie über

Gesundheitsfachleute und Nahrungsergänzungsmittel

Viele Ärzte und andere Gesundheitsfachkräfte, die nach schulmedizinischen Richtlinien arbeiten, stehen alternativmedizinischen Therapien skeptisch gegenüber, obwohl sie meist selbst zu Vitamin- und Mineralstoffpräparaten greifen. So ergaben Umfragen unter Krankenschwestern, dass drei Viertel der Befragten Nahrungsergänzungsmittel einnahmen; 85 % von ihnen waren der Meinung, dass sich dadurch ihre Lebensqualität erhöhte; lediglich 0,8 % konnten keinen Unterschied feststellen.

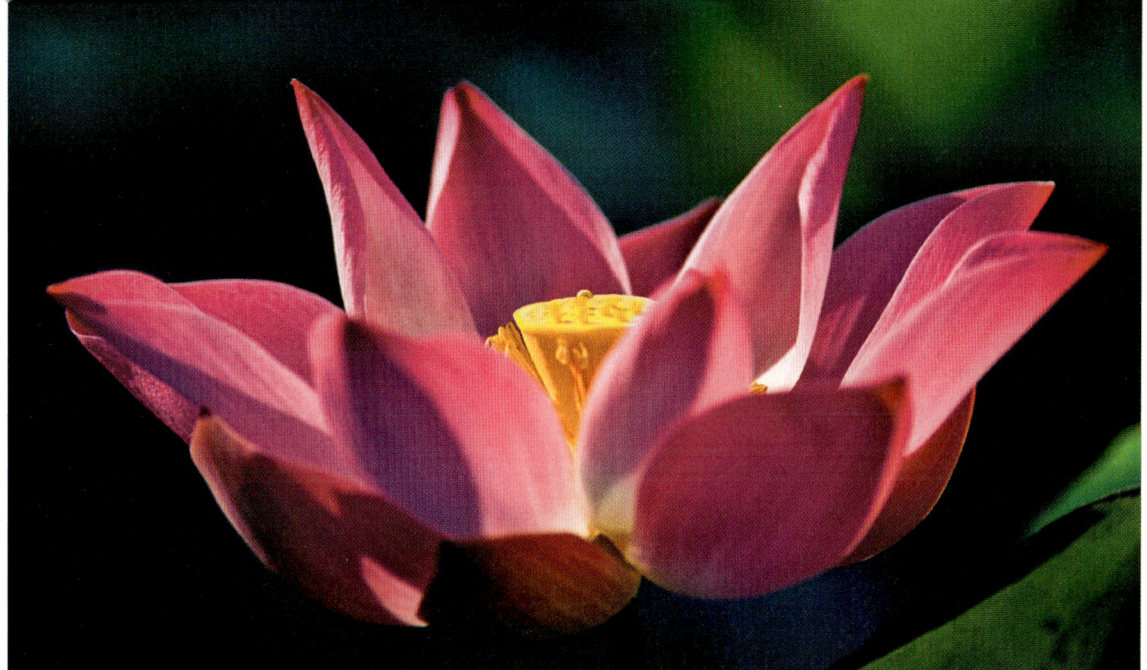

natürliche Lebensmittel aufgenommen werden, vorzugsweise über bestimmte Obst- und Gemüsesorten als Teil einer ausgewogenen Ernährung. Manche Nahrungsergänzungsmittel werden sogar als schädlich eingestuft; so kann Betacarotin bei Rauchern das Lungenkrebsrisiko zusätzlich erhöhen. Andere Substanzen wie Eisen können im Darm leichter aufgenommen werden, wenn sie über die Nahrung aufgenommen werden statt über ein Nahrungsergänzungsmittel. Fragen Sie Ihren Hausarzt, was in Ihrem Fall das Beste ist. Es gibt Erkrankungen und Medikamente, die die Nährstoffaufnahme aus der Nahrung hemmen; in diesem Fall können Nahrungsergänzungsmittel der sicherste Weg sein, Ihren Körper zu versorgen.

Richtlinien

Generell gilt: Alle Arzneistoffe unterliegen ebenso wie Medikamente dem Arzneimittelgesetz und müssen bezüglich ihrer Wirkung und etwaiger Nebenwirkungen bestimmte Kriterien erfüllen, um für den Verkauf zugelassen zu werden. Je nach Anwendungsgebiet, Wirkung und Risiko werden sie als „apothekenpflichtig" oder „verschreibungspflichtig" eingestuft.

Nahrungsergänzungsmittel gelten in den meisten Fällen als risikoarm und werden als Lebensmittel gehandelt; als solche unterliegen sie ausschließlich dem Lebensmittelrecht. Seit 2004 gibt es eine verbindliche und europaweite Definition für Nahrungsergänzungsmittel. Sie regelt die Kennzeichnungs- und Anzeigepflicht.

Integrative Medizin

In den letzten Jahren wurden vielen Verbrauchern und einigen Medizinern die Grenzen konventioneller Therapien immer bewusster. Obwohl es der Pharmaforschung gelang, wirksame Therapien für viele schwere Erkrankungen zu entwickeln (besonders Infektionskrankheiten, die in der Vergangenheit viele Todesopfer forderten), war sie im Kampf gegen chronische Erkrankungen wie Herzkrankheiten, Krebs oder Diabetes weniger erfolgreich. Medikamente können für viele Leiden sehr wirksame Therapieformen sein, bergen jedoch auch das Risiko schwerer Nebenwirkungen.

Neue Wege gehen

Angesichts dieser Nachteile tendieren viele Verbraucher zu alternativen Heilmethoden. Chiropraktik, Akupunktur, Massage oder Nahrungsergänzungen gelten als weniger invasiv und eher als „ganzheitlich" (Behandlung des gesamten Körpers statt bloßer Unterdrückung der Symptome) als konventionelle Therapien.

Die Wirkung vieler Substanzen liegt in der Stimulierung der körpereigenen Immunabwehr. Ein pflanzliches Präparat gegen Infektionen wird nicht (wie ein Antibiotikum) selbst die Bakterien beseitigen, sondern durch die Stärkung des Immunsystems Ihrem Körper helfen, sie abzutöten. Mittlerweile werden die Kosten für alternative Behandlungen, z. B. bei einem Heilpraktiker, auch von einigen privaten Krankenkassen übernommen.

Hinter vielen dieser alternativen Behandlungsmethoden verbirgt sich ein gemeinsamer Gedanke: Der Körper besitzt erstaunliche Selbstheilungskräfte, die es zu aktivieren gilt. Nahrungsergänzungsmittel können, vernünftig angewandt, das Immunsystem stärken und so Krankheiten vorbeugen. Tritt ein gesundheitliches Problem auf, können sie die Selbstheilungskräfte des Körpers stärken und so die Heilung beschleunigen.

Allmähliches Umdenken

Die Verbraucher haben deutlich gemacht, dass sie alternative Heilmethoden ausprobieren möchten, und die Ärzte passen sich langsam an die Bedürfnisse ihrer Patienten an. Das bedeutet allerdings nicht, dass Nahrungsergänzungen und andere weniger etablierte Heilmethoden nun anstelle konventioneller Behandlungen angewandt würden. Vielmehr versuchen viele Ärzte, die alternativen Heilmethoden dort, wo es sinnvoll erscheint, in die westliche Schulmedizin zu integrieren. Bei einem ganzheitlichen Therapieansatz arbeitet Ihr Arzt idealerweise mit weiteren Therapeuten Hand in Hand, um die bestmögliche Behandlung für Ihr gesundheitliches Problem zu erreichen. Andererseits zeigen sich immer noch viele Ärzte und Angehörige klassischer Heilberufe reserviert gegenüber alternativen Methoden. Es gibt daher zu keiner Anwendung eine einheitliche Meinung. Es bleibt dem Verbraucher selbst überlassen, sich mit den verschiedenen Arten alternativer Therapien vertraut zu machen – einschließlich der vielfältigen Nahrungsergänzungsmittel, die heute angeboten werden.

Ärztliche Behandlung und alternative Heilmethoden

Traditionell lernen Schulmediziner im Studium kaum etwas über Therapien mit Nahrungsergänzungsmittel oder pflanzlichen Heilmitteln, aber immer mehr Ärzte machen sich in der Fortbildung mit ihnen vertraut. Wenn Sie eine Therapie mit alternativen Heilmethoden in Erwägung ziehen, sollten Sie folgende Ratschläge berücksichtigen:

○ **Berichten Sie Ihrem Arzt von jedem Ihrer Symptome.** Teilen Sie ihm auch ganz genau mit, welche Ergänzungspräparate Sie einnehmen. Das ist deshalb so wichtig, weil manche Präparate Wechselwirkungen mit Medikamenten haben können, die Ihnen Ihr Arzt verschreiben möchte. Auch wenn er gegenüber alternativen Methoden nicht sehr aufgeschlossen ist, sollten Sie mit ihm über alle Nahrungsergänzungsmittel sprechen, die Sie ausprobieren möchten, besonders wenn Sie an einer chronischen Erkrankung wie Asthma, Diabetes, Migräne, einer Herzkrankheit oder Bluthochdruck leiden. Gleiches gilt für Ihren Besuch beim Heilpraktiker; dieser sollte über alle Ihnen verordneten Medikamente Bescheid wissen.

○ **Setzen Sie keine Medikamente ab.** Einige Präparate können Ihre bestehende Medikation unterstützen, sie vielleicht sogar ersetzen. In keinem Fall sollten Sie jedoch verordnete Medikamente eigenmächtig weglassen oder ihre Dosierung ändern; eine Rücksprache mit Ihrem Arzt ist immer erforderlich.

○ **Erkennen Sie, wann konventionelle Therapien die besten sind.** Es kann töricht und sogar gefährlich sein, in Fällen, in denen die Schulmedizin die erfolgreichste Behandlung oder Prävention bieten kann, krampfhaft an alternativen Heilmethoden festzuhalten. Dies trifft besonders zu bei medizinischen oder chirurgischen Notfällen, akuten Infektionen, sexuell übertragbaren Krankheiten, Nierenentzündungen und schweren Erkrankungen wie Polio und Diphterie, die durch Impfungen vermieden werden können. Wenn Sie an einer Krebserkrankung leiden, sollten Sie mit Ihrem Arzt über jede alternative Behandlungsmethode sprechen, bevor Sie sie ausprobieren – so sparen Sie Zeit und Geld und vermeiden unnötige Risiken.

Wie Nahrungsergänzungsmittel Ihnen nützen können

Viele Menschen nehmen ein Nahrungsergänzungsmittel als „Versicherung" gegen Mangelerscheinungen. Forscher nennen noch weitere Gründe für die Einnahme von Nahrungsergänzungsmittel, auch von Heilkräutern, und empfehlen Dosierungen für eine optimale Versorgung, die weit höher liegen, als durch die Schulmedizin bislang vorgegeben.

Sollte man regelmäßig Nahrungsergänzungsmittel einnehmen, auch wenn man eigentlich gesund ist? Kann man wirklich erwarten, dass Ergänzungspräparate im Krankheitsfall helfen? Im Folgenden finden Sie einen Überblick über die Vorteile, die die meisten Menschen durch die Einnahme bestimmter Nahrungsergänzungsmittel erwarten können.

Bedarfsdeckung

Nach schulmedizinischen und ernährungswissenschaftlichen Erkenntnissen ist die Einnahme von Nahrungsergänzungen nicht erforderlich, wenn man durch eine ausgewogene Ernährung Mangelerscheinungen vorbeugt. Man sollte nur darauf achten, den empfohlenen Tagesbedarf (siehe Kasten auf S. 15) durch die entsprechende Zufuhr von Nahrungsmitteln, die alle lebenswichtigen Stoffe enthalten, zu decken. Auch wenn man diese Standards für ausreichend hält, um gesund zu bleiben, zeigen Erhebungen immer wieder, dass bestimmte Bevölkerungsgruppen nicht optimal mit Vitaminen und Mineralstoffen versorgt sind.

Untersuchungen zufolge nehmen Frauen und Männer über 65 Jahre keine ausreichende tägliche Menge Calcium zu sich (Calciummangel führt zu porösen Knochen, die leicht brechen können). Frauen leiden häufig an Zinkmangel; Eisen ist ein weiterer Mineralstoff, den junge Frauen wie auch ältere (über 65) nicht in ausreichender Menge aufnehmen. Obwohl es in Europa ein reiches Angebot an qualitativ hochwertigen Nahrungsmitteln gibt, neigen junge Menschen dazu, nicht einmal ein Drittel der empfohlenen Menge an frischem Obst und Gemüse zu essen; die Älteren machen es nicht viel besser – sie essen kaum zwei Drittel der empfohlenen Mengen, obwohl Ernährungsexperten ständig propagieren, dass eine ausgewogene Ernährung mit viel frischem Obst und Gemüse vor vielen Krankheiten schützen kann, einschließlich Herzerkrankungen und Krebs.

Ernährungslücken schließen

Auch mit den besten Vorsätzen ist es manchmal schwierig, eine Ernährung einzuhalten, die den Tagesbedarf aller Vitalstoffe deckt. Vegetarier beispielsweise, die insgesamt gesünder sind als Fleischesser (und im Allgemeinen vitamin- und mineralstoffarmes „Junkfood" vermeiden), können trotzdem einen Mangel an bestimmten Nährstoffen wie Eisen, Calcium und Vitamin B_{12} haben. Viele Menschen, so behaupten Erhebungen, die auf eine gesunde, fettarme Ernährung Wert legen, werden es kaum schaffen, den Bedarf an Vitamin E allein durch ihre tägliche Kost zu decken, weil Vitamin E besonders in fettreichen Lebensmitteln vorkommt.

Ein weiteres Problem besteht darin, dass auch in einer ausgewogenen Kost bestimmte gesundheitsfördernde Substanzen – wie Fischöle, Soja-Isoflavone oder ungesättigte Fettsäuren – fehlen können. Bei gesunden Menschen, die nicht täglich eine ausgewogene Ernährung einhalten können, kann die Einnahme eines Ergänzungspräparats Nährstofflücken schließen oder die Zufuhr von einem niedrigen auf ein optimales Niveau steigern.

Auch Menschen, die sich gut ernähren, können von der täglichen Einnahme einer Nahrungsergänzungsmittel profitieren. Expertenmeinungen zufolge können Nahrungsergänzungsmittel, insbesondere Antioxidanzien, umweltbedingte Zellschäden (durch Industrie- und Autoabgase) minimieren (siehe Kasten auf S. 12). Forschungen belegen auch, dass Faktoren wie übermäßiger Alkoholkonsum, bestimmte

Medikamente, die „Pille", Rauchen und Dauerstress die Aufnahme lebenswichtiger Nährstoffe hemmen. Bei solchen Belastungsfaktoren können Nahrungsergänzungsmittel hilfreich sein.

Länger jung und gesund bleiben

Jahrelang dachte man, dass eine Unterversorgung mit Vitalstoffen nur zu spezifischen Mangelerkrankungen (wie Skorbut, hervorgerufen durch Vitamin-C-Mangel) führt. Während der letzten dreißig Jahre konnte jedoch durch Tausende wissenschaftlicher Studien belegt werden, dass bestimmte Nährstoffe eine Schlüsselrolle in der Vorbeugung vor sogenannten „Zivilisationskrankheiten" spielen.

Die meisten der Studien, die das krankheitsvorbeugende Potenzial von Vitalstoffen hervorheben, zeigen aber auch, dass die dafür notwendigen Mengen der einzunehmenden Substanzen erheblich über dem empfohlenen Tagesbedarf liegen. Um dieses hohe Vitalstoffniveau im Körper zu erreichen, waren die Teilnehmer oft auf die Einnahme von Ergänzungspräparaten angewiesen.

Die Rolle der Antioxidanzien

Wenn es um die Vermeidung oder Verlangsamung von Krankheitsprozessen geht, sind einige Experten der Meinung, dass Nährstoffe, besonders Antioxidanzien, durch die Reduzierung von Zellschäden sogar den Alterungsprozess verlangsamen können.

Vielen Studien zufolge birgt eine Ernährung, die reich an natürlichen Antioxidanzien ist – wie der tägliche Konsum von frischem Obst und Gemüse – zahlreiche gesundheitliche Vorteile, von der Vorbeugung von Herzerkrankungen bis zur Verringerung des Krebsrisikos. Manches deutet darauf hin, dass auch Ergänzungspräparate, die Antioxidanzien enthalten, von Vorteil sein können.

Es ist jedoch nicht bewiesen, dass Ergänzungsmittel immer gesundheitsfördernd sind oder Vorteile gegenüber einer ausgewogenen Ernährung bringen. So vermindert eine Kost, die viele natürliche Carotinoide enthält, das Krebsrisiko; aber ausführliche Studien über Betacarotin-Präparate konnten keine vorteilhafte Wirkung feststellen – im Gegenteil: Das Risiko, an Lungenkrebs zu erkranken, war bei den Teilnehmern, die zusätzlich rauchten, Alkohol in großen Mengen tranken oder Asbest ausgesetzt waren, sogar höher.

Antioxidanzien – Fänger freier Radikale

Obwohl Sauerstoff lebenswichtig ist, kann er auch nachteilige Wirkungen haben. Während des normalen Atmungsprozesses entstehen durch biochemische Vorgänge im Körper instabile, hochreaktive Sauerstoffmoleküle; diese „freien Radikale" können Zellen und Strukturen in den Zellen einschließlich des Genmaterials (DNA) schädigen.

Freie Radikale entstehen auch als Reaktion auf äußere Faktoren (Zigarettenrauch und Alkohol), Umweltgifte (Stickoxide und Ozon), UV- und Röntgenstrahlen. Ist das genetische Material in den Zellen betroffen, kann es durch die Teilung der schadhaften Zellen zu Krebs und anderen Erkrankungen kommen. Freie Radikale können die Arterienwände schädigen, was die Fettablagerung in den Arterien begünstigt und dadurch das Risiko einer Herzerkrankung erhöht.

Körperzellen verfügen über spezielle Substanzen, die die freien Radikale bekämpfen und Schäden reparieren. Diese Stoffe nennt man Antioxidanzien. Zahlreiche Untersuchungen deuten darauf hin, dass sie eine wichtige Rolle in der Vorbeugung schwerer Krankheiten spielen und sogar den Alterungsprozess verlangsamen können. Vitamin C und E sind bekannte Antioxidanzien, der Mineralstoff Selen gehört neben Carotinoiden wie Betacarotin und Lycopin ebenfalls dazu. Enzyme und andere Stoffe wie Glutathion, die in den Zellen selbst hergestellt werden, gelten ebenfalls als Antioxidanzien. Auch Pflanzenstoffe können eine entsprechende Wirkung haben: Grünem Tee, Traubenkernextrakt und Ginkgo biloba werden antioxidante Eigenschaften nachgesagt.

In anderen Fällen haben neue Untersuchungen bisherige Erkenntnisse widerlegt. Frühen Studien zufolge soll Vitamin E vor Herz-Kreislauf-Erkrankungen schützen. Dies wurde jedoch infrage gestellt, nachdem in einer groß angelegten Studie, in der Personen, die an Diabetes oder einer Gefäßerkrankung litten (bekannte Risikofaktoren für Herzkrankheiten) und Vitamin-E-Präparate einnahmen, das gleiche Herzanfallrisiko hatten wie diejenigen, die diese nicht einnahmen. Diese Personengruppe hatte jedoch ein höheres Risiko für Herzversagen. Zur Rolle von Vitamin-E-Präparaten bei der Vorbeugung von Herzkrankheiten sind weitere Untersuchungen nötig. Einige Nahrungsergänzungsmittel mit hochdosierten Antioxidanzien werden, was nicht unumstritten ist, von ernährungsmedizinisch orientierten Heilpraktikern gegen altersbedingte Gesundheitsprobleme eingesetzt. Diese Präparate enthalten Carotinoide, Bioflavone, bestimmte Aminosäuren, Coenzym Q10 und den Mineralstoff Selen. Manche Experten sind auch der Meinung, dass Ginkgo biloba viele altersbedingte Symptome lindert, besonders solche, die in Zusammenhang mit Durchblutungsstörungen stehen, wie Benommenheit, Impotenz oder Verlust des Kurzzeitgedächtnisses. Substanzen, die in Echinacea und weiteren Pflanzen vorkommen, können nachweislich das Immunsystem stärken, und Phytoöstrogene wie Soja-Isoflavone können einige Symptome der Menopause lindern und sogar vorbeugend vor Krebs und Herzkrankheiten wirken.

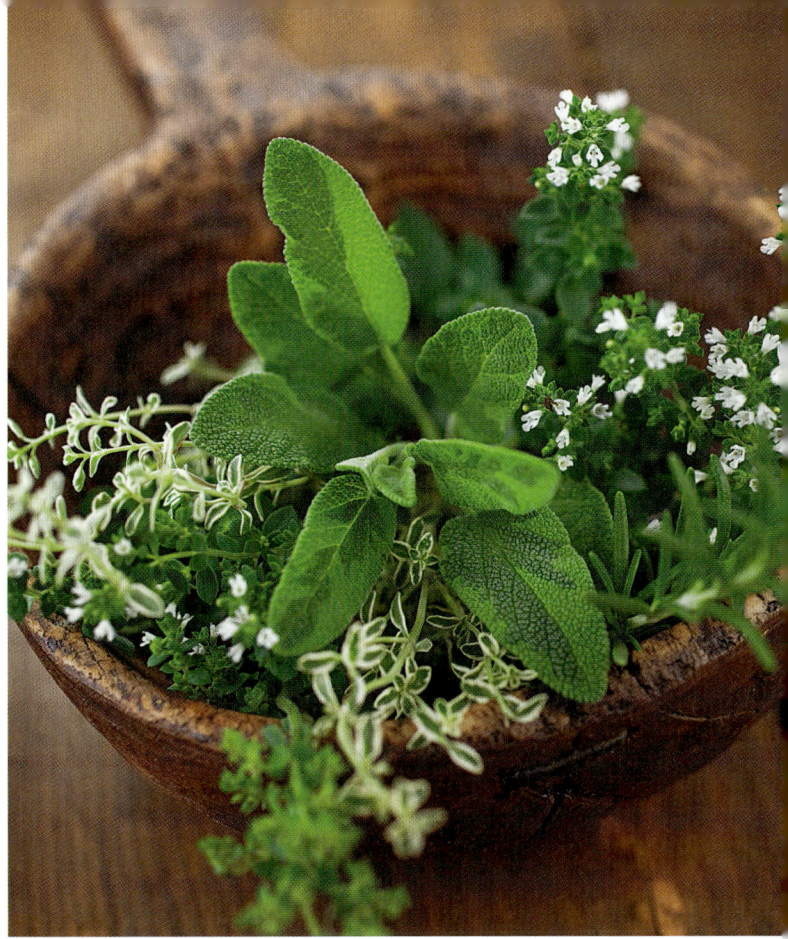

Krankheiten behandeln

Heilpraktiker und ernährungsmedizinisch orientierte Ärzte empfehlen häufig Präparate mit einem breiten Anwendungsspektrum gegen Erkrankungen unterschiedlicher Körpersysteme. Die meisten Schulmediziner würden gegen diese Krankheiten eher ein Medikament verschreiben (allerdings erfordern manche Störungen die Einnahme von Ergänzungspräparaten; so wird bei Anämie fast immer ein Eisenpräparat verordnet). In diesem Buch werden Vitamine und Mineralstoffe bei bestimmten Erkrankungen empfohlen. Dennoch bleibt die Anwendung von Nahrungsergänzungen als Heilmittel, besonders bei schweren Krankheiten, umstritten. Die meisten Ärzte sind äußerst skeptisch, was deren Einsatz zur Heilung von Krankheiten betrifft, und halten es in manchen Fällen sogar für gefährlich, sich ausschließlich auf sie zu verlassen. Basierend auf veröffentlichten Daten und eigenen Beobachtungen halten ernährungsmedizinisch orientierte Ärzte ihren Einsatz jedoch für gerechtfertigt. Trotzdem sollten Sie mit einer Behandlung ernster Erkrankungen, die nur auf der Wirkung von Nahrungsergänzungsmitteln basiert, vorsichtig sein, solange keine fundierten Ergebnisse vorliegen.

Uralte Heilmittel

Trotz aller Vorbehalte sollte man nicht vergessen, dass Heilpflanzen in verschiedenen Kulturen jahrtausendelang zur Linderung und sogar zur Heilung unterschiedlichster Krankheiten angewandt wurden; eine Tatsache, die auch von der medizinischen Wissenschaft nicht ignoriert wird. Die Pharmaindustrie entstand letztlich dadurch, dass Menschen Pflanzen als Medizin anwandten; viele moderne Medikamente sind synthetische Versionen von

Wirkstoffen, die zuerst in Pflanzen gefunden wurden. Von einigen Pflanzen ist es wissenschaftlich erwiesen, dass sie bei bestimmten Krankheiten helfen; verschiedene Pflanzenheilmittel wie Sägepalme, Ginkgo biloba und Johanniskraut werden auch von Ärzten verschrieben. Auch Pflanzenpräparate und Nahrungsergänzungsmittel mit nachgewiesener therapeutischer Wirkung sollten nicht ohne Bedacht angewandt werden.

Was Ergänzungsmittel nicht leisten können

Bei allen Versprechungen, mit denen Ergänzungspräparate angepriesen werden, ist es wichtig, ihre Grenzen zu kennen – und die Behauptungen der Werbung sollten sorgfältig hinterfragt werden.

Kein Ersatz für gesunde Ernährung

Wie schon der Name sagt, sind Ergänzungen keinesfalls ein Ersatz für die Nährstoffe aus der täglichen Nahrung. Nahrungsergänzungsmittel können einer erhöhten Aufnahme von gesättigten Fettsäuren (Risikofaktor für Herzkrankheiten und Krebs) nicht entgegenwirken, und sie können auch nicht die Nährstoffe aus den Lebensmitteln ersetzen, die Sie nicht essen.

Obwohl es der Wissenschaft gelungen ist, viele krankheitsbekämpfende pflanzliche Wirkstoffe aus Obst, Gemüse und weiteren Lebensmitteln zu extrahieren, können sie noch viele weitere wichtige Substanzen enthalten, die bisher noch nicht entdeckt wurden und die Sie nur über die Nahrung aufnehmen können. Außerdem wirken einige der bekannten Substanzen nur in Zusammenhang mit anderen Stoffen, die in verschiedenen Lebensmitteln zu finden sind. Isolierte einzelne Komponenten aus Ergänzungspräparaten können daher wirkungslos sein.

Kein Ausgleich für falschen Lebensstil

Nahrungsergänzungsmittel können gesundheitsschädliche Gewohnheiten wie beispielsweise Rauchen oder Bewegungsmangel nicht kompensieren. Nur ein gesunder Lebensstil kann auf Dauer zu Gesundheit und Wohlbefinden, besonders im Alter, beitragen.

Nahrungsergänzungs- und Arzneimittel

Wenn Sie auf der Verpackung all die Anwendungsgebiete und Wirkungen eines einzigen Präparats lesen, werden Sie sich vermutlich fragen, was davon den Tatsachen entspricht. Auch die Hersteller frei verkäuflicher Arzneimittel unterliegen per Gesetz der Nachweispflicht für die auf Packungen und Beipackzetteln angegebenen Produkteigenschaften. Es ist nicht gestattet, von einem „Lebensmittel" zu behaupten, es heile oder lindere Krankheiten oder beuge ihnen vor; die allermeisten Nahrungsergänzungsmittel sind keine Arzneimittel und dürfen auch nicht als solche angepriesen werden. Die Einhaltung dieser gesetzlichen Vorgaben wird von staatlichen Kommissionen oder von staatlich beauftragten Instituten überprüft.
Allerdings ist es bei Präparaten häufig nicht auf den ersten Blick zu erkennen, ob es sich um ein Lebens- oder ein Arzneimittel handelt.

Achten Sie daher genau auf die Hinweise auf der Verpackung! Nahrungsergänzungsmittel müssen auch die Bezeichnung „Nahrungsergänzungsmittel" tragen. Zwingend vorgeschrieben sind auch folgende Kennzeichnungselemente:
• die Angabe der empfohlenen täglichen Verzehrmenge in Portionen des Erzeugnisses (also z. B. „3 Tabletten pro Tag")
• der Warnhinweis „Die angegebene empfohlene tägliche Verzehrmenge darf nicht überschritten werden"
• ein Hinweis darauf, dass Nahrungsergänzungsmittel nicht als Ersatz für eine ausgewogene und abwechslungsreiche Ernährung verwendet werden sollen.
Für Vitamine und Mineralstoffe muss angegeben werden, zu wie viel Prozent das Produkt die Referenzwerte für die täglich empfohlene Verzehrmenge deckt.

Was bedeuten der „empfohlene Tagesbedarf" und der „D-A-CH-Referenzwert"?

Nicht zu wenig, aber auch nicht zu viel – diesen vereinfachten Nenner sollten Sie bei den Ergänzungen berücksichtigen, wenn Sie gesund werden oder bleiben möchten. Es gibt von Experten entwickelte Angaben, die dem Verbraucher helfen sollen, täglich die richtigen Mengen Vitamine und Mineralstoffe zu sich zu nehmen, um Krankheiten zu vermeiden und Gesundheit und Wohlbefinden aufrechtzuerhalten. International gibt es den sogenannten empfohlenen Tagesbedarf („Recommended Daily Allowances"), für Europa einen EU-RDA. Für den deutschsprachigen Raum wurden von Fachgesellschaften in Deutschland, Österreich und der Schweiz die sogenannten D-A-CH-Referenzwerte entwickelt. Diese umfassen Angaben für die Zufuhr von Energie, Nährstoffen, Ballaststoffen und Wasser. In diesem Buch beziehen wir uns auf die D-A-CH-Referenzwerte bei den Nährstoffen, bei denen solche Werte vorliegen.

Was decken die Referenzwerte ab?

Die Empfehlungen, Schätzwerte und Richtwerte werden nach Alter und Geschlecht getrennt angegeben, um für jede Bevölkerungsgruppe eine optimale Versorgung zu gewährleisten. Für Schwangere und Stillende gibt es jeweils eigene Referenzwerte.

Die Referenzwerte geben die Mengen an, von denen angenommen wird, dass sie nahezu alle gesunden Personen der jeweiligen Bevölkerungsgruppe vor Mangel und ernährungsbedingten Gesundheitsschäden schützen und optimale Gesundheit und Wohlbefinden sicherstellen.

Aufschläge und Sicherheitszuschläge berücksichtigen die unterschiedliche Verfügbarkeit der Nährstoffe, vorbeugende Aspekte und Umweltfaktoren. Die Referenzwerte liegen also für Vitamine und Mineralstoffe bereits höher als der physiologische Bedarf und sind für die meisten Personen völlig ausreichend. Andererseits wird eine Überdosierung vermieden.

Für wen gelten die Werte?

Die Referenzwerte gelten für Gesunde, sie gelten aber nicht für Kranke und Genesende, Personen mit diagnostiziertem Nährstoffmangel (Ausnahme: Jod), Menschen mit bestimmten Verdauungs- und Stoffwechselstörungen, Personen mit chronisch hohem Konsum an Genussmitteln (z. B. übermäßiger Alkoholkonsum).

Keine „Abnehmwunder"

Präparate, die schnellen Gewichtsverlust versprechen, sogenannte „Fatburner", sind sehr populär. Es ist aber nicht erwiesen, ob Sie durch eines davon den gewünschten Abnehmerfolg ohne Ernährungsumstellung und ausreichend Bewegung erzielen.

Keine plötzliche Leistungssteigerung

Behauptungen, in denen eine Leistungssteigerung, mental oder körperlich, versprochen wird, sind sehr schwer zu belegen – jede „Verbesserung" wird zumindest bei gesunden Menschen sehr gering ausfallen. Bei Personen mit Demenz allerdings kann ein Ergänzungspräparat die Gedächtnisleistung signifikant verbessern.

Keine Allheilmittel

Bisher wurden keine Nahrungsergänzungsmittel gefunden, die schwere Erkrankungen wie Krebs, Herzkrankheiten, Bluthochdruck, Diabetes oder Aids heilen könnten. Das richtige Präparat kann jedoch bei chronischen Erkrankungen wie Migräne oder Arthrose zur Besserung beitragen und die Linderung von Schmerzen oder Entzündungen unterstützen. Einige Ergänzungen können auch zur Behandlung kleinerer Wunden oder Verbrennungen von Nutzen sein. Es ist jedoch wichtig, sich vor der Behandlung eines Leidens mit einem Nahrungsergänzungsmittel beraten zu lassen. Ihr Ansprechpartner kann Arzt oder Heilpraktiker sein; zumindest sollten Sie in Ihrer Apotheke um Rat fragen.

Inhaltsstoffe, Wirkungen und Arzneiformen

Wer in größeren Lebensmittel- oder Drogeriemärkten die Regale mit den Nahrungsergänzungsmitteln sieht, wird feststellen, wie viele solche Produkte mittlerweile angeboten werden. Es gibt sie von verschiedenen Herstellern in unterschiedlichen Kombinationen, die Zahl der erhältlichen Präparate geht buchstäblich in die Tausende.

Ein Grund für diese große Auswahl liegt darin, dass die Anbieter ständig bemüht sind, mit ihrer eigenen Marke die Konkurrenz zu schlagen; sie werfen immer neue Produkte auf den Markt, mit unterschiedlichen Dosierungen, Wirkstoffkombinationen und kreativen Produktbeschreibungen. Gleichzeitig gelingt es der Wissenschaft, immer bessere Methoden zur Extraktion von Nährstoffen aus Pflanzen und zu ihrer synthetischen Herstellung im Labor zu entwickeln – Entdeckungen, die viele neue Produkte zur Folge haben. Um die richtige Wahl zu treffen, ist es wichtig, die auf den Packungen verwendeten Begriffe richtig zu verstehen, die Eigenschaften und Wirkungsweisen der Inhaltsstoffe des Präparats zu kennen und sich über die Hauptgruppen der Nahrungsergänzungsmittel und ihre Funktion für die Gesundheit zu informieren.

Vitamine

Aus chemischer Sicht sind Vitamine organische Substanzen (sie basieren auf Kohlenstoff), die sowohl für die Funktion des Stoffwechsels in den Zellen als auch für den biochemischen Prozess der Energiegewinnung aus der Nahrung unerlässlich sind. Außerdem ist belegt, dass bestimmte Vitamine auch als Antioxidanzien wirksam sind – Substanzen, die vor Zellschäden schützen und so zahlreichen degenerativen Prozessen vorbeugen können.

Von wenigen Ausnahmen abgesehen (die Vitamine D und K) kann der Körper keine Vitamine selbst herstellen; deshalb müssen sie über die Nahrung oder über Ergänzungen zugeführt werden. Es sind 13 Vitamine bekannt, die in fettlösliche (A, D, E und K) und wasserlösliche (die Vitamine der B-Gruppe und Vitamin C) eingeteilt werden. Diese Unterscheidung ist wichtig, weil der Körper fettlösliche Vitamine über eine relativ lange Zeit speichert (Monate oder sogar Jahre) und ihre Anreicherung ein gewisses Risiko der Vergiftung darstellt. Andererseits verbleiben wasserlösliche Vitamine (außer B_{12}) nur relativ kurz im Körper und müssen daher häufiger zugeführt werden.

Mineralstoffe

Mineralstoffe sind nur in geringen Mengen im Körper vorhanden. Im Ganzen machen sie lediglich 4 % des Körpergewichts aus. Dennoch sind diese anorganischen Substanzen, die in vielen Lebensmitteln enthalten sind, essenziell für die Funktion zahlreicher lebenswichtiger Prozesse – vom Knochenwachstum bis hin zur Herztätigkeit und der Verdauung. Einige Mineralstoffe werden auch mit der Vorbeugung von Krebs, Osteoporose und weiteren Erkrankungen in Zusammenhang gebracht. Ebenso wie Vitamine müssen Mineralstoffe mit der Nahrung aufgenommen werden.

Der Körper enthält über 60 verschiedene Mineralstoffe; man glaubt aber, dass nur 22 von ihnen lebenswichtig sind. Davon werden sieben – Calcium, Chlor, Magnesium, Phosphor, Kalium, Natrium und Sulfur – als Mengenelemente bezeichnet; die verbleibenden 15 werden Spurenelemente genannt, weil der Körper täglich nur sehr geringe Mengen, gemessen in Mikrogramm (μg) oder Milligramm (mg) davon benötigt, um die lebenserhaltenden Funktionen sicherzustellen.

Heilpflanzen

Pflanzliche Nahrungsergänzungsmittel werden unter Verwendung von Blättern, Rinde, Wurzeln, aber auch Knospen und Blüten verschiedener

Pflanzen hergestellt. Seit Jahrhunderten als Heilmittel bekannt, können viele Pflanzenteile in ihrer ursprünglichen Form angewandt werden, z. B. als Kräutertee, oder sie werden zu Tabletten, Kapseln, Pulver, Tropfen, Ölen oder homöopathischen Globuli verarbeitet.

Viele Heilpflanzen verfügen über einige aktive Komponenten, die im Zusammenwirken einen therapeutischen Effekt erzielen. Ein Präparat kann alle in einer Pflanze vorkommenden Wirkstoffkomponenten enthalten oder auch nur eine oder zwei davon, die extrahiert werden konnten. Bei manchen Heilpflanzen konnten die Wirkstoffe bisher einfach nicht identifiziert werden; deshalb ist es notwendig, zur Herstellung eines wirksamen Präparats die gesamte Pflanze zu verwenden.

Die Mehrzahl der Pflanzenheilmittel, die sich derzeit auf dem Markt befinden, ist zur Behandlung chronischer Gesundheitsprobleme oder leichterer Beschwerden gedacht. Immer häufiger werden Pflanzenpräparate auch zur Aufrechterhaltung von Gesundheit und Wohlbefinden angewandt – Beispiele dafür sind Produkte, die das Immunsystem stärken, den Cholesterinspiegel niedrig halten und Erschöpfungszuständen vorbeugen sollen. Weniger häufig werden Heilpflanzen zur unterstützenden Therapie bei ernsten Erkrankungen oder akuten Beschwerden empfohlen.

Weitere Vitalstoffe

Andere Vitalstoffe, die in Nahrungsergänzungsmitteln Verwendung finden, wie Fischöle, sind Nahrungsbestandteile, die laut Expertenmeinung vorbeugende Wirkungen haben. Flavonoide, Soja-Isoflavone und Carotinoide sind Beispiele für Phytochemikalien – Substanzen, die in Obst und Gemüse zu finden sind. Sie können das Krankheitsrisiko senken und Symptome, z. B. bei Herzerkrankungen oder Wechseljahrbeschwerden, lindern.

Andere Vitalstoffe wie Melatonin und Coenzym Q10 sind körpereigene Substanzen, die im Labor synthetisch hergestellt werden können. Ein ähnliches Beispiel ist *Acidophilus* (Milchsäurebakterien), ein „freundliches" Bakterium im Körper, das, als Ergänzung eingenommen, die Behandlung von Verdauungsproblemen unterstützen kann. Die gesundheitsfördernden Eigenschaften von Aminosäuren sind der Wissenschaft schon seit Jahren bekannt, aber erst seit Kurzem werden die Eiweißbausteine in Nahrungsergänzungsmitteln vermarktet.

Etikettenschwindel?

Auf den Verpackungen von Nahrungsergänzungsmitteln steht häufig, dass sie Vitamine aus „natürlichen" Quellen enthalten, die besser sein sollen als synthetisch hergestellte Vitamine. Oft wird behauptet, dass diese natürlichen Produkte besser vom Körper aufgenommen werden können. Und sie sind in der Regel teurer. Aber was bedeutet „natürlich"? Die meisten Nahrungsergänzungsmitteln durchlaufen bei der Herstellung chemische Prozesse, egal aus welchen Quellen ihre Inhaltsstoffe stammen. Manche Produkte mit der Bezeichnung „natürlich" sind in Wahrheit synthetische Vitamine, denen Pflanzenextrakte oder minimale Mengen Vitamine aus natürlichen Quellen beigemischt sind. Ein Präparat mit der Aufschrift „mit Vitamin C aus Hagebutten" wird hauptsächlich synthetischen Ursprungs sein. Aber auch die meisten natürlichen Produkte werden in irgendeiner Form verarbeitet und enthalten Zusatzstoffe. Chemisch besteht kein Unterschied zwischen natürlichen und synthetischen Vitaminen – und der Körper kann sie auch nicht unterscheiden.

Einige Forscher halten Vitamin E aus natürlichen Quellen für konzentrierter als die synthetische Version. Aber Vitamin E wird in internationalen Einheiten (IE) gemessen; eine Kapsel mit 400 IE wird immer 400 IE enthalten, egal aus welcher Quelle das Vitamin stammt. Es gibt keinen Grund, mehr für Präparate zu bezahlen, weil „natürlich" auf der Packung steht. Sie sollten aber die angegebenen Inhaltsstoffe eines Präparats prüfen – vielleicht sind Sie gegen einen oder mehrere davon allergisch. Produkte mit weniger Zusatzstoffen sind in der Regel teurer.

Die große Auswahl der heute auf dem Markt befindlichen Produkte erlaubt es Ihnen, Nahrungsergänzungsmittel zu finden, die sicher, wirkungsvoll und preisgünstig sind. Manche der „besonderen" Wirkstoffkombinationen scheinen aber keinen zusätzlichen Nutzen zu haben und sind daher ihren Preis nicht wert.

Übliche Arzneiformen

Vitamin- und Mineralstoffpräparate sind meist am einfachsten in Form von Tabletten oder Kapseln einzunehmen. Sie können aber auch frische Heilkräuter kaufen und eigene Mischungen herstellen. Die meisten hier vorgestellten Produkte sind bereits fertig zusammengestellt und in Apotheken, Reformhäusern, Drogerie- und Supermärkten erhältlich. Vieles finden Sie auch in Bioläden und über das Internet, und manche Kräuter können Sie sogar selbst anpflanzen.

Tabletten und Kapseln

Kühl und dunkel gelagert, halten Tabletten und Kapseln in der Regel länger als andere Darreichungsformen. Sie sollten wissen, dass Vitamintabletten neben dem Wirkstoff auch Zusatzstoffe und Bindemittel enthalten, die als Wirkstoffträger, zur Konservierung oder zur schnelleren Bereitstellung des Wirkstoffs im Körper dienen. Manche Präparate sind auch als Dragees erhältlich, die in der Regel leichter zu schlucken sind als Tabletten.

Die fettlöslichen Vitamine A, D und E gibt es typischerweise als Gelkapseln. Weitere Vitamine werden oft zu Pulver oder Flüssigkeit verarbeitet und dann eingekapselt. Kapseln sind ebenso wie Tabletten einfach einzunehmen und gut zu lagern. Sie enthalten meist weniger Zusatzstoffe und können sich schneller auflösen (was nicht bedeutet, dass sie besser vom Körper aufgenommen werden können; es geht nur schneller).

Wenn Sie Heilkräuter anwenden, können Sie deren Eigengeschmack (den manche nicht mögen) umgehen, wenn Sie sie in Tabletten- oder Kapselform einnehmen. Pflanzenpräparate werden entweder unter Verwendung der ganzen Pflanze oder eines Pflanzenextrakts hergestellt, das zumeist höher konzentrierte Wirkstoffkomponenten enthält. Bei beiden Herstellungsarten werden die Komponenten zu Pulver gemahlen und dann entweder zu Tabletten gepresst oder eingekapselt.

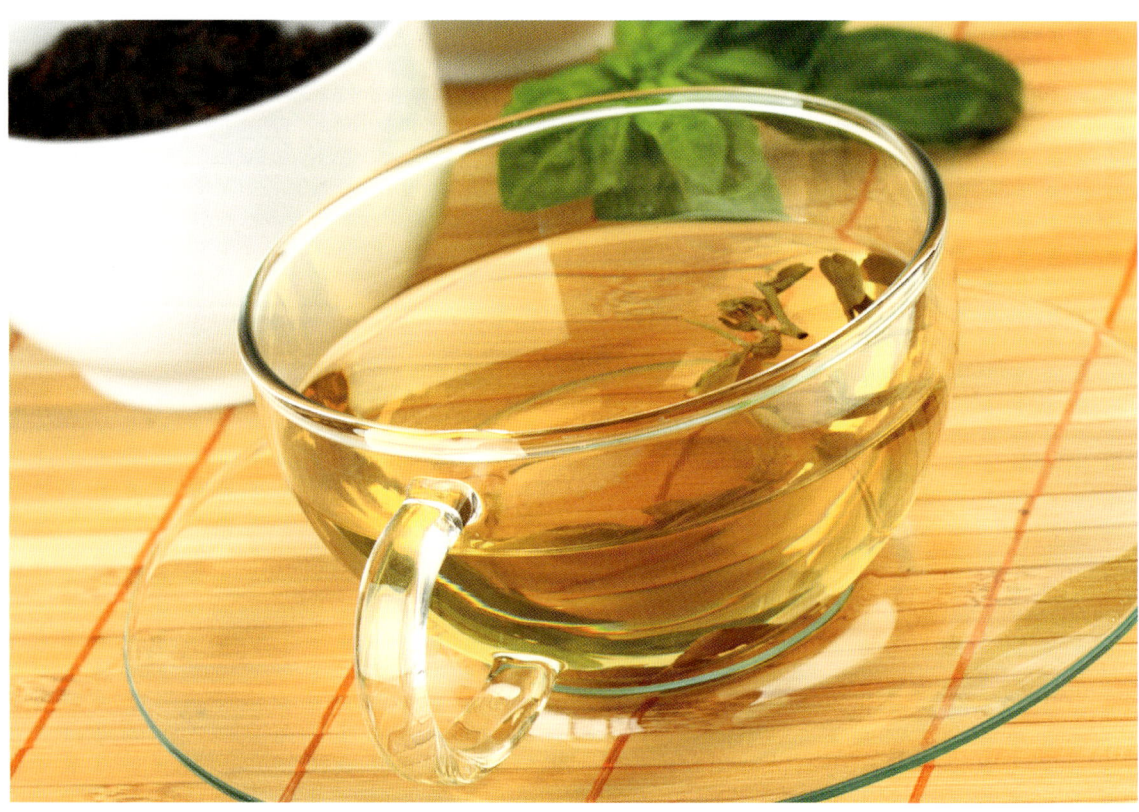

Einige dieser Pflanzenpräparate gibt es auch in speziellen magensaftresistenten Kapseln, die sich erst im Dünndarm auflösen, um das Unverträglichkeitsrisiko zu minimieren und eine bessere Aufnahme in den Blutstrom zu erreichen.

Sublingualtabletten

Manche Präparate, z. B. Vitamin B$_{12}$, sind so konzipiert, dass sie sich, unter die Zunge gelegt, dort sofort auflösen. Dadurch wird eine schnellere Aufnahme in den Blutstrom (unter Umgehung des Magensafts und der Verdauungsenzyme) erreicht.

Pulver

Für manche Menschen ist es schwierig, Tabletten oder Kapseln zu schlucken. Sie greifen deshalb auf Produkte in Pulverform zurück, die Getränken oder Speisen beigemischt werden können (Flohsamen und Leinsamen werden häufig zu Pulver gemahlen). Pulver können genauer dosiert werden, und da sie meist weniger Zusatzstoffe und Bindemittel als Tabletten oder Kapseln enthalten, sind sie auch für Allergiker besser geeignet.

Tinkturen und Flüssigextrakte

Tinkturen entstehen, indem die ganze Pflanze oder Pflanzenteile in Wasser und Ethylalkohol eingelegt werden. Der Alkohol löst und konzentriert die Wirkstoffe (nichtalkoholische Konzentrate werden unter Anwendung von Glyzerin hergestellt).

Flüssigextrakte sind höher konzentriert als Tinkturen. Der Alkohol, der zur Lösung der Wirkstoffe benötigt wurde, wird dem Extrakt anschließend mit schonenden Methoden wieder entzogen.

Kautabletten

Präparate in Form von aromatisierten Kautabletten sind eine Alternative für Menschen, die Schwierigkeiten mit dem Schlucken von Tabletten haben.

Pastillen und Tropfen

Einige Nahrungsergänzungsmittel sind als Pastillen oder Tropfen erhältlich, die langsam im Mund gelöst werden, entweder zur einfacheren Anwendung oder zur Behandlung von Erkältungssymptomen.

Öle

Aus Pflanzen extrahierte Öle können industriell destilliert werden, um eine hohe Konzentration zur äußerlichen Anwendung zu erhalten. Diese sogenannten essenziellen Öle werden mit einem neutralen „Trägeröl", z. B. Mandelöl, gemischt, bevor sie auf die Haut aufgetragen werden. Essenzielle Kräuteröle sollten niemals eingenommen werden. Eine Ausnahme bildet Pfefferminzöl: Ein paar Tropfen, auf die Zunge gegeben, sollen gegen schlechten Atem helfen, und als Kapseln eingenommen soll das Öl bei Darmreizungen helfen.

Gele, Salben und Cremes

Gele und Salben aus Kräuteröl können zur Linderung von Ausschlägen und Hämatomen, zur Wundheilung und zu anderen therapeutischen Zwecken auf die Haut aufgetragen werden. Cremes sind leichte Mischungen aus Öl und Wasser, die zum Teil von der Haut aufgenommen werden; sie lassen die Haut atmen und spenden Feuchtigkeit. Sie können gegen trockene Haut, zur Reinigung sowie zur Linderung von Ausschlägen, Insektenstichen und Sonnenbrand eingesetzt werden. Wenn Sie Hautausschläge äußerlich behandeln möchten, sollten Sie für nässende Stellen Cremes verwenden; Salben sind fettiger und besser geeignet für trockene Hautstellen.

Kräutertee und Pflanzensud

Kräutertees sind nicht so hoch konzentriert wie Flüssigextrakte und werden mit weichen Pflanzenteilen aufgebrüht (frische oder getrocknete Blüten, Stiele oder Blätter). Man kann sie lose oder in Teebeuteln kaufen. Sie sollten sehr heißes, aber kein kochendes Wasser zum Aufbrühen verwenden, damit die wohltuenden Öle nicht zerstört werden. Lassen Sie den Tee zugedeckt fünf bis zehn Minuten lang ziehen. Kräutertees wirken am besten, wenn Sie sie kurz nach dem Aufbrühen trinken.

Ein Pflanzensud wird aus härteren Pflanzenteilen hergestellt (Wurzeln, Zweige oder Rinde), die mindestens 30 Minuten lang auf kleiner Flamme ausgekocht werden.

Homöopathische Präparate

Bei der Herstellung homöopathischer Präparate werden Wirkstoffe aus Pflanzen oder anderen Quellen immer wieder mit Wasser verdünnt und aufgeschüttelt bis teilweise sogar kein Molekül des ursprünglichen Wirkstoffs mehr vorhanden ist. Es gibt sie als kleine Milchzuckerkügelchen, sogenannte Globuli, oder als Tropfen. Einige Wissenschaftler behaupten, diese Präparate hätten keine medizinische Wirkung, Homöopathen sind jedoch von ihrer heilenden Wirkung überzeugt.

Besondere Arzneiformen

Sie werden meist mehr für ein Präparat bezahlen, wenn „Retardkapsel" oder „aus Chelat" auf der Verpackung steht. Haben diese Produkte zusätzliche Vorteile? Nach den bisherigen Forschungsergebnissen nicht sehr oft. Wenn Sie eines dieser Produkte kaufen möchten, bedenken Sie folgendes:

Retardpräparate

Diese Arzneiform enthält Mikrokapseln, die sich mit unterschiedlicher Zeitverzögerung auflösen, um in einem zwei- bis zehnstündigen Zeitraum (je nach Produkt) eine stetige Freisetzung des Vitamins in den Blutstrom zu erzielen.

Es gibt keine verlässlichen Studien, die auf eine bessere Wirkung von Retardprodukten gegenüber konventionellen Tabletten oder Kapseln hindeuten. Möglicherweise können die gelähnlichen Stoffe, die zur zeitverzögerten Freisetzung des Wirkstoffs verwendet werden, die Aufnahme fettlöslicher Vitamine sogar hemmen.

Mineralstoff-Chelate

Bei einem Chelat wird ein Mineralstoff an eine weitere Substanz, üblicherweise an eine Aminosäure, gebunden, um eine bessere Absorption zu erreichen. In den meisten Fällen ist es nicht belegt, dass ein Mineralstoff-Chelat besser oder schneller vom Körper aufgenommen wird als konventionelle Mineralstoffpräparate.

Standardisierte Extrakte

Wenn wir Ihnen in diesem Buch Pflanzenpräparate empfehlen, raten wir oft dazu, „standardisierte Extrakte" zu kaufen: Bei der Herstellung eines Präparats werden die aktiven Bestandteile aus der Pflanze extrahiert. Diese Wirkstoffe – z.B. das Allicin in Knoblauch oder die Ginsenoide der Ginsengwurzel – werden dann in konzentrierter Form zu standardisierten Kapseln, Tabletten, Tinkturen oder Flüssigextrakten verarbeitet, um die gleiche Wirkstoffmenge in jeder Einheit zu gewährleisten.

Manchmal werden anstelle standardisierter Extrakte ganze Pflanzen verwendet. In diesem Fall wird die Pflanze luft- oder gefriergetrocknet, zu Pulver gemahlen, mit einem Zusatzstoff vermischt und wieder zu Kapseln, Tabletten, Tinkturen oder Flüssigextrakten verarbeitet.

Ob ein standardisiertes Extrakt besser ist oder die Anwendung der gesamten Pflanze, ist unter Fachleuten umstritten. Die einen argumentieren damit, dass die Pflanze noch unentdeckte Wirkstoffe enthalten könnte, die nur bei Verwendung der gesamten Pflanze zum Tragen kämen. Andere behaupten, dass die Wirkstoffkonzentration einer Pflanze davon abhänge, wo sie wächst, wie sie geerntet und verarbeitet wird. Der einzige Weg, eine gleichbleibende Wirkstoffmenge zu erhalten, sei daher die Verwendung standardisierter Extrakte.

Obwohl Sie bei standardisierten Produkten pro Einheit immer die gleiche Wirkstoffmenge erhalten, gibt es keine Garantie, dass sie besser wirken als Präparate aus ganzen Pflanzen. Dennoch muss man von Letzteren in manchen Fällen eine größere Menge anwenden, um die therapeutische Wirkung eines standardisierten Produkts zu erzielen. Zudem kann eine konsistente Wirkstoffmenge sehr wertvoll sein, wenn sich ein Präparat als hilfreich bei einer bestimmten Erkrankung erweist.

Kombinationspräparate

Traditionell werden viele Heilpflanzen mit anderen kombiniert, um eine bessere Wirkung des jeweiligen Präparats zu erhalten. Meist werden dabei Pflanzen mit gleicher Wirkung zusammengestellt, wie Baldrian und Passionsblume, die beide beruhigend wirken. Andere Rezepturen enthalten verschiedene Heilpflanzen, die auf unterschiedliche Symptome einer Erkrankung einwirken – ähnlich wie bei einem Medikament gegen Erkältungskrankheiten, das einen Wirkstoff gegen die verstopfte Nase und einen gegen den rauen Hals enthält. Wieder andere verbinden mehrere Substanzen zu einem „Antioxidanzien-Cocktail". Manche Hersteller kombinieren auch Heilkräuter mit Vitaminen und anderen Nährstoffen wie Aminosäuren.

Manche dieser Kombinationen sind durchaus nützlich. So können Nahrungsergänzungsmittel zur Entgiftung der Leber, sogenannte lipotrophe Kombinationen, die Stoffe Cholin, Inositol, Methionin und Silberdistel enthalten, die als Mischung die Leberfunktion unterstützen. Solche Kombipräparate kosten weniger und sind einfacher einzunehmen als die entsprechenden einzelnen Ergänzungen.

Nicht selten sind von bestimmten Wirkstoffen so kleine Mengen in einem Präparat enthalten, dass seine Heilwirkung zweifelhaft ist. Sie sind offensichtlich nur beigemischt, um für das Produkt zu werben. Es lohnt sich, in den Angaben auf der Verpackung die angegebenen Wirkstoffmengen zu prüfen.

Die Menge eines Wirkstoffs oder Hauptbestandteils in einem standardisierten Extrakt ist oft in Prozent angegeben. Silberdistel standardisiert auf 80 % Silymarin etwa bedeutet, dass 80 % des Extrakts diese Substanz enthalten. Entsprechend haben auch die meisten in diesem Buch empfohlenen standardisierten Extrakte Prozentangaben; Beispiel: 150 mg Silberdistel standardisiert auf 80 % Silymarin enthalten 120 mg Silymarin (150 x 0,80 = 120).

Auf den Verpackungen von Ergänzungsmitteln ist in vielen Fällen statt des Prozentanteils direkt die Menge des wirksamen Bestandteils angegeben (also z. B. 120 mg Silymarin).

Sicherheit

Medikamente und Heilmittel unterliegen der Arzneimittelverordnung und werden als solche geprüft und zugelassen; dabei wird zwischen „verschreibungspflichtig" und „apothekenpflichtig" unterschieden. Nahrungsergänzungen werden als Lebensmittel behandelt und unterliegen dem Lebensmittelrecht. Damit sind sie frei verkäuflich, da sie aufgrund der Art und Menge ihrer Inhaltsstoffe als „risikoarm" gelten.

Produkte aus dem nichteuropäischen Ausland oder aus zweifelhafter Quelle, die Sie möglicherweise aus dem Internet beziehen, weisen nicht immer unsere hohen Qualitätsstandards auf. Verunreinigungen und gesundheitsschädliche Inhaltsstoffe sind daher nicht ausgeschlossen; die Präparate können auch Substanzen enthalten, die bei uns nicht zugelassen sind. Durch die Einfuhr solcher Substanzen machen Sie sich zudem unter Umständen strafbar.

Die richtige Dosierung

Nahrungsergänzungsmittel sind in den angegebenen Dosierungen im Allgemeinen sicher. Eine höhere Einnahmemenge (nach dem Motto: Viel hilft viel) hat nicht automatisch eine bessere oder schnellere Wirkung zur Folge – manchmal ist das Gegenteil der Fall. Der Mineralstoff Selen beispielsweise hat verschiedene empfohlene Anwendungsgebiete, von der Behandlung des Katarakts bis hin zur Krebsvorbeugung; eine Überdosierung kann zu Haarausfall und weiteren Nebenwirkungen führen. Halten Sie sich daher an die Dosierungsempfehlung der Hersteller bzw. sprechen Sie mit Ihrem Arzt oder Heilpraktiker.

Vitamine und Mineralstoffe

Wasserlösliche Vitamine können ohne nachteilige Folgen in höheren Mengen eingenommen werden, als es die D-A-CH-Referenzwerte empfehlen. Bei manchen fettlöslichen Vitaminen, die über einen langen Zeitraum im Körper gespeichert werden, besteht die Möglichkeit einer toxischen Wirkung durch Anreicherung; dies gilt besonders für die Vitamine A und D. Die wasserlöslichen, wie Vitamin C, scheidet der Körper normalerweise wieder aus. Dennoch sollten Sie extrem hohe Dosen vermeiden, da auch hier Nebenwirkungen nicht ausgeschlossen sind; eine Reduzierung der Einnahmemenge führt meist zum Verschwinden der Symptome.

Einige Mineralstoffe können bei Überdosierung oder bei Einnahme über einen längeren Zeitraum die Absorption anderer Vitalstoffe hemmen. Zum Beispiel stört Zink die Aufnahme von Kupfer. Eine zu hohe Mineralstoffaufnahme wurde zudem mit verschiedenen Erkrankungen in Verbindung gebracht. Einigen Studien zufolge erhöht zu viel Eisen bei Männern das Risiko für Herzkrankheiten.

Heilpflanzen

Laut Expertenberichten sind starke Nebenwirkungen oder toxische Reaktion im Zusammenhang mit Pflanzenpräparaten eher selten. Dennoch haben sich früher populäre Substanzen wie Fingerhut und Chaparral im Nachhinein als toxisch erwiesen. Gelegentlich können allergische Reaktionen (meist Hautausschlag und Atemnot) auf Pflanzenstoffe auftreten, und manche Präparate bergen Risiken für Personen mit bestimmten Erkrankungen oder einer speziellen Medikation (siehe S. 305–309). Knoblauch kann die Wirkung blutverdünnender Medikamente verstärken, und Lakritz – das bei Verdauungsproble-

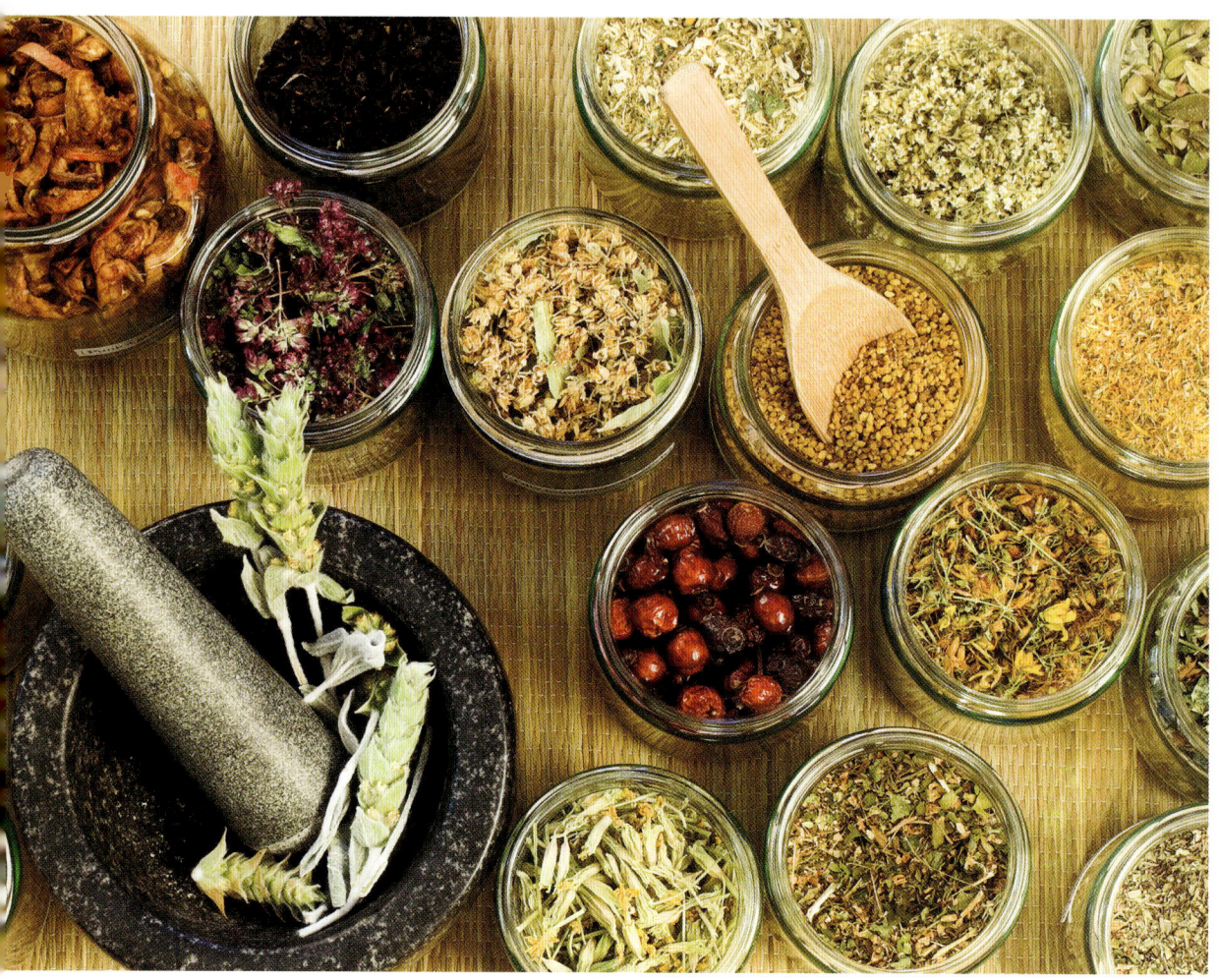

men und zur Stärkung des Immunsystems als hilfreich gilt – kann den Blutdruck erhöhen.

Manche Pflanzenpräparate können sich, obwohl sie keine unmittelbaren Nebenwirkungen zeigen, bei Anwendung über einen längeren Zeitraum als schädlich erweisen. Halten Sie sich daher an die Dosierungsanweisungen des Herstellers; zögern Sie nicht, für weitere Informationen Ihren Arzt, Heilpraktiker oder Apotheker zu befragen, und suchen Sie sofort einen Arzt auf, wenn sich Nebenwirkungen einstellen sollten.

Die Empfehlungen in diesem Buch orientieren sich an wissenschaftlichen Erkenntnissen und geben allgemein übliche Dosierungsbereiche an; dennoch empfehlen wir Ihnen, sich fachmännischen Rat für Ihren speziellen Fall zu holen. Bei Pflanzenpräparaten gilt nicht die gleiche Dosierung für alle.

In jedem Fall ist es am besten, einen qualifizierten Heilpraktiker zu konsultieren, bevor Sie ein Pflanzen-

präparat anwenden, besonders bei oral einzunehmenden Substanzen. Ihr Therapeut muss wissen, welche Medikamente und Nahrungsergänzungen Sie anwenden (auch Augentropfen und Salben). Umgekehrt sollten Sie Ihren Arzt darüber informieren, welche Pflanzenpräparate und Ergänzungsmittel Sie einnehmen, da viele Substanzen bei gleichzeitiger Anwendung von Medikamenten zu Wechselwirkungen oder starken Nebenwirkungen führen können. Auch sollten Sie Ihren Therapeuten über mögliche Vorerkrankungen, besonders Nieren- oder Lebererkrankungen, in Kenntnis setzen, weil sich dadurch die Dosierung mancher Wirkstoffe ändern kann. Die geeignete Dosis hängt davon ab, für welches Problem oder für welche vorbeugende Maßnahme ein Präparat angewandt wird, und kann sehr unterschiedlich sein.

Besonders wenn Sie schwanger sind oder schwanger werden möchten, ist es dringend zu empfehlen, vor der Anwendung eines Ergänzungsmittels einen Arzt aufzusuchen; er wird Ihnen sagen, welche Präparate Sie gefahrlos einnehmen können. Manche Substanzen sollten in Schwangerschaft und Stillzeit unbedingt gemieden werden. Folsäure (Folat) hingegen sollte jede Schwangere vorbeugend einnehmen.

Nahrungsergänzungsmittel sicher anwenden

Allgemeine Vorsichtsmaßnahmen

○ Informieren Sie Ihren Arzt über alle Nahrungsergänzungsmittel, die Sie anwenden – und Ihren Heilpraktiker oder Apotheker über alle Medikamente, die Sie einnehmen; fragen Sie nach möglichen Wechselwirkungen.

○ Wenn Sie mehrere Präparate regelmäßig über einen längeren Zeitraum einnehmen, egal ob Medikamente oder Nahrungsergänzungsmittel, sollten Sie sich regelmäßig ärztlich untersuchen lassen. Nehmen Sie zu Ihren Terminen alle Präparate mit; so kann der Arzt sicher sagen, ob Sie sie bedenkenlos verwenden können.

○ Nehmen Sie keine Pflanzenpräparate oder Nahrungsergänzungen, wenn Sie schwanger sind, schwanger werden möchten oder stillen, ohne vorher mit Ihrem Arzt über mögliche Risiken gesprochen zu haben.

○ Geben Sie Kindern keine Pflanzenpräparate ohne vorherige Absprache mit Ihrem Arzt, und halten Sie sich an die Dosierungsanweisungen.

○ Fragen Sie Ihren Arzt, ob die Anwendung von Nahrungsergänzungsmittel vor oder nach einem chirurgischen Eingriff sicher ist. Einige Mittel können Blutungen hervorrufen.

○ Informieren Sie vor einem Eingriff den Narkosearzt über alle Mittel, die Sie einnehmen. Es können Wechselwirkungen eintreten (z. B. zwischen Johanniskraut und Schmerzmitteln).

○ Nehmen Sie niemals Medikamente und Nahrungsergänzungsmittel gleichzeitig für das gleiche Problem ein. So kann die Kombination von Johanniskraut und dem Wirkstoff Fluoxetin (gegen Depressionen) starke Nebenwirkungen verursachen.

Richtige Lagerung

○ Es ist immer gut, Nahrungsergänzungsmittel in ihrer Verpackung zusammen mit dem Beipackzettel aufzubewahren. Werfen Sie Watteeinlagen und Plastikversiegelungen von Pillengläsern weg – einmal berührt, können sie den Inhalt durch die Bakterien von Ihrer Haut verunreinigen.

○ Einige Nahrungsergänzungsmittel müssen kühl gelagert werden. Sie können die meisten Präparate im Kühlschrank aufbewahren; fragen Sie im Einzelfall Ihren Apotheker.

○ Lagern Sie Nahrungsergänzungsmittel grundsätzlich außer Reichweite von Kindern. Einige Mittel können bei ihnen hochgiftig wirken. Als „kindersicher" geltende Verschlüsse sind so konzipiert, dass 80 % der Fünfjährigen länger als fünf Minuten benötigen, um sie zu öffnen. Das bedeutet aber nicht, dass sie sie nicht öffnen können!

Schwangerschaft

○ Von einigen Nahrungsergänzungsmitteln ist bekannt, dass sie Risiken bergen, wenn sie während der Schwangerschaft eingenommen werden; die Einnahme solcher Präparate sollte während dieser Zeit vermieden werden oder allenfalls in sehr geringen Dosierungen erfolgen. Bekannte Risikofaktoren werden auf dem Beipackzettel vermerkt sein; viele Substanzen sind nicht genügend erforscht, um Gefährdungen ausschließen zu können. Sprechen Sie mit Ihrem Arzt darüber; er wird die Vorteile und Risiken einer Substanz abwägen können.

○ Generell sollten Sie vor allem während der Schwangerschaft alle Vitamine und Mineralstoffe durch eine ausgewogene Ernährung aufnehmen. Da dies nicht immer möglich ist, können Nahrungsergänzungsmittel wertvoll sein.

○ Wenn Sie ein Ergänzungsmittel einnehmen, *bevor* Sie feststellen, dass Sie schwanger sind, fragen Sie Ihren Arzt, ob Sie das Präparat absetzen sollen oder bedenkenlos weiter anwenden können.

Stillzeit

○ Fragen Sie Ihren Arzt oder Heilpraktiker, welche Nahrungsergänzungsmittel Sie während der Stillzeit unbedenklich einnehmen können, denn die meisten Substanzen können bis zu einem gewissen Grad auch in die Muttermilch übergehen. Daher sollten Sie sorgfältig prüfen, ob eine Einnahme notwendig ist. Für viele Substanzen gibt es nämlich keine oder nur sehr spärliche Information darüber, ob eine Einnahme, besonders von Pflanzenpräparaten, negative Auswirkungen auf das zu stillende Kind hat. Generell gilt es während dieser Zeit, ebenso wie in der Schwangerschaft, die Einnahme von Medikamenten und Ergänzungspräparaten auf das Notwendigste zu minimieren oder, wenn möglich, ganz zu vermeiden.

Kinder und Nahrungsergänzungsmittel

O Informieren Sie sich bei Ihrem Therapeuten oder Apotheker genau über die Dosierungen, die Sie Ihren Kindern geben sollen, und halten Sie sie exakt ein. Schätzen Sie niemals und halten Sie sich an genaue Maßeinheiten, statt etwa mit Teelöffeln zu messen.

O Sind im Beipackzettel keine Dosierungen für Kinder angegeben, sollten Sie Kindern unter zwölf Jahren das Präparat nicht verabreichen. Generell sollten Kindern unter zwei Jahren ohne ärztlichen Rat keine Ergänzungsmittel gegeben werden.

O Fragen Sie Ihren Arzt oder Heilpraktiker, bevor Sie Ihrem Kind mehr als ein Präparat gleichzeitig verabreichen.

Die richtige Auswahl

Überzeugen Sie sich davon, dass Sie das richtige Produkt für Ihre jeweilige Situation anwenden. Um Fehler zu vermeiden, sollten Sie

die Angaben auf den Verpackungen sorgfältig lesen und sich genau an die Anwendungshinweise halten.

die Inhaltsstoffe prüfen. Viele Produkte mit ähnlich klingenden Markennamen enthalten unterschiedliche Wirkstoffe. Überprüfen Sie auch Zusatzstoffe. Manche Präparate enthalten Farb- oder Füllstoffe, auf die Sie allergisch reagieren könnten. Menschen mit Zöliakie sollten darauf achten, ob Weizenprodukte enthalten sind, und Diabetiker auf den Zuckergehalt. Wenn Sie eine natriumarme Diät einhalten oder Ihre Kaliumzufuhr reduzieren sollen, achten Sie darauf, ob diese Mineralstoffe in dem Produkt, für das Sie sich entschieden haben, enthalten sind. Auch frei verkäufliche Präparate können geringe Mengen Alkohol enthalten und sollten Kindern oder Personen, die Psychopharmaka einnehmen, nicht verabreicht werden. Dies gilt natürlich auch für alkoholabhängige Personen.

vorsichtig mit Kombipräparaten sein. Viele Nahrungsergänzungsmittel enthalten mehrere Wirkstoffkomponenten, von denen Sie einige vielleicht nicht einnehmen sollten. Schwangere sollten Vitamin A nur in geringen Dosen zu sich nehmen.

auf den Zustand der Verpackung achten. Kaufen Sie keine Produkte mit schadhafter Verpackung, aufgerissenem Siegel, kleinen Löchern, beschädigten Blistern oder Verschlüssen. Lassen Sie die Finger von verfärbten, ungewöhnlich riechenden oder auf andere Weise verdächtig wirkenden Produkten. Bringen Sie gegebenenfalls das Präparat wieder zum Händler zurück.

vorsichtig bei Käufen im Ausland sein. In einigen Ländern sind Hersteller nicht zur Qualitätskontrolle verpflichtet – das bedeutet, dass Sie nicht sicher sein können, ob die Dosierungsangaben mit den tatsächlichen Mengen der im Produkt enthaltenen Komponenten übereinstimmen und ob das Produkt frei von Verunreinigungen ist.

auf die Haltbarkeit achten. Kaufen Sie keine Produkte kurz vor ihrem Verfallsdatum.

die richtige Stärke kaufen. Viele Nahrungsergänzungsmittel sind in unterschiedlichen Stärken oder Konzentrationen erhältlich. Fragen Sie Ihren Therapeuten oder Apotheker nach der für Sie richtigen Wirkstoffkonzentration.

Abschließende Bemerkungen

Die Dosierungsvorschläge in diesem Buch sind oft in Bereichen angegeben, die zur Behandlung gesundheitlicher Störungen erforderlich sind. Sie basieren auf den Erkenntnissen Hunderter wissenschaftlicher Studien und den klinischen Erfahrungen der für dieses Buch zu Rate gezogenen Ärzte. Möglicherweise werden Sie die Dosierungen aber Ihrem persönlichen Bedarf anpassen müssen.

Die Wirkstoffdosierungen der angebotenen Produkte können von Ihrem persönlichen Bedarf stark abweichen. Viele qualifizierte Menschen aus Heilberufen, Mitarbeiter von Apotheken und Reformhäusern können Ihnen bei der Suche nach dem Produkt mit der benötigten Dosierung helfen.

Über die Arzneiformen

Es wurden große Anstrengungen unternommen, alle Darreichungsformen („Arzneiformen") der jeweiligen Ergänzungsmittel aufzulisten. Dennoch kann es weitere Formen geben, manche Produkte sind möglicherweise vom Markt genommen und durch andere ersetzt worden. Ihr Therapeut wird Ihnen Auskunft darüber geben, in welchen Arzneiformen die entsprechenden Präparate erhältlich sind und welche sich für Sie am besten eignen. Auch wird Ihr Apotheker spezielle Rezepturen für Sie herstellen können. Prüfen Sie die Dosierung und Stärke eines Produkts immer sorgfältig, besonders bei flüssigen Formen.

Nicht ohne Ihren Doktor

Sie sollten Ihren Arzt konsultieren, bevor Sie Nahrungsergänzungsmittel ausprobieren, vor allem, wenn Sie an einer ernsten Erkrankung wie einer Herzkrankheit oder Diabetes leiden. Ziel dieses Buches ist es, Sie über die zahlreichen Vorteile, die Sie von einer umsichtigen Einnahme von Nahrungsergänzungsmittel haben können, zu informieren; das bedeutet, sie als Ergänzung – und nicht als Ersatz – für eine verantwortungsvolle medizinische Versorgung einzusetzen.

Sicherheitsrichtlinien

Nahrungsergänzungsmittel, besonders pflanzliche, können Nebenwirkungen haben. Beachten Sie folgende Ratschläge:

- **Nehmen Sie die empfohlene Dosis.** Beginnen Sie immer mit der niedrigsten Dosierung, wenn ein Bereich („von ... bis ...") angegeben ist.
- **Achten Sie auf die Reaktion Ihres Körpers.** Beim ersten Anzeichen unerwünschter Reaktionen sollten Sie das Präparat absetzen und mit Ihrem Therapeuten sprechen.
- **Legen Sie Pausen ein.** Nehmen Sie Ihr Präparat über einen gewissen Zeitraum ein und pausieren Sie dann, um zu sehen, ob sich Ihr Zustand gebessert hat. Falls nicht, müssen Sie das Mittel vielleicht als Langzeittherapie in niedriger Dosierung einnehmen.
- **Vermeiden Sie Risiken.** Wenn Ihre Symptome auf eine ernste Krankheit hindeuten, sehen Sie von einer Selbstbehandlung mit Nahrungsergänzungsmittel ab, und gehen Sie zum Arzt.
- **Vermeiden Sie die Anwendung in Schwangerschaft und Stillzeit.** Die Empfehlungen dieses Buches haben in diesem Fall keine Gültigkeit.
- **Behandeln Sie keine Kinder.** Unsere Empfehlungen gelten nicht für Kinder und Jugendliche unter 16 Jahren.

Aloe vera

Aloe vera, A. barbadensis, A. vulgaris

Lange vor Kleopatra entdeckten die alten Ägypter die Heilkraft der Pflanze Aloe vera und verwendeten das kühle, beruhigende Gel ihrer Blätter zur Behandlung von Verbrennungen und kleineren Wunden. Es bildet auch die Basis für den Aloe-vera-Saft, der Verdauungsbeschwerden lindert.

Anwendungsgebiete

Äußerlich
- Hilfreich zur Behandlung von Hautproblemen einschließlich Schuppen, Schuppenflechte, Herpes genitalis und offene Stellen im Mund
- Kann Verbrennungen und Hautreizungen bei Strahlentherapie lindern.

Innerlich
- Zur Behandlung von Verstopfung
- Eventuell hilfreich in der Behandlung von Asthma, Diabetes und HIV-Infektion

Arzneiformen
- Creme/Salbe
- Kapsel
- Tablette
- Frische Pflanze/ frisches Gel
- Getrocknet
- Softgel
- Saft
- Spray

Grundlegendes

Die Sukkulente (Fettpflanze) aus der Familie der Liliengewächse besitzt fleischige Blätter, die ein Gel liefern, das in der äußerlichen Behandlung von Hautproblemen weit verbreitet ist. Schon 1500 v. Chr. beschrieben ägyptische Heilkundige dessen Einsatz.

Die Aloe vera stammt ursprünglich vom Kap der Guten Hoffnung und wächst als Wildpflanze in weiten Teilen Afrikas sowie in Madagaskar. Kultiviert wird sie in der Karibik und im Mittelmeerraum sowie in Japan und den USA.

Wirkungsweise

Wissenschaftler rätseln noch über die genauen Wirkungsmechanismen der Aloe vera, obwohl bereits viele der aktiven Bestandteile identifiziert wurden. Das Gel ist reich an entzündungshemmenden Substanzen. Es enthält den Stoff Bradykinase, der Schmerzen, Schwellungen sowie Juckreiz entgegenwirkt, und lindernde Bestandteile.

Da Aloe vera zudem die winzigen Blutgefäße (Kapillaren) weitet, kann mehr Blut zu der verletzten Stelle strömen, was den Heilungsprozess fördert. Einige Studien deuten darauf hin, dass Aloe vera eine Reihe von Bakterien, Viren und Pilzen zerstört oder zumindest deren Vermehrung verhindert.

Hauptwirkungen

Das Gel von Aloe vera wirkt besonders gut auf verletzter Haut. Es ist hilfreich bei Verbrennungen ersten Grades, Sonnenbrand und kleineren Verletzungen, ebenso bei Schuppen, Psoriasis und Herpes genitalis. Auch bei offenen Stellen im Mund und Hautreizungen durch Strahlentherapie kann es helfen; die Nachweise dafür sind jedoch nicht eindeutig. Die Erweiterung der Kapillaren verbessert die Durchblutung, beschleunigt die Regeneration der Haut und beruhigt leichte Frostbeulen.

Obwohl Aloe vera für kleinere Schnitte und Schürfwunden gut geeignet ist, sollte es bei

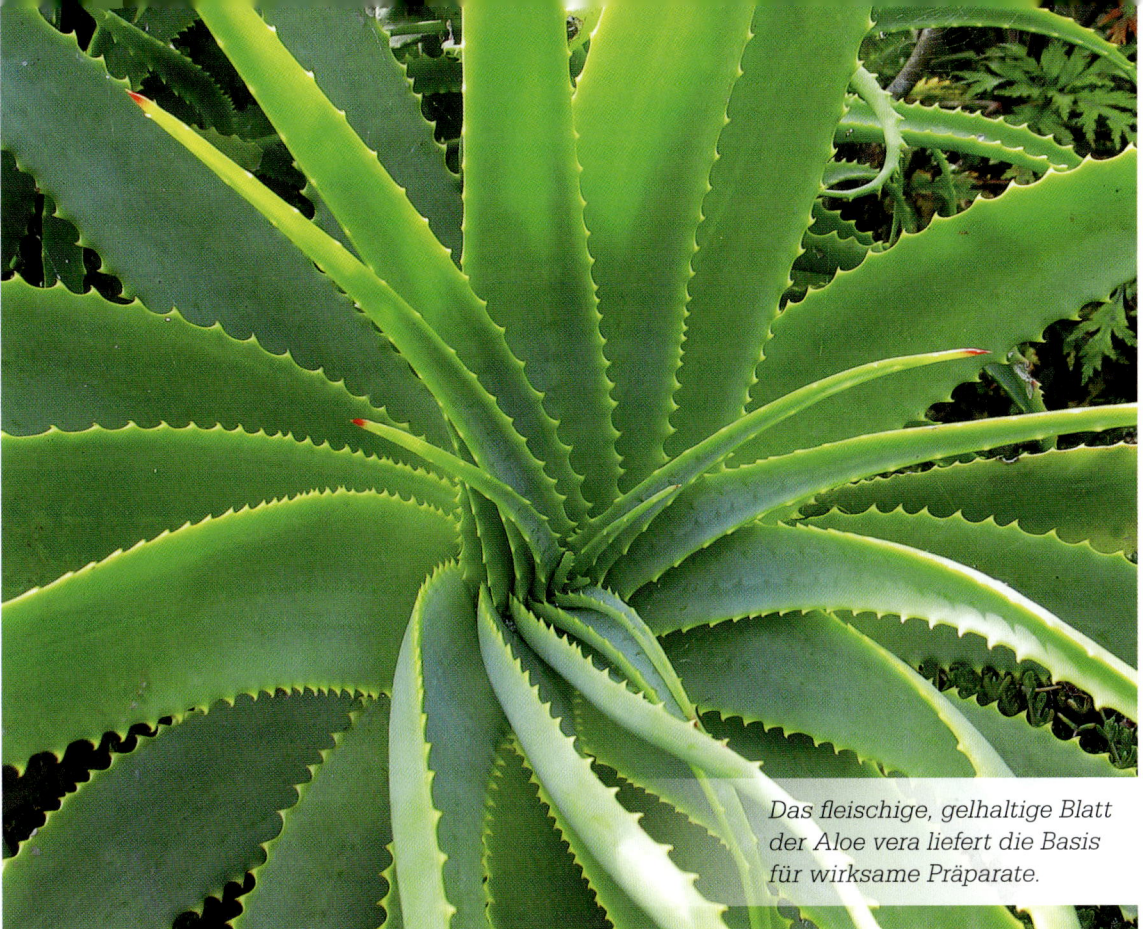

Das fleischige, gelhaltige Blatt der Aloe vera liefert die Basis für wirksame Präparate.

Mögliche Nebenwirkungen

○ Äußerlich angewendet ist Aloe vera sehr sicher. In seltenen Fällen kann sich leichter Juckreiz oder ein Ausschlag einstellen. In solch einem Fall wird die Anwendung einfach unterbrochen.

○ Bei schlechter Verarbeitung kann Aloe-vera-Saft kleine Mengen des abführenden Inhaltsstoffs aus Aloe latex enthalten. Wenn Sie nach Einnahme des Safts Krämpfe, Durchfall oder lockeren Stuhlgang beobachten, setzen Sie das Präparat sofort ab und ersetzen Sie es durch eine neue Packung. Während Schwangerschaft und Stillzeit dürfen Sie keinen Aloe-vera-Saft zu sich nehmen.

Warnhinweise

○ Aloe vera ist nicht mit dem bitteren Aloe latex zu verwechseln. Das Abführmittel kann Krämpfe und Durchfall verursachen und sollte von Schwangeren und Stillenden gemieden werden. Eine Überdosierung kann Herz und Nieren schädigen und Darmblutungen hervorrufen.

○ Nicht auf Operationswunden auftragen; es kann die Heilung verzögern.

○ Menschen mit unregelmäßigem Herzschlag (Arrhythmie), Diabetes oder einer Herz- oder Nierenerkrankung sollten Aloe vera nicht innerlich anwenden.

○ Bei gleichzeitiger Verwendung von Aloe vera und bestimmten Medikamenten – Antidiabetika, Herzmedikamenten (Digoxin), Diuretika (Wassertabletten), Abführmitteln, Kortikosteroiden, einigen HIV-Medikamenten und Immunsuppressiva – sind Wechselwirkungen möglich.

Vorsicht: Weisen Sie vor einer Operation den Anästhesisten darauf hin, wenn Sie Aloe vera einnehmen.

größeren, infizierten Wunden nicht angewendet werden. In einer Krankenhausstudie wurden 21 Frauen mit entzündeten Kaiserschnittwunden mit Aloe vera behandelt. Dabei stieg die durchschnittliche Heilungszeit von 53 auf 83 Tage an.

Weitere Vorzüge

Es gibt Anhaltspunkte dafür, dass Aloe vera die Produktion der Magensäure reduzieren und die Heilung von Magengeschwüren sowie Darmentzündungen unterstützen kann. Untersuchungen erforschen die Wirkung von Aloe vera auf das Immunsystem, insbesondere als antivirales Mittel für Aidskranke, zur Behandlung von Leukämie und anderen Krebsarten sowie als Mittel für Diabetiker.

Richtige Einnahme
Dosierung

Äußerlich:
Tragen Sie Aloe-vera-Gel oder -Creme großzügig auf die verletzte Haut auf.

Innerlich:
Sprechen Sie mit Ihrem Arzt oder Heilpraktiker, bevor Sie Aloe-Produkte zur Behandlung von Verstopfung anwenden.

Empfehlungen

○ Bei äußerlicher Anwendung kann Aloe-vera-Gel aufgetragen werden, besonders bei Verbrennungen. Streichen Sie es auf die betroffene Stelle, lassen Sie es trocknen und wiederholen Sie diesen Vorgang nötigenfalls. Wirksam und preiswert ist das frische Gel aus einem lebenden Blatt. Schneiden Sie ein etwa fingerlanges Stück von einem Blatt ab und ritzen Sie es der Länge nach auf. Verteilen Sie das in der Mitte befindliche Gel auf der betroffenen Stelle.

○ Wenden Sie Aloe vera nicht bei tiefen Wunden oder Operationswunden an.

○ Zur inneren Anwendung wird Aloe-vera-Saft zwischen den Mahlzeiten eingenommen. Aloe latex dagegen, ein gelber Extrakt aus dem inneren Blatt der Pflanze, ist ein kräftiges Abführmittel, das nur auf ärztlichen Rat hin verwendet werden sollte.

Einkaufstipps

Wenn Sie ein Aloe-vera-Produkt kaufen, sollten Sie kontrollieren, ob Aloe vera in der Zutatenliste an einer der vordersten Stellen steht. Cremes und Salben sollten mindestens 20 % Aloe vera enthalten. Zum inneren Gebrauch sollten Sie einen Saft wählen, der mindestens 98 % Aloe vera und weder Aloin noch Aloeemodin enthält.

Der Internationale Aloe-Forschungsrat (IASC) gibt ein offizielles Gütesiegel an Produkte aus, die zertifizierte, unveränderte und nach Richtlinien verarbeitete Inhaltsstoffe enthalten.

Aktuelle Info

Ein weiteres mögliches Einsatzgebiet für Aloe-vera-Gel ist die Schuppenflechte (Psoriasis). In einer Studie mit 60 Psoriasis-Patienten wurde Aloe vera vier Wochen lang dreimal täglich, an fünf Tagen pro Woche, auf die betroffenen Hautstellen aufgetragen. Bei 83 % der Patienten trat eine deutliche Verbesserung ein, aber nur bei 8 % derjenigen, die ein Plazebo erhielten.

Wussten Sie, dass …?

Aloe vera ein beruhigender Badezusatz ist, der vor allem bei Sonnenbrand gut hilft? Geben Sie 1–2 Tassen Saft in eine Badewanne mit lauwarmem Wasser.

Alphaliponsäure

Alphaliponsäurehaltige Präparate eignen sich zur Behandlung von Nervenschäden bei Diabetikern. Die Substanz scheint auch Leber- und Gehirnzellen zu schützen, dem grauen Star vorzubeugen und als starkes Antioxidans zu wirken, das von den meisten Körpergeweben leicht aufgenommen wird.

Anwendungsgebiete

- Hilft die Symptome von Nervenschäden bei Diabetikern zu lindern.
- Schützt die Leber bei Hepatitispatienten und Alkoholikern sowie nach Kontakt mit Giften.
- Kann Gedächtnisverlust im Zusammenhang mit einer HIV-Infektion entgegenwirken.
- Kann möglicherweise den Blutzuckerspiegel bei Diabetikern senken.
- Schützt möglicherweise vor Strahlenschäden.
- Kann helfen, hohem Blutdruck vorzubeugen.
- Verzögert möglicherweise die Entwicklung von grauem Star.

Arzneiformen

- Tablette
- Kapsel

Grundlegendes

In den 1950er-Jahren entdeckten Wissenschaftler, dass die vielseitige Alphaliponsäure (auch bekannt als Thioctsäure oder einfach Liponsäure) zusammen mit körpereigenen Enzymen die Prozesse der Energiegewinnung im Körper beschleunigt. Später, in den 1980ern, fand man heraus, dass Alphaliponsäure auch ein hochwirksames Antioxidans sein kann, das im Körper entstandene, hoch reaktive zellschädigende Moleküle – sogenannte „freie Radikale" – neutralisiert.

Der Körper stellt Alphaliponsäure in ausreichender Mengen selbst her, nimmt sie jedoch hauptsächlich aus Nahrungsquellen wie Spinat, Fleisch (besonders Leber) und Bierhefe auf. Über die Nahrung allein können kaum therapeutisch wirksame Mengen aufgenommen werden und so empfiehlt es sich, Alphaliponsäure bei Bedarf zusätzlich als ergänzendes Mittel einzunehmen.

Wirkungsweise

Alphaliponsäure wirkt auf nahezu jede Zelle im Körper. Sie unterstützt alle B-Vitamine – einschließlich Thiamin, Riboflavin, Pantothensäure und Niacin – bei der Umwandlung von Kohlenhydraten, Eiweiß (Protein) und Fetten aus der Nahrung in Energie, die der Körper speichern und im Bedarfsfall verfügbar machen kann.

Alphaliponsäure ist ein zellschützendes Antioxidans, das den Körper zur erneuten Nutzung anderer Antioxidanzien wie beispielsweise Vitamin C und E anregen kann und so deren Wirksamkeit verstärkt.

Aufgrund ihrer einzigartigen chemischen Eigenschaften wird Alphaliponsäure von einem Großteil des Körpergewebes, auch von Gehirn, Nerven und Leber, leicht aufgenommen. Sie ist daher für die Behandlung der unterschiedlichsten Beschwerden geeignet.

Einkaufstipps

Alphaliponsäure ist als Einzelpräparat oder als Teil eines antioxidativen Präparats zusammen mit Vitamin C und Vitamin E sowie anderen Antioxidanzien erhältlich. Prüfen Sie die Liste der Inhaltsstoffe. Auch Thioctsäure ist eine gebräuchliche Bezeichnung. Ein Kombipräparat ist vermutlich die wirksamste Art, Antioxidanzien einzunehmen.

Aktuelle Info

Bei einer von zahlreichen medizinischen Zentren durchgeführten Studie an Diabetikern mit Nervenschäden erhielten 328 Patienten über einen Zeitraum von drei Wochen 100 mg, 600 mg oder 1200 mg Alphaliponsäure pro Tag. Die Patienten, die 600 mg bekamen, berichteten über den größten Rückgang der Schmerzen und Taubheitsgefühle.

In einer Studie mit Alzheimer-Patienten, die leichte bis mittelschwere Symptome zeigten, wurde festgestellt, dass die Gabe einer täglichen Dosis von 600 mg Alphaliponsäure das Fortschreiten der Symptome deutlich verlangsamte.

Eine tägliche Dosis von 600 mg reichte in einer neueren Studie mit Diabetikern aus, um die durch Nervenschädigung hervorgerufenen Symptome, vor allem Schmerzen, nebenwirkungsfrei zu lindern.

Wussten Sie, dass …?

Ärzte mit Alphaliponsäureinjektionen Pilzesammlern das Leben retten konnten, die nach dem Genuss giftiger Fliegenpilze erkrankten?

Hauptwirkungen

Hauptanwendungsgebiet der Alphaliponsäure ist die Behandlung von Nervenschäden wie etwa bei diabetischer Neuropathie, einer Langzeitkomplikation bei Diabetes, die zu Schmerzen und Gefühlseinschränkungen in den Gliedmaßen führt. Diese Nervenprobleme sind teilweise auf Nervenschädigungen durch freie Radikale zurückzuführen und werden durch überschießende Blutzuckerwerte gefördert. Alphaliponsäure kann aufgrund ihrer antioxidativen Wirkung solche Nervenschäden verhindern.

Außerdem kann sie Diabetikern helfen, besser auf das Hormon Insulin zu reagieren, das den Blutzuckerspiegel reguliert. In einer Studie an 74 Patienten mit Typ-II-Diabetes, die täglich 600 mg oder mehr Alphaliponsäure erhielten, konnte bei allen Teilnehmern der Blutzuckerspiegel gesenkt werden.

Studien mit Tieren zeigten, dass Alphaliponsäure die Blutversorgung der Nerven und die Weiterleitung von Nervenimpulsen verbessert. Diese Eigenschaften können sie zum geeigneten Mittel für die Behandlung von Taubheitsgefühl, Kribbeln und weiteren Symptomen der Nervenschädigung machen, die außer Diabetes auch andere Ursachen haben kann.

Weitere Vorzüge

Alphaliponsäure hat möglicherweise noch viele andere medizinische Wirkungen, die aber noch nicht ausreichend erforscht sind. Einige Versuchsreihen an Tieren haben gezeigt, dass sie dem grauen Star vorbeugen kann.

Tierversuche deuten auch darauf hin, dass sie die Gedächtnisleistung verbessern kann (möglicherweise hilfreich in der Behandlung von Demenzformen wie z. B. der Alzheimerkrankheit) und möglicherweise Gehirnzellen vor Schäden aufgrund schlechter Durchblutung (z. B. nach Operationen oder Schlaganfall) schützt. Auch bei der Behandlung entzündeter Haut (z. B. Dermatitis) und bei der Linderung von Asthmasymptomen scheint Alphaliponsäure sich auch als sehr nützlich zu erweisen.

Forscher haben auch die Wirkung von Alphaliponsäure auf alkoholbedingte Leberschäden untersucht. Es konnten aber bisher keine positiven Effekte verzeichnet werden, sodass zum jetzigen Zeitpunkt eine entsprechende Behandlung nicht

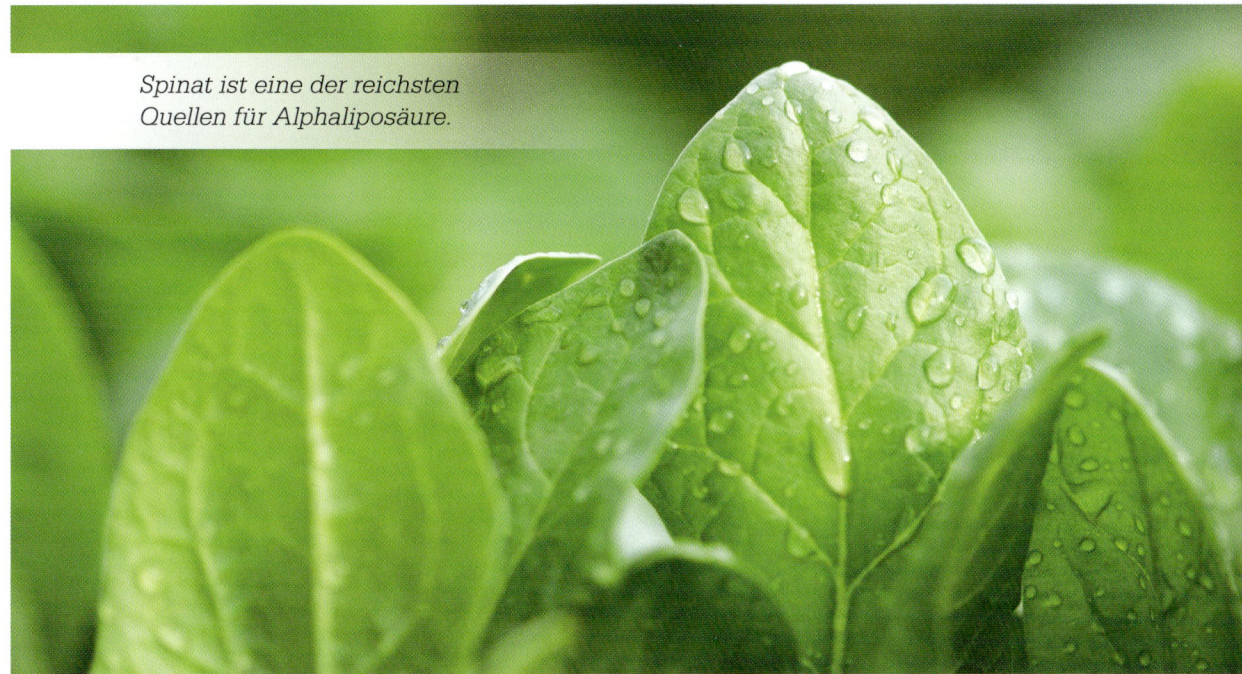

Spinat ist eine der reichsten Quellen für Alphaliposäure.

empfohlen werden kann. Bei Hepatitis allerdings wird Alphaliponsäure zur Therapie eingesetzt.

Richtige Einnahme
Dosierung

Kapseln/Tabletten: Die übliche Dosis zur Senkung des Blutzuckerspiegels und zur Behandlung von diabetischer Neuropathie ist 600–1800 mg täglich, oral oder per Infusion verabreicht. Experten zufolge ist die Einnahme der empfohlenen Dosis über einen Zeitraum von zwei Jahren sicher. Als Antioxidans eingenommen, sind 20–50 mg pro Tag üblich.

Empfehlungen

○ Alphaliponsäurepräparate können zu oder zwischen den Mahlzeiten eingenommen werden. Bisher sind keine nennenswerten Nebenwirkungen bekannt.
○ Hochdosierte Einzelpräparate wie Alphalipon-säure werden als generelles Antioxidans nicht mehr empfohlen. Kombipräparate sind sicherer und preiswerter.

Mögliche Nebenwirkungen
○ Alphaliponsäure scheint sehr sicher zu sein. Es liegen keine Berichte über ernsthafte Nebenwirkungen vor.
○ Gelegentlich kann das Mittel leichte Magenbeschwerden hervorrufen. In seltenen Fällen kam es zu allergischen Hautausschlägen. Beim Auftreten von Nebenwirkungen sollten Sie die Dosis herabsetzen oder die Einnahme abbrechen.

Warnhinweis
○ Bei Diabetikern kann die Einnahme eine Änderung der Dosierung von Insulin und anderen Medikamenten erfordern. Eine häufige Kontrolle des Blutzuckerspiegels wird empfohlen.

Vorsicht: Wenn Sie an einer Schild-drüsenerkrankung oder einem Vitamin-B_1-Mangel leiden, schwanger sind, stillen oder blutzuckersenkende Präparate nehmen, sollten Sie mit Ihrem Arzt sprechen, bevor Sie Alphaliponsäure einnehmen.

Aminosäuren

Die Eiweiße (Proteine) in der Nahrung und im menschlichen Körper bestehen aus chemischen Bausteinen, den Aminosäuren. Fehlt auch nur eine, tut dies unserer Gesundheit nicht gut. Nur in seltenen Fällen und bei bestimmten Erkrankungen ist die Gabe von Aminosäuren durch den Arzt sinnvoll.

Anwendungsgebiete
- Behandlung von Herzerkrankungen
- Senkung des Blutdrucks
- Stärkung der Immunfunktionen
- Linderung bestimmter Nervenerkrankungen

Arzneiformen
- Kapsel
- Tablette
- Lösung
- Pulver

Grundlegendes

Jede Körperzelle benötigt und nutzt Aminosäuren. Nach dem Essen zerlegt unser Verdauungssystem das Nahrungsprotein in einzelne Aminosäuren, die dann in den Körperzellen zu körpereigenen Proteinen zusammengesetzt werden. Jede Zelle ist darauf programmiert, aus den verschiedenen Aminosäuren die exakt für sie notwendige Kombination herzustellen.

Es gibt zwei Arten von Aminosäuren: essenzielle (lebensnotwendige) und nichtessenzielle. Die nichtessenziellen Aminosäuren kann der Körper selbst herstellen, die essenziellen müssen ihm über die Nahrung zugeführt werden. Zu den nichtessenziellen Aminosäuren zählen Alanin, Arginin, Asparagin, Asparaginsäure, Cystein, Glutaminsäure, Glutamin, Glycin, Prolin, Serin, Taurin und Tyrosin. Essenzielle Aminosäuren sind Histidin, Isoleucin, Leucin, Lysin, Methionin, Phenylalanin, Threonin, Tryptophan und Valin.

Wirkungsweise

Aminosäuren werden benötigt, um Muskeln, Sehnen, Haut, Bänder, Organe, Drüsen, Nägel und Haare gesund zu erhalten und zu reparieren.

Außerdem unterstützen sie die Produktion von Hormonen (wie Insulin) und Neurotransmittern (Botenstoffen im Gehirn) sowie zahlreichen Körperflüssigkeiten und Enzymen, die die Körperfunktionen beschleunigen. Der Mangel an auch nur einer Aminosäure führt letztlich zu schweren Gesundheitsproblemen.

Hauptursache eines Aminosäuremangels ist eine mangelhafte (insbesondere eiweißarme) Ernährung, die fast nur in Entwicklungsländern vorkommt. Darüber hinaus können Infektionen, Traumata, Stress, Medikamente und Alter den Bedarf steigern. Eine Unterversorgung kann Ihr Arzt anhand der Konzentration der verschiedenen Eiweiße im Blut feststellen. Mit Aminosäurepräparaten kann ein möglicher Mangel behoben werden. Sie lassen sich aber auch therapeutisch zur Linderung einer Reihe gesundheitlicher Probleme einsetzen.

Hauptwirkungen

Verschiedene Aminosäuren und ihre Nebenprodukte können bei der Behandlung von Herzerkrankungen wirkungsvoll sein.

Carnitin ist eine den Aminosäuren ähnliche Substanz, die der Körper aus Lysin gewinnt. Eine

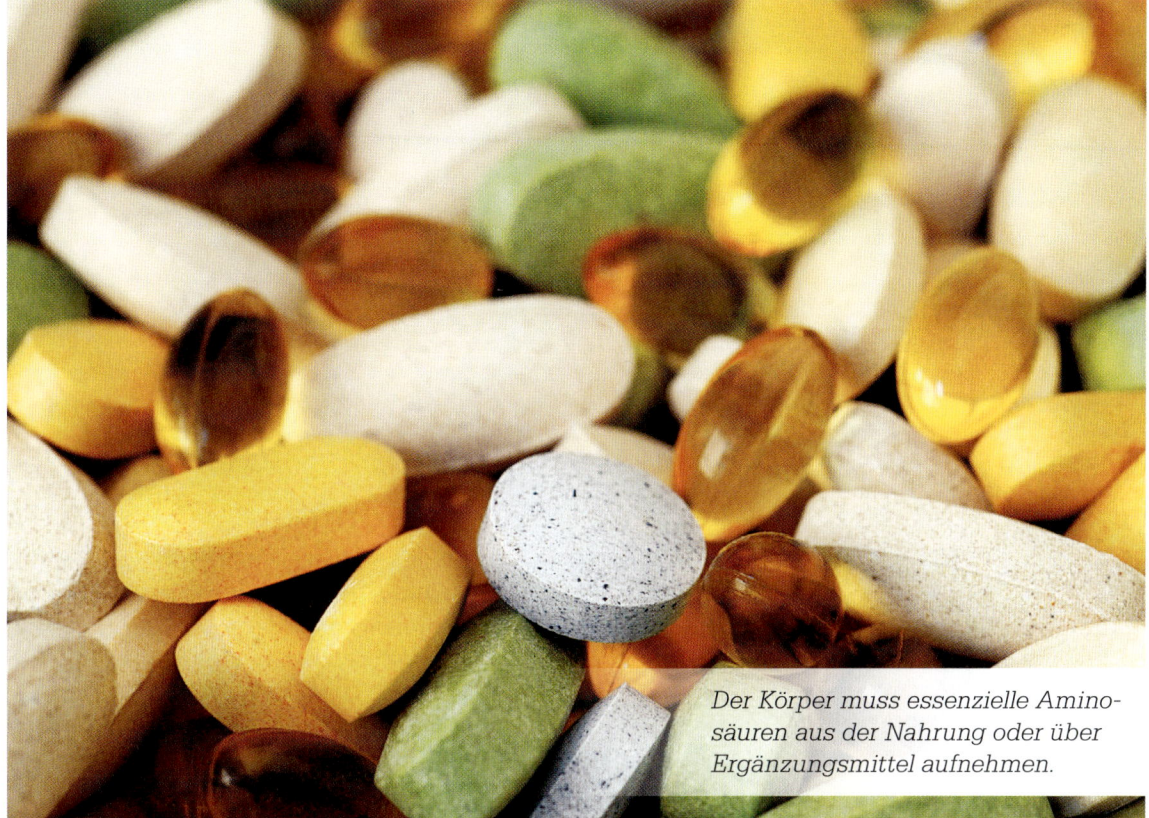

Der Körper muss essenzielle Amino-säuren aus der Nahrung oder über Ergänzungsmittel aufnehmen.

hohe Konzentration in den Zellen des Herzmuskels kann das Herz stärken, Angina pectoris lindern, die Durchblutung fördern, hilfreich bei Herzinsuffizienz sein und die Überlebenschancen nach einem Herzinfarkt verbessern.

Die nichtessenzielle Fettsäure Arginin senkt in hoher Dosierung möglicherweise das Herzinfarkt- und Schlaganfallrisiko, indem es die Blutgefäße erweitert und damit einen hohen Blutdruck senkt. Es kann auch Symptome und Schmerzen bei Angina pectoris lindern.

Taurin kann möglicherweise hilfreich bei Herzinsuffizienz und Bluthochdruck sein, vielleicht durch seine ausgleichende Wirkung auf das Natrium-Kalium-Verhältnis im Blut und seinen regulierenden Einfluss auf die Aktivität des Zentral-nervensystems.

N-Acetylcystein (NAC) ist ein Abkömmling des Cysteins und wird leichter als dieses in den Körper aufgenommen. Es stimuliert die körpereigene Bildung von Antioxidanzien und ist möglicherweise selbst ein Antioxidans. Als solches wirkt es an der Reparatur von Zellschäden mit und kurbelt das Immunsystem an. Ferner verflüssigt NAC den Schleim bei chronischer Bronchitis und könnte bei Erkrankungen, die Gehirn- oder Nervenzellen schädigen, lindernd wirken.

Weitere Vorzüge

Das in den Zellen des Verdauungstrakts konzentrier-te Glutamin wird bei verschiedenen Krankheiten des Magens angewandt.

Taurin könnte eventuell Epileptikern helfen, da es die Produktion bestimmter Botenstoffe im Gehirn verstärkt. Außerdem ist es ein wichtiger Bestandteil der Gallensäure und beugt Gallensteinen vor. Diabetiker können von Taurin profitieren, weil es die Insulinwirkung verbessert.

Carnitin ernährt die Muskeln, da es ihnen die Verbrennung von Fett zur Energiegewinnung ermöglicht. Lysin wird zur Behandlung von Herpes-bläschen und offenen Stellen im Mund angewandt; eindeutige Wirkungsnachweise in Form von großangelegten Untersuchungen liegen bisher aber nicht vor.

Einkaufstipps

Auf den Verpackungsbeschriftungen wird den Namen der Aminosäuren häufig ein L oder auch ein D vorangestellt (zum Beispiel L-Carnitin). Wählen Sie die L-Formen: Sie kommen den körpereigenen Aminosäuren am nächsten. Eine Ausnahme ist D-L-Phenylalanin, das gegen chronische Schmerzen eingesetzt wird.

Aktuelle Info

In einer italienischen Untersuchung linderte Carnitin bei 73 % der Patienten, die eine spezielle Form dieser Aminosäure einnahmen, die Symptome der „Schaufensterkrankheit".

In einer Studie der Johns Hopkins Medical Institutions wurde festgestellt, dass Arginin die Herztätigkeit nach einem Herzanfall nicht verbesserte – und möglicherweise sogar das Todesfallrisiko erhöhte.

Richtige Einnahme
Dosierung

Halten Sie sich bei der Dosierung der jeweiligen Aminosäure an die Angaben der Hersteller oder fragen Sie Ihren Therapeuten.

Verwenden Sie eine bestimmte Aminosäure länger als einen Monat, dann sollten Sie Mischpräparate wählen, also Präparate mit verschiedenen Aminosäuren. Auf diese Weise stellen Sie sicher, die Aminosäuren in einem ausgewogenen Verhältnis zueinander aufzunehmen.

Empfehlungen

○ Aminosäurepräparate wirken besser, wenn sie nicht mit Aminosäuren aus proteinreichen Lebensmitteln konkurrieren müssen. Nehmen Sie diese Mittel daher mindestens 1½ Stunden vor oder nach den Mahlzeiten ein – zum Beispiel frühmorgens oder vor dem Schlafengehen.

○ Ergänzungsmittel mit einzelnen Aminosäuren sollten nicht länger als drei Monate eingenommen werden, sofern die Einnahme nicht ein Arzt überwacht, der im Umgang mit diesen Mitteln erfahren ist.

○ Nehmen Sie Aminosäuremischungen auf nüchternen Magen ein und zu einer anderen Tageszeit als das Monopräparat.

Mögliche Nebenwirkungen

○ So lange Aminosäurepräparate in den empfohlenen Mengen eingenommen werden, sind sie frei von Nebenwirkungen. Hohe Dosen einzelner Aminosäuren können jedoch giftig wirken, zu Übelkeit, Erbrechen und Durchfall führen und sich auf eine Reihe von Blutwerten auswirken.

Warnhinweis

○ Schwangere und Stillende sowie Patienten mit einer Leber- oder Nierenerkrankung sollten einen Arzt befragen. Krebspatienten sollten vor Einnahme von Glutamin mit ihrem behandelnden Spezialisten sprechen. Menschen mit hohem Homocysteinspiegel im Blut vermeiden besser die Einnahme von N-Acetylcystein, und bei einer Neigung zu Krampfanfällen sollte kein Carnitin genommen werden: Carnitin kann die Wirkung von Marcumar beeinflussen.

Vorsicht: Sprechen Sie bei Erkrankungen immer zuerst mit Ihrem Arzt, bevor Sie Ergänzungsmittel einnehmen.

Antioxidanzien

Vitamine, Mineralstoffe, sekundäre Pflanzenstoffe – zu den Antioxidanzien gehören unterschiedliche Verbindungen, die in der Nahrung vorkommen, oder solche, die der Körper selbst aufbaut. Sie sind in der Lage, freie Radikale unschädlich zu machen. Das sind reaktionsfreudige Sauerstoffverbindungen, die unserer Gesundheit schaden.

Anwendungsgebiete
- Verminderung von oxidativem Stress durch freie Radikale
- Vorbeugung von Erkrankungen, die mit oxidativem Stress in Verbindung gebracht werden (Herz-Kreislauf-Erkrankungen, Krebs, Alzheimer, grauer Star.
- Bessere Versorgung von Menschen, die einer höheren Belastung durch freie Radikale ausgesetzt sind: Raucher, Leistungssportler, Innenstadtbewohner, Flugpersonal, chronisch Kranke (Rheumatiker, Diabetiker) und Menschen, die regelmäßig hoher UV-Bestrahlung ausgesetzt sind

Arzneiformen
- Tabletten
- Kapseln
- Lösungen
- Pulver

Grundlegendes

Freie Radikale kommen in jedem Körper vor. Sie entstehen z. B. im Stoffwechsel bei der Energiegewinnung und haben durchaus nützliche Wirkungen wie das Abtöten von Bakterien. Auch beim Sport produziert der Körper vorübergehend vermehrt freie Radikale, ohne dass dies bedenklich sein muss. Zu viele dieser reaktionsfreudigen Sauerstoffverbindungen schaden allerdings auf Dauer dem Körper. Wenn mehr reaktive Sauerstoffverbindungen gebildet werden, als durch Antioxidanzien abgefangen werden können, kommt es zu einem oxidativen Stress. Dieser oxidative Stress kann die Zellen des Körpers schädigen und ist an der Entstehung von Krebs, Alzheimer, Arteriosklerose und möglicherweise grauem Star beteiligt.

Besondere Belastungen, Stress, Entzündungen und bestimmte Umweltfaktoren steigern die Zahl freier Radikale. Nach aktuellem Wissensstand ist eine optimale Antioxidanzienzufuhr wünschenswert, um Krankheiten vorzubeugen und den oxidativen Stress zu vermindern. Allerdings sind ihre unterschiedlichen und teilweise synergistischen (sich gegenseitig verstärkenden) Wirkungen noch nicht vollständig bekannt.

Es konnte bisher durch Studien nicht bestätigt werden, dass eine zusätzliche, höhere Antioxidanzienzufuhr bei bereits gut versorgten Menschen positiv auf die Gesundheit wirkt

Wirkungsweise

Unser Körper wehrt sich mit Hilfe von Antioxidanzien gegen den oxidativen Stress. Antioxidanzien gehen mit freien Radikalen eine Verbindung ein und „neutralisieren" sie. Die Sauerstoffverbindungen sind

Antioxidanzien Fortsetzung

dann nicht mehr reaktionsfreudig, sondern stabile, unschädliche Stoffwechselprodukte.

Der Körper nutzt zwei verschiedene Wege, um freie Radikale unschädlich zu machen: antioxidative Enzymsysteme und einzelne antioxidative Verbindungen. Für beide Wege braucht der Körper Nährstoffe. So sind die Spurenelemente Selen, Eisen, Zink, Mangan und Kupfer unerlässlich für die Funktion von antioxidativen Enzymen.

Darüber hinaus gibt es verschiedene antioxidative Hauptverbindungen, die den Körper vor freien Radikalen schützen. Manche sind wichtige Bestandteile der Nahrung (Vitamine A, C, E, Betacarotin, Cystein). Andere kann der Körper in kleinen Mengen selbst aufbauen (Glutathion und Coenzym Q10).

Antioxidanzien kommen in jeder Zelle, in Körperflüssigkeiten und im Blut vor. Verschiedene Zellbereiche nutzen unterschiedliche Antioxidanzien zur Verteidigung. So wirkt das wasserlösliche Vitamin C vor allem im Blut, in Körperflüssigkeiten und im Zellkern. Die fettlöslichen Antioxidanzien Vitamin E, Coenzym Q10 und Vitamin A schützen Zellwände und Fettverbindungen. Für fett- und wasserlösliche Bereiche sind Betacarotin, Glutathion und Cystein zuständig.

Richtige Einnahme
Dosierung und Empfehlung

Es gibt bislang keine einheitliche Empfehlung, sondern die Angaben verschiedener Experten weichen teilweise erheblich voneinander ab.

Im deutschsprachigen Raum gibt es z. B. folgende „sichere" Empfehlung zur Optimierung der Antioxidanzien-Plasmaspiegel:
Vitamin E etwa 15 – 30 mg
Vitamin C etwa 75 – 50 mg
Betacarotin etwa 2 – 4 mg
Andere, teilweise erheblich höhere Empfehlungen sind umstritten.

Für Selen wird als Schätzwert für eine angemessene Zufuhr der Bereich von 30 – 70 µg angegeben.

Bei den sekundären Pflanzenstoffen, die antioxidativ wirken (Carotinoiden, Flavonoiden, Polyphenolen, Phenolsäuren, Phytoöstrogenen, Sulfiden) gibt es keine gesicherten Zufuhrempfehlungen, da es sich nicht um lebensnotwendige Nährstoffe handelt. Die genauen Wirkungen, Wechselwirkungen und Synergismen (gegenseitige Verstärkung) sind bislang nicht bekannt. Präparate mit isolierten sekundären Pflanzenstoffen sind nach aktuellem Wissensstand nicht sinnvoll.

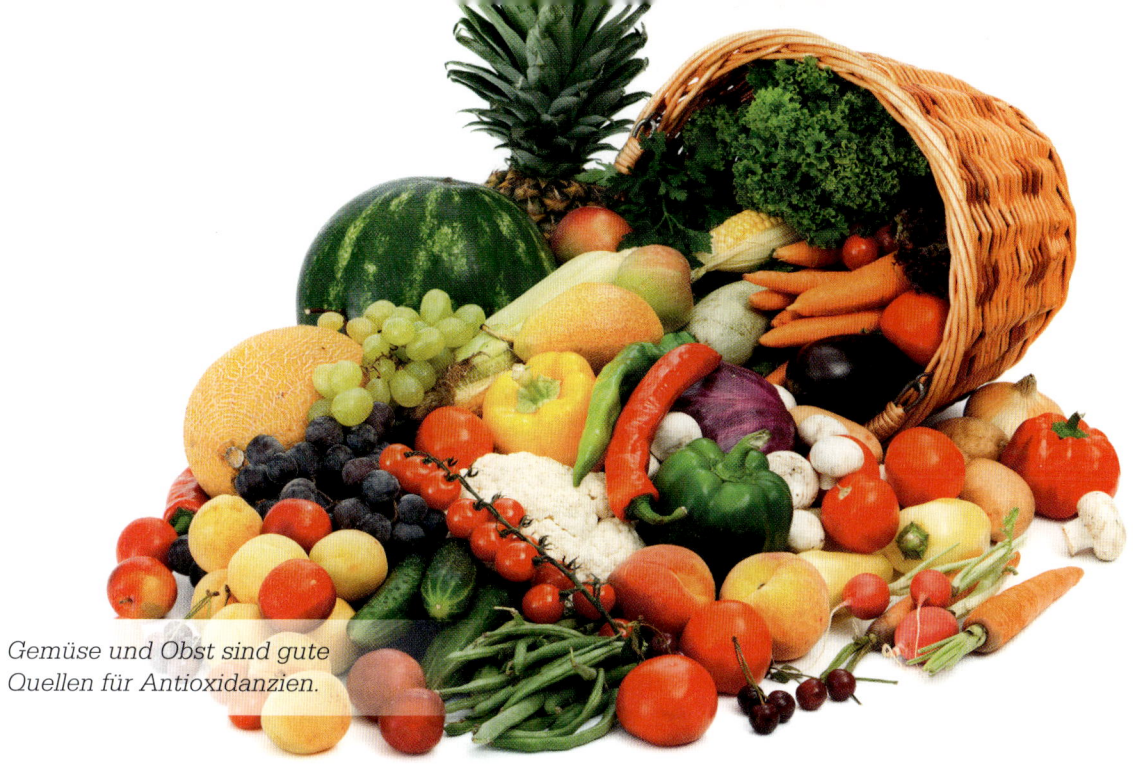

Gemüse und Obst sind gute Quellen für Antioxidanzien.

Mögliche Nebenwirkungen

O Bei Betacarotin ist eine Gelbfärbung innerer Organe und der Haut möglich, aber nicht schädlich.

O Wird Vitamin A über längere Zeit überdosiert, kann dies zu Hautveränderungen, Haarausfall, Knochen- und Gelenkschmerzen, Schwäche, Schwindel, Übelkeit und Leberschäden führen.

O Sehr hohe Dosen (2000 mg pro Tag) Vitamin C können zu Blähungen, Durchfall und Aufstoßen führen.

O Hohe Dosierungen von Vitamin E können bei Personen mit Vitamin-K-Mangel Blutgerinnungsstörungen verstärken. In Kombination mit Azetylsalizylsäure kann Vitamin E das Risiko von Blutungen erhöhen.

O Bei Überdosierung von Selen (ab 800 µg) sind Nebenwirkungen wie Nervosität, Depression und Übelkeit, Erbrechen, und Haarausfall möglich.

Warnhinweise

O Aufgrund verschiedener Studien ist unbedingt davon abzuraten, sehr hohe Dosen von Antioxidanzien einzunehmen! Insbesondere wird heute von einer hochdosierten Gabe von Betacarotin bei Rauchern abgeraten, weil bei Untersuchungen mit starken, langjährigen Rauchern die Lungenkrebshäufigkeit zunahm. Wegen dieser Gefahr empfehlen manche Experten Rauchern sogar generell, auf betabarotinhaltige Präparate zu verzichten und auch bei angereicherten Lebensmitteln Vorsicht walten zu lassen

O Frauen mit Kinderwunsch und Schwangere sollten nicht mehr als 1,0 mg Retinol-Äquivalent (RÄ) einnehmen. Bei Überdosierung steigt das Risiko für Missbildungen und Fehlgeburten!

O Wer an einer Nierenerkrankung, Nierensteinen oder Hämochromatose („Eisenspeicherkrankheit") leidet, sollte höchstens 500 mg Vitamin C aufnehmen, da Vitamin C die Eisenaufnahme verstärkt.

Vorsicht: Sprechen Sie bei Erkrankungen immer zuerst mit Ihrem Arzt, bevor Sie Ergänzungsmittel einnehmen.

Arnika
Arnica montana

Das leuchtend gelbe „Wundkraut" oder auch „Bergwohlverleih" wird seit bald 200 Jahren homöopathisch genutzt und steht in Europa teilweise unter Naturschutz. In Deutschland wird Arnika gern bei Blutergüssen, zur Förderung der Durchblutung und bei Muskelkater eingesetzt.

Anwendungsgebiete

Homöopathische Mittel:
- Gegen diabetisch bedingte Augenschäden
- Gegen Auswirkungen eines Schlaganfalls
- Schmerzlinderung bei operativen Eingriffen und Traumata

Äußerliche Anwendung:
- Zur Behandlung von Zahnfleischentzündungen sowie Entzündungen der Mundschleimhaut
- Bei Quetschungen, Verstauchungen und Insektenstichen
- Lindert Muskelschmerzen, Blutergüsse und wird bei chronischer Venenschwäche eingesetzt.
- Gegen rheumatische Beschwerden

Arzneiformen
- Getrocknet
- Flüssig
- Salbe/Creme/Gel
- Tablette
- Tinktur

Grundlegendes

Arnika ist eine bis zu 60 cm hohe Pflanze mit strahlend gelben Blüten und herzförmigen Blättern, die vornehmlich in den Alpen wächst. In Studien erwies sich Arnika bei starker Verdünnung (homöopathische Dosierung) und bis zu zwei Wochen Anwendung als gut verträglich.

Der aus den Blüten gewonnene Extrakt wird für homöopathische Zubereitungen verwendet. Zu den aktiven Wirkstoffen zählen Sequiterpenlactone, denen entzündungshemmende und schmerzlindernde Eigenschaften zugeschrieben werden. Andere Wirkstoffe sind das ätherische Öl Thymol sowie Flavonoide, Inulin, Carotinoide und Tannine.

Arnika wird eine durchblutungsfördernde Wirkung zugeschrieben, möglicherweise auch eine blutdruckerhöhende Wirkung, besonders innerhalb der Koronararterien, die das Herz mit Blut versorgen.

Aufgrund ihrer antibakteriellen und entzündungshemmenden Eigenschaften wird die Pflanze gern zur Linderung von Schmerzen und Schwellungen bei der Wundbehandlung eingesetzt.

Wirkungsweise
Hauptwirkungen

Einige Studien deuten darauf hin, dass Arnika in stark verdünnter (homöopathischer) Dosierung bei Menschen mit diabetisch bedingten Augenschäden die Sehkraft verbessern kann. Ebenso gibt es Hinweise, dass Arnika nach chirurgischen Eingriffen Schmerzen lindern und nach einem Schlaganfall hilfreich sein kann. Die Datenlage ist jedoch bisher dürftig.

Forschungsergebnisse zur äußeren Anwendung lassen auf entzündungshemmende Eigenschaften

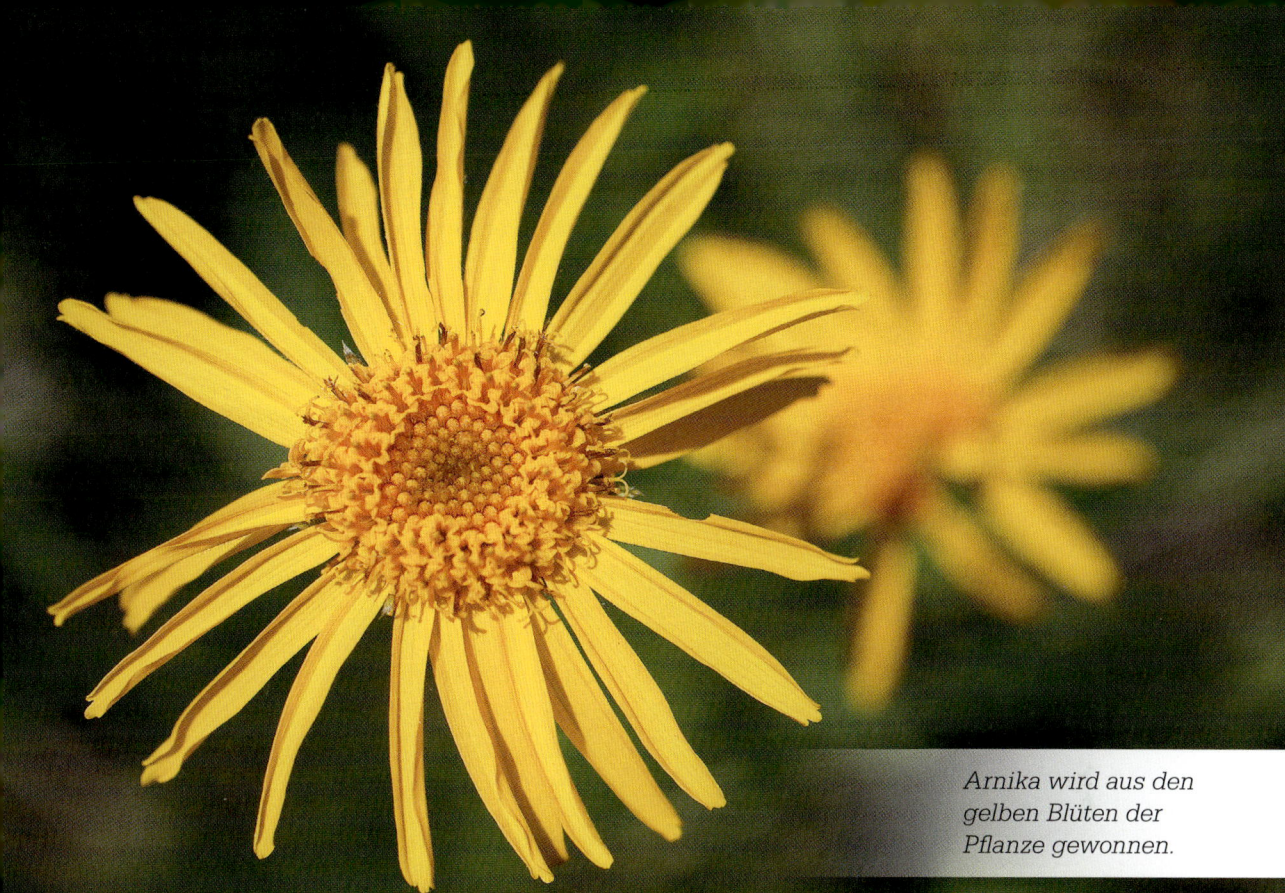

Arnika wird aus den gelben Blüten der Pflanze gewonnen.

Mögliche Nebenwirkungen

- Äußerlich angewandt kann Arnika Hautausschläge, Juckreiz, Rötungen, Trockenheit, Ekzeme oder Läsionen im Mund hervorrufen. Deshalb sollte sie nicht auf verletzter Haut eingesetzt werden.
- Bei oraler Anwendung sind allergische Reaktionen mit Schwindel und Herzrasen sowie Herzrhythmusstörungen möglich. Besonders bei hoher Dosierung kann es zu Herzrasen oder verlangsamtem Puls kommen, zu Bluthochdruck (Hypertonus), Kollaps oder Herzschäden. Theoretisch kann Arnika auch das Blutungsrisiko erhöhen. Verwenden Sie oral nur verdünnte, homöopathische Präparate.

Warnhinweise

- Arnika darf nur in homöopathischer Verdünnung eingenommen werden.
- Bei Vorliegen einer Allergie gegen Arnika oder andere Korbblütler (Asteracaea oder Compositaea) darf Arnika nicht eingesetzt werden.
- Arnika sollte nicht auf offenen Wunden oder in der Umgebung von Augen und Mund eingesetzt werden. Bei gleichzeitiger Einnahme blutverdünnender oder gerinnungshemmender Mittel (Marcumar, Azetylsalizylsäure) sollten Sie vor dem Einsatz ärztlichen Rat einholen. Vor bestimmten Operationen ist von Arnika abzuraten; es kann die Wirkung blutdrucksenkender Medikamente verringern.
- Bei Kindern wird die Anwendung von Arnika wegen der möglichen Nebenwirkungen und fehlender wissenschaftlicher Datenlage nicht empfohlen.

Vorsicht: In der Schwangerschaft oder Stillzeit sollten Sie vor der Einnahme von Ergänzungsmitteln immer mit Ihrem Arzt sprechen. Arnika kann unter Umständen Fehlgeburten auslösen.

Arnika Fortsetzung

schließen, die beispielsweise bei Gingivitis (Zahn-fleischentzündung) und Aphten (kleine Geschwüre an Zunge oder Mundschleimhaut), aber auch bei rheumatischen Erkrankungen und gegen Beschwerden infolge von Venenleiden wie Krampfadern helfen können. Häufig wird Arnika auch gegen Blutergüsse und andere kleinere Traumata äußerlich angewendet, was ebenfalls durch Forschungsergebnisse untermauert ist. In solchen Fällen scheinen homöopathische Mittel allerdings eher nicht zu helfen.

Einkaufstipps

Homöopathische Zubereitungen
werden zunächst im Verhältnis 1:10 oder 1:100 verdünnt. Anschließend wird diese Verdünnung bis zur gewünschten Konzentration wiederholt (potenziert). Wenn eine 1:10-Verdünnung 30-mal wiederholt wird, spricht man von einer D30-Potenz. Wird eine 1:100-Verdünnung 30-mal wiederholt, heißt die Potenz C 30.

Wussten Sie, dass …?

Homöopathie sich auf den Grundsatz „Gleiches heilt Gleiches"beruft?
Deshalb wird bei der Homöopathie zur Heilung eine Substanz verwendet, die unverdünnt dieselben oder sehr ähnliche Symptome erzeugt. Beispielsweise kann eine Pflanze, die Übelkeit und Erbrechen hervorruft, in homöopathischer Zubereitungsform Übelkeit und Erbrechen vorbeugen oder behandeln.

Arnika am besten auf sandigem, gut durchlässigem Boden in sonniger Hochgebirgslage wächst?

Richtige Einnahme
Dosierung

Erwachsene:
Vor innerlicher Anwendung halten Sie bitte Rücksprache mit Ihrem Arzt oder Heilpraktiker.

Äußerliche Anwendung:
Salben, Cremes oder Gels sollten maximal 20 – 25 % Arnikatinktur oder 15 % Arnikaöl enthalten. Höhere Konzentrationen können die Haut reizen. Sie können auch Arnikatinktur verwenden (im Verhältnis 1:10 verdünnt in 70-prozentigem Alkohol). Für Umschläge oder Kompressen wird die Tinktur drei- bis zehnfach mit Wasser verdünnt. Zwei- bis dreimal täglich oder gemäß Herstellerhinweisen auf die schmerzende Stelle auftragen. Für eine Mundspülung die Tinktur im Verhältnis 1:10 mit Wasser verdünnen (nicht schlucken!).

Empfehlungen

○ Manche Ärzte empfehlen eine häufigere Einnahme von Arnika vor und nach Operationen oder raten im Gegenteil ganz davon ab.
○ Homöopathische Mittel werden geschluckt, oder Sie lassen die Globuli unter der Zunge zergehen.
○ Die sichere Anwendung über einen längeren Zeitraum als zwei Wochen ist nicht wissenschaftlich belegt.
○ Schwangere oder Stillende sollten Arnika nur nach Rücksprache mit der Hebamme oder dem Arzt verwenden, da Arnika möglicherweise auch bei Fehlgeburten eine Rolle spielt.

Artischocke

Die Vorzüge der Artischocke wurden erstmals im 4. Jh. v. Chr. von einem Schüler des griechischen Philosophen Aristoteles dokumentiert. Aufgrund seiner verdauungsfördernden Wirkung ist Artischockenkonzentrat hierzulande schon lange ein Renner.

Anwendungsgebiete

- Fördert die gesunde Funktion von Gallenblase und Leber.
- Verbessert die Verdauung.
- Erhält oder senkt den Cholesterinspiegel.
- Wichtig für Diabetiker: Kann die Regulierung des Blutzuckerspiegels unterstützen.

Arzneiformen

- Dragee
- Kapsel
- Saft

Grundlegendes

Artischocken gehören zur gleichen botanischen Familie wie Mariendistel, Gänseblümchen und Sonnenblume. Auf einem bis zu 2 m hohen Stängel sitzt ein großer grün-lila Blütenkopf. Die jungen, noch ungeöffneten Knospen werden gekocht und die fleischigen Ansätze der Blütenblätter zusammen mit dem Blütenboden, dem Herzen, als Delikatesse verzehrt.

Die in Deutschland erhältlichen Artischocken stammen von den Distelgewächsen des Mittelmeerraums ab, die selbst sehr ähnliche medizinische Wirkungen zeigen wie die Artischocke. Artischockenblätter enthalten zahlreiche Substanzen, die bei einem Verzehr in den empfohlenen Mengen die Gesundheit fördern können. Hierzu zählen Cynarin als wichtigster Wirkstoff und verschiedene Flavonoide, vor allem Luteolin.

Wirkungsweise

Anders als in anderen Ländern ist Artischockenkonzentrat bei uns schon seit Langem erhältlich. Untersuchungen in Deutschland haben belegt, dass es hilft, die Leber nach Vergiftungen zu schützen und zu regenerieren.

Schon 1933 haben wissenschaftliche Untersuchungen gezeigt, dass Artischocken die Leber zur Produktion von Galle (Gallenflüssigkeit) anregen, welche anschließend in den Zwölffingerdarm abgegeben wird. Diese Wirkung erklärt die erfolgreiche Anwendung der Pflanze bei der Behandlung von Personen mit gestörter Fettverdauung. Die Galle emulgiert die mit der Nahrung aufgenommenen Fette in feinste Tröpfchen. Erst diese können von den fettverdauenden Enzymen angriffen werden. Zudem konnte nachgewiesen werden, dass Artischockenkonzentrat schädliches LDL-Cholesterin senkt und günstiges HDL-Cholesterin leicht erhöht. Offenbar beruhen die cholesterinsenkenden Eigenschaften von Artischockenkonzentrat auf dem Gehalt an Luteolin, das die Cholesterinsynthese in der Leber hemmt.

Artischockenpräparate werden aus den Blättern der Pflanze und den hier abgebildeten essbaren Teilen der inneren Blütenblätter hergestellt.

Einkaufstipps

Kaufen Sie standardisierten Extrakt. So gehen Sie sicher, eine konzentrierte Dosis Cynarin zu erhalten. Die nur selten erhältlichen Tabletten aus den getrockneten, pulverisierten Blättern sind eine deutlich weniger wirksame Darreichungsform.

Aktuelle Info

1998 zeigte eine Untersuchung an Patienten mit Verdauungsproblemen, dass 85 % der Beteiligten durch die Einnahme von Artischockenkonzentrat ein größeres Wohlbefinden erreichten. Nach der Einnahme von fünf Kapseln pro Tag über einen Zeitraum von durchschnittlich 23 Wochen waren Symptome wie Übelkeit, Blähungen, Aufstoßen, Leibschmerzen und Fettunverträglichkeit erheblich zurückgegangen.

Eine neuere deutsche Studie an 553 Personen im Alter von 20 bis 87 Jahren ergab, dass Artischockenkonzentrat den Cholesterinspiegel im Blut günstig beeinflusst. Nach sechswöchiger Behandlung wurde festgestellt, dass der Cholesterinspiegel der Teilnehmer durchschnittlich um 11,5 % gesunken war.

Wussten Sie, dass …?

die alten Griechen die Artischocken aus Nordafrika nach Europa gebracht haben? In Frankreich, wo sie in Salaten oder als Vorspeise gereicht werden, sind Artischocken schon seit Langem sehr beliebt.

Hauptwirkungen

Cynarin sowie die Flavonoide der Artischocke, einschließlich Luteolin, sind starke Antioxidanzien, die helfen können, Zellschäden in der Leber vorzubeugen. Sie schützen den Körper vor Schäden durch instabile Sauerstoffmoleküle (freie Radikale) und tragen so zur Erhaltung der Gesundheit bei. Das Konzentrat lindert Verdauungsstörungen wie Bauchschmerzen, Übelkeit und Blähungen. Zudem verringert es die Cholesterinbildung in der Leber und hilft so, hohe Cholesterinspiegel zu senken. Besonders für Diabetiker wichtig: Artischocken enthalten Inulin, ein Polysaccharid, das die Verdauung verlangsamt und auf diese Weise den Blutzuckerspiegel nach den Mahlzeiten kontrolliert.

Weitere Vorzüge

Artischockenblätter dienen traditionell der Reinigung und Entgiftung bei der Behandlung von Gicht, Arthritis (Gelenkentzündung) und Rheuma. Außerdem kann ihre harntreibende Wirkung bei Harnwegsproblemen helfen. Weitere Anwendungsmöglichkeiten, etwa bei Patienten mit Reizdarm, werden derzeit noch erforscht.

Richtige Einnahme
Dosierung

Zur Förderung von Verdauung, Leberfunktion und zur Senkung des Cholesterinspiegels: 2-mal täglich 320 mg Trockenextrakt als Kapsel. Zur besseren Verdauung bei hoher Fettzufuhr: Bis zu 6-mal täglich 320 mg als Kapsel, entweder auf einmal oder über den Tag verteilt.

Empfehlungen

- Nehmen Sie die Kapseln zu oder unmittelbar nach einer Mahlzeit ein und schlucken Sie sie unzerkaut mit kaltem Wasser.
- Bei einem möglichen Gallenwegsverschluss oder Gallensteinen sollten Sie vor der Verwendung ärztlichen Rat einholen.

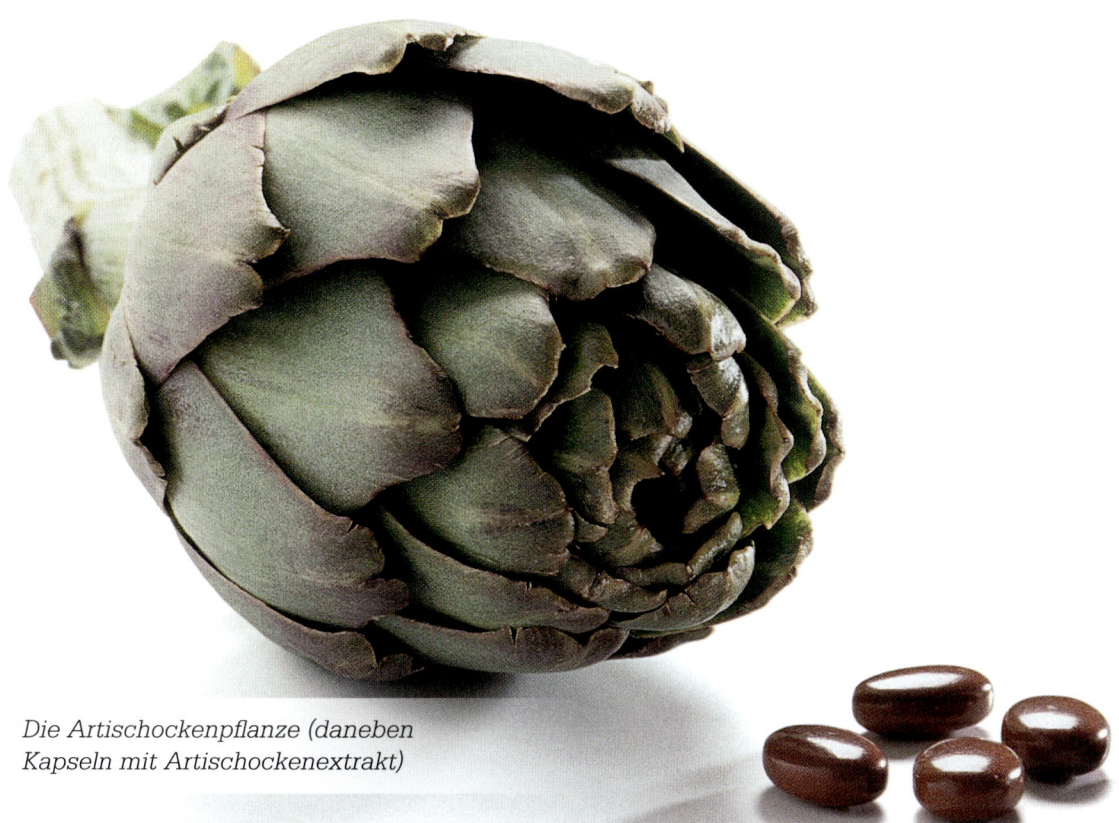

*Die Artischockenpflanze (daneben
Kapseln mit Artischockenextrakt)*

○ Wer allergisch auf Pflanzen aus der Familie der
Korbblütler reagiert, sollte die Einnahme bei
Auftreten einer allergischen Reaktion sofort
abbrechen.

Mögliche Nebenwirkungen

○ Artischockenkonzentrat wird auch bei
Langzeitanwendung von den meisten
Menschen gut vertragen. Beim Verzehr
von Artischocken bestehen minimale
Risiken. In seltenen Fällen kann es zu
Nebenwirkungen wie Blähungen und
leichten Verdauungsstörungen kommen.

Warnhinweise

○ Wenn Sie an einem Gallenwegsverschluss
leiden, sollten Sie vor der Einnahme von
Artischockenkonzentrat Ihren Hausarzt
befragen, weil der Extrakt die Gallensekretion erhöht.

○ In seltenen Fällen kommt es zu allergischen Reaktionen auf Artischocken oder
Artischockenkonzentrat.

Vorsicht: Sprechen Sie bei Erkrankungen
immer zuerst mit Ihrem Arzt, bevor Sie
Ergänzungsmittel einnehmen.

Baldrian
Valeriana officinalis

Es ist drei Uhr morgens und wieder einmal liegen Sie hellwach. Gäbe es doch nur etwas, das Sie sicher in den Schlaf wiegen kann! Tatsächlich gibt es ein solches Mittel: Baldrian sorgt für einen erholsamen Schlaf – ohne die unangenehmen Nebenwirkungen herkömmlicher Schlafmittel.

Anwendungsgebiete
- Fördert einen erholsamen Schlaf.
- Lindert Stress und Angst.
- Verkürzt die Einschlafzeit.
- Hilfreich in der Behandlung von Schlaflosigkeit durch nervös bedingte Schlafstörungen

Arzneiformen
- Kapsel
- Flüssigextrakt
- Tablette
- Getrocknet/Tee
- Ätherisches Öl

Mögliche Nebenwirkungen
- Kopfschmerzen, verschwommenes Sehen, Mundtrockenheit, Übelkeit, Bauchkrämpfe, Schwindel, Schwanken, Kontrollprobleme in den Muskeln, Untertemperatur (Hypothermie), Brustenge, Konzentrationsschwierigkeiten und Benommenheit am Morgen. Bei Anwendung über einen längeren Zeitraum (2–4 Monate) kann Schlaflosigkeit auftreten. Selten: Herzrhythmusstörungen, lebhafte Träume, Muskelzucken. Sehr selten: Schädigung der Leber (Übelkeit, Erschöpfung, Bauchschmerzen und Gelbfärbung von Augen oder Haut können Symptome dafür sein).
- Bei abruptem Absetzen können Entzugserscheinungen wie Verwirrtheit und beschleunigter Herzschlag auftreten. Es ist besser, die Einnahme ausschleichen zu lassen.

Warnhinweise
- Nach der Einnahme von Baldrian sollten Sie etwa drei Stunden lang nicht Auto fahren, keine Maschinen bedienen oder Tätigkeiten ausführen, die Ihre volle Konzentration erfordern.
- Meiden Sie Alkohol, wenn Sie Baldrian einnehmen.
- Wer Benzodiazepine, Barbiturate, Narkotika, Antidepressiva, Alpha- oder Betablocker, Loperamid, MAO-Hemmer, Johanniskraut oder Antiepileptika einnimmt, sollte Baldrian nicht anwenden. Baldrian kann sedative Nebenwirkungen von Grippemitteln, Antihistamin und auch von Heilpflanzen wie Kamille verstärken.
- Baldrian sollte bei einer bestehenden Lebererkrankung nicht eingenommen werden.
- Nehmen Sie Baldrian nicht ein, wenn Sie schwanger sind oder stillen.

Vorsicht: Sprechen Sie bei Erkrankungen oder psychischen Problemen immer zuerst mit Ihrem Arzt, bevor Sie Ergänzungsmittel einnehmen.

Grundlegendes

In Deutschland, Großbritannien und anderen europäischen Ländern ist Baldrian von den Gesundheitsbehörden als Schlafmittel anerkannt. Die winterharte Pflanze, die in Europa und Nordamerika beheimatet ist, hat rosafarbene Blüten und wächst aus einem knolligen Wurzelstock (Rhizom).

Man erntet die Wurzel im zweiten Jahr, wenn sie eine Reihe wichtiger Inhaltsstoffe enthält (darunter Valepotriate, Valeriansäure und leicht flüchtige Öle), denen man abwechselnd die beruhigende Wirkung zuschrieb. Viele Phytotherapeuten sind der Meinung, dass es auf das Zusammenwirken aller Bestandteile ankommt.

Wirkungsweise

Dieses jahrhundertealte Schlafmittel (die Wirkung ist wissenschaftlich bestätigt) kann auch bei Alltagsstress beruhigend wirken, selbst wenn es hierfür weniger Nachweise gibt.

Baldrian wird in der Behandlung von Angststörungen und Erkrankungen, die durch Stress schlimmer werden, etwa Fibromyalgie und Reizdarm (er kann auch eine lindernde Wirkung bei Bauchkrämpfen haben), eingesetzt.

Hauptwirkungen

Baldrian enthält verschiedene Stoffe, die schlaffördernd und psychisch ausgleichend wirken. Diese Stoffe erhöhen den Pegel eines Neurotransmitters im Gehirn, der Gammaaminobuttersäure (GABA) und erhöhen möglicherweise auch die Zahl der Rezeptoren für diesen Stoff im Gehirn.

Im Gegensatz zu Benzodiazepinen wie Diazepam oder Alprazolam, die gewöhnlich bei solchen Erkrankungen verschrieben werden, macht Baldrian nicht süchtig und ruft nicht das Gefühl hervor, wie betäubt zu sein. Er macht nicht direkt schläfrig, sondern beruhigt Gehirn und Körper, damit sich der Schlaf auf natürliche Weise einstellen kann.

Zahlreichen Studien zufolge wirkt Baldrian bei vielen Menschen ebenso gut wie verschreibungspflichtige Medikamente und scheint einen wirklich in Schlaf zu versetzen. In einer Untersuchung wurde 128 Menschen eines von zwei Baldrianpräparaten oder ein Plazebo verabreicht. Man stellte fest, dass die Präparate die Schlafqualität verbesserten; die Teilnehmer, die Baldrian einnahmen, schliefen schneller ein und wachten weniger oft zwischendurch auf als diejenigen, die ein Plazebo erhielten. In einer weiteren Studie berichteten fast alle Teilnehmer über besseren Schlaf, wenn sie ein

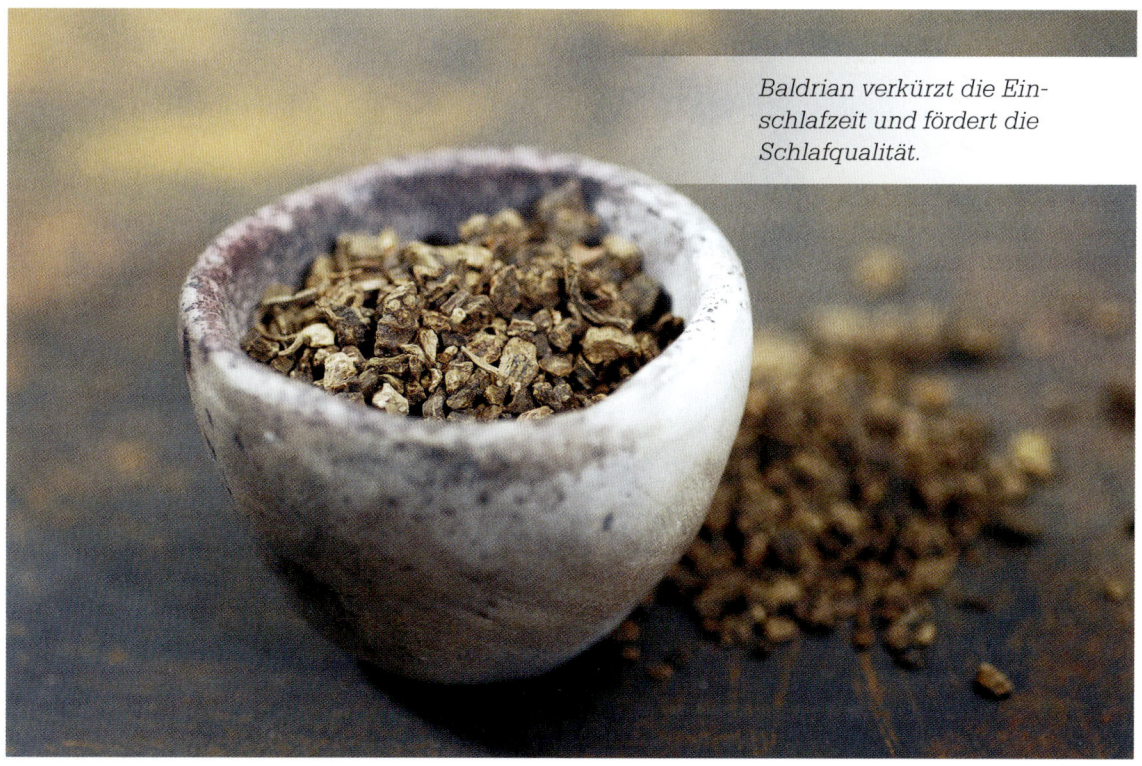

Baldrian verkürzt die Einschlafzeit und fördert die Schlafqualität.

Achten Sie beim Kauf von Baldrian auf ein Produkt aus standardisiertem Extrakt mit mindestens 0,8 % Valeriansäure. Die chemische Qualität eines Baldrianpräparats kann je nach Wachstumsbedingungen und dem Alter der Pflanze bei der Ernte variieren.

Verschreibungspflichtige Schlafmittel führen oft zu Benommenheit am folgenden Morgen und können die Fahrtüchtigkeit oder die Fähigkeiten zu konzentriertem Arbeiten beeinträchtigen. Bei Baldrian ist dies nicht zu erwarten, wie eine deutsche Studie belegt. Forscher verglichen die Wirkungen eines Baldrianpräparats, einer Baldrian-Hopfen-Mischung, eines Benzodiazepinmedikaments und eines Plazebos. Sowohl die Kräuterzubereitungen als auch das Medikament verbesserten die Schlafqualität. Im Gegensatz zum Benzodiazepinpräparat war die Leistungsfähigkeit unter Baldrian am folgenden Morgen nicht eingeschränkt; lediglich in den ersten zwei bis drei Stunden nach der Einnahme zeigten sich leichte Beeinträchtigungen.

Baldrianpräparate riechen sehr unangenehm, sodass Erstanwender oft Mundgeruch befürchten. Diese Furcht ist glücklicherweise unbegründet; lassen Sie sich also von dem üblen Geruch der Kräuterzubereitung nicht abschrecken.

Baldrianpräparat einnahmen, und 44 % beurteilten ihre Schlafqualität sogar als perfekt.

Als Badezusatz kann Baldrian die Entspannung fördern und möglicherweise auch schmerzlindernd bei Fibromyalgie wirken.

Für Baldrian als Mittel gegen Angstzustände interessiert man sich erst seit relativ kurzer Zeit, doch wird er von Heilpraktikern und ernährungsmedizinisch orientierten Ärzten bereits zunehmend auch gegen Ängste empfohlen.

Richtige Einnahme
Dosierung

Getrocknete Wurzel: 100–600 mg täglich gegen Angstzustände und wenigstens 600 mg bei Schlaflosigkeit.
Tee aus der getrockneten Wurzel: 3–9 g täglich.
Flüssigextrakt (1:2): täglich 2–6 ml.
Tinktur (1:5): 5–15 ml täglich. Fragen Sie einen Experten nach der genauen Dosis.
Weitere Arzneiformen: folgen Sie den Anweisungen des Herstellers oder fragen Sie Ihren Therapeuten.
Kinder und Jugendliche: Dosierung und Sicherheit bei Kindern sind bisher nicht ausreichend erforscht; deshalb ist Baldrian hier nicht zu empfehlen.

Die Einnahme von Baldrian wird nur für vier bis sechs Wochen empfohlen. Es sollte ohne ärztliche Aufsicht nicht über einen längeren Zeitraum eingenommen werden.

Empfehlungen

○ Gegen Schlaflosigkeit nehmen Sie Baldrian eine Stunde vor dem Schlafengehen. Einzeldosen sind nicht immer wirksam. Eine durchgehende Einnahme über 1–2 Wochen scheint am besten zu sein.

○ Baldrian hat einen recht unangenehmen Geschmack, den Sie bei der Tinktur mit etwas Honig oder Zucker versüßen können.

○ Man sollte sich weder auf pflanzliche noch auf andere Arzneien verlassen, um abends einschlafen zu können. Nehmen Sie Baldrian daher nicht länger als 2 Wochen hintereinander. Fragen Sie Ihren Arzt nach sichereren Strategien gegen chronische Schlaflosigkeit.

○ Baldrian wird manchmal mit weiteren Heilpflanzen wie Kamille oder Hopfen kombiniert. Ihr Therapeut kann Sie beraten.

Ballaststoffe

Schon Hippokrates empfahl Vollkornbrot „wegen seiner heilsamen Wirkung auf den Darm". Doch erst in den 1960er-Jahren erkannten Ärzte die wahre Bedeutung der Ballaststoffe für die Gesundheit. Eine ballaststoffreiche Ernährung mit reichlich Gemüse, Obst und Vollkorngetreide kann typischen Zivilisationskrankheiten vorbeugen.

Anwendungsgebiete
- Fördern Verdauung und Darmgesundheit.
- Senken den Cholesterinspiegel.
- Können Verstopfung, Durchfall, Reizdarm und Hämorrhoidenschmerzen lindern.
- Stabilisieren den Blutzuckerspiegel.
- Erleichtern das Abnehmen.
- Tragen zur Vorbeugung von Gallensteinen bei.

Arzneiformen
- Frühstücksflocken mit reichlich Kleie
- Granulat
- Pulver

Grundlegendes

Ballaststoffe haben praktisch keinen Nährwert, aber ihre löslichen wie unlöslichen Faserstoffe spielen eine wichtige Rolle bei der Erhaltung unserer Gesundheit. Die löslichen Faserstoffe – in Obst, Gemüse, Hafer, Nüssen und Hülsenfrüchten – bestehen aus Pektin und anderen Bestandteilen von Pflanzenzellen und deren Wänden. Sie quellen im Wasser auf. Von Dickdarmbakterien werden sie in einfachere Komponenten zerlegt. Ein weit verbreiteter Lieferant löslicher Fasern sind die Flohsamen (Psyllium). Unlösliche Fasern, die in Getreide vorkommen, bestehen vor allem aus den zellulosehaltigen Zellwänden. Sie passieren den Darm unverdaut, weil sie weder aufgenommen noch von den körpereigenen Enzymen abgebaut werden können. Ballaststoffe können problemlos über normale Lebensmittel aufgenommen werden. Viele Menschen nehmen allerdings deutlich zu wenig auf.

Wirkungsweise

Ballaststoffe quellen im Darm und führen somit zu größeren, weicheren Stühlen. Außerdem binden sie Cholesterin, das anschließend ausgeschieden wird, und können daher auch zur Senkung des Blutcholesterinspiegels beitragen. Unlösliche Fasern wie Zellulose unterstützen die Darmtätigkeit, binden krebserregende Substanzen und Giftstoffe und fördern zudem auch deren Ausscheidung. Obwohl die löslichen Fasern nicht verdaut werden können, werden sie von Darmbakterien fermentiert. Dabei entstehen kurzkettige Fettsäuren, die für die Ernährung der Darmzellen wichtig sind.

Hauptwirkungen

Eine ballaststoffarme Ernährung wird mit einer Vielzahl chronischer degenerativer Erkrankungen in Verbindung gebracht, darunter Herzleiden, Darmerkrankungen und Diabetes. Eine gesunde Ernährung sollte 30 g Ballaststoffe pro Tag liefern. Schon eine Scheibe Roggenvollkornbrot versorgt uns mit 5 g Ballaststoffen.

Eine ballaststoffreiche Ernährung kann Verstopfung und auch Hämorrhoiden vorbeugen. Sie macht den Stuhl weicher und voluminöser, sodass

Einkaufstipps

Weizenkleie enthält fast 40 % Ballaststoffe. Die meisten Nahrungsmittel mit Weizenkleie, etwa Frühstücksflocken, versorgen uns mit durchschnittlich 3 g Kleie pro Portion. Untersuchungen belegen, dass Weizenkleie von allen Ballaststoffen den besten Schutz gegen Darmkrebs bietet.

Zu den unlöslichen Ballaststoffen gehören Zellulose, Hemizellulosen und Lignin. Lösliche Ballaststoffe sind Pektin, Johannisbrotkernmehl, Guarkernmehl, Agar-Agar, Alginsäure oder Carrageenan.

Aktuelle Info

In einer Studie wurden mehr als 68 000 Krankenschwestern länger als zehn Jahre beobachtet. Ergebnis: Wurden die Ballaststoffe größtenteils als Frühstücksflocken aufgenommen, sank das Risiko für Herzerkrankungen deutlich.

Wussten Sie, dass …?

arabische Ärzte im Mittelalter gegen Verstopfung das Mittel Diagridium verordneten? – Eines seiner Hauptbestandteile waren Flohsamen, die den Namen aufgrund ihrer sehr geringen Größe erhalten haben.

er leichter ausgeschieden werden kann. Ein hoher Ballaststoffanteil in der Kost verlangsamt den Blutzuckeranstieg und hilft Diabetikern, Insulin zu sparen. Lösliche Fasern binden auch Cholesterin im Darm. Dadurch wird der Blutspiegel weniger belastet.

Als reichhaltige Quelle löslicher Fasern unterstützen Flohsamen sowohl bei Durchfall als auch bei Verstopfung die Regulierung der Darmfunktion. Für Menschen mit Reizdarm, bei denen die Symptome zwischen beiden Extremen schwanken, könnten sie daher hilfreich sein.

Weitere Vorzüge

In einigen Untersuchungen hat sich gezeigt, dass Ballaststoffe das Abnehmen unterstützen. Sie quellen mit reichlich Wasser im Magen und füllen ihn dadurch. Dies dämpft den Appetit und verzögert die Entleerung des Magens. Faserreiche Nahrungsmittel, besonders Leinsamen, enthalten pflanzliche Östrogene, die Lignane, welche insbesondere das Risiko für Brustkrebs, aber auch das für Darmkrebs senken sollen. Flohsamen können bei der Verhütung von Gallensteinen eine Rolle spielen.

Richtige Einnahme
Dosierung

Beginnen Sie mit einer kleinen Dosis von 1–2 g zu jeder Mahlzeit. Diese Menge kann allmählich auf 1–3 TL (bis zu 10 g) Pulver 2- bis 3-mal täglich in je 250 ml Saft oder Wasser gesteigert werden. Nehmen Sie nie mehr als 30 g pro Tag.

Empfehlungen

- Wenn Sie Ballaststoffe ergänzend zuführen, achten Sie darauf, auch reichlich Flüssigkeit zu sich zu nehmen, denn die Fasern binden große Wassermengen.
- Nach der Einnahme von Ballaststoffen sollte man mit der Einnahme anderer Medikamente rund 2 Stunden warten, da Faserstoffe deren Aufnahme verzögern können.
- Schwangere sollten ihren Arzt konsultieren, ehe sie zusätzliche Ballaststoffe einnehmen.

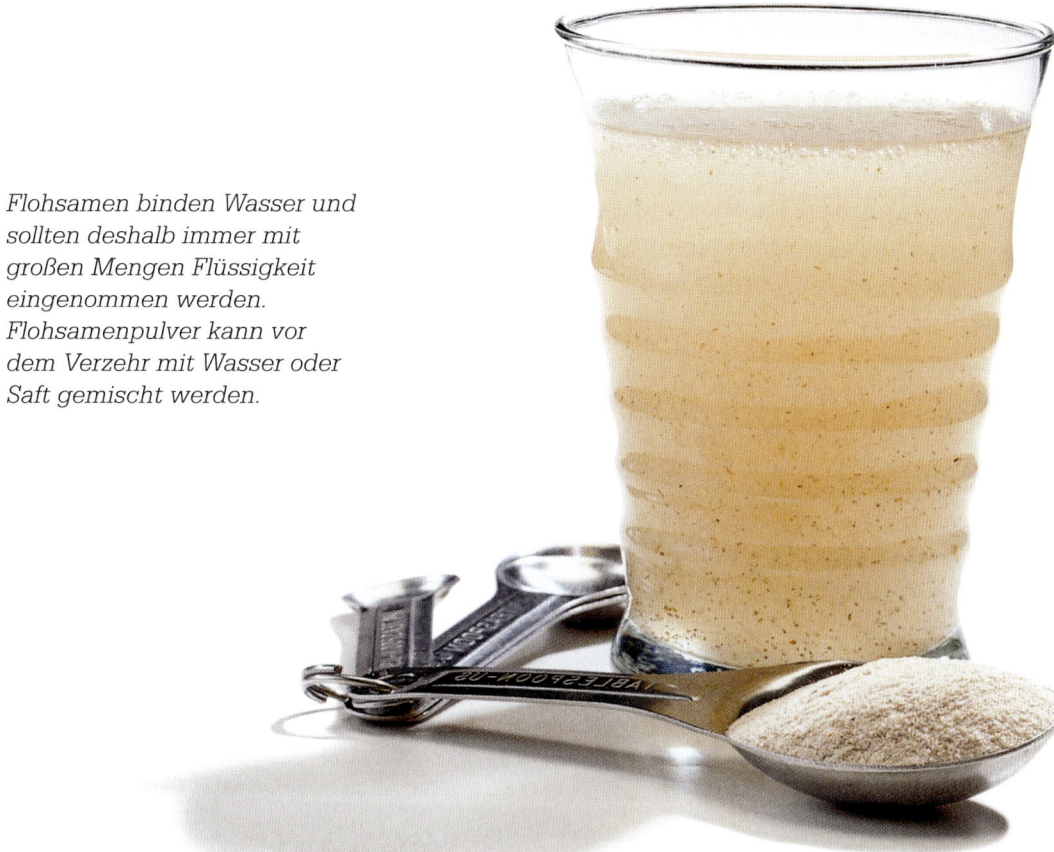

Flohsamen binden Wasser und sollten deshalb immer mit großen Mengen Flüssigkeit eingenommen werden. Flohsamenpulver kann vor dem Verzehr mit Wasser oder Saft gemischt werden.

Mögliche Nebenwirkungen

- Plötzliche hohe Ballaststoffzufuhr, besonders durch Hülsenfrüchte oder Präparate, kann Blähungen und Bauchschmerzen hervorrufen. Manche Menschen bekommen Magenbeschwerden, wenn sie Ballaststoffe einnehmen.
- Darmverschlingung infolge übermäßiger Dickdarmfüllung.

Warnhinweise

- Hohe Fasermengen können die Wirksamkeit mancher Medikamente wie der Antibabypille und des cholesterinsenkenden Mittels Lovastatin verringern.

- Wer eine allergische Reaktion auf Flohsamen (einem Wegerichgewächs) beobachtet, sollte sofort einen Arzt aufsuchen.
- Die unkontrollierte Verabreichung hoher Mengen an Ballaststoffpräparaten kann insbesondere bei gleichzeitig hoher Phylatzufuhr zu einer Verschlechterung der Mineralstoffzufuhr führen. Dies gilt vor allem für Calcium, Eisen und Zink

Vorsicht: Sprechen Sie bei Erkrankungen immer zuerst mit Ihrem Arzt, bevor Sie Ergänzungsmittel einnehmen.

Bienenprodukte

(Gelée Royale, Propolis, Pollen)

Es gibt viele faszinierende Beschreibungen der natürlichen Heilkräfte von Bienenprodukten, die Flavonoide und natürliche Antibiotika enthalten, aber die meisten Behauptungen sind wissenschaftlich kaum zu belegen. Dennoch sind Bienenpollen, Honig, Gelée Royale und Propolis beliebte Naturheilmittel, die nach wie vor untersucht werden.

Anwendungsgebiete

- Mitunter hilfreich bei Heuschnupfensymptomen
- Unterstützung der Heilung von Hautverletzungen
- Gegen verschiedene Zahnprobleme.
- Gegen bestimmte Infektionen durch Viren, Bakterien und Parasiten
- Vorbeugend gegen Erkältungen
- Behandlung rheumatischer Erkrankungen

Arzneiformen

- Tablette
- Kapsel
- Weichgelatinekapsel
- Flüssig
- Pulver, Granulat
- Lutschtablette
- Creme, Salbe, Gel
- Getrocknete oder frische Pollen
- Tinktur
- Lösung zum Gurgeln
- Spray

Grundlegendes

Es sind vier Arten von Bienenprodukten im Handel: Bienenpollen, Propolis, Gelée Royale und Honig. Neben Honig sind besonders die Bienenpollen bekannt, welche die Bienen nach dem Sammeln zu kleinen Körnchen zusammendrücken, die der Imker dem Bienenstock entnimmt. (Eine zweite Pollenart, die ebenfalls als „Bienenpollen" vermarktet wird, stammt direkt aus den Pflanzen und nicht von den Bienen.) Bienenpollen enthalten in sehr geringen Mengen Proteine, B-Vitamine, Kohlenhydrate und verschiedene Enzyme.

Mögliche Nebenwirkungen

- Da manche Menschen auf Bienenpollen allergisch reagieren, sollten Sie zunächst mit einer kleinen Menge beginnen, um festzustellen, ob dies auch auf Sie zutrifft. Warnzeichen sind Ausschlag, ein Kribbeln im Hals, Hautrötungen, Atembeschwerden oder Kopfschmerzen. Brechen Sie die Einnahme dann sofort ab und suchen Sie einen Arzt auf. Honig kann brennen, wenn er auf Wunden aufgetragen wird.

Warnhinweis

- Wer auf Bienenstiche allergisch reagiert, sollte Bienenprodukte nur mit größter Vorsicht einsetzen und auf Gelée Royale ganz verzichten.

Vorsicht: Bei ernsten Erkrankungen sollten Sie vor der Einnahme von Ergänzungsmitteln immer mit Ihrem Arzt sprechen. Auch Wundbehandlungen mit Honig sollten ärztlich überwacht werden.

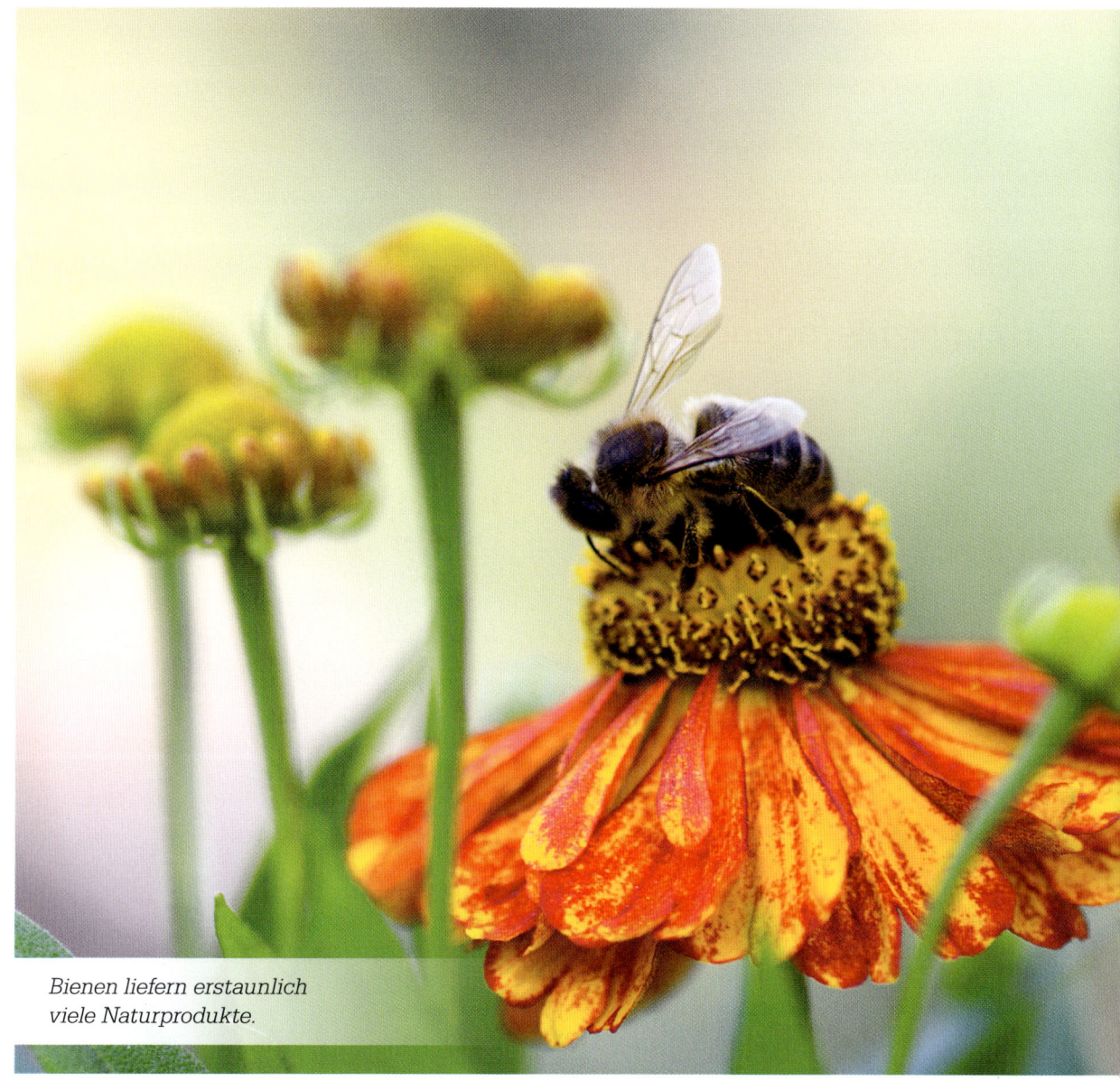

Bienen liefern erstaunlich viele Naturprodukte.

Propolis ist ein klebriges Harz, das die Bienen aus den Knospen von Nadelbäumen sammeln, um damit Risse im Stock auszubessern.

Gelée Royale ist eine milchig-weiße Substanz, welche die Arbeiterinnen in ihren Speicheldrüsen erzeugen, um damit ihre Königin zu füttern. Der besondere Nährstoffgehalt des Gelée Royale könnte für die Größe, Fruchtbarkeit und Langlebigkeit der Bienenkönigin ausschlaggebend sein.

Honig wird von den Bienen aus Blütennektar hergestellt. Seine Eigenschaften hängen von der jeweiligen Herkunftspflanze ab.

Wirkungsweise

Bienenprodukte, und hier besonders die Bienenpollen, werden in der allgemeinen Presse oft als wahres Allheilmittel angepriesen. Befürworter versichern, dass sie u. a. die Alterung hinauszögern, die sportliche Leistungsfähigkeit verbessern, das Immunsystem anregen, das Abnehmen unterstützen, den Cholesterinspiegel senken, chronischen Prostatabeschwerden entgegenwirken, Bakterien bekämpfen und allergische Symptome und Heuschnupfen lindern.

Bienenprodukte Fortsetzung

Bienenpollen scheinen bei der Allergiebehandlung zu helfen, und Propolis könnte als Salbe für Schnittverletzungen und Blutergüsse sowie zur Behandlung von Herpesinfektionen, Soor und Erkältungen geeignet sein. In jedem Fall enthalten Bienenprodukte in geringen Mengen Flavonoide und natürliche Antibiotika.

Hauptwirkungen

Honig ist ein traditionelles Heilmittel bei Verbrennungen, Geschwüren, Wunden und Infektionen.

Weitere Vorzüge

Propolis macht die Haut weicher und kann ebenfalls die Wundheilung unterstützen. Studien zufolge

---

Aktuelle Info

Bienenprodukte können zu gravierenden allergischen Reaktionen führen. Eine solche Reaktion kann mit einem Prickeln auf den Lippen beginnen und zu ernsten Atembeschwerden führen.

Eine Studie an Patienten mit rezidivierenden, schmerzhaften Geschwüren im Mund ergab, dass die Einnahme von 500 mg Propolis in Kapselform die Anzahl der Rückfälle mehr als halbierte.

In einer Studie an 60 Diabetikern, denen wegen Infektionen eine Fußamputation drohte, heilten allein durch oberflächliches Auftragen eines Gelée Royale-Präparats bei fast allen (bis auf Patienten mit offenem Gangrän) die Geschwüre ab.

Eltern, die Honig bei ihren Kindern zur Hustenlinderung einsetzten, stuften diesen als wirksamer ein als kommerziellen Hustensaft.

---

enthält Propolis zwar antibakterielle Wirkstoffe, doch diese sind bei der Infektionsbekämpfung nicht mit Antibiotika oder frei verkäuflichen bakterienhemmenden Salben vergleichbar, sondern können allenfalls unterstützend helfen.

Propolis könnte auch gegen Zahnbelag und Gingivitis helfen, Zahnschmerzen lindern, die Heilung von Zahnfleischverletzungen fördern und Infektionen durch Parasiten und Bakterien entgegenwirken. Unter Umständen wirkt Propolis auch vorbeugend gegen Erkältungen.

Da Gelée Royale zu Wachstum, Fruchtbarkeit und Langlebigkeit der Bienenkönigin beiträgt, hoffen viele, dass dies auch für den Menschen zutrifft. Dafür gibt es jedoch bisher keine Belege.

Richtige Einnahme
Dosierung

Bienenpollen:
Die nötige Pollenmenge zur Linderung allergischer Symptome ist individuell sehr unterschiedlich und sollte mit dem Therapeuten besprochen werden.

Propolis:
Es sind viele Darreichungsformen erhältlich. Halten Sie sich an die Dosierungsvorschriften des Herstellers oder sprechen Sie mit Ihrem Arzt, Zahnarzt, Heilpraktiker oder Apotheker.

Gelée Royale:
Befolgen Sie die Anweisungen des Herstellers oder fragen Sie Ihren Therapeuten.

Honig:
Honig für die Wundheilung sollte immer sterilisiert (bestrahlt) und auf seine antibakterielle Aktivität getestet sein. Tränken Sie die Auflage mit Honig, bedecken Sie damit die Wunde und legen Sie darüber einen Verband an. Die Wundauflage alle zwei Tage wechseln.

Empfehlungen

○ Ergänzungsmittel aus Bienenpollen mit reichlich Wasser einnehmen. Getrocknete oder frische Pollen können Sie auch in Saft geben oder über das Essen streuen.
○ Bei Wunden zeigt sich die wohltuende Wirkung von Honig für gewöhnlich innerhalb von sieben Tagen.

Bioflavonoide

Zitrusfrüchte, Traubenkernextrakt, Rotwein, Kiefernrindenextrakt, schwarzer Tee, Kaffee, Äpfel, Zwiebeln … – alle sind gute Quellen für Flavonoide oder Bioflavonoide. Diese bunten Pflanzenpigmente beugen vielen Gesundheitsproblemen vor, von Herzerkrankungen und verschiedenen Krebsformen bis hin zu Augenproblemen und Heuschnupfen.

Anwendungsgebiete

- O Können das Herzinfarktrisiko senken.
- O Wirken vorbeugend gegen Lungenkrebs und andere Krebsarten.
- O Verringern das Risiko altersbedingter Augenprobleme wie grauer Star oder Makuladegeneration.
- O Lindern möglicherweise Heuschnupfen, Asthma und atopische Dermatitis.
- O Sind an der Abwehr von Virusinfektionen beteiligt.
- O Unterstützen die Behandlung von Venenschwäche, Krampfadern, Hämorrhoiden.
- O Wirken möglicherweise vorbeugend gegen altersbedingte neurologische Probleme, z. B. die Alzheimerkrankheit.

Arzneiformen

- O Tablette
- O Pulver

Grundlegendes

Bioflavonoide sind eine große Untergruppe der Polyphenole. Es wurden bereits über 4000 Bioflavonoide (wie die Flavonoide oft genannt werden) identifiziert, doch es wird vermutet, dass es noch deutlich mehr gibt. Flavonoide verleihen Früchten, Gemüse und Kräutern ihre Farbe, stecken aber auch in Hülsenfrüchten, Getreide und Nüssen. Als Antioxidanzien sind sie bei der Neutralisierung instabiler, krank machender Sauerstoffmoleküle im Körper (freie Radikale) teilweise noch schlagkräftiger als Vitamin C oder E. Bisher wurden jedoch erst wenige Flavonoide auf ihre Heilkraft hin untersucht.

Der Hauptvertreter des Flavonoide in der Nahrung ist das Quercetin, das v. a. in Zwiebeln, Grünkohl, Äpfeln und Beeren vorkommt. Aus der Gruppe der Zitrusflavonoide aus Orangen, Grapefruits, Mandarinen und anderen Zitrusfrüchten sind Rutin und Hesperidin besonders hervorzuheben.

Andere Flavonoide sind die OPCs (Oligomere Procyanidine), die Anthocyanoside, die Polyphenole und Genistein. OPCs kommen besonders in Kiefernrinde und Traubenkernextrakt sowie in Rotwein vor. Bekannteste Lieferanten für Anthocyanoside sind Heidelbeeren.

Grüner Tee ist eine Hauptquelle für Polyphenole, insbesondere EGCG (Epigallocatechingallat), das sich nach Experteneinschätzung als bisher bester Wirkstoff gegen Krebs entpuppen könnte. Genistein aus Sojaprodukten hat antioxidative Eigenschaften und kann die Wirkung von Östrogen nachahmen (siehe Traubenkern, Grüner Tee und Phytoöstrogene).

Bioflavonoide Fortsetzung

Wirkungsweise

Die gesundheitsfördernden Eigenschaften der Flavonoide beruhen auf ihrer entzündungshemmenden Wirkung. Sie behindern die Freisetzung von Histamin (das allergische Symptome hervorruft), setzen freie Radikale schachmatt, kurbeln das Immunsystem an und stärken die Blutgefäße.

Einkaufstipps

Gemischte Präparate mit Zitrusflavonoiden sind wohl am weitesten verbreitet und am preisgünstigsten. Allerdings sind diese Ergänzungsmittel nicht sonderlich wirksam, denn der Flavonoidgehalt liegt oft bei nur 50 %. Geben Sie Ihr Geld möglichst lieber für Präparate mit reinem Rutin oder reinem Hesperidin oder beidem aus.

Flavonoide werden gern mit Vitamin C kombiniert. Diese Kombination wird dann als Vitamin-C-Komplex vermarktet. In der Regel ist es preisgünstiger, Vitamin C und Flavonoide einzeln zu erwerben, und man kann damit zudem die persönliche Dosierung variabel handhaben.

Wussten Sie, dass ...?

ein Apfel pro Tag schon lange als Garant für eine stabile Gesundheit gilt? Mehr als eine Studie lässt vermuten, dass es hierbei auf das Quercetin ankommt. Bei Menschen, die am häufigsten Äpfel aßen (eine Hauptquelle für Quercetin), lag das Lungenkrebsrisiko im Gegensatz zu denen, die die wenigsten Äpfel aßen, um 58 % niedriger.

sich oftmals die höchsten Konzentrationen der Flavonoide in der Schale oder Haut befinden?

Vorbeugung

Die Flavonoide Quercetin und OPC können vor Herzerkrankungen und anderen Kreislaufproblemen schützen, weil sie körperliche Veränderungen stoppen, die langfristig Arterien beeinträchtigen. Gleichzeitig stärken sie die Blutgefäße.

Studien aus Finnland und den Niederlanden ergaben, dass eine gute Flavonoidversorgung, insbesondere mit Quercetin, das Herzinfarkt- und Schlaganfallrisiko senkt. In einer Studie sank bei quercetinreicher Ernährung das Risiko, einer Herzerkrankung zu erliegen, bei Frauen um 50 % und bei Männern um 23 %. Eine andere Studie meldete ein um 75 % geringeres Schlaganfallrisiko bei Männern mit dem höchsten Flavonoidverzehr im Vergleich zu denen mit der geringsten Flavonoidaufnahme. Die Amerikanische Herzgesellschaft gibt demgegenüber zu bedenken, dass der ergänzende Einsatz von Antioxidanzien sich in Studien nicht als wirksam erwiesen hat. Dem Herzen zuliebe sollte man statt dessen Obst und Gemüse essen.

Polyphenole und Quercetin scheinen vor Krebs zu schützen. Untersuchungen zufolge erkrankten Personen, die viel von diesen Flavonoiden verzehrten, seltener an Magen-, Bauchspeicheldrüsen- und Lungenkrebs. Genistein aus Soja hilft nicht nur bei der Brustkrebsbekämpfung, sondern auch gegen Hitzewallungen, weil es offenbar die Östrogenrezeptoren im Körper beeinflusst. Möglicherweise unterstützt es auch die Osteoporosevorbeugung. Quercetin fördert die Blutzuckerverwertung und könnte so vorbeugend gegen Diabetes wirken. Außerdem behindert es möglicherweise die Einlagerung von Sorbitol, einer Zuckerform in der Augenlinse, die zu grauem Star beiträgt.

Weitere Vorzüge

Quercetin kann Heuschnupfen, Nebenhöhlenentzündungen und Asthma lindern, weil es allergische Reaktionen dämpft und Entzündungen der Atemwege zurückgehen lässt. Die entzündungshemmende Wirkung hilft auch bei der Behandlung von Insektenstichen und Ekzemen sowie bei entzündlichen Muskel- und Gelenkerkrankungen wie Arthritis, Gicht und Fibromyalgie.

OCPs und Zitrusflavonoide stärken die Blutgefäße und unterstützen die Heilung von Krampfadern und Hämorrhoiden. Rutin und Hesperidin sind an der Vorbeugung von Blutergüssen beteiligt.

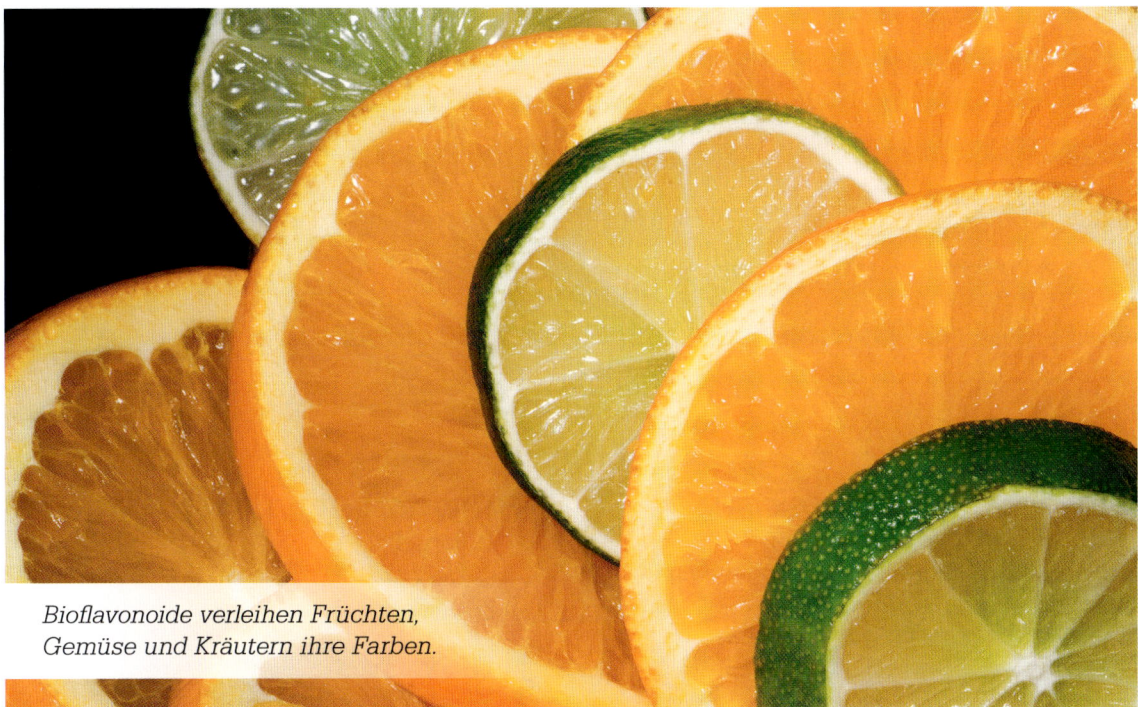

Bioflavonoide verleihen Früchten, Gemüse und Kräutern ihre Farben.

Richtige Einnahme
Dosierung

Zur allgemeinen Vorbeugung: Nehmen Sie ein Flavonoidpräparat mit verschiedenen Wirkstoffen wie Quercetin, Rutin und Hesperidin, denn die einzelnen Substanzen können einander teilweise ergänzen und verstärken. Die Dosierung richtet sich nach den Herstellerempfehlungen.

Individuelle Beschwerden: Halten Sie Rücksprache mit Ihrem Arzt, Apotheker oder Heilpraktiker.

Empfehlungen

- Traubenkernextrakt und Grüntee sind ausgezeichnete Quellen für Flavonoide, die u. a. antioxidativ wirken.
- In Kombination mit Vitamin C können Flavonoide ihre Schutzwirkung noch besser entfalten.
- Quercetin sollte 20 Minuten vor dem Essen eingenommen werden. Für andere Flavonoide gibt es keine solchen Empfehlungen.

Mögliche Nebenwirkungen

- Quercetin kann die männliche Fruchtbarkeit einschränken und Übelkeit, Verdauungsbeschwerden und Kopfschmerzen erzeugen.
- Zur Anwendung von Genistein bei Schwangeren oder Stillenden sowie bei Männern liegen keine Daten vor. Polyphenole behindern die Eisenresorption und können die Synthese von Schilddrüsenhormonen stören.

Warnhinweise

- Bei der Behandlung von Krebs, Herzerkrankungen oder anderen schweren Erkrankungen sollten Flavonoide nur ergänzend, nicht anstelle der Standardmedikation eingenommen werden.
- Wenn Sie Medikamente für Herz oder Blutdruck einnehmen, sollten Sie vor der Einnahme von Naringin (einem Flavonoid aus der Grapefruit, das in Orangen nicht enthalten ist) mit dem Arzt sprechen.

Biotin (Vitamin H) und Pantothensäure (Vitamin B$_5$)

Diesen beiden Mitgliedern der Vitamin-B-Familie wird erstaunlich wenig Aufmerksamkeit gewidmet. Zusammen sind sie Bestandteile von Enzymen und damit für viele Stoffwechselvorgänge unentbehrlich. Biotin fördert die Gesundheit von Haar und Nägeln, und Pantothensäure scheint eine wertvolle Rolle bei der Immunabwehr zu spielen.

Anwendungsgebiete

Biotin
- Fördert die Gesundheit von Haaren und Nägeln.
- Hilft dem Körper bei der Verwertung von Kohlenhydraten, Fetten und Eiweiß.

Pantothensäure
- Fördert ein gesundes Zentralnervensystem.
- Hilft dem Körper bei der Verwertung von Kohlenhydraten, Fetten und Eiweiß.
- Kann den Cholesterinspiegel senken.
- Beschleunigt die Wundheilung.
- Kann die Symptome von Arthritis lindern.

Arzneiformen
- Kapsel
- Tablette
- Creme

Mögliche Nebenwirkungen
- Eine tägliche Einnahme von 10 000 mg oder mehr Pantothensäure kann zu Durchfall und Wasseransammlungen führen; ihre äußerliche Anwendung kann Kontaktdermatitis verursachen.

Warnhinweis
- Sehr hohe Dosen Biotin (mehr als 8 mg täglich), die zur Behandlung von Diabetes eingenommen werden, können den Insulinbedarf beeinflussen.

Vorsicht: Sprechen Sie bei Erkrankungen immer zuerst mit Ihrem Arzt, bevor Sie Ergänzungsmittel einnehmen.

Grundlegendes

Die Bezeichnungen dieser beiden Vitamine deuten auf ihre weite Verbreitung im Körper hin. Beide Begriffe stammen aus dem Griechischen: Pantothen von *pantos* („überall"); Biotin von *bios* („Leben").

Biotin und Pantothensäure sind Vitamine, die in vielen Lebensmitteln vorkommen, sodass ein Mangel praktisch nicht existiert. Zwar wird Biotin auch von Darmbakterien produziert, doch in dieser Form kann der Körper es nur schlecht verwerten. Multivitamin- und B-Komplex-Präparate enthalten gewöhnlich Biotin (früher auch Vitamin H) und Pantothensäure (auch Vitamin B$_5$ genannt). Beide sind auch als Einzelmittel erhältlich.

Die Hauptform von Biotin ist D-Biotin. Pantothensäure gibt es in zwei Formen: als Pantethin und als Calciumpantothenat. Die letztere Form ist sehr vielseitig in der Anwendung und preisgünstiger als Pantethin.

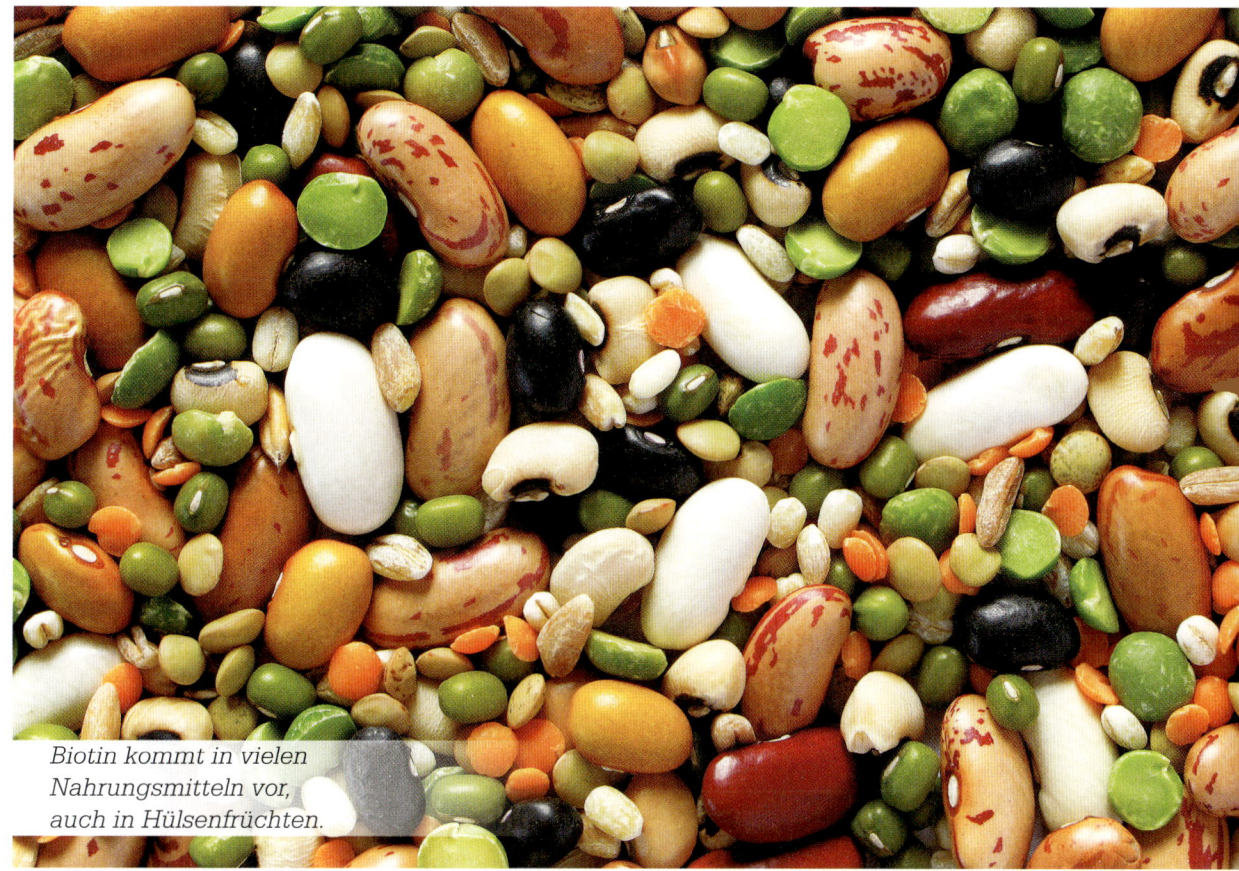

Biotin kommt in vielen Nahrungsmitteln vor, auch in Hülsenfrüchten.

Wirkungsweise

Beide Vitamine sind an der Herstellung zahlreicher Enzyme beteiligt, außerdem am Abbau von Kohlenhydraten, Fetten und Proteinen (Eiweißen) aus der Nahrung zu körpereigenen Substanzen. Biotin besitzt zudem eine Schlüsselrolle bei der Verwertung von Glukose, dem Hauptbrennstoff des Körpers.

Außerdem fördert es die Gesundheit von Nägeln und Haar. Pantothensäure braucht der Körper für eine optimale Kommunikation zwischen Gehirn und Nervensystem sowie zur Produktion bestimmter Stresshormone.

Hauptwirkungen

Biotinpräparate verbessern die Qualität weicher, brüchiger Fingernägel und verlangsamen Haarausfall, der auf einen solchen Biotinmangel zurückgeht. Biotin ist in vielen Haar- und Hautpflegeprodukten enthalten. Pantothensäure wird zur Herstellung von Stresshormonen benötigt.

Weitere Vorzüge

Es wird vermutet, dass in sehr hohen Dosen Biotin Diabetikern helfen kann, besser auf Insulin zu reagieren; dadurch bleibt der Blutzuckerspiegel niedrig. Zusätzlich kann es möglicherweise gegen Nervenschädigungen schützen, von denen Diabetiker oft betroffen sind (diabetische Neuropathie). Es hat sich gezeigt, dass Pantothensäure den Cholesterin- und Triglyceridspiegel im Blut senken kann. Sie wird zur Behandlung entzündlicher Vorgänge wie Asthma und Dermatitis eingesetzt, um die Widerstandskraft und Leistungsfähigkeit zu erhöhen und die Wundheilung zu verbessern.

Wie viel brauchen Sie?

Der Schätzwert für eine angemessene Zufuhr liegt für Pantothensäure bei 6 mg pro Tag für Erwachsene. Bei den D-A-CH-Refernzwerten werden Schätzwerte angegeben, wenn der Bedarf nicht genau bestimmt und damit keine Empfehlung abgeleitet werden kann.

Tipps & Infos

Wenn Sie viele Fertiggerichte essen, sollten Sie in Erwägung ziehen, ein Ergänzungspräparat mit Pantothensäure einzunehmen, weil bei der Verarbeitung von Lebensmitteln ein Großteil des Vitamins zerstört wird. So enthalten Brot und Frühstücksflocken z. B. nur noch halb so viel Pantothensäure wie das ursprüngliche volle Korn. Noch mehr Pantothensäure (70 %) geht verloren, wenn Geflügel oder Fisch eingefroren und wieder aufgetaut werden oder wenn man Bohnen in Dosen abfüllt (80 %).

Biotin erhält das Haar gesund, kann jedoch der Glatzenbildung nur bei Biotinmangel vorbeugen. Ebenso wenig hemmt Pantothensäure das natürliche, altersbedingte Ergrauen der Haare.

Aktuelle Info

Nach einer Schweizer Studie kann Biotin die Nägel durchschnittlich um 25 % stärker machen. Nach sechsmonatiger Einnahme von Biotinpräparaten hatte sich die Qualität brüchiger Nägel bei zwei Dritteln der Teilnehmer der Studie gebessert.

Wussten Sie, dass …?

Sie ungefähr zweieinhalb Tassen Weizenkeime essen müssen, um 7 mg Pantothensäure aufzunehmen?

Zu wenig

Mangelerscheinungen kommen bei Erwachsenen praktisch nicht vor. Eine Langzeiteinnahme von Antibiotika, Sulfonamiden oder Antiepileptika kann allerdings zu niedrigen Biotinwerten führen, und die Einnahme von Antibiotika und oralen Kontrazeptiva (Antibabypille) kann den Pantothensäurebedarf erhöhen. Junge Frauen nehmen häufig zu wenig Pantothensäure auf.

Zu viel

Bisher sind keine nennenswerten Nebenwirkungen durch die Einnahme hoher Dosen Biotin oder Pantothensäure bekannt. Lediglich einige Menschen, die täglich 10 000 mg und mehr Pantothensäure zu sich nahmen, berichteten über Durchfall.

Richtige Einnahme
Dosierung

Für Haare und Nägel: 1–1,2 mg Biotin täglich.
Für Diabetiker: Sprechen Sie mit Ihrem Arzt über die Einnahme von hochdosierten Biotinpräparaten zur Vorbeugung oder Linderung von diabetischer Neuropathie.
Zur Wundheilung: Dexpanthenol-Creme (5 %) 1- bis 2-mal täglich auftragen.
Zur Senkung des Cholesterinspiegels: 3-mal täglich 300 mg Pantethin.

Empfehlungen

○ Die tägliche Einnahme eines Multivitamin- oder B-Komplex-Präparats dürfte für die meisten Menschen genug Biotin und Pantothensäure liefern. Einzelgaben sind nur bei ganz spezifischen Gesundheitsproblemen nötig.
○ Nehmen Sie Pantothensäure *nach* den Mahlzeiten mit etwas Wasser ein.
○ Bei diabetischer Neuropathie sind Besserungen erst nach 1–3 Monaten zu erwarten.

Weitere Quellen

Biotin ist enthalten in Leber, Sojaprodukten, Nüssen, Haferflocken, Reis, Gerste, Gemüse, Blumenkohl, Eigelb, Milch und Weizenvollkorn. Innereien, Fisch, Geflügel, Vollkorngetreide, Joghurt und Gemüse sind die besten Quellen für Pantothensäure.

Brennnessel

Urtica dioica

Die Heilkraft dieser Pflanze ist seit dem 3. Jh. v. Chr. bekannt; sie wurde benutzt, um nach Schlangenbissen das Gift aus dem Körper zu ziehen. Heutige Forschungen zeigen, dass die Brennnessel mit ihren brennenden Blättern eine wertvolle Rolle sowohl in der Behandlung von Heuschnupfen als auch Prostatasymptomen spielen kann.

Anwendungsgebiete

- Kann bei Arthritis schmerzlindernd und entzündungshemmend wirken.
- Mildert allergische Symptome, speziell Heuschnupfen.
- Kann Prostatasymptome lindern.
- Wird bei rheumatischen Erkrankungen und Arthrose eingesetzt.

Arzneiformen

- Kapsel
- Flüssigextrakt
- Getrocknet/Tee
- Salbe
- Saft/Pflanzen-presssaft

Grundlegendes

Es mag merkwürdig erscheinen, doch das Interesse am medizinischen Einsatz der Brennnesseln wurde ursprünglich wahrscheinlich durch deren hautreizende Eigenschaften geweckt (das lateinische Wort *uro,* von dem *Urtica* abgeleitet ist, bedeutet „ich brenne"). Die Brennnesselblätter sind mit feinen Härchen bedeckt – eigentlich sind es Hohlnadeln –, die bei Berührung brennen und beißen. Diese Wirkung empfand man bei Gelenkschmerzen als äußerst wohltuend, und das Auflegen von Brennnesseln zählt daher zu einem alten Hausmittel gegen Gelenkentzündungen. Jahrhundertelang wurden Brennnesselkompressen eingesetzt, um Giftstoffe aus der Haut zu ziehen. Die Brennnessel wurde bereits von Griechen, Römern, Indianern und Meistern des Ayurveda, der traditionellen indischen Heilkunst, medizinisch genutzt.

Brennnesselblätter kann man auch essen. Sie schmecken wie Spinat, enthalten besonders viel Eisen und andere Mineralstoffe und sind zudem reich an Carotinoiden und Vitamin C. Am besten eignen sich junge Blätter, die noch nicht brennen. Die Brennnessel kann in Teilen der USA, Kanadas und Europas bis zu 1,5 m hoch wachsen.

Wirkungsweise

Eine Behandlung mit den brennenden Blättern selbst wird sicherlich keine Linderung für schmerzende Gelenke bringen, aber die Auflage von Kompressen aus Brennnesseltee oder -saft oder ein Ergänzungspräparat können bei schmerzenden und entzündeten Gelenken helfen. Laborstudien belegen die entzündungshemmenden Eigenschaften der Brennnessel, und eine Studie mit 27 Arthrosepatienten zeigte, dass die Anwendung einmal täglich, eine Woche lang, die Schmerzen linderte. In einer weiteren Studie mit 153 Menschen mit degenerativen rheumatischen Erkrankungen gaben über 70 % der Teilnehmer an, dass sie sich nach der Anwendung eines Pflanzenpräparats mit getrockneter Brennnessel besser fühlten.

Hauptwirkungen

Insbesondere die Wurzel kann Männern mit einer nicht krebsbedingten Prostatavergrößerung helfen.

Man spricht von einer benignen Prostatahyperplasie (BPH), wenn sich die Prostata vergrößert, dadurch die Harnröhre, die den Urin aus der Blase ableitet, verengt und das Wasserlassen erschwert.

Brennnessel Fortsetzung

Einkaufstipps

Wer Kapseln mit Brennnesselblättern kauft, sollte gefriergetrocknete Substanzen bevorzugen oder einen Extrakt, der auf 1 % Kieselsäure, einen Wirkstoff der Brennnessel, standardisiert ist.

Ein Brennnesselpräparat gegen Prostataprobleme muss aus der Wurzel der Pflanze hergestellt sein. Zur Behandlung anderer Leiden wählen Sie ein Produkt, das aus den Blättern oder anderen oberirdischen Pflanzenteilen besteht.

Aktuelle Info

In einer Studie mit 620 Männern mit Prostatavergrößerung fanden vier von fünf, dass sie weniger Probleme beim Wasserlassen hatten, wenn sie Brennnessel einnahmen. Nebenwirkungen wurden nicht festgestellt.

Im *New Zealand Medical Journal* wurde berichtet, dass sich bei einem Mann nach dem Genuss von Brennnesseltee die Brüste vergrößerten und bei einer Frau Milch in die Brüste einschoss.

Brennnessel kann das Prostatawachstum verlangsamen, wobei nicht genau geklärt ist, warum das so ist. In einer Studie mit über 15 000 Männern wurde festgestellt, dass Brennnessel die Größe der Prostata verringerte und den Urinfluss verbesserte.

Weitere Vorzüge

Heuschnupfensymptome wie verstopfte Nase und tränende Augen werden durch Histamin hervorgerufen, das der Körper bei Kontakt mit Allergenen bildet. Quercetin, ein Flavonoid, das in der Brennnessel enthalten ist, hemmt die Histaminfreisetzung. Bei einer Untersuchung an Allergikern erklärte über die Hälfte der Teilnehmer, dass Brennnessel ihre Symptome, anders als ein Plazebo, mäßig bis sehr wirkungsvoll eindämmen konnte.

In Tierversuchen wirkte intravenös verabreichter Brennnesselextrakt blutdrucksenkend, und Laborversuche deuten darauf hin, dass er verschiedene Virenarten bekämpfen kann. Traditionell wird Brennnessel gegen Durchfall, Ruhr, Dickdarmerkrankungen und Ekzeme angewandt. Sie kann harntreibende Wirkungen haben und ist ein altes Hausmittel gegen Blasenentzündung und Nierensteine.

Richtige Einnahme
Dosierung
Allgemein
Blätter: Trockenextrakt: 0,6–2,1 g über den Tag verteilt; Flüssigextrakt (1:2) 15–40 ml pro Woche. Fragen Sie einen Fachmann nach der genauen Dosierung.
Wurzel: 4–6 g geschnittene Wurzel täglich (oder ein entsprechend standardisiertes Präparat). Heilpraktiker verordnen gelegentlich auch höhere Dosen.
Andere Arzneiformen: Beachten Sie die Angaben des Herstellers oder fragen Sie einen Fachmann.

Spezielle Anwendungen
Allergien: 60 g gefriergetrocknete Blätter täglich eine Woche lang nach Einsetzen der Symptome.
BPH: Mindestens einen Monat lang eine Kombination aus Brennnessel und Sägepalme; verwenden Sie dabei 4–6 g Brennnesselwurzel (oder die entsprechende Menge in konzentrierter Form).
Arthritis: 14 Tage täglich 50 g gedämpfte Brennnesselblätter und 50 mg Diclofenac (Tabletten).
Äußerliche Anwendung: Die Unterseite eines Brennnesselblatts mit sanftem Druck 2-mal nacheinander jeweils 30 Sekunden lang auf die schmerzende Stelle drücken; 2-mal täglich, eine Woche lang.
Salbe: Beachten Sie die Angaben des Herstellers.

Empfehlungen
- Nehmen Sie Brennnessel immer zu den Mahlzeiten ein; das schont Ihren Magen.
- Falls Sie die frischen Blätter als Gemüse essen möchten: Nur die jungen Triebe können roh gegessen werden; die älteren „brennenden" Blätter müssen Sie zuvor kochen.

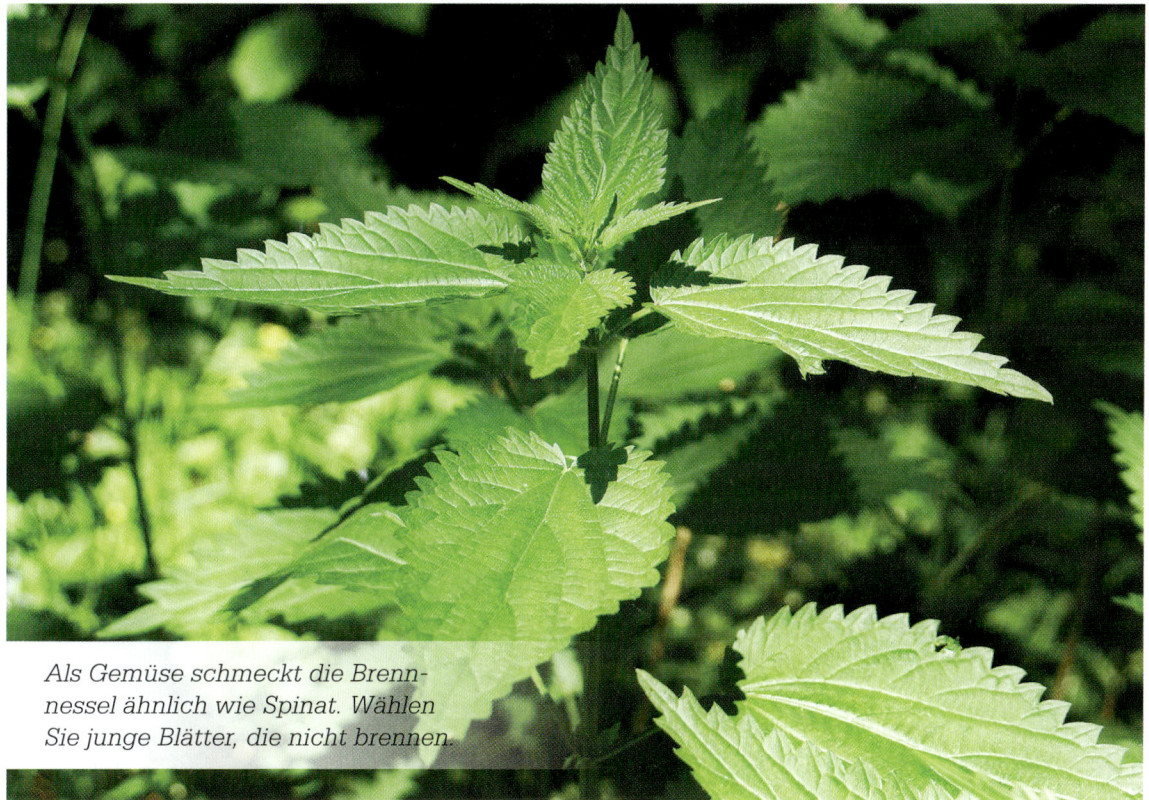

*Als Gemüse schmeckt die Brenn-
nessel ähnlich wie Spinat. Wählen
Sie junge Blätter, die nicht brennen.*

Mögliche Nebenwirkungen

○ Normalerweise gilt Brennnessel als bedenkenlos verwendbare Arzneipflanze mit geringem Allergierisiko. Man kennt jedoch Einzelfälle, bei denen sie Magenschmerzen und Durchfall hervorrief. Weitere mögliche Nebenwirkungen sind Nesselausschlag, Juckreiz, Schwellungen und verminderte Harnbildung.

○ Der Umgang mit frischen Brennnesselpflanzen kann Hautrötungen und -reizungen hervorrufen.

Warnhinweise

○ Ersetzen Sie niemals ein verschriebenes Medikament gegen Prostatabeschwerden durch Brennnessel, ohne vorher Ihren Arzt zu konsultieren.

○ Bei Menschen mit Neigung zu Schwellungen und Ödembildung aufgrund von Herz- oder Nierenproblemen können Brennnesselpräparate Komplikationen verursachen.

○ Menschen mit Diabetes und unausgeglichenem Flüssigkeitshaushalt sowie stillende Mütter sollten keine Brennnessel einnehmen. Nehmen Sie sie auch nicht während der Schwangerschaft.

○ Bei gleichzeitiger Verwendung von Medikamenten gegen Bluthochdruck, Diabetes oder Prostataprobleme, von Beruhigungsmitteln, Entzündungshemmern oder Gerinnungshemmern (wie Marcumar oder Azetylsalizylsäure) können Wechselwirkungen entstehen.

Vorsicht: Sprechen Sie bei Erkrankungen immer zuerst mit Ihrem Arzt, bevor Sie Ergänzungsmittel einnehmen.

Calcium

Calcium ist seit Langem dafür bekannt, dass es der Entstehung der Osteoporose vorbeugen oder sie zumindest minimieren kann. Man glaubt sogar, dass es gegen Bluthochdruck wirkt und helfen kann, Darmkrebs vorzubeugen. Weil viele Menschen zu wenig Calcium aufnehmen, können Nahrungsergänzungen sinnvoll sein.

Anwendungsgebiete

- Zur Erhaltung gesunder Knochen und Zähne
- Zur Vorbeugung gegen fortschreitenden Knochenschwund und Osteoporose
- Unterstützt Herz- und Muskelfunktionen, Nervensystem und Blutgerinnung.
- Kann möglicherweise bei Hochdruckpatienten den Blutdruck senken.
- Kann Sodbrennen und PMS lindern.

Arzneiformen

- Tablette
- Kapsel
- Softgel
- Pulver
- Flüssigkeit

Grundlegendes

Obwohl es problemlos möglich ist, z. B. über Milch und Milchprodukte den Calciumbedarf zu decken, nehmen viele Erwachsene nicht die täglich benötigte Menge zu sich. Wer nicht genügend calciumreiche Lebensmittel verzehrt, kann mithilfe von Ergänzungsmitteln einer Unterversorgung vorbeugen.

Zahlreiche Produkte sind in den Verkaufsregalen zu finden. Die gebräuchlichsten Formen sind Calciumkarbonat, Calciumzitrat, Calciumgluconat, Calciumphosphat, Calciumhydrogenphosphat und Calciumlactatgluconat. Die Menge des elementaren – also reinen – Calciums in einem Präparat kann je nach Verbindung schwanken: Calciumkarbonat (hilfreich in der Bindung von Magensäure) liefert rund 40 % elementares Calcium, Calciumgluconat dagegen nur 9 %.

Auch die tägliche Menge elementaren Calciums, das absorbiert (und benötigt) wird, variiert; die meisten Menschen können elementares Calcium aus Calciumzitrat am besten aufnehmen.

Wirkungsweise

Im Körper ist Calcium hauptsächlich in Knochen und Zähnen eingelagert, wo es für deren Struktur und Stärke sorgt.

Die kleine Menge, die im Blutstrom zirkuliert, hilft beim Nährstofftransport durch die Zellwände und wird benötigt, um Hormone und Enzyme für Verdauung und Stoffwechsel herzustellen. Der Körper benötigt Calcium aber auch für die Weiterleitung von Nervenimpulsen (Calcium ist in den Nervenzellen ein wichtiger Baustein), die Blutgerinnung und Wundheilung sowie für Muskelkontraktionen.

Damit genügend von dem Mineralstoff für alle diese lebenswichtigen Funktionen verfügbar ist, entzieht es der Körper im Zweifelsfall den Knochen, die bei zu starkem Calciumentzug mit der Zeit porös und brüchig werden. Nur eine ausreichende tägliche Calciumaufnahme kann einen gesunden Calciumspiegel im Blut aufrechterhalten – und ermöglicht es den Knochen, Calciumreserven aufzubauen.

Vorbeugung

Zur Verhütung von Osteoporose, jener knochenzehrenden Erkrankung, die zu Hüft- und Wirbelbrüchen sowie zu einer Wirbelsäulenverformung und Verringerung der Körpergröße führen kann, ist es wichtig, lebenslang genug Calcium aufzunehmen. Bis zum 35. Lebensjahr kann der Körper die Knochendichte nämlich durch eine entsprechende Calciumzufuhr erhöhen. Dennoch ist es nie zu spät, die Calciumaufnahme zu erhöhen. Verschiedene Studien zeigten, dass die Einnahme von Calciumergänzungen und eine calciumreiche Ernährung in Verbindung mit Vitamin D helfen, dem Knochenabbau entgegenzuwirken und das Risiko von Knochenbrüchen zu senken. Positive Effekte einer zusätzlichen Calciumgabe auf den Knochenstoffwechsel wurden vor allem bei Kindern, Jugendlichen und älteren Menschen gefunden. Voraussetzung ist, dass die Supplementierung dauerhaft erfolgt. Regelmäßige Bewegung ist wichtig.

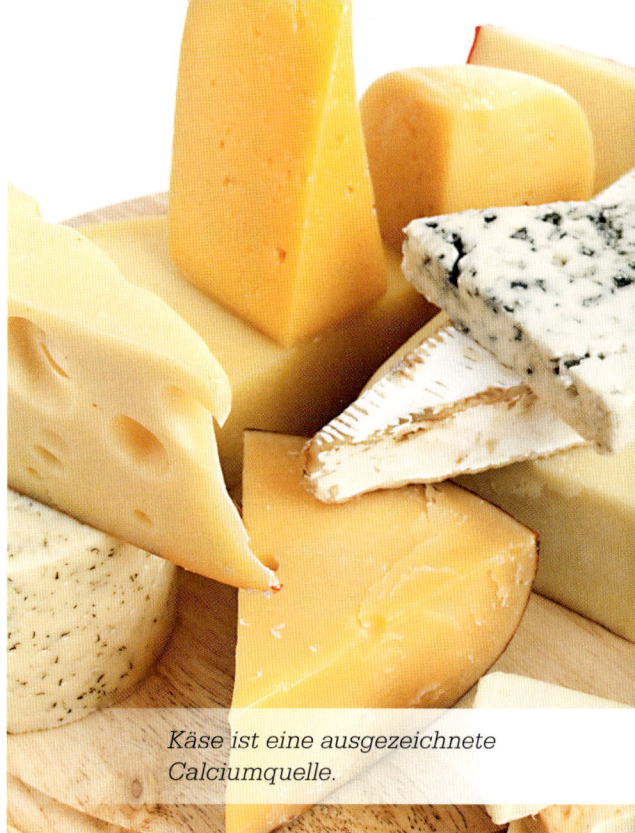

Käse ist eine ausgezeichnete Calciumquelle.

Weitere Vorzüge

Calcium kann die darmreizende Wirkung der Gallensäure neutralisieren und eventuell dem Entstehen von Darmkrebs vorbeugen. Es wird diskutiert, ob eine Ernährung mit reichlich Calcium – sowie Obst und Gemüse – bei zu hohem Blutdruck so wirksam sei wie Medikamente. Zusätzlich kann Calcium auch den Cholesterinspiegel senken, Symptome des prämenstruellen Syndroms (PMS) lindern und das Schlaganfallrisiko senken.

Mögliche Nebenwirkungen

O Dosierungen bis 2500 mg gelten als nebenwirkungsfrei.

O Frühe Symptome: Verstopfung, Mundtrockenheit, ständiger Durst und häufiges Wasserlassen, Appetitlosigkeit, anhaltende Kopfschmerzen, metallischer Geschmack im Mund, Übelkeit, Erbrechen, Erschöpfung und Bauchschmerzen. In fortgeschrittenem Stadium: Knochenschmerzen, psychische Veränderungen, unregelmäßiger Herzschlag.

Warnhinweise

O Patienten mit Schilddrüsen- oder Nierenerkrankungen sollten den Arzt fragen, bevor sie Calcium einnehmen.

O Calcium kann Wechselwirkungen mit Medikamenten haben. Es kann die Aufnahme von Tetracyclin und Chinolon-Antibiotika hemmen, und eine gleichzeitige Einnahme von Thiazid-Diuretika kann den Calciumspiegel auf ein gefährliches Niveau erhöhen. Fragen Sie Ihren Arzt, wenn Sie Digoxin, einen Calciumkanalblocker oder Thyroxin einnehmen.

O Menschen mit geschädigten Nieren sollten Calciumzitrat meiden, wenn sie Aluminiumpräparate verwenden.

Vorsicht: Sprechen Sie bei Erkrankungen immer zuerst mit Ihrem Arzt, bevor Sie Ergänzungsmittel einnehmen.

Einkaufstipps

Ab 65 Jahren sollten Sie Calciumzitrat wählen. Ältere Menschen haben oft nicht genügend Magensäure zur Aufnahme von Calciumkarbonat.

Calciumzitrat wird nach Ansicht von Experten besser absorbiert; allerdings ist es auch teurer.

Tipps & Infos

Calcium kann nur in Verbindung mit ausreichend Vitamin D aufgenommen werden, das die Haut bei Sonneneinstrahlung bildet. Bei Menschen, die wenig Sonnenlicht bekommen, kann eine Vitamin-D-Ergänzung sinnvoll sein. Es sind Präparate auf dem Markt, die neben Calcium auch Vitamin D enthalten.

Spinat ist keine gute Calciumquelle. Er enthält große Mengen Oxalsäure, die das Calcium bindet, sodass nur wenig davon in den Körper gelangt. Die Oxalsäure hat allerdings keinen Einfluss auf die Calciumabsorption aus anderen Lebensmitteln, die Sie gleichzeitig essen. Kleie wiederum kann die Calciumaufnahme hemmen.

Wussten Sie, dass …?

es über Milch- und Milchprodukte ganz leicht möglich ist, den empfohlenen Tagesbedarf an Calcium zu decken?

Wie viel brauchen Sie?

Die D–A–CH Referenzwerte geben für Erwachsene 800 mg pro Tag an. Ältere Menschen benötigen aufgrund der abnehmenden Absorptionsfähigkeit jedoch bis zu 1300 mg Calcium täglich. Auch Personen, die H2-Blocker oder Protonenpumpenhemmer (PPI) einnehmen, können einen erhöhten Calciumbedarf haben. Sprechen Sie zur Ermittlung Ihres persönlichen Bedarfs mit Ihrem Arzt.

Zu wenig

Anhaltender Calciummangel kann zu Knochenproblemen wie Osteoporose führen. Ein niedriger Calciumspiegel im Blut kann Muskelkrämpfe hervorrufen.

Zu viel

Eine Aufnahme von bis zu 2500 mg scheint nicht schädlich zu sein. Allerdings kann die Einnahme von Calciumpräparaten die Aufnahme von Zink behindern, und sehr hohe Calciumdosen können zu Nierensteinen führen. Verursachen Präparate mit Calciumkarbonat Blähungen oder Verstopfung, kann man sie durch Calciumzitrat ersetzen. Derzeit wird diskutiert, ob eine Empfehlung zu höherer Calciumaufnahme für Männer eingeschränkt werden sollte. In Untersuchungen war eine zu hohe Zufuhr von Calcium mit einem erhöhten Risiko für Prostatakrebs verbunden. Hier besteht noch Forschungsbedarf.

Richtige Einnahme
Dosierung

Siehe unter „Wie viel brauchen Sie?" – Wer Calcium einnimmt, sollte auch die Zufuhr von Magnesiumpräparaten in Erwägung ziehen; wenn Sie Calcium in hohen Dosierungen einnehmen, kann sich auch Ihr Bedarf an Zink und Mangan erhöhen.

Empfehlungen

○ Zur besseren Aufnahme können Sie die Dosis so aufteilen, dass Sie nicht mehr als 600 mg Calcium auf einmal zuführen.
○ Einige Präparate sind verträglicher, wenn sie zu den Mahlzeiten eingenommen werden; beachten Sie die Angaben des Herstellers.

Calendula/Ringelblume
Calendula officinalis

Calendula oder Ringelblume ist eine einjährige Pflanze mit gelben bis tief orangefarbenen Blüten und einer langen Blühperiode, die seit Jahrhunderten in unseren Gärten zu Hause ist. In Mitteleuropa und im Mittelmeerraum ist ihre medizinische Nutzung insbesondere bei der Wundheilung seit dem 12. Jahrhundert belegt. Die Blüten eignen sich auch als dekorative Salatzutat.

Anwendungsgebiete
- Kann die Wundheilung unterstützen.
- Kann Hautreizungen lindern.
- Kann bei Magen-Darm-Entzündungen Erleichterung bringen.

Arzneiformen
- Salbe/Creme/Gel
- Getrocknet
- Extrakt
- Tinktur

Grundlegendes

Calendula (Ringelblume) ist ein verbreitetes Hausmittel zur Behandlung leichter Hautverletzungen, Hautinfektionen, Verbrennungen, Bienenstichen, Sonnenbrand, Warzen, Windelausschlag und rissiger Brustwarzen. Wissenschaftliche Belege für die Eigenschaften bei der Wundheilung basieren auf Tierversuchen und Laborstudien. Die Wirkung am Menschen ist kaum belegt.

Ringelblumen sind einjährige Vertreter aus der Familie der Korbblütler und werden 30–45 Zentimeter hoch. Die Wildform stammt aus Asien und Südeuropa. Weil die genügsame Ringelblume auch auf schlechtem Untergrund gedeiht, ist sie eine verbreitete, beliebte Zierpflanze.

Die wichtigsten aktiven Bestandteile von Calendula sind Triterpenoide und Flavonoide, deren entzündungshemmende, immunstärkende Wirkungen gegen Bakterien, Viren, Pilze, Einzeller, Krebs und vieles andere helfen sollen. Die Wirkungsweise ist bisher kaum erforscht.

Wirkungsweise
Hauptwirkungen

Einige Studien deuten darauf hin, dass Calendula, äußerlich aufgetragen, die Heilung von Verbrennungen, Geschwüren, Schnitten oder Hautreizungen beschleunigt, vermutlich durch Anregung von Zellwachstum und Reparaturprozessen. Dabei handelt es sich allerdings um kleinere, wenig hochwertige und nicht wirklich überzeugende Untersuchungen.

In Tierversuchen scheint Calendula entzündungshemmend zu wirken, wenn es auf gereizte Bereiche aufgetragen wird. Studien an Menschen stehen noch aus.

Es existieren erste Hinweise, dass Calendula leichte Schmerzen lindern kann und möglicherweise gegen Ohrenschmerzen hilft. Vor einer abschließenden Empfehlung sollten noch weitere Studien durchgeführt werden.

Ekzeme, Entzündungszustände, Erschöpfung, Fieber, Frostbeulen, Fußpilz, Gebärmutterprobleme, Gelbsucht, Gicht, Grippe, Hämorrhoiden, Halsschmerzen, Harnverhaltung, Hautkrebs, Herpes, Herzerkrankung, HIV-Infektion, Husten, Immunstimulation, Infektanfälligkeit (Bakterien, Viren, Pilze), Kopfschmerzen, Krämpfe, Leber- und Gallenerkrankungen, Magen-Darm-Beschwerden, Magengeschwüre, Menstruationsstörungen (ausbleibende Menstruation), Milzprobleme, Mund- und Racheninfektionen und -reizungen, Muskelabbau, Muskelkrämpfe, Nasenbluten, Prostataentzündung, Prostatavergrößerung, Stoffwechselstörungen, Schwellungen, Schwindel, vermehrtes Schwitzen, Syphilis, Tinnitus, Tuberkulose, Varizen (Krampfadern), Übelkeit, Verstopfung, Warzen, Windeldermatitis und Zahnschmerzen.

Einkaufstipps

Für den Eigenanbau brauchen Sie Samen der Sorte Calendula officinalis. Samen etwa einen Zentimeter mit Erde bedecken und feucht halten. Nach etwa einer Woche beginnen die Samen zu keimen. Pflanzen während des Wachstums verziehen. Ringelblumen blühen von Mitte des Sommers bis zum ersten Frost.

Wussten Sie, dass …?

der Name Calendula von dem lateinischen Wort Calendae abstammt und damit auf den ersten Tag jedes Monats anspielt, in dem die Blumen blühen? Calendula wird auch als Sonnenbraut bezeichnet, weil die Blüten sich am Morgen öffnen und abends schließen.

In der griechischen Mythologie ist die Blume nach vier Waldnymphen benannt, die sich in Apollo verliebten.

Richtige Einnahme
Dosierung

Salbe/Creme/Gel: Zur Beschleunigung der Wundheilung oder bei Hautentzündungen, zum Beispiel leichter Windeldermatitis, drei- bis viermal täglich auf die betroffene Hautstelle auftragen.
Getrocknet: Insgesamt 1–2 g pro Tag als Kräuteraufguss in zwei Dosen.
Flüssigextrakt (1:2): 15–30 ml pro Woche oral oder im Verhältnis 1:3 verdünnt oberflächlich nach Bedarf anwenden.
Tinktur (1:5): 0,3–1,2 ml, dreimal täglich.

Empfehlungen

○ Die Dosierung und Sicherheit oraler Calendulagaben für Kinder wurden noch nicht gründlich geprüft, sodass der Wirkstoff für diese Altersgruppe nicht empfohlen werden kann.
○ Zur Herstellung von Calendulaöl die frischen Blüten sieben Tage in Pflanzenöl einlegen, dann abgießen. Nur äußerlich anwenden.
○ Für die exakte Dosierung Herstellerangaben beachten oder mit dem Apotheker sprechen.

Weitere Vorzüge

In der Naturheilkunde wird Calendula in Kombination mit anderen Kräutern bei Magenreizungen und Magengeschwüren eingesetzt. Belegt ist auch die Verwendung gegen folgende Beschwerden, wobei die Wirkung hier nicht belegt ist: Abszesse, Akne, Anämie, Ängste, Appetitlosigkeit, Arteriosklerose, Augenentzündung, Blasenentzündung, Blutergüsse, Blutgerinnsel, Blutreinigung, Candidabefall, Colitis ulcerosa, Darmkrankheiten, Durchblutungsstörungen, Durchfall, Diurese (verstärkter Harndrang),

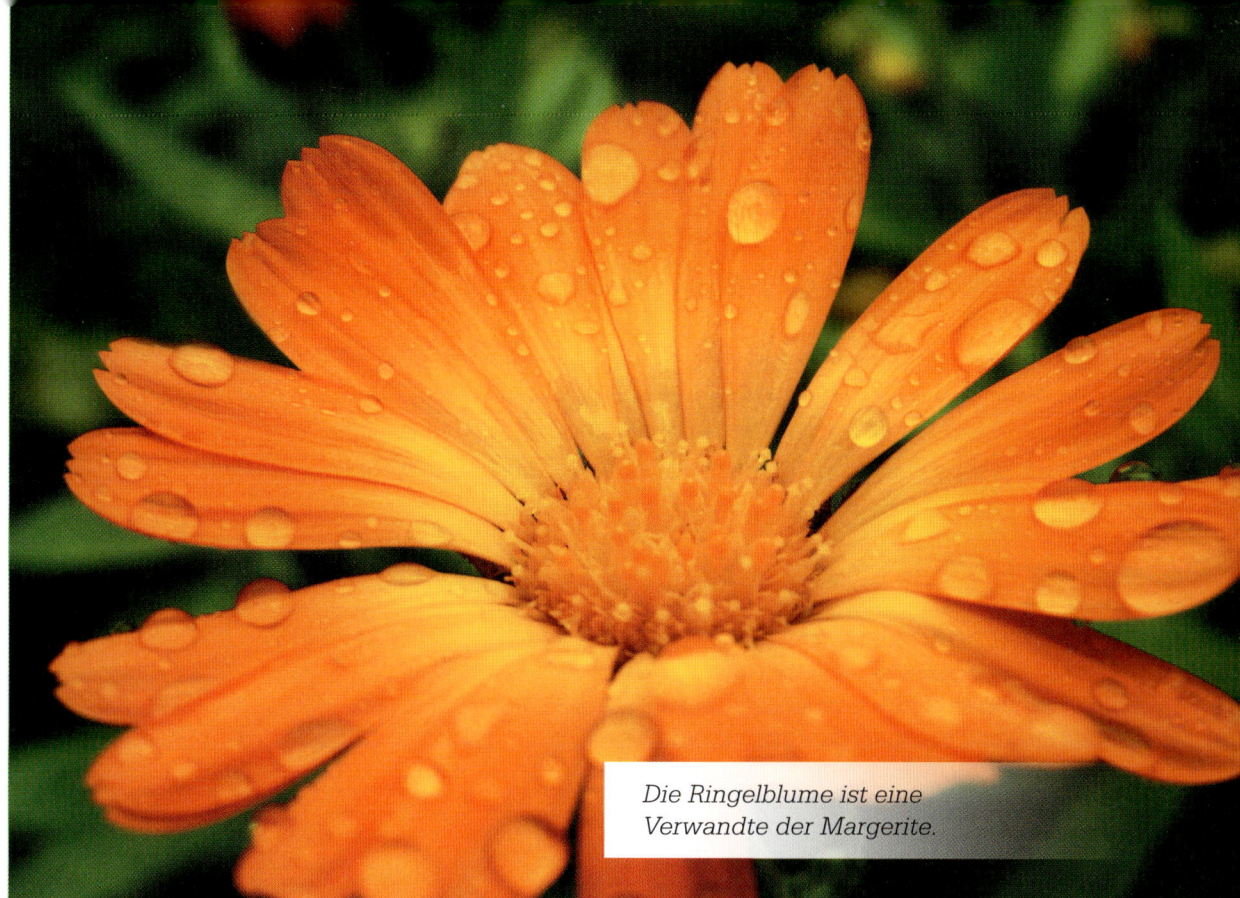

Die Ringelblume ist eine Verwandte der Margerite.

Mögliche Nebenwirkungen

- Calendula kann den Blutdruck senken.
- Tierversuche lassen darauf schließen, dass Calendula bei hoher Dosierung eine durch Medikamente ausgelöste Müdigkeit verstärken kann. Allerdings ist noch unklar, ob diese Wirkung auch bei äußerlicher Anwendung eintritt.

Warnhinweise

- Bei äußerlicher Anwendung (auf der Haut) gilt Calendula als sichere Substanz.
- Allergiker, die auf Korbblütler aus der Familie der Asteraceae oder Compositae reagieren (zum Beispiel Beifuß-Ambrosie, Chrysanthemen oder Margeriten), könnten auch eine Allergie gegen Calendula entwickeln. In einem einzelnen Fall kam es nach dem Gurgeln mit Calendula zu einem anaphylaktischen Schock, einer schweren allergischen Reaktion.
- Während der Schwangerschaft und Stillzeit sollten Sie auf Calendula verzichten. Im Tierversuch zeigten sich Wirkungen auf die Gebärmutter, und traditionell gilt Calendula als spermaschädigend und soll Fehlgeburten auslösen. Ob die äußerliche Anwendung unschädlich ist, ist noch nicht abschließend zu beurteilen.
- Wenn Sie Calendula verwenden, sollten Sie beim Fahren und im Umgang mit Maschinen besonders vorsichtig sein, weil das Mittel müde machen kann.
- Wer niedrigen Blutdruck hat oder Medikamente gegen Bluthochdruck oder Mittel einnimmt, die benommen machen können, sollte mit Calendula besonders vorsichtig umgehen.

Carotinoide

Die Farbstoffe, die bestimmten Obst- und Gemüsesorten ihre rote, orange oder gelbe Farbe verleihen, heißen Carotinoide. Diese Substanzen können für die Gesundheit eine große Rolle spielen. Wenn man über die Ernährung nicht ausreichend Carotinoide aufnimmt, können Ergänzungsmittel sinnvoll sein.

Anwendungsgebiete
- ○ Können das Risiko für Krebsarten wie Prostata-, Brust- und Lungenkrebs senken.
- ○ Verlangsamen eventuell die Entwicklung altersbedingter Makuladegeneration und senken das Risiko für grauen Star.
- ○ Stimulieren möglicherweise das Immunsystem.

Arzneiformen
- ○ Kapsel

Grundlegendes

Es wurden bereits über 600 Carotinoide in Lebensmitteln identifiziert, von denen allerdings offenbar nur ein Teil vom Körper in größerem Maße genutzt werden. Neben Betacarotin zählen dazu Alphacarotin, Lycopin, Lutein, Zeaxanthin und Cryptoxanthin.

Carotinoide kommen zwar in zahlreichen Früchten und Gemüsearten vor. Doch viele Menschen essen deutlich weniger Gemüse und Obst, als empfohlen wird. Alphacarotin befindet sich in Möhren und Kürbis. Lycopin steckt bevorzugt in roten Früchten wie Wassermelone, roter Grapefruit oder Guave, ganz besonders in verarbeiteten Tomaten. Lutein und Zeaxanthin stammen vor allem aus dunkelgrünem Gemüse, Kürbis und roter Paprika, und Cryptoxanthin liegt in Mangos, Orangen und Pfirsichen vor.

Ob Ergänzungsmittel, die alle sechs dieser wichtigsten Carotinoide enthalten, zur Vorbeugung bestimmter Erkrankungen beitragen, ist umstritten.

Mögliche Nebenwirkungen
- ○ Bei zu hoher Carotinoidaufnahme über Ergänzungsmittel kann sich die Haut besonders an den Handflächen und Fußsohlen orange verfärben. Das ist eine harmlose Erscheinung, die bei verringerter Zufuhr wieder verschwindet.
- ○ Einzelne Wirkstoffe dieser Gruppe können, wenn sie in zu hoher Dosierung aufgenommen werden, die Wirkung anderer Carotinoide beeinträchtigen und dem Körper sogar schaden.

Warnhinweis
- ○ Abgesehen von Betacarotin ist die Sicherheit von der Ergänzungsmitteln in Schwangerschaft und Stillzeit nicht belegt.

Vorsicht Bei ernsten Erkrankungen sollten Sie immer mit Ihrem Arzt sprechen.

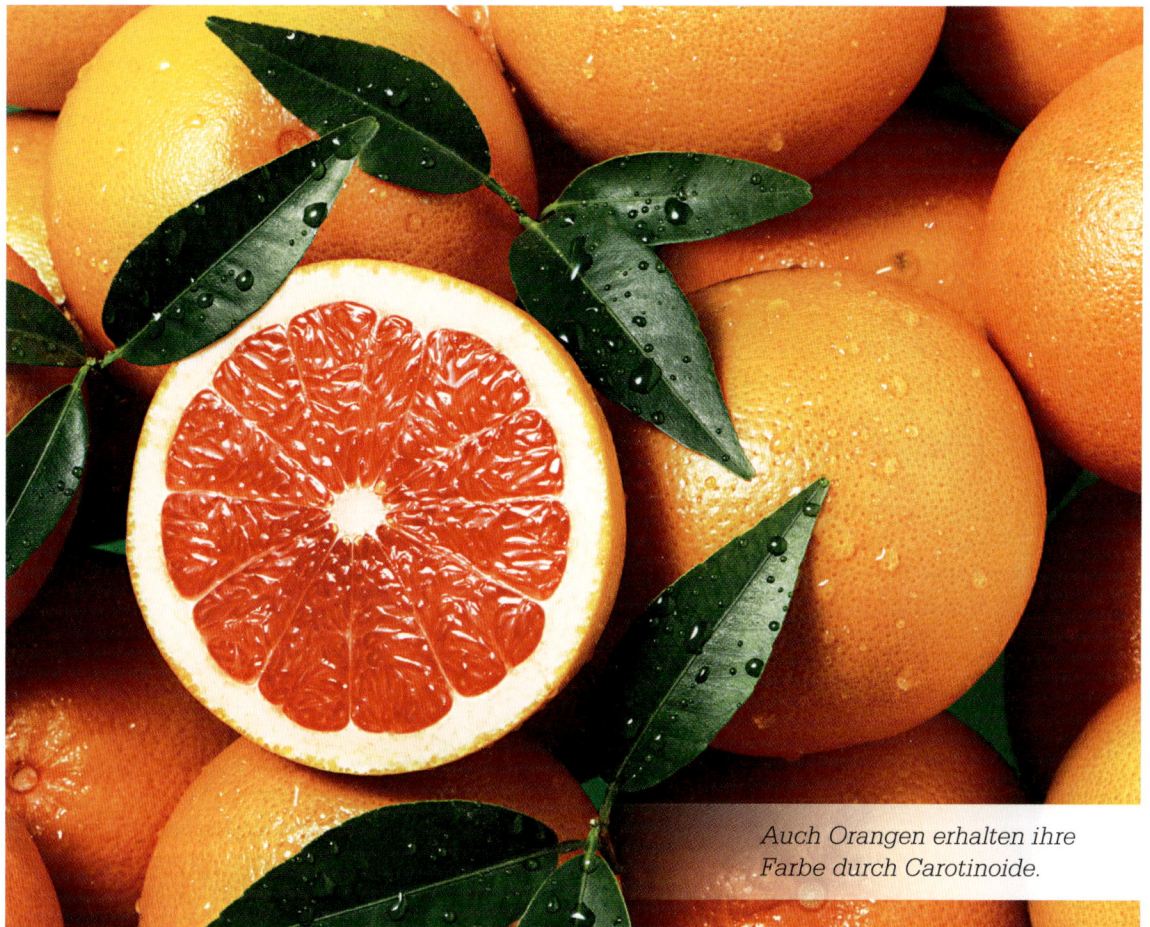

Auch Orangen erhalten ihre Farbe durch Carotinoide.

Wirkungsweise

Carotinoide zeichnen sich besonders durch ihre antioxidative Wirkung aus. Antioxidanzien sind Stoffe, welche im Körper freie Radikale (instabile Sauerstoffmoleküle, die den Körper schädigen) neutralisieren. Carotinoide sind sich zwar untereinander relativ ähnlich, sprechen aber jeweils unterschiedliche Gewebearten an. Alphacarotin und Cryptoxanthin können im Körper zwar in Vitamin A umgewandelt werden, aber nicht im gleichen Ausmaß wie Betacarotin.

Vorbeugung

Carotinoide schützen vermutlich vor bestimmten Krebsarten, weil sie offenbar das unkontrollierte Zellwachstum begrenzen. Lycopin scheint Prostatakrebs entgegenzuwirken. Die Universität Harvard meldet, dass Männer, die mindestens zehn Portionen Tomatenprodukte pro Woche verzehrten

(Tomaten sind der beste Lycopinlieferant), ihr Prostatakrebsrisiko um fast 45 % senken konnten. Lycopin scheint auch vor einigen Krebsarten im Magen-Darm-Trakt zu schützen. Ob Ergänzungsmittel mit Lycopin dasselbe bewirken, ist noch unklar. Eine hohe Zufuhr Betacarotin könnte das Krebsrisiko insbesondere bei Rauchern womöglich sogar erhöhen.

Studien zufolge senkt eine hohe Aufnahme von Alphacarotin, Lutein und Zeaxanthin über die Ernährung das Lungenkrebsrisiko. Cryptoxanthin und Alphacarotin können das Risiko für Gebärmutterhalskrebs senken.

Carotinoide scheinen aber auch dem Herzen zu helfen. In einer Studie an 1300 älteren Teilnehmern war das Risiko für eine Herzerkrankung bei denjenigen, die die meisten Lebensmittel mit vielen Carotinoiden verzehrten, nur halb so hoch und das Infarktrisiko nur ein Viertel so hoch wie bei den Teilnehmern, die am wenigsten Carotinoide aßen.

Tipps & Infos

Frauen, die mit der Pille verhüten, sowie Frauen nach der Menopause, die sich einer Hormonersatztherapie auf Östrogenbasis unterziehen, haben weniger Carotinoide im Blut. Für beide Gruppen kann ein Präparat mit gemischten Carotinoiden daher sinnvoll sein.

Gekochte Tomaten enthalten weniger Wasser und damit mehr Lycopin als rohe Tomaten. Vermutlich kann das Lycopin durch das Öl in der Sauce vom Körper auch leichter aufgenommen werden.

Aktuelle Info

Eine große europäische Studie ergab, dass Lycopin an der Vorbeugung von Herzinfarkten beteiligt ist. Die Männer mit dem höchsten Lycopinspiegel im Gewebe hatten ein nur halb so hohes Herzinfarktrisiko wie die Männer mit dem niedrigsten Spiegel. Bei Nichtrauchern war die schützende Wirkung am stärksten ausgeprägt.

Eine kleine Studie aus dem australischen Queensland wies nach, dass Carotinoide nicht vor Basalzellkarzinom, einer häufigen Hautkrebsart, schützen, und zwar unabhängig davon, ob die Stoffe über die Ernährung oder ergänzend zugeführt wurden.

Wussten Sie, dass ...?

auch dunkelgrünes Gemüse Carotinoide enthält? Das grüne Chlorophyll überdeckt lediglich die vorhandenen gelb-orangen Farbstoffe.

Dieser Effekt blieb auch erhalten, nachdem die Wissenschaftler andere Risikofaktoren wie Rauchen oder hohen Cholesterinspiegel einbezogen. Ergänzende Betacarotingaben haben sich hingegen nicht als hilfreich erwiesen, und die Amerikanische Herzgesellschaft erklärt sogar offiziell, dass Forschungsergebnisse die ergänzende Einnahme von Antioxidanzien zur Vorbeugung oder Behandlung von Herzgefäßerkrankungen nicht rechtfertigen.

Einige Studien lassen vermuten, dass Carotinoide, insbesondere Alphacarotin und Lycopin, die Bildung von unerwünschtem LDL-Cholesterin behindern. Hohe LDL-Spiegel können Herzinfarkte und andere Herzgefäßprobleme begünstigen.

Hauptwirkungen

Die Carotinoide Lutein und Zeaxanthin fördern das Sehvermögen, indem sie schädliche ultraviolette Sonnenstrahlen absorbieren und freie Radikale in der Netzhaut (dem lichtempfindlichen Bereich des Auges) neutralisieren. Damit könnte das Risiko einer Makuladegeneration sinken, die bei älteren Erwachsenen eine Hauptursache für Blindheit ist. Dieselben Substanzen können auch Schäden an der Augenlinse entgegenwirken und so das Risiko für grauen Star mindern.

Richtige Einnahme
Dosierung

Wer nicht ohnehin über die Ernährung die verschiedensten Carotinoide aufnimmt, kann ein Ergänzungsmittel mit verschiedenen Carotinoiden (Alphacarotin, Betacarotin, Lycopin, Lutein, Zeaxynthin, Cryptoxanthin) in Erwägung ziehen. Zur Vorbeugung gegen bestimmte Erkrankungen können auch höhere Dosen gemischter Carotinoide sinnvoll sein.

Empfehlungen

○ Ergänzungsmittel mit Carotinoiden zu fetthaltigen Lebensmitteln nehmen, damit der Körper die Substanzen leichter aufnehmen kann.
○ Einige Experten gehen davon aus, dass der Körper mehr Carotinoide absorbiert, wenn die tägliche Menge auf zwei Portionen verteilt und zu unterschiedlichen Tageszeiten eingenommen wird.

Cayenne und Chili

Capsicum genus

Dieses feurige Gewürz aus getrockneten Chilischoten soll seinen Ursprung in Cayenne, Französisch-Guayana, haben. Seitdem ein Arzt, der mit Columbus segelte, von der scharfen Frucht berichtete, ist ihre Popularität stetig gewachsen. Heute wird sie wegen ihres therapeutischen Nutzens und als „Kick" für viele Speisen geschätzt.

Anwendung

- Lindert Schmerzen bei Arthritis.
- Bei Nervenschmerzen durch Gürtelrose (Neuralgie nach Herpesbefall), Diabetes, Operationen oder Trigeminusneuralgie
- Lindert chronische Schmerzen und Juckreiz.
- Kann zur Behandlung von Cluster-Kopfschmerz eingesetzt werden.
- Soll bei Verdauungsbeschwerden helfen.

Arzneiformen

- Creme/Salbe
- Tinktur/Flüssigkeit
- Frische oder getrocknete Pflanze
- Tablette
- Kapsel
- Puder
- Pflaster

Grundlegendes

Der aus Cayenne, einer Capsicum-Art, gewonnene scharfe Cayenne-Pfeffer ist bekannt für das feurige Aroma, das er vielen Gerichten aus Mexiko, Indien und Südostasien verleiht. Trotz des Namens gehören Chilipflanzen nicht zu den Pfeffergewächsen; sie sind mit der Gemüsepaprika verwandt, die in der europäischen Küche weit verbreitet ist.

Hauptwirkstoff der Schoten, der ihnen auch ihre Schärfe verleiht, ist das Capsaicin. Dieser ölhaltige Reizstoff ist auch wichtigster Bestandteil von Selbstverteidigungssprays.

Wirkungsweise

Äußerlich angewendet, ist Capsaicin ein wirksames Schmerzmittel. Es sorgt für eine vermehrte Freisetzung und anschließende Transporthemmung der Substanz P von bestimmten Nervenfasern. Das Besondere dabei: Zuerst verstärken sich Schmerz- und Wärmegefühl, anschließend kommt es zu einer deutlichen Schmerzlinderung und Entzündungshemmung.

Hauptwirkungen

Die regelmäßige Anwendung einer Creme oder Salbe mit Capsaicin ist hilfreich bei Arthritis und lindert hartnäckige Schmerzen bei Gürtelrose, Schmerzen durch diabetisch bedingte Nervenschäden oder postoperative Schmerzen (z. B. nach Amputationen).

Erste Studien weisen darauf hin, dass Cayennesalbe noch weitere medizinische Vorteile hat. Bei Schuppenflechte soll sie den Juckreiz verringern (Juckreiz wird über dieselben Nervenbahnen wie Schmerz weitergeleitet). Außerdem scheint sie die Schmerzen bei Fibromyalgie zu lindern sowie chronische Schmerzen und Cluster-Kopfschmerz.

Weitere Vorzüge

Cayenne kann bei Blasenbeschwerden Linderung verschaffen, und es gibt Anhaltspunkte dafür, dass er einer durch Medikamente hervorgerufenen Gastritis vorbeugen kann. In der Behandlung von Reizmagen und Heliobacter-pylori-Infektionen scheint er jedoch keine Wirkung zu zeigen.

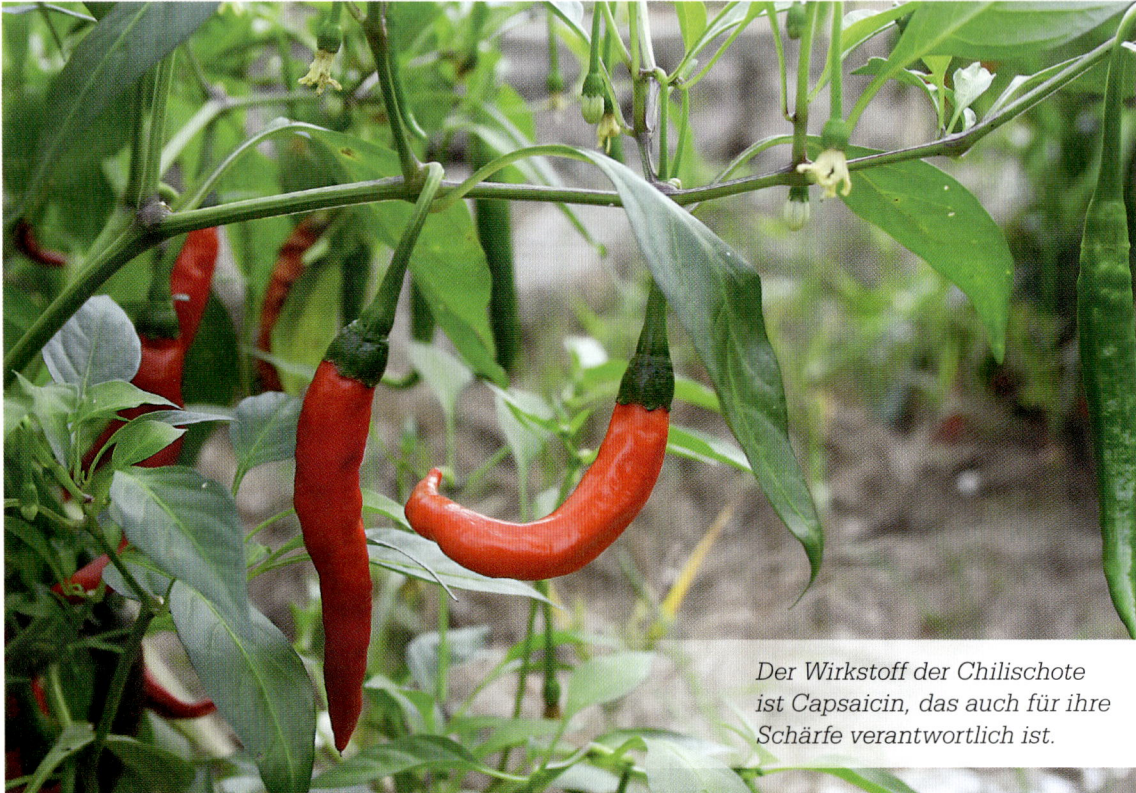

Der Wirkstoff der Chilischote ist Capsaicin, das auch für ihre Schärfe verantwortlich ist.

Mögliche Nebenwirkungen

- Capsaicinsalbe bewirkt häufig eine Erwärmung oder ein etwas unangenehmes Brennen, das in den ersten Tagen eine halbe Stunde anhalten kann. Nach regelmäßiger Anwendung verschwindet dieser Effekt möglicherweise.
- In höherer Dosierung (mehr als 0,075 %) oder bei längerer Anwendung kann es zu Schädigungen empfindlicher Nervenendigungen und Hautentzündungen bis zu Blasen- und Geschwürbildung kommen.
- Oral eingenommen, kann Cayenne Magenbeschwerden, Durchfall oder ein Brennen am After während des Stuhlgangs verursachen. Hohe Dosen über einen längeren Zeitraum können Leber und Nieren schädigen.

- Fragen Sie Ihren Arzt, bevor Sie Capsaicinpräparate einnehmen, wenn Sie Theophyllin, Blutverdünner (wie Marcumar oder Aspirin), ACE-Hemmer (wie Captopril), Beruhigungsmittel oder MAO-Hemmer (wie Selegilin) nehmen.

Warnhinweise

- Tragen Sie Cayennesalbe niemals auf gereizte oder offene Hautpartien oder auf Herpesbläschen auf. Meiden Sie den Kontakt mit Augen und Kontaktlinsen.
- Verzichten Sie auf die Anwendung von Cayenne während der Schwangerschaft und Stillzeit.
- Menschen, die allergisch auf Latex oder Früchte wie Banane oder Kiwi reagieren, könnten auch gegen Capsicum allergisch sein.

Vermutungen, Cayenne würde den Cholesterin- und Triglyzeridspiegel senken und dadurch das Herz schützen sowie auch Krebserkrankungen vorbeugen, konnten bisher nicht belegt werden.

Richtige Einnahme
Dosierung

Für die regelmäßige tägliche Verwendung ist Chilisalbe mit 0,025 % bis 0,075 % Capsaicin am wirksamsten. Mindestens 3- bis 4-mal täglich auf die schmerzenden Stellen auftragen und gut einmassieren. Es kann allerdings bis zu 6 Wochen dauern, bis der Schmerz nachlässt.

Cayenne zur inneren Anwendung: Befolgen Sie die Anweisungen auf der Verpackung oder fragen Sie Ihren Therapeuten oder Apotheker.

Bei Cluster-Kopfschmerz: Bringen Sie eine Woche lang eine Capsaicinsalbe (0,025 %) 2-mal täglich in das Nasenloch der Seite ein, auf der der Kopfschmerz sitzt.

Empfehlungen

- Menschen reagieren unterschiedlich auf Cayenne. Prüfen Sie die Salbe daher zunächst auf einer kleinen, stark schmerzenden Hautpartie. Wenn sie dort keine anhaltenden Beschwerden verursacht, können Sie sie großflächiger anwenden.
- Damit kein Cayenne in die Augen gerät, waschen Sie sich anschließend gründlich die Hände mit warmem Wasser und Seife, oder ziehen Sie zum Eincremen Wegwerfhandschuhe an.
- Bei Kontakt mit Augen oder Schleimhäuten verursacht Capsaicin Schmerzen und starkes Brennen, aber keine bleibenden Schäden. Spülen Sie die betroffenen Stellen sofort mit reichlich Wasser. Zum Entfernen von Capsaicin von der Haut verwenden Sie warmes Wasser und Seife. Sie können es auch mit Essig versuchen, aber nicht in Augennähe.
- Wenn Sie Cayenne zur Schmerzlinderung an Fingern oder Händen benutzen, sollten Sie mit dem Waschen 30 Minuten warten, damit die Salbe in die Haut einziehen kann. Berühren Sie in der Zwischenzeit weder Kontaktlinsen noch empfindliche Stellen wie Augen und Nase; vermeiden sie den Kontakt mit Kindern und Haustieren.

Einkaufstipps

Sie können sich Capsaicincreme von Ihrem Arzt verschreiben lassen; allerdings sollten sie vorher prüfen, ob die Kosten von Ihrer Krankenkasse ganz oder teilweise übernommen werden. Es gibt viele frei verkäufliche Capsaicinsalben mit gleicher Wirkstoffkonzentration (0,025 bis 0,075 %); ein Preisvergleich lohnt sich.

Bisweilen wird empfohlen, gegen kalte Füße Cayennepulver in die Socken zu streuen. Eine gewisse Wirkung wird vermutlich eintreten, doch sollten Sie dies bei Kindern nicht anwenden, da das Pulver leicht in die Augen gelangen kann, wenn sie sich die Socken ausziehen.

Aktuelle Info

Capsaicin kann zusammen mit nichtsteroidalen Antirheumatika (NSAR) sicher angewandt werden. Durch diese Kombination können Sie die Dosierung Ihrer Antirheumatika möglicherweise verringern. Tun Sie dies jedoch nicht, ohne vorher mit Ihrem Arzt zu sprechen.

Wussten Sie, dass …?

Cayenne-Schoten, frisch oder getrocknet, ungefähr 1,5 % Capsaicin enthalten?

die Schärfe der Chilischoten in Scoville-Einheiten gemessen wird? Cayenne-Schoten haben zwischen 30 000 und 50 000 Scoville; Gemüsepaprika dagegen lediglich 0 bis 10.

Chondroitin

Chondroitinsulfat wurde in den 1960er-Jahren entdeckt. Es gehört zu den Mukopolysacchariden, die natürlicherweise in Knorpel und anderem Bindegewebe vorkommen und zur Gewebeflexibilität beitragen. Manche Studien deuten darauf hin, dass Chondroitin den Körper bei der Reparatur von Knorpelschäden unterstützt, andere zeigten keine Wirksamkeit.

Anwendungsgebiete

○ Schmerzreduzierung und Verbesserung der Gelenkfunktion bei Arthrose
○ Kann Knorpel vor Verschleiß und entzündungsbedingten Schäden schützen.
○ Schützt und befeuchtet die Augen bei Augenoperationen.
○ Kann eventuell den Cholesterinspiegel senken.
○ Kann eventuelldas Herzinfarkt- und Schlaganfallrisiko senken.
○ Kann Schnarchen lindern.

Arzneiformen

○ Tablette
○ Kapsel
○ Pulver
○ Flüssig

Grundlegendes

Chondroitinsulfat ist eine natürliche Substanz aus dem Knorpel. Das Ergänzungsmittel stammt normalerweise aus natürlichen Quellen wie Hai- oder Rinderknorpel.

Wirkungsweise

Mukopolysaccharide wie Chondroitin umgeben die Eiweißfäden, aus denen sich Knorpel und anderes Bindegewebe zusammensetzt. Sie bilden die Grundmasse, die dieses Gewebe flexibel hält. Bei Arthrose ist der Knorpel, der die Gelenke auskleidet und schützt, abgenutzt. Es kommt zu Schäden an den darunterliegenden Knochen und dadurch auch zu Schmerzen, Deformierungen und Problemen beim normalen Gebrauch. Ergänzungsmittel mit Chondroitin sollen den Knorpel auf mehrfache Weise vor Verschleiß schützen.

Im Tierversuch lieferte das Ergänzungsmittel Rohmaterial für die Chondrozyten (knorpelbildende Zellen), die geschädigten Knorpel reparieren. Außerdem wurde wieder vermehrt Gelenkschmiere gebildet, die im Knochen Stöße abfedert und die Chondrozyten ausreichend mit Nährstoffen beliefert. Nach einer Übersichtsarbeit ist eine therapeutische Wirkung beim Menschen hingegen nicht zu erwarten.

Vorbeugung

Chondroitin soll den Knorpel vor Verschleiß zu bewahren, indem es die knorpelbildenden Zellen gesund erhält. Außerdem wirkt es angeblich Entzündungen entgegen, welche die Gelenke schädigen können.

Hauptwirkungen

Zahlreiche Studien am Menschen haben ergeben, dass Chondroitin Schmerzen bei Arthrose lindert und die Funktion der Gelenke verbessert, die bei dieser oft schmerzhaften degenerativen Erkrankung

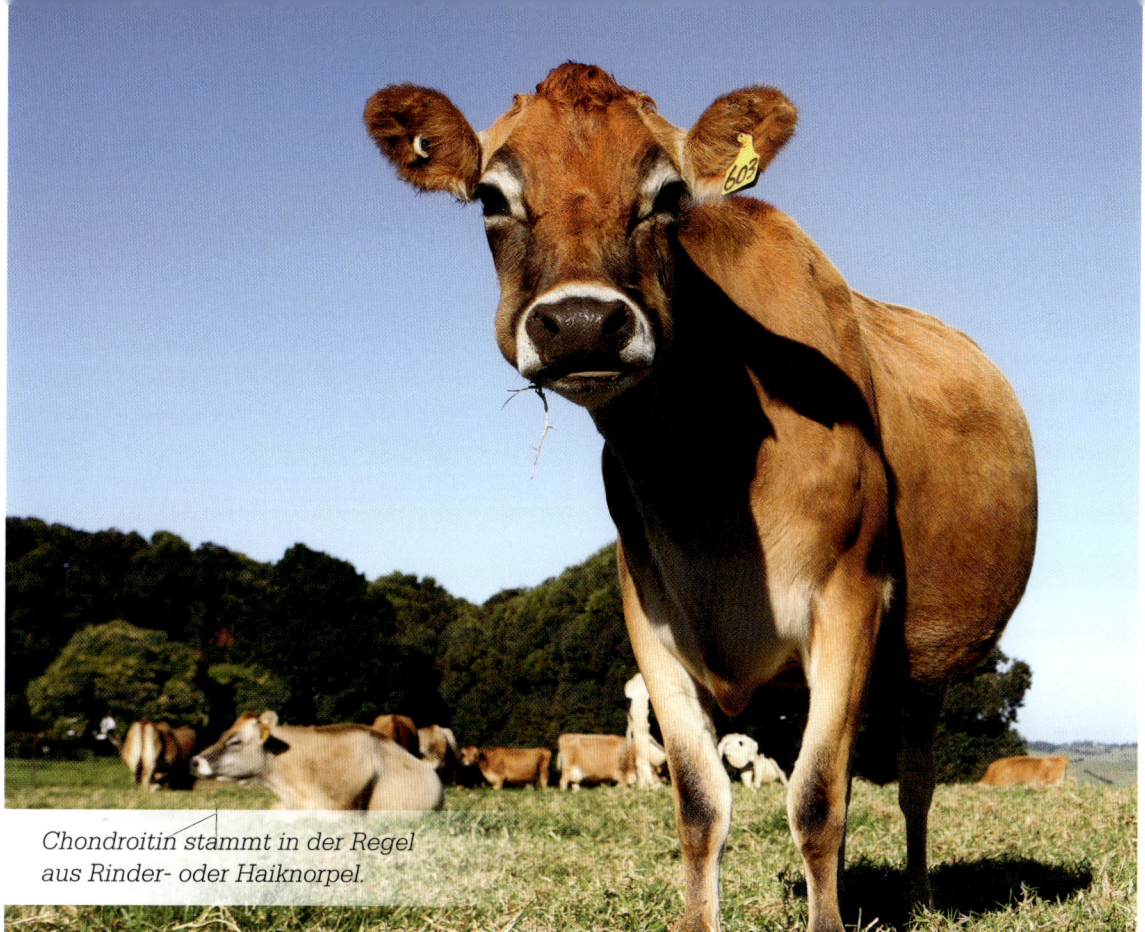

Chondroitin stammt in der Regel aus Rinder- oder Haiknorpel.

Mögliche Nebenwirkungen

○ Chondroitin gilt als sehr sicher. Mögliche Nebenwirkungen sind leichte Magenbeschwerden und in seltenen Fällen Haarausfall oder ein unregelmäßiger Puls.

○ Theoretisch könnte Chondroitin aus Rinderknorpel BSE (Rinderwahnsinn) übertragen. In der Praxis scheint dies jedoch nicht der Fall zu sein.

Warnhinweise

○ Menschen mit Blutgerinnungsstörungen sollten kein Chondroitin verwenden. Bei Problemen mit den Koronararterien (bei Angina pectoris oder nach einem Herzinfarkt), nach einem Schlaganfall oder bei transitorischen ischämischen Attacken (TIA) sollten Sie die Einnahme mit dem Arzt besprechen.

○ Theoretisch könnte Chondroitin in Wechselwirkung mit Blutverdünnern (wie Marcumar) oder gerinnungshemmenden Arzneimitteln sowie anderen Ergänzungsmitteln treten, welche die Blutgerinnung beeinflussen, beispielsweise Knoblauch, Ingwer oder Ginkgo. Das gilt auch für das Krebsmittel Cisplatin. Deshalb mit Vorsicht verwenden.

○ Chondroitin könnte die Wirkung von nichtsteroidalen Entzündungshemmern (wie Ibuprofen oder Naproxen) verstärken, sodass die Dosis eventuell verringert werden muss.

○ Teilen Sie es vor einer Operation dem Arzt mit, wenn Sie Chondroitin einnehmen. Möglicherweise erhalten Sie den Rat, vor der Operation und in der Genesungsphase auf die Einnahme zu verzichten.

○ Während Schwangerschaft und Stillzeit sollte kein Chondroitin genommen werden, weil die Wirkung auf das Ungeborene und den Säugling nicht bekannt ist.

geschädigt werden. Eine Auswertung verschiedener Studien ergab, dass Chondroitin die Symptome um etwa 50 % bessern konnte. Diese Zahl wird aber von zahlreichen Experten bezweifelt.

Die Substanz soll ebenso wirksam wie nichtsteroidale Entzündungshemmer sein, zum Beispiel Azetylsalizylsäure (ASS), jedoch ohne deren Nebenwirkungen. Allerdings soll die wohltuende Wirkung später einsetzen, sodass die Behandlung Monate währen kann. Andererseits sollen die positiven Auswirkungen einer Chondroitinbehandlung auch nach Einnahmeende noch eine Weile anhalten.

Einkaufstipps

Chondroitin wird gern mit anderen Ergänzungsmitteln angeboten, die bei Arthritis hilfreich sein sollen, beispielsweise Haiknorpel, Glukosaminen oder Mineralstoffen. Ob solche Kombinationen eine zusätzliche Wirkung haben, ist nicht bekannt.

Aktuelle Info

Einer Metastudie im Britischen Ärzteblatt zufolge ist Chondroitin gut verträglich und schadet nicht, erbringt aber keinen Nutzen bei der Bekämpfung von Arthrose.

Wussten Sie, dass …?

der Darm nur etwa 20 % der eingenommenen Chondroitinmenge resorbieren kann? Das Molekülgewicht von Chondroitin schwankt zwischen 10 und 50 kDA (Kilodalton). Zubereitungen mit niedrigerem Molekülgewicht werden anscheinend besser aufgenommen und sind daher sinnvoller.

Die meisten Studien beruhen auf einer oralen Einnahme von Chondroitin, aber es existieren auch Untersuchungen zur oberflächlichen Anwendung.

Weitere Vorzüge

Chondroitin ist dickflüssig und elastisch. Diese Eigenschaften machen sich Augenärzte zunutze, um damit während einer Augenoperation Zellen und Gewebe des Auges zu schützen und feucht zu halten. Auch bei trockenem Auge, einem entzündlichen Prozess, der zu Juckreiz, Brennen und Fremdkörpergefühl im Auge führt, hat sich Chondroitin als hilfreich erwiesen.

Laborversuche und erste Tests am Menschen lassen vermuten, dass Chondroitin der Entstehung von Blutgerinnseln in den Arterienwänden entgegenwirkt. In diesem Fall könnte die Substanz auch am Schutz vor Herzinfarkt und Schlaganfall beteiligt sein. Theoretisch könnte sie nach einem Herzinfarkt zur Reparatur des Herzmuskels beitragen.

Chondroitin stört die Aktivität der reversen Transkriptase, einem Enzym, mit dessen Hilfe sich das HI-Virus ausbreitet. Deshalb könnte Chondroitin eines Tages im Kampf gegen HIV und Aids eine wichtige Rolle spielen.

Bestimmte Krebszellen erzeugen Chondroitin. Irgendwann sind Ärzte vielleicht in der Lage, den Chondroitinspiegel zur Früherkennung zu nutzen, um Krebsgeschwulste früher zu entdecken und die Überlebenschancen zu erhöhen.

In einer kleineren Studie wurde festgestellt, dass Chondroitin bei Verabreichung in der Nase gegen Schnarchen helfen kann.

Richtige Einnahme
Dosierung
800–1200 mg pro Tag in einer Dosis oder verteilt auf zwei Dosen.

Empfehlungen
○ Ob Chondroitin hilft, stellt sich erst nach vier- bis fünfmonatiger Einnahme heraus.

Chrom

Chrompräparate gehören in den USA nach Calcium zu den meistverkauften Mineralstoffergänzungen. Chrom wird als Schlankmacher und Muskelbildner wie auch zur Behandlung von Diabetes oder als Waffe gegen Herzerkrankungen gepriesen. Obwohl erwiesen ist, das es unverzichtbar für Wachstum und Gesundheit ist, bleiben die Ansichten über seine spektakuläreren Wirkungen umstritten.

Anwendungsgebiete

- Unerlässlich zum Abbau von Eiweiß, Fett und Kohlenhydraten.
- Hilft, normale Blutzuckerwerte zu erhalten.
- Kann evt. den Cholesterinspiegel senken, besonders das schädliche LDL-Cholesterin, aber auch den Triglyzeridspiegel.
- Kann das Risiko einer Herz-Kreislauf-Erkrankung senken.

Arzneiformen

- Tablette
- Flüssigkeit

Grundlegendes

Chrom ist ein Spurenelement, das in zahlreichen chemischen Verbindungen vorkommt. Ergänzungsmittel enthalten gewöhnlich Chromchlorid oder -sulfat. Die früher häufig eingesetzte Verbindung Chrompicolnat ist heute wissenschaftlich höchst umstritten und nicht mehr verkehrsfähig. Der Import solcher Produkte nach Deutschland ist verboten. Dreiwertiges Chrom findet man u. a. in Bierhefe. Chromergänzungen können bei ungenügender Aufnahme von Chrom über die Nahrung hilfreich sein.

Zu den chromreichen Nahrungsmitteln zählen Vollkorngetreide, Kartoffeln, Pflaumen, Erdnussbutter, Nüsse, Meeresfrüchte und Bierhefe. Bei pflanzlichen Lebensmitteln ist die Menge abhängig von der Konzentration im Boden.

Wirkungsweise

Chrom hilft dem Körper, Insulin besser zu verwerten. Das Insulin bringt die Glukose aus dem Blut in die Körperzellen, die Glukose zu Energie verbrennen.

Eine ausreichende Chromzufuhr kann möglicherweise einer Glukoseintoleranz vorbeugen und so den normalen Blutzuckerspiegel aufrechterhalten. Außerdem hilft Chrom bei der Aufspaltung von Eiweiß und Fett.

Vorbeugung

Ob eine ausreichende Chromzufuhr bei Menschen mit Insulinresistenz unter Umständen Diabetes verhindern kann, ist umstritten. Bei dieser Krankheit reagiert der Körper nicht mehr richtig auf Insulin, sodass die Bauchspeicheldrüse immer mehr Insulin produzieren muss, um den Blutzuckerspiegel zu regulieren. Wenn sie nach einer bestimmten Zeit dazu nicht mehr in der Lage ist, entsteht ein Typ-2-Diabetes (Altersdiabetes).

Daneben unterstützt Chrom den Fettabbau. Es kann möglicherweise das Risiko für Herzerkrankungen senken, weil es das Verhältnis zwischen schädlichem LDL- und günstigem HDL-Cholesterin zugunsten des HDL-Cholesterins verschiebt. Eindeutige Nachweise hierfür liegen jedoch bisher nicht vor.

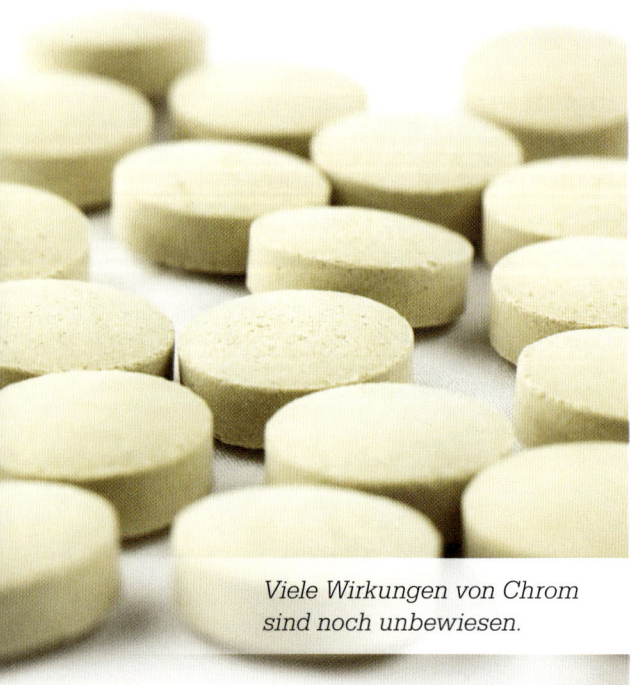

*Viele Wirkungen von Chrom
sind noch unbewiesen.*

Weitere Vorzüge

Chrom kann Kopfschmerzen, Reizbarkeit und andere Symptome einer Unterzuckerung abwenden, indem es den Traubenzuckergehalt im Blut normalisiert.

Die widersprüchlichsten Aussagen zu Chrom betreffen seine Wirkungen bei Gewichtsabnahme und Muskelaufbau. Einige Studien deuten darauf hin, dass Chrom beides unterstützen kann; andere haben dies jedoch nicht bestätigt. Im günstigsten Fall kann Chrom in Verbindung mit einer geeigneten Diät und regelmäßiger Bewegung eine Gewichtsabnahme unterstützen.

Wie viel brauchen Sie?

Chrommangelzustände konnten bisher beim Menschen nur bei wenigen künstlich ernährten Patienten beschrieben werden. Da keine allgemeingültigen Aussagen zum Chrombedarf gegeben werden können, geben die Fachgesellschaften lediglich Schätzwerte für die wünschenswerte Chromzufuhr an. Diese liegen in den D-A-CH-Referenzwerten bei 30–100 µg pro Tag. Ob eine ergänzende Chromgabe beim Gesunden über die Verbesserung der

Mögliche Nebenwirkungen

O Bei der Aufnahme von natürlichem dreiwertigem Chrom (das in Ergänzungen verwendet wird) in den empfohlenen Dosen wurden kaum nennenswerte Nebenwirkungen beobachtet; das in der Industrie verwendete sechswertige Chrom kann dagegen hochtoxisch wirken – hohe Dosen können zu Übelkeit, Durchfall, Verstopfung, Brustschmerz, Benommenheit, Kopfschmerzen, körperlicher Unruhe, Hitzewallungen, Muskelschmerzen und Anämie führen. In hohen Dosen über längere Zeit eingenommen kann dreiwertiges Chrom in seltenen Fällen zu Schäden an Herz, Nieren und Leber führen.

Warnhinweise

O Diabetiker sollten ihren Arzt befragen, bevor sie zu Chrom greifen. Das Spurenelement kann die Dosis von Insulin oder anderen Diabetikermedikamenten verändern. Ebenso müssen die Dosen einiger Medikamente zur Behandlung von Depressionen, Parkinson oder eines zu hohen Cholesterinspiegels möglicherweise geändert werden.

O Chrompicolinat steht heute im Verdacht, DNA-Schäden zu verursachen.

Vorsicht: Sprechen Sie beim Vorliegen von Erkrankungen, vor allem, wenn Leber oder Nieren betroffen sind, immer zuerst mit Ihrem Arzt, bevor Sie Ergänzungsmittel einnehmen.

Nachsorgungslage hinaus positive Effekte haben kann, ist nach derzeitigem Erkenntnisstand sehr fraglich.

Zu wenig

Chrommangel kann zu einer schlechten Traubenzuckerverwertung führen. Er ist zwar wahrscheinlich nicht die Ursache für Diabetes, doch kann er möglicherweise bei diabetesgefährdeten Menschen zum Ausbruch der Erkrankung beitragen. Daneben können bei Chrommangel Angstzustände, Störungen des Aminosäurestoffwechsels sowie hohe Triglyzerid- und Cholesterinwerte beobachtet werden.

Zu viel

Die bei uns zugelassenen Chrompräparate scheinen keine nachteiligen Wirkungen zu haben, wenngleich die Möglichkeit besteht, dass Megadosen die Aufnahme von Eisen und Zink beeinträchtigen können. Um einem Mangel vorzubeugen, sollten Sie ausreichend Eisen und Zink durch die Nahrung oder ein Ergänzungspräparat zu sich nehmen.

Richtige Einnahme
Dosierung

Erwachsene:
30–100 µg täglich beugen einem Chrommangel vor, 50–200 µg täglich oder mehr dienen therapeutischen Zwecken.

Kinder und Jugendliche unter 18 Jahren:
Die Anwendung von Chrompräparaten ist bei Kindern bisher nicht ausreichend untersucht worden; daher ist hier von der Einnahme abzuraten.

Empfehlungen

- Nehmen Sie Chrom zum Essen oder mit Wasser, um Magenproblemen vorzubeugen.
- In Kombination mit Vitamin-C-reicher Kost (oder einem Vitamin-C-Präparat) wird Chrom besser aufgenommen.
- Calciumcarbonat-Ergänzungen, Antazida und Zink können die Chromabsorption hemmen; deshalb sollten Sie sie nicht gleichzeitig einnehmen.

Fallbeispiel

Chrom – die Rettung?

Zehn Jahre nach der Diagnose Diabetes drohten Sarah P. Insulinspritzen, da Tabletten ihren Blutzucker nicht mehr wirksam regulieren konnten. „Ich wusste, wenn ich Insulin nehmen müsste, würde ich es tun", erinnert sie sich, „aber als ich einiges über Chrom las, beschloss ich, es auszuprobieren." Ihr Arzt war zwar etwas skeptisch, aber er stimmte zu.

Das Ergebnis ließ auf sich warten. „Es mag verrückt erscheinen", berichtet Sarah, „aber ich wollte unbedingt, dass das Chrom wirkt. Deshalb begann ich, auch besser auf meine Ernährung zu achten, und zwang mich 2-mal am Tag zu einem schnellen Spaziergang."

Senkte das Chrom ihre Blutzuckerwerte oder war es die Änderung ihres Lebensstils? Man weiß es nicht. Sarahs Arzt begann sich für Erkenntnisse über Chrom zu interessieren. Er gibt zu, es zu schnell abgetan zu haben, und wünscht sich weitere Untersuchungen darüber.

Sarah selbst ist überzeugt von den positiven Wirkungen: „Mein Blutzucker war seit Monaten nicht mehr außer Kontrolle. Ich glaube, das liegt am Chrom." Ob das so ist, muss noch geklärt werden.

Wussten Sie, dass ...?

Vollkornbrot eine gute Chromquelle ist? Helles Weizenmehl (Auszugsmehl), wie es für Weißbrot verwendet wird, enthält nur wenig von diesem wichtigen Mineralstoff.

Coenzym Q10
Ubiquinone

Als Wundermittel gepriesen, hat Coenzym Q10 den Ruf, die Vitalität zu steigern, beim Abnehmen zu unterstützen, Krebs und Aids zu bekämpfen und sogar das Altern zu verzögern. Diese Behauptungen sind zwar überzogen, doch der Nährstoff scheint die Behandlung zahlreicher Erkrankungen zu unterstützen, von Herzkrankheiten bis hin zu Parodontose.

Anwendungsgebiete
- Gegen hohen Blutdruck
- Kann Symptome von Herzerkrankungen lindern, auch bei Herzinsuffizienz, geschwächtem Herzmuskel (Kardiomyopathie), Brustenge (Angina pectoris)und Herzinfarkt.
- Kann das Herz vor Operationen und bei einer kardiotoxischen Chemotherapie stärken.
- Kann vorteilhaft sein bei Krebs, HIV/Aids, Alzheimerkrankheit, Muskeldystrophie und weiteren degenerativen Erkrankungen, Migräne, Parkinson, Chorea Huntington, mitochondrialen Myopathien und chronischem Müdigkeitssyndrom.
- Hilft bei Zahnfleischerkrankungen.
- Kann den Zustand bei chronisch obstruktiver Lungenerkrankung (COPD) verbessern.

Arzneiformen
- Kapsel
- Tablette
- Softgel

Grundlegendes

Diese natürliche Substanz wird vom menschlichen Körper selbst herstellt. Sie gehört zur Obergruppe der Chinone. Als sie 1957 erstmals isoliert wurde, nannte man sie Ubichinon, da sie überall in der Natur vorkam.

Tatsächlich kommt Coenzym Q10 in allen Lebewesen vor und findet sich auch in vielen Nahrungsmitteln in konzentrierter Form, so in Nüssen und Ölen. Lebensmittel tierischer Herkunft wie Muskelfleisch, Leber, Fisch und Eier sind reich an Coenzym Q10, pflanzliche Lebensmittel haben dagegen einen geringeren Gehalt.

In den letzten 10 Jahren wurde Coenzym Q10 zu einem der gefragtesten Ergänzungsmittel der Welt. Seine Anhänger wollen damit ihre Gesundheit fördern, aber auch Herzerkrankungen und eine Reihe anderer schwerer Krankheiten behandeln.

Wirkungsweise

In erster Linie ist Coenzym Q10 ein Katalysator für den Stoffwechsel. Es unterstützt die komplexe Kette chemischer Reaktionen, durch welche die Nahrung in für den Körper verwertbare Energiepäckchen zerlegt wird. Im Zusammenspiel mit Enzymen – daher auch die Bezeichnung Coenzym – beschleunigt

die Substanz den Stoffwechsel, um die Energie zur
Verfügung zu stellen, welche die Zellen zum
Verdauen der Nahrung, zur Wundheilung, zur
Erhaltung einer gesunden Muskulatur und zahllosen
anderen Körperfunktionen brauchen.

Weil der Nährstoff eine entscheidende Rolle bei
der Energiegewinnung spielt, ist es nicht überraschend, dass er in jeder Körperzelle zu finden ist,
besonders in den Herzmuskelzellen, die einen
hohen Energiebedarf haben – das Herz schlägt
täglich über 100 000-mal.

Daneben wirkt das Coenzym Q10 wie die
Vitamine C und E als Antioxidans und hilft bei der
Neutralisierung der schädigenden freien Radikale.

Vorbeugung

Coenzym Q10 soll zur Vorbeugung von Krebs,
Herzinfarkt und weiteren Erkrankungen, die durch
freie Radikale entstehen können, beitragen.
Außerdem wird es zur Steigerung der Leistungsfähigkeit und als Anti-Aging-Mittel verwendet. Der
Spiegel des Coenzyms Q10 im Blut sinkt mit dem
Alter (und bei bestimmten Krankheiten), weshalb
manche Ärzte empfehlen, schon ab einem Alter von
40 Jahren mit der Einnahme zu beginnen. Wissenschaftlich untermauert ist dies allerdings nicht.

Hauptwirkungen

Coenzym Q10 hat als mögliches Heilmittel für
Herzpatienten viel von sich reden gemacht,
besonders bei Patienten mit kongestiver Herzin-

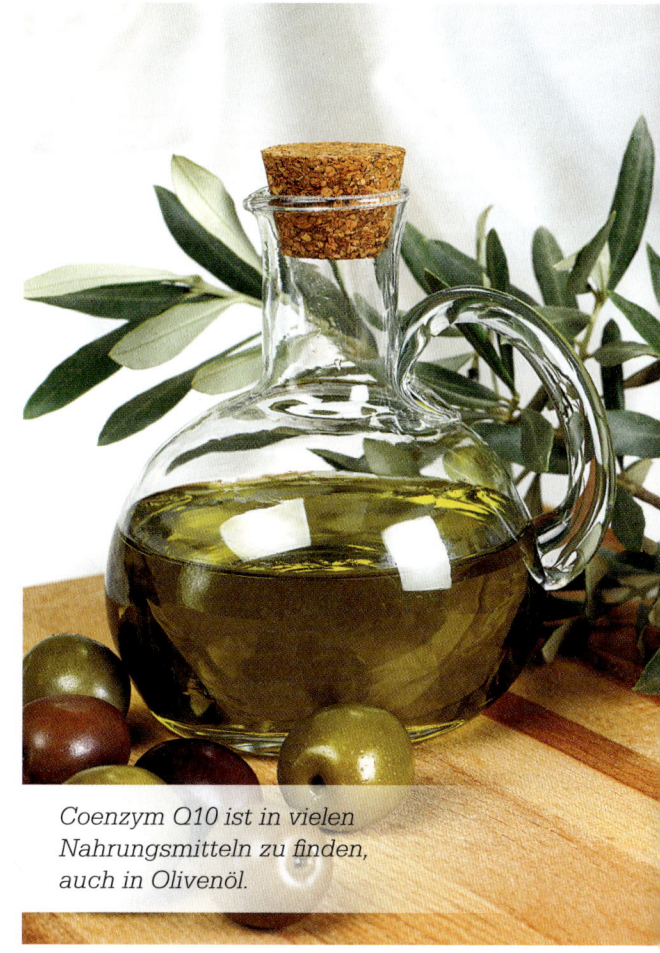

*Coenzym Q10 ist in vielen
Nahrungsmitteln zu finden,
auch in Olivenöl.*

Coenzym Q10 Fortsetzung

suffizienz. In manchen Studien waren ausgezeichnete Erfolge zu beobachten, nachdem die Patienten zusätzlich zu ihren bisherigen Medikamenten und Therapien Coenzym Q10 eingenommen hatten. Andere Untersuchungen zeigten, dass Personen mit Herzgefäßerkrankungen gleichzeitig niedrige Coenzym-Q10-Werte im Herzen aufwiesen.

Weitergehende Forschungen lassen vermuten, dass Coenzym Q10 vor Schädigungen des Herzmuskels im Zusammenhang mit einer Chemotherapie schützen kann. Außerdem kann es bei der Behandlung von Herzinfarkt und Angina pectoris hilfreich sein. Studien deuten darauf hin, dass es blutdrucksenkend wirkt und die Cholesterinwerte verbessern kann.

Wenn Sie eine Herzkrankheit haben, sprechen Sie mit Ihrem Arzt über dieses Ergänzungspräparat. Denken Sie daran: Coenzym Q10 ist als Ergänzung – nicht als Ersatz – der schulmedizinischen Behandlung gedacht. Nehmen Sie diesen Nährstoff nicht anstelle von Herzmedikamenten oder anderen verschriebenen Arzneien.

Weitere Vorzüge

Einige kleine Studien lassen hoffen, dass Coenzym Q10 bei Patienten mit Krebs lebensverlängernd wirken kann. Bei Parodontose scheint es die Heilung zu unterstützen sowie Schmerzen und Zahnfleischbluten zu lindern. Ebenso beschleunigt es die Heilung nach chirurgischen Eingriffen im Mund und kann darüber hinaus helfen, die Leistungsfähigkeit zu steigern.

Das Ergänzungsmittel scheint vielversprechend in der Behandlung von Parkinson und weiteren neurologischen Erkrankungen zu sein; allerdings befinden sich die Untersuchungen darüber erst im Frühstadium. In zwei kleinen Studien konnte Coenzym Q10 die Häufigkeit und Dauer von Migräneanfällen verringern.

Richtige Einnahme
Dosierung

Die Dosis bei Herzinsuffizienz, neurologischen Erkrankungen und Zahnfleischproblemen beträgt im Allgemeinen 100–150 mg täglich. Bei Angina pectoris und Parkinson oder vor einer Operation kann die Dosis höher sein; fragen Sie Ihren Arzt.

Äußerlich: Tragen Sie den Wirkstoff in einer Konzentration von 85 mg pro ml auf die betroffenen Stellen im Mund auf.

Empfehlungen

- O Nehmen Sie je ein Präparat morgens und abends, am besten mit fetthaltiger Nahrung, damit es besser aufgenommen wird.
- O Coenzym sollte über einen langen Zeitraum zugeführt werden. Es kann 8 Wochen oder länger dauern, bis Ergebnisse zu spüren sind.
- O Die gleichzeitige Einnahme von Vitamin B_6 kann unterstützend wirken.

Einkaufstipps

Obwohl Coenzym Q10 in der Natur weit verbreitet ist, ist es nicht ganz billig. Vergleichen Sie die Preise in den Geschäften, oder suchen Sie sich einen günstigen Versandhändler.

Schauen Sie sich nach Kapseln oder Tabletten mit Coenzym Q10 auf Ölbasis um (Sojaöl oder anderes Öl). Der Nährstoff ist fettlöslich und wird daher bei Einnahme mit der Nahrung leichter aufgenommen.

Aktuelle Info

In einer groß angelegten italienischen Untersuchung an über 2500 Patienten mit Herzinsuffizienz zeigte sich bei 80 % der Teilnehmer eine Besserung der Beschwerden, nachdem ihre Behandlung durch täglich 100 mg Coenzym Q10 ergänzt wurde. Nach 90 Tagen Einnahme hatten sie eine gesündere Gesichtsfarbe, weniger Gelenkschwellungen und Kurzatmigkeit, und sie schliefen besser.

Cranberry

Vaccinium macrocarpon, V. oxycoccus

Die rubinroten, säuerlichen Beeren aus Amerika, die schon von den Indianern genutzt wurden, sind ein traditionelles Naturheilmittel bei Blasenentzündungen, die vor allem Frauen aller Altersgruppen belasten. Inzwischen ist ihr Wert für die Vorbeugung und Behandlung derartiger Infekte auch wissenschaftlich nachgewiesen.

Anwendungsgebiete

- ○ Zur Behandlung von Infektionen der unteren Harnwege (Blasenentzündung)
- ○ Vorbeugend gegen wiederkehrende Harnwegsinfekte
- ○ Unterstützt einen angenehmeren Harngeruch.
- ○ Kann bei infektiösen Durchfällen und verschiedenen Hauterkrankungen helfen.
- ○ Kann Gicht und *Heliobacter-pylori*-Infektionen behandeln helfen sowie Zahnfäule (Karies) zurückgehen lassen.

Arzneiformen

- ○ Kapsel
- ○ Flüssig, Saft
- ○ Tablette
- ○ Frische oder getrocknete Beeren
- ○ Brausetablette
- ○ Tee

Mögliche Nebenwirkungen

- ○ Für Cranberry sind bei kurzfristiger wie langfristiger Einnahme kaum unerwünschte Wirkungen bekannt. Mitunter kann es zu Magenschmerzen, Durchfall und Nierensteinen kommen.

Warnhinweise

- ○ Cranberry ist bei akuten Harnwegsinfekten kein Ersatz für Antibiotika. Wenn bei Verdacht auf Blasenentzündung nach 24–36 Stunden mit Cranberrybehandlung keine Besserung eingetreten ist, müssen Sie einen Arzt aufsuchen.
- ○ Fieber, Schüttelfrost, Rückenschmerzen oder Blut im Urin können eine Beteiligung der Nieren (obere Harnwege) anzeigen und erfordern eine unverzügliche Behandlung durch den Arzt.
- ○ Bei erhöhtem Nierensteinrisiko sollten Sie aufgrund des hohen Orcalatgehaltes Ihren Arzt um Rat fragen.
- ○ Vorsicht ist geboten bei gleichzeitiger medikamentöser Behandlung (besonders mit Mitteln gegen Depressionen und Psychosen, Antibiotika, Marcumar und morphiumähnlichen Schmerzmitteln).
- ○ Diabetiker müssen beachten, dass Cranberrysaft mitunter viel Fruchtzucker enthält.

Vorsicht: Bei ernsten Erkrankungen sowie in der Schwangerschaft oder Stillzeit sollten Sie vor der Einnahme von Ergänzungsmitteln immer mit Ihrem Arzt sprechen.

Grundlegendes

Die amerikanische Cranberry (auch: Kranbeere oder großfrüchtige Moosbeere) ist eng mit der europäischen Heidelbeere verwandt und wird in Amerika seit Jahrhunderten als Heilpflanze und Lebensmittel genutzt. In Aussehen und Geschmack ähnelt sie unserer Preiselbeere. Der Name Cranberry rührt von den Kranichen her, die in den Mooren, wo die niedrigen Büsche gedeihen, häufig vorkommen, und an deren Schnabel die Blüten der Pflanze erinnern. Auf moosig saurem Boden ist der Anbau auch in Deutschland möglich.

Früher wurden die Beeren gern zerdrückt und als Umschlag auf Wunden und Tumoren aufgelegt. Außerdem nutzte man sie zur Behandlung von Skorbut, einer Erkrankung infolge von Vitamin-C-Mangel. Inzwischen gilt das medizinische Interesse den Eigenschaften zur Verhinderung und Behandlung von Harnwegsinfekten durch Bakterien.

Wirkungsweise

Schon in den 1920er-Jahren wurde festgestellt, dass der Harn von Menschen, die große Mengen Cranberrys verzehrten, saurer und zugleich reiner wurde. Während dieses Reinigungsprozesses entsteht Hippursäure, die in den Harnwegen eine starke antibiotische Wirkung entfaltet und eine Besiedelung mit krankmachenden Bakterien hemmt oder diese teilweise unschädlich macht.

Neuere Studien deuten aber darauf hin, dass die Haupteigenschaften der Cranberry bei der Infektabwehr von einer ganz anderen Seite herrühren. Die Beeren scheinen nämlich die Anheftung schädlicher Keime an bestimmte Zellen in der Schleimhaut der Harnwege zu unterbinden. Damit können sich E. coli und andere Bakterien schlechter vermehren, was die Infektionsgefahr senkt. Cranberrysaft hemmt die Funktion bestimmter Proteine in den Ausstülpungen („Fingern") der Bakterien, mit denen diese sich an die Harnwegsschleimhäute binden

Hauptwirkungen

Die Wirksamkeit von Cranberry bei der Vorbeugung und möglicherweise Behandlung von Harnwegsinfekten ist inzwischen belegt. Mehrere Studien haben gezeigt, dass der tägliche Verzehr in Form von Saft oder Kapseln die Rückfallquote erheblich senkt. Frauen neigen zehnmal so häufig wie Männer zu Blasenentzündungen: 25–35 % aller Frauen

Einkaufstipps

Zur medizinischen Behandlung sollte man lieber Tabletten, Kapseln oder unverdünnten Saft (mit einer höheren Konzentration aktiver Bestandteile) wählen als vorab gesüßten Saft. In handelsüblichen Produkten liegt der Anteil an Cranberrysaft oft nur bei einem Drittel.

Qualitativ hochwertigen, unverdünnten Cranberrysaft gibt es beispielsweise im Reformhaus, im Drogeriemarkt oder in der Apotheke. Diesen Saft können Sie auf Wunsch mit Zucker oder Süßstoff süßen.

Aktuelle Info

Eine Studie, die das Journal der amerikanischen Ärztegesellschaft veröffentlichte, untersuchte 153 Frauen mit einem Durchschnittsalter von 78 Jahren, die keine aktuelle Harnwegssymptomatik aufwiesen. Die Hälfte der Frauen erhielt täglich 300 ml Cranberrysaft, die andere Hälfte ein Plazebo. Nach vier bis acht Wochen war die Anfälligkeit bei denen, die den Saft getrunken hatten, deutlich geringer, und sie hatten weniger schädliche Bakterien im Urin. Allerdings befanden viele Frauen den Saft als ungenießbar und brachen die Behandlung ab.

Untersuchungen zufolge hilft Cranberry jüngeren wie älteren Frauen gleichermaßen. Eine Studie aus Utah ergab, dass bei Frauen zwischen 28 und 44 Jahren, die drei Monate lang Cranberrykapseln (400 mg pro Tag) einnahmen, das Risiko für Harnwegsinfekte gegenüber den Frauen, die ein Plazebo erhielten, um 60 % zurückging.

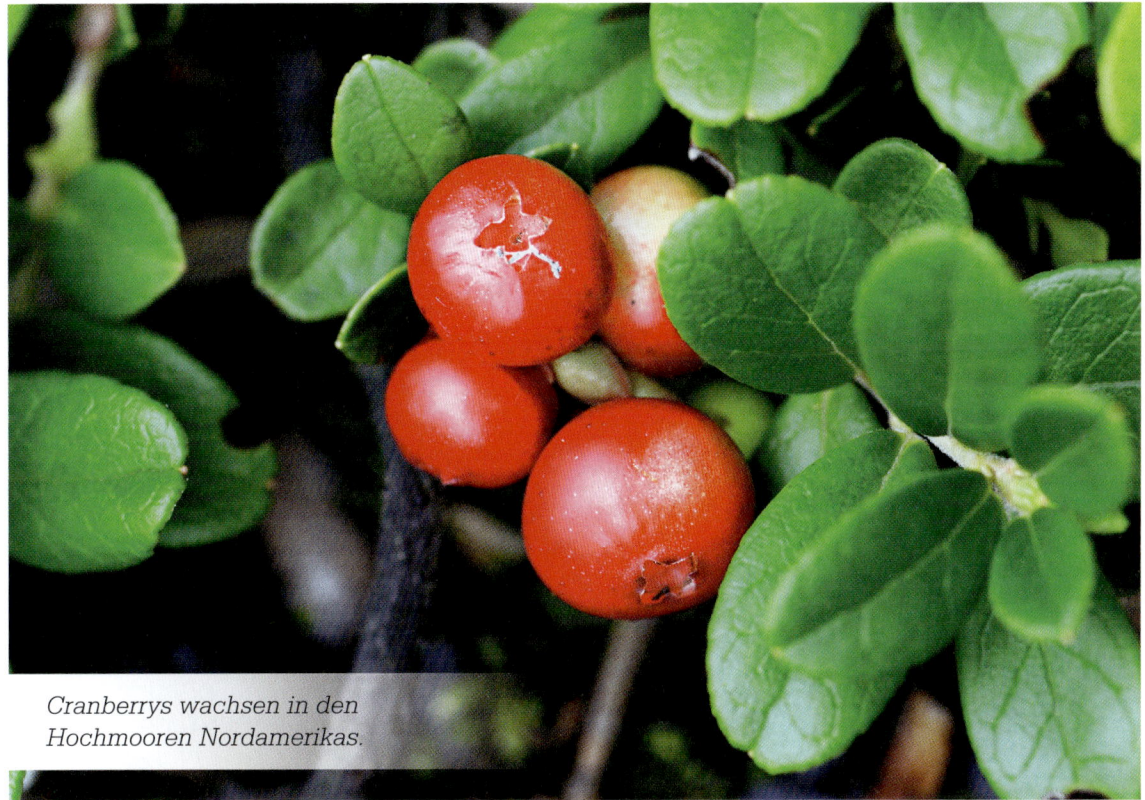

Cranberrys wachsen in den Hochmooren Nordamerikas.

zwischen 20 und 40 Jahren hatten schon mindestens eine solche Infektion. Doch auch Männer können von der Einnahme profitieren.

Cranberry scheint zudem den Verlauf einer Harnwegsinfektion abzukürzen und trägt zur Linderung von Schmerzen, Brennen, Juckreiz und anderen Symptomen bei. Wiederkehrende Harnwegsinfekte sollten zur Verhinderung schwerwiegender Komplikationen umgehend antibiotisch behandelt werden. Cranberrysaft kann die Antibiotikabehandlung aber unterstützend begleiten und die Heilung beschleunigen.

Weitere Vorzüge

Cranberrys lindern Harngeruch, sodass die Einnahme bei Harninkontinenz empfohlen wird. Studien belegen auch eine positive Wirkung bei der Pflege eines künstlichen Harnausgangs. Nebenher liefern Cranberrys auch viel Vitamin C und unterstützen möglicherweise die Aufnahme von Vitamin B_{12} bei Patienten, die Antazida (Mittel gegen zu viel Magensäure) einnehmen. Möglicherweise unterstützen sie auch die Bekämpfung von *Heliobacter*

pylori und damit die Vorbeugung gegen Magengeschwüre und die Gichtbehandlung, doch hier stehen klinische Studien noch aus.

Richtige Einnahme
Dosierung

Zur Vorbeugung gegen Blasenentzündungen:
Täglich 300 ml gesüßten Cranberrysaft oder 45 ml ungesüßten Saft trinken oder Tabletten beziehungsweise Kapseln mit 10 000 mg Cranberry einnehmen oder eine Tasse frische Cranberrys essen.
Zur Behandlung von Blasenentzündungen:
Drei- bis viermal täglich bis zu 10 000 mg in Form von Tabletten oder Kapseln nach Herstelleranweisung.

Empfehlungen

○ Cranberry kann auch unabhängig von den Mahlzeiten eingenommen werden. Reichlich Flüssigkeit unterstützt ebenfalls die Genesung. Diabetiker sollten den hohen Zuckergehalt mancher Cranberrysäfte beachten.

Dong quai
Angelica sinensis, A.acutiloba

Eine Zutat vieler pflanzlicher „Ergänzungsmittel für Frauen": Dong quai oder Chinesische Angelika ist in Asien ein traditionelles Tonikum zur Stärkung des weiblichen Fortpflanzungssystems und wird deshalb auch als „Ginseg für Frauen" bezeichnet. Westliche Experten sind sich über die Wirksamkeit dieser Heilpflanze jedoch uneins.

Anwendungsgebiete
○ Kann Menstruationskrämpfe lindern.
○ Kann Hitzewallungen in den Wechseljahren entgegenwirken.

Arzneiformen
○ Kapsel
○ Flüssigkeit
○ Tablette
○ Getrocknete Pflanze/Tee

Mögliche Nebenwirkungen
○ Dong quai kann eine leicht abführende Wirkung haben und starke Menstruationsblutungen hervorrufen.
○ Dong quai kann die Empfindlichkeit Ihrer Haut gegen Sonnenlicht erhöhen; dies kann zu Ausschlägen und schweren Sonnenbränden führen.
○ Selten wurde über weitere Nebenwirkungen durch die Einnahme von Dong quai allein oder zusammen mit anderen Heilpflanzen berichtet. Genannt wurden u. a. Kopfschmerzen, Schwindel, Schläfrigkeit, Schlaflosigkeit, Reizbarkeit, Fieber, Schwitzen, Hitzewallungen, Schwäche, Herzrhythmusstörungen, Blutdruckschwankungen, Keuchen, Verschlimmerung von prämenstruellen Symptomen, verringerter Menstruationsfluss, Brustvergrößerung bei Männern (Gynäkomastie), Nierenerkrankungen (Nephrose) oder Hautausschläge.

Warnhinweise
○ Einige Inhaltsstoffe von Dong quai können die Blutungsneigung erhöhen; es sollte deshalb zwei Wochen vor einer Operation oder größeren Zahnbehandlung abgesetzt werden.
○ Schwangere oder stillende Frauen sollten Dong quai nicht verwenden; das gilt auch bei einer Erkrankung an Brustkrebs, Endometriose, Gebärmutterfibrom und hormonabhängigen Tumoren (Myomen). Seien Sie auch vorsichtig, wenn Sie eine starke Menstruation haben.
○ Patienten, die gerinnungshemmende Medikamente einnehmen (Marcumar, Warfarin) oder Carvedilol, nichtsteroidale Entzündungshemmer wie ASS, Thrombozytenaggregationshemmer (z. B. Clopidogrel, Dipyridamol, Ticlopidin) sollten auf jeden Fall ihren Arzt befragen, ehe sie zu Dong quai greifen.

Grundlegendes

In Asien wächst Dong quai als Wildpflanze und wird zum Einsatz für medizinische Zwecke auch großflächig angebaut *Angelica sinensis* gedeiht in China, *Angelica acutiloba* in Japan. Viele Frauen verwenden es dort täglich als Gesundheitselixier. Eine botanische Verwandte, die europäische *Angelica archangelica* (Engelwurz), dient als Geschmackskomponente für die Kräuterliköre Bénédictine und Chartreuse.

Leicht zu erhalten ist ein Präparat aus der Wurzel der *A. sinensis*, einer Pflanze mit hohlem Stängel, die bis zu 2,5 m hoch wird und weiße Blütendolden hat. Die blühende Angelika sieht ihrer europäischen Verwandten sehr ähnlich.

Wirkungsweise

Dong quai sorgt angeblich für eine gesunde Gebärmutter, reguliert den Monatszyklus und kann außerdem die Blutgefäße erweitern und die Durchblutung verschiedener Organe steigern. Über seine Wirkung sind sich jedoch selbst Heilpflanzenexperten nicht einig. Diese ist nämlich schwer einzuschätzen, da Dong quai oft zusammen mit anderen Heilpflanzen eingenommen wird.

Hauptwirkungen

Traditionell wird Dong quai zur Behandlung von Problemen mit der Menstruation und den Wechseljahren eingesetzt. Angeblich kann die Pflanze einen unregelmäßigen Menstruationszyklus ins Gleichgewicht bringen, abnorme Blutungen regulieren, die Symptome des prämenstruellen Syndroms erleichtern, Menstruationskrämpfe abschwächen sowie während der Wechseljahre Hitzewallungen abbauen und die vaginale Trockenheit lindern.

Diese Wirkung wird durch zwei mögliche Mechanismen erklärt. Zum einen könnte Dong quai pflanzliche Östrogene (Phytoöstrogene) enthalten, die zwar schwächer wirken als körpereigene, aber trotzdem an die Östrogenrezeptoren der menschlichen Zellen andocken. Phytoöstrogene können mögliche negative Auswirkungen körpereigener Östrogene minimieren, wie zum Beispiel ein erhöhtes Risiko für Brustkrebs. Auch können sie das Absinken des Östrogenspiegels ausgleichen, das nach den Wechseljahren eintritt, und somit das hormonelle Gleichgewicht erhalten.

Zum anderen könnte die Wirksamkeit von Dong quai auf die reichlich enthaltenen Kumarine zurück-

zuführen sein. Diese natürlichen Substanzen erweitern die Blutgefäße, verstärken die Durchblutung der Gebärmutter und anderer Organe und stimulieren das zentrale Nervensystem. Kumarine scheinen auch Entzündungen und Muskelkrämpfe zu bekämpfen, was ihre gute Wirkung beispielsweise auf die Linderung von Menstruationskrämpfen erklären würde.

Weitere Vorzüge

Dong quai wird in der chinesischen Medizin zur Senkung des Blutdrucks eingesetzt; Studien zu dieser möglichen Wirkung stehen noch aus. Es ist reich an Vitamin B_{12} und kann die Bildung roter Blutkörperchen unterstützen.

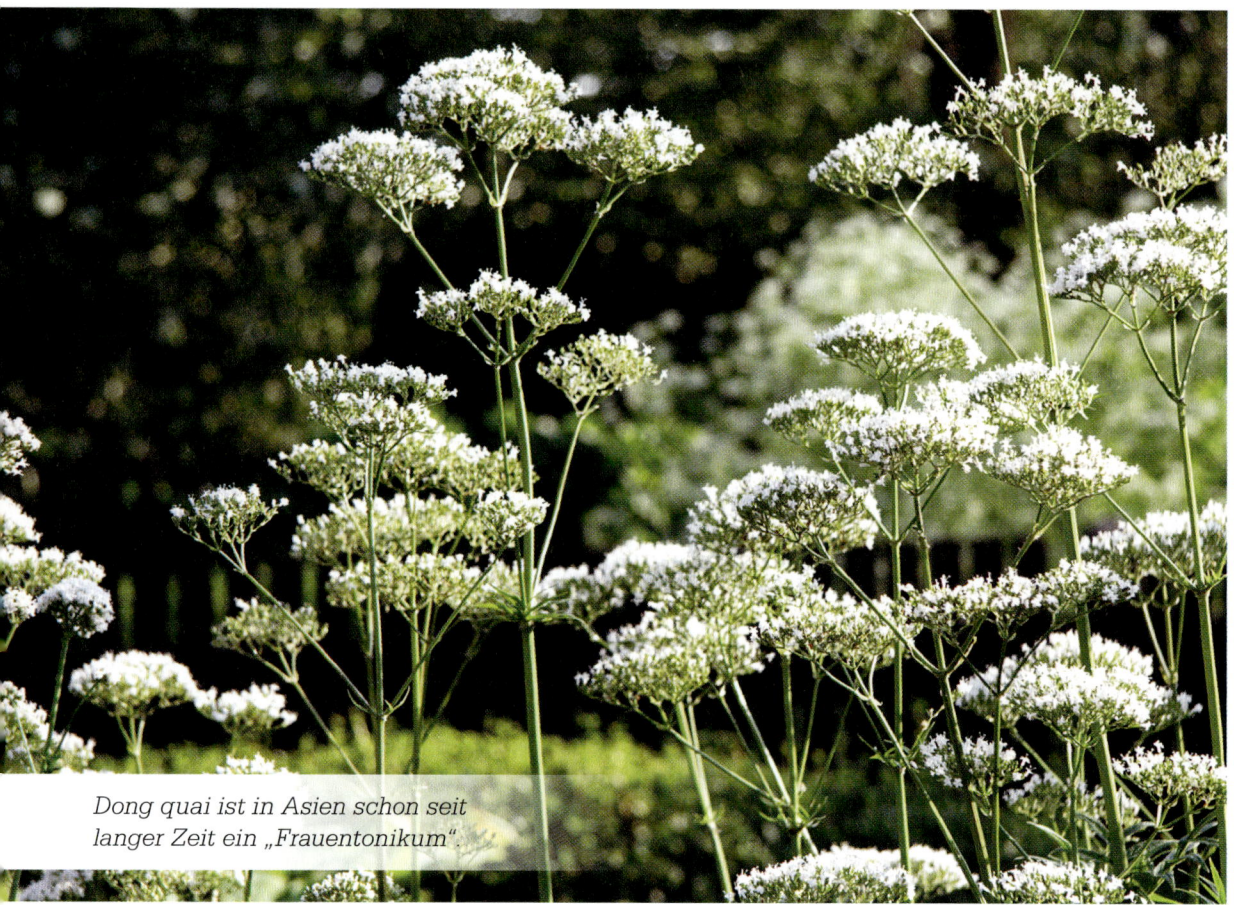

Dong quai ist in Asien schon seit langer Zeit ein „Frauentonikum".

Als Immunstimulans kann Dong quai den Proteinstoffwechsel bei Leberschäden unterstützen, bei Arthritis, Nervenschmerzen und pulmonaler Hypertonie kann es lindernd wirken und Herz- oder Schlaganfall vorbeugen. Diesbezüglich sind aber noch weitere Untersuchungen nötig.

Richtige Einnahme
Dosierung

Sud aus der getrockneten Wurzel: 4,5–8 g täglich.
Flüssigextrakt (1:2): 4,5–8,5 ml täglich.
Bitte fragen Sie Ihren Therapeuten nach der für Sie richtigen genauen Dosierung.

Alternativ kann auch ein Präparat verwendet werden, in dem Dong quai mit menstruations-regulierenden Heilpflanzen wie Mönchspfeffer, Süßholzwurzel und Ginseng kombiniert ist.

Empfehlungen

○ Bei PMS sollte Dong quai an den menstruations-freien Tagen genommen werden. Wenn Sie zudem an Krämpfen leiden, nehmen Sie Dong quai, bis die Menstruation aufhört. Gegen Krämpfe ohne PMS beginnt man am Tag vor der Periode mit der Einnahme. Bei Hitzewallungen erfolgt die Einnahme täglich. Vor einem Urteil, ob der gewünschte Effekt eingetreten ist, sollten Sie Dong quai über 2 Monate lang genommen haben.

○ Sonnenschutz ist angesagt, wenn Sie Dong quai einnehmen. Die Wurzel enthält sogenannte Psoralene, die manche Personen empfindlicher für Sonnenlicht machen und Ausschläge und schwere Sonnenbrände verursachen können.

○ Safrol, ein ätherisches Öl, das in Dong quai enthalten ist, kann krebserregend sein; deshalb ist eine Langzeitanwendung zu vermeiden.

Echinacea

Echinacea angustifolia, E. purpurea, E. pallida

Diese Heilpflanze, die wild in den amerikanischen Prärien wächst, wurde schon vor langer Zeit von den Indianern angewandt. Mit dem Aufkommen der Antibiotika fiel sie in Ungnade, gewinnt aber wieder an Beliebtheit als wirksames Mittel zur Stärkung des Immunsystems im Kampf gegen Erkältungen, Grippe und andere Infektionen. Seit den 1990er-Jahren zählt sie zu den populärsten Pflanzenheilmitteln der Welt.

Anwendungsgebiete

- Kann die Anfälligkeit für Erkältung und Grippe senken.
- Begrenzt angeblich Dauer und Schwere von Infektionen.
- Hilft bei der Bekämpfung von Infektionen der Atemwege.
- Kann nach einer Strahlentherapie die Anzahl der weißen Blutkörperchen erhöhen.
- Kann hilfreich in der Vorbeugung von Krebs sein.
- Soll auch bei Nikotinentwöhnung helfen.
- Unterstützt die Wundheilung.

Arzneiformen

- Kapsel
- Tablette
- Lutschtablette
- Tinktur/Flüssigkeit
- Softgel
- Getrocknete Pflanze/Tee
- Mundspray

Grundlegendes

Echinacea oder Sonnenhut, eine Wildpflanze mit margeritenähnlichen, tiefrosa Blüten, stammt ursprünglich aus den Prärien der USA. Jahrhundertelang wurde sie dort von den Stämmen der Ebene zur Wundheilung und als Mittel gegen Schlangengift verwendet.

Auch bei den europäischen Pionieren und deren Ärzten wurde die Pflanze als Allzweckmittel gegen Infektionen geschätzt.

Von den neun Echinaceaarten werden drei (*Echinacea angustifolia*, *E. pallida* and *E. purpurea*) zu medizinischen Zwecken genutzt.

Sie sind, unter Verwendung verschiedener Teile der Pflanzen (Blüten, Blätter, Stängel oder Wurzel), in unzähligen Handelspräparaten enthalten, die in verschiedenen Arzneiformen angeboten werden. Die aktiven Inhaltsstoffe der Echinacea sollen das Immunsystem stärken.

Wirkungsweise

Echinacea aktiviert Zellen des Immunsystems, die bei Infektionen eine Schlüsselrolle spielen. Sie steigert die Aktivität einiger dieser Zellen und erhöht die Anzahl anderer. Sie hat zudem eine antioxidante, entzündungshemmende, antivirale und antibakterielle Wirkung und enthält Vitamin C, Betacarotin, Flavonoide, Selen und Zink.

Laborversuche deuten darauf hin, dass die Pflanze zudem die Produktion von Interferon, einer zelleigenen, antiviralen Substanz steigert. Dieser Effekt ist jedoch nur von kurzer Dauer, sodass besonders bei akuten Infektionen eine häufige Einnahme ratsam ist – möglichst alle paar Stunden.

Vorbeugung

Echinacea wird zur Vorbeugung von zwei der verbreitetsten Viruserkrankungen – Schnupfen und

Grippe – eingesetzt. Einige Studien bestätigen die vorbeugende Wirkung, in anderen wurden keine Vorteile festgestellt. Zwar gab es Hinweise darauf, dass Echinacea bei Erkältungen helfen könnte, sofern es früh genug verabreicht wird, aber es blieb unklar, welche Art Echinacea, welche Pflanzenteile und welche Dosierung den gewünschten Erfolg bringen. Studien mit Kindern führten zu enttäuschenden Ergebnissen.

Weitere Vorzüge

Möglicherweise könnte es auch bei der Behandlung bestimmter Krebsarten nützlich sein, besonders bei Patienten, deren Immunsystem durch Strahlen- oder Chemotherapie beeinträchtigt ist. Einige wissenschaftliche Untersuchungen empfehlen die Anwendung zur Behandlung von Infektionen des oberen Atemtrakts. Bei Halsschmerzen oder Mandelentzündung kann mit der verdünnten Tinktur gegurgelt werden. Echinacea wird auch zur Behandlung von Harnwegsinfekten eingesetzt.

Der äußerlich angewandte Saft der Echinacea fördert die Heilung von Wunden aller Art: Verbrühungen, Abszesse, Ekzeme (Entzündungen des Haut), Verbrennungen, Geschwüre, Herpesbläschen und rezidivierender Mundsoor. Bei Herpes genitalis jedoch ist Echinacea nachweislich wirkungslos.

Richtige Einnahme
Dosierung

Es gibt viele unterschiedliche Echinacea-Präparate; beachten Sie die Dosierungsangaben auf der Verpackung.

Getrocknete Pflanze: täglich 3 g *E. angustifolia* oder *E. purpurea.*

Flüssigextrakt (1:2): täglich 3–6 ml *E. angustifolia* oder *E. purpurea;* bei akuten Erkrankungen 10–20 ml.

Salben und Cremes zum Auftragen auf schlecht heilende Wunden oder chronische Geschwüre: 3- bis 4-mal täglich auftragen.

Mögliche Nebenwirkungen

O Magenbeschwerden, Übelkeit, Erbrechen, verändertes Geschmacksempfinden, Sodbrennen, Fieber, Schüttelfrost, Ausschlag, Rötungen, Juckreiz, Brennen, Schläfrigkeit, Kopfschmerzen, Schwindel, niedriger Blutdruck, Muskelschmerzen, Hepatitis (selten), Kurzatmigkeit und veränderter Blutzuckerspiegel.

Warnhinweise

O Haben Sie Antibiotika oder andere Medikamente gegen eine Infektion erhalten, sollten Sie Echinacea nicht als Ersatz, sondern zusätzlich anwenden.

O Echinacea kann das Immunsystem überstimulieren und dadurch Symptome von Lupus, multipler Sklerose, Arthritis und weiterer Autoimmunerkrankungen verstärken. Auch bei fortschreitenden Infektionen wie Tuberkulose kann die Einnahme von Echinacea kontraproduktiv sein.

O Weil die Risiken noch unklar sind, sollten Frauen, die schwanger werden wollen, schwanger sind oder stillen, die Einnahme von Echinacea vermeiden.

O Es wurden schwere allergische Reaktionen (anaphylaktischer Schock) berichtet; wer allergisch auf Gewächse aus der Familie der Korbblütler (wie Beifuß-Ambrosie, Chrysantheme, Tagetes oder Gänseblümchen) reagiert, sollte vorsichtig sein.

O Bei gleichzeitiger Einnahme von Arzneien, die sich auf Leber oder Immunsystem auswirken – Antiallergika, Antimykotika, Krebsmedikamente, Cholesterinsenker, Antibiotika, Nitrosalben, Alkohol – und Nahrungsergänzungen können Wechselwirkungen auftreten.

Vorsicht: Wenn Sie Transplantationspatient sind oder eine Krankheitsgeschichte mit Lebererkrankungen oder Diabetes haben, sollten Sie mit Ihrem Arzt sprechen, bevor Sie Ergänzungsmittel einnehmen.

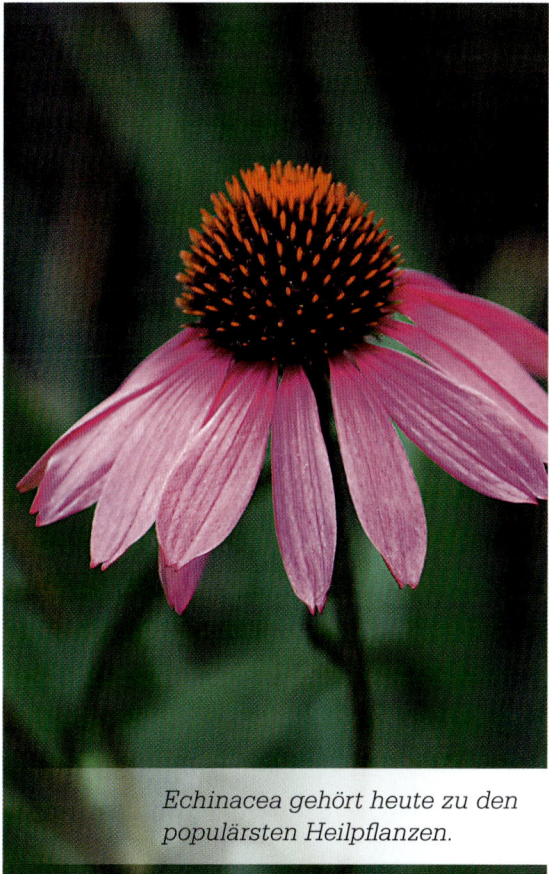

Echinacea gehört heute zu den populärsten Heilpflanzen.

Andere Arzneiformen: Beachten Sie die Angaben des Herstellers oder fragen Sie Ihren Therapeuten. Gegen Erkältung und Grippe sollten Sie bei den ersten Symptomen mit der Einnahme beginnen und sie 7–14 Tage fortführen. Eine hohe Dosierung ist ratsam – bis zu 5-mal täglich 200 mg. Grippepatienten, die in einer bedeutenden Studie 900 mg Echinacea am Tag erhielten, ging es besser als jenen, die nur 450 mg pro Tag oder ein Plazebo bekamen.

Empfehlungen

• Echinacea sollte nicht länger als 8 Wochen eingenommen werden. Einige Studien deuten darauf hin, dass bei einer kontinuierlichen Einnahme die immunstärkende Wirkung nachlässt. Einnahmepausen oder abwechselnde Einnahme anderer Präparate können die Wirkung verstärken.
• Prüfen Sie den Alkoholgehalt von Echinacea-Tinkturen.

Einkaufstipps

Die Vielzahl der angebotenen Produkte und Arzneiformen kann verwirrend sein. Fachleute empfehlen häufig Tropfen – frisch gepressten Saft (standardisiert auf 2,4 % Beta-1,2-Fructofuranose), Flüssigextrakt oder eine Tinktur auf Alkoholbasis mit einer Konzentration von 5:1.
Wer den bitteren Geschmack dieser Zubereitungen nicht mag, kann den standardisierten Extrakt in Pillenform nutzen. Suchen Sie Produkte aus, die mindestens 4–5 % Echinacoside enthalten.

Aktuelle Info

Patienten mit fortgeschrittenem Darmkrebs erhielten im Rahmen einer deutschen Studie zusätzlich zur Chemotherapie Echinacea. Die Überlebensdauer schien verlängert; vermutlich verbesserte Echinacea die Fähigkeit des Immunsystems, Krebszellen zu bekämpfen. Es sind jedoch weitere Forschungen erforderlich, um Klarheit über die mögliche Rolle der Pflanze im Kampf gegen Krebserkrankungen zu erhalten.

Wussten Sie, dass …?

Echinacea eine Substanz enthält, die bei der Einnahme in flüssiger Form Lippen und Zunge prickeln lässt? Achten Sie bei der Einnahme auf diesen Effekt; er ist oft ein Anzeichen dafür, dass Sie ein hochwertiges Produkt gekauft haben.

Eisen

Überraschend viele Menschen nehmen zu wenig Eisen mit der Nahrung auf. Der Eisenmangel hat bei uns heute aber geringere Bedeutung als früher. Wer sich oft müde und matt fühlt, sich nur schwer konzentrieren kann oder häufig unter Infekten leidet, sollte seinen Eisenstatus überprüfen lassen.

Anwendungsgebiete
○ Zur Behandlung von Eisenmangelanämie.
○ Während der Schwangerschaft, bei
  Frauen mit starker Monatsblutung, nach
  einer größeren Operation oder in anderen
  ärztlich diagnostizierten Fällen.

Arzneiformen
○ Tablette
○ Kapsel
○ Tropfen
○ Injektion

Grundlegendes

Eisen wird in unserem ganzen Körper benötigt. Es ist elementarer Bestandteil des Hämoglobins, des Sauerstoff transportierenden Farbstoffs in den roten Blutkörperchen, und kommt auch im Myoglobin vor, das die Muskeln mit Sauerstoff versorgt. Zudem spielt es in vielen Enzymen und Bausteinen des Immunsystems eine wichtige Rolle.

Unser Eisenbedarf wird weitgehend aus der Nahrung gedeckt. Der Körper absorbiert mehr Eisen aus der Nahrung, wenn der Bedarf erhöht ist (während des Wachstums in der Kindheit oder in der Schwangerschaft), und weniger, wenn ausreichend Eisen im Blut vorhanden ist.

Auch bei Blutungen geht Eisen verloren, und so benötigen menstruierende Frauen mehr Eisen. Eine schlechtere Versorgung mit Eisen zeigen häufiger Vegetarier, Teenager, Ausdauersportler oder Personen, die gerade eine Diät machen.

zur Energiegewinnung benötigen. Eisen ist das häufigste Spurenelement im menschlichen Körper und in vielen Nahrungsmitteln vorhanden; deshalb ist es erstaunlich, dass relativ viele Menschen unzureichend versorgt sind. Eine starke Monatsblutung bei Frauen und bestimmte Erkrankungen können einen erhöhten Eisenbedarf zur Folge haben; in diesen Fällen kann ein Ergänzungspräparat einem Eisenmangel (Eisenmangelanämie) vorbeugen.

Hauptwirkungen

Eine gute Eisenversorgung ist die Voraussetzung für Vitalität und optimale Funktion von Immunsystem und Gehirn. Studien zeigen, dass selbst leichter Eisenmangel – noch weit entfernt von einer Anämie (Blutarmut) – die Konzentrationsdauer von Erwachsenen verkürzen und bei Jugendlichen zu schlechten schulischen Leistungen führen kann.

Wirkungsweise

Eisen bindet den Sauerstoff aus der Lunge an das Hämoglobin der roten Blutkörperchen; dadurch gelangt der Sauerstoff in alle Körperzellen, die ihn

Wie viel brauchen Sie?

Der D-A-CH-Referenzwert für Eisen liegt für gesunde Erwachsene bei durchschnittlich 10 mg.

Frauen vor der Menopause sollten täglich 15 mg zuführen. Schwangeren werden 30 mg, Stillenden 20 mg empfohlen. Um eine Anämie zu behandeln, muss gewöhnlich über mehrere Wochen, bisweilen sogar monatelang, zusätzlich Eisen zugeführt werden, entweder durch die Nahrung oder über Ergänzungspräparate.

Zu wenig

Wenn Sie mit der Nahrung zu wenig Eisen aufnehmen oder durch starke Monatsblutungen, Magenblutungen (häufig hervorgerufen durch Medikamente gegen Arthritis) oder Krebserkrankungen zu viel Eisen verlieren, greift der Körper auf seine Eisenvorräte zurück. Anfangs bleiben die Symptome noch aus, doch je mehr die Reserven schrumpfen, desto schlechter kann der Körper gesunde rote Blutkörperchen herstellen.

Das Ergebnis ist eine Eisenmangelanämie, die sich durch Schwäche, Müdigkeit, Blässe, Kurzatmigkeit, Herzklopfen und erhöhte Infektanfälligkeit bemerkbar macht.

Zu viel

Manche der bislang durchgeführten Untersuchungen bringen eine zu hohe Eisenaufnahme mit einem erhöhten Risiko für chronische Erkrankungen wie Herzleiden und Dickdarmkrebs in Verbindung. Überschüssiges Eisen kann besonders für Erwachsene mit einer genetisch bedingten Tendenz zur übermäßigen Aufnahme (Hämochromatose) und bei Kindern, die besonders empfindlich auf eine Überdosierung reagieren, gefährlich sein. Nehmen Sie daher nicht mehr als 45 mg Eisen täglich zu sich.

Richtige Einnahme
Dosierung

Eisenpräparate sollten nur unter ärztlicher Aufsicht eingenommen werden; eine Selbstmedikation kann gefährlich sein. Anämie erfordert eine sorgfältige Diagnose und Behandlung, um die eigentliche Ursache zu beseitigen.

Präparate enthalten üblicherweise zweiwertige Eisenverbindungen – zumeist Eisensulfat, Eisenfumarat oder Eisenglukonat. In Nahrungsergänzungsmitteln sind meist 3–5 mg Eisen als Tagesdosis enthalten, in Arzneimitteln bis zu etwa 100 mg.

Einkaufstipps

Eisensulfat, eine der verbreitetsten Darreichungsformen von Eisen, ist preiswert, kann jedoch zu Verstopfung und Magenproblemen führen. Andere Formen wie Eisenfumarat oder Eisenglukonat sind eventuell verträglicher. Noch sanfter können eisenreiche Kräutertonika (aus Reformhäusern) sein.

Prüfen Sie die Angaben auf den Verpackungen Ihrer Ergänzungspräparate, um festzustellen, ob sie Eisen enthalten. Wenn Sie nicht an einem ausgeprägten Eisenmangel leiden, kann eine zusätzliche Einnahme von Eisen gefährlich sein.

Aktuelle Info

Bewahren Sie Eisenpräparate außerhalb der Reichweite von Kindern auf. Schon wenige Tabletten können bei einem Kleinkind tödlich wirken.

Auch in der Schwangerschaft sollten Eisenpräparate nur nach Überprüfung des Eisenstatus eingesetzt werden.

Wussten Sie, dass …?

mehr als drei Viertel der Frauen im gebärfähigen Alter die empfohlene Zufuhr nicht erreichen?

Sie mit einem Schweinekotelett (125 g) kanpp ein Viertel der empfohlenen Tagesdosis aufnehmen, mit 200 g Rinderfilet sogar fast die Hälfte?

Fleisch und Fleischwaren zwar die besten Eisenlieferanten sind, wir aber trotzdem nicht täglich Fleisch benötigen?

Eisen Fortsetzung

Die meisten Männer und auch Frauen nach der Menopause brauchen kein zusätzliches Eisen und sollten deshalb einen Arzt befragen, bevor sie ein eisenhaltiges Multivitaminpräparat einnehmen.

Empfehlungen

○ Eisen wird bei Einnahme auf nüchternen Magen am besten verwertet, eine Stunde vor dem Essen oder zwei Stunden danach. Sollte es den Magen reizen, nehmen Sie es zu den Mahlzeiten. Die Eisenaufnahme fördern Sie, indem Sie die Präparate mit fleischhaltigen oder Vitamin-C-reichen Nahrungsmitteln wie Brokkoli oder Orangensaft kombinieren. Einige Nahrungsmittel beeinträchtigen die Aufnahme von Eisensalzen, u. a. Kaffee, Schokolade, Eier, Milchprodukte, Spinat, Vollkornbrot und -frühstücksflocken; ebenso Mangan, Kupfer und Zink in hoher Dosierung.
○ Flüssige Eisenpräparate können die Zähne verfärben. Um dies zu vermeiden, sollten die Tropfen mit Wasser, Frucht- oder Tomatensaft durch einen Strohhalm getrunken werden. Zahnverfärbungen lassen sich durch Zähneputzen mit Backpulver oder Wasserstoffperoxyd (3 %) entfernen.
○ Nehmen Sie Eisenpräparate nie länger als sechs Monate, ohne vom Arzt Ihre Eisenwerte untersuchen zu lassen.

Weitere Quellen

Fleisch und Fleischprodukte, Innereien, grünes Blattgemüse und Vollkornprodukte sind gute Nahrungsquellen.

Vegetarier und Veganer sollten beachten, dass das Eisen aus pflanzlichen Lebensmitteln für den Körper schlechter verfügbar ist als Eisen aus tierischen Lebensmitteln. Sie sollten zu den Mahlzeiten Vitamin-C-reichen Saft trinken oder etwas Rohkost wie Paprika essen, um die Eisenaufnahme zu verbessern.

Durch das Kochen von Tomaten oder anderen säurehaltigen Speisen in einem gusseisernen Topf oder durch das Fermentieren von Bier in Eisengefäßen kann der Eisengehalt auf ein gefährliches Niveau ansteigen.

Mögliche Nebenwirkungen
○ Teerstuhl und Verstopfung

Warnhinweise
○ Nehmen Sie Eisenpräparate nur auf ärztlichen Rat hin ein. Manche Menschen haben die Erbkrankheit Hämochromatose, die eine überhöhte Eisenresorption mit sich bringt; Symptome können sein: Erschöpfung, Arthritis, Leberfunktionsstörungen, Herzinsuffizienz, Diabetes, Erektionsstörung, Bronzehaut. Weitere Kontraindikationen sind auch Hämosiderose und eisenüberladende Anämien (Thalassämie, sideroblastische Anämie). Die Einnahme eines Eisenpräparates kann Ursachen einer Anämie, wie blutende Magengeschwüre oder Krebs, verschleiern.
○ Bei Eisen-Überdosierung droht Lebensgefahr. Erste Anzeichen können sein: Übelkeit, Bauchschmerzen, Erbrechen, Durchfall und ein schwacher, schneller Puls. Auch eine leichte Überdosierung über einen längeren Zeitraum kann Durchfall, Verstopfung und Schäden an Herz und Leber verursachen.
○ Eine zusätzliche Aufnahme von 5 mg pro Tag – wie in vielen Ergänzungen üblich – bringt keine Nachteile mit sich.
○ Eisenpräparate beeinflussen andere Medikamente, u. a. ACE-Hemmer, Antazida, Biphosphonate (wie Etidronat), Calciumergänzungen, Colestyramin, Haloperidol, Levodopa, Magnesium, Mangan, Methyldopa, Penicillamin, Phenytoin, einige Antibiotika, Thyroxin und Zinksalze.

Fischöl

Vor einigen Jahren bemerkten Wissenschaftler, dass bei den grönländischen Inuit trotz ihrer fettreichen Ernährung die Herzinfarktrate erstaunlich gering ist. Weshalb? Sie essen Kaltwasserfisch, der reichlich Omega-3-Fettsäuren enthält. Spätere Studien bestätigten die herzschützende Wirkung von Fischölen und ließen zudem noch weitere Vorzüge erkennen.

Anwendungsgebiete

- Nützlich zur Senkung der Triglyzeride (Blutfette)
- Hilft bei der Vorbeugung von Herzanfällen (besonders auch nach dem ersten zur Vermeidung von Folgeattacken).
- Kann den Blutdruck senken und Arrhythmien (unregelmäßigem Herzschlag) vorbeugen.
- Kann Schmerzen und Entzündungen bei rheumatoider Arthritis lindern.
- Kann bei der Behandlung von Depressionen und bipolaren Störungen hilfreich sein.
- Kann das Risiko verringern, an Alzheimer zu erkranken.

Arzneiformen

- Kapsel
- Softgel

Grundlegendes

Fischöl enthält die mehrfach ungesättigten Omega-3-Fettsäuren. Diese unterscheiden sich von anderen mehrfach ungesättigten Fettsäuren, den Omega-6-Fettsäuren, und haben andere Wirkungen auf den Körper (der Fisch erhält sein Fett vom Plankton – je kälter das Wasser, desto mehr Omega-3-Fettsäuren enthält das Plankton).

Die zwei wirksamsten Omega-3-Fettsäuren – Eicosapentaensäure (EPA) und Docosahexaensäure (DHA) – kommen reichlich in Kaltwasserfischen wie Lachs, Forelle, Makrele und Thunfisch vor. Eine dritte Omega-3-Fettsäure, die Alphalinolensäure (ALA), nehmen wir über bestimmte Pflanzenöle (wie Lein- und Rapsöl) und in geringen Mengen grünes Blattgemüse (wie z. B. Portulak) auf. Studien zufolge ist die Alphalinolensäure jedoch weniger wirksam als die anderen beiden Formen.

Wirkungsweise

Omega-3-Fettsäuren kommen in jeder Zelle vor und spielen bei lebenswichtigen Körperabläufen eine Schlüsselrolle – von der Regulierung des Blutdrucks und der Blutgerinnung bis hin zur Entzündungsbekämpfung und Stärkung des Immunsystems – und sind zur Vorbeugung und Behandlung vieler Erkrankungen und Beschwerden nützlich.

Vorbeugung

Fischöle scheinen das Risiko einer Herzerkrankung zu senken. Ein wichtiger Faktor ist, dass Omega-3-Fettsäuren die Blutplättchen weniger klebrig machen, sodass nicht so leicht Gerinnsel entstehen, die zu Herzinfarkten und Schlaganfällen führen (möglicherweise können sie sogar die Größe bereits bestehender Verklumpungen reduzieren). Sie

Fischöl Fortsetzung

Einkaufstipps

Kaufen Sie keinen Lebertran, um Ihren Bedarf an Omega-3-Fettsäuren zu decken. Er enthält große Mengen der Vitamine A und D, die beide in hohen Dosen toxisch wirken können.

Gesundheitsexperten empfehlen, zweimal wöchentlich Fisch zu essen.

Fischölkapseln enthalten ungefähr 30–35 % DHA und EPA. Es gibt auch Präparate mit 60 % DHA und EPA.

Aktuelle Info

Die Ergebnisse einer Vorstudie der University of California, Los Angeles, lassen vermuten, dass Omega-3-Fettsäuren Brustkrebs bekämpfen und gesundes Brustgewebe schützen können. Tierversuche zeigen zudem, dass weniger Brusttumore auftreten, wenn die gesunde Ernährung Fischöle enthält. Bei Menschen führten diesbezügliche Untersuchungen jedoch zu widersprüchlichen Ergebnissen.

Australische Wissenschaftler testeten vier Monate lang die Wirkung von Fischöl bei 83 Menschen mit schweren Depressionen und stellten keine Vorteile fest.

können die Triglyzeride (Blutfette, die mit Cholesterin einhergehen) und den Blutdruck senken. Außerdem zeigten Untersuchungen, dass Omega-3-Fettsäuren das Reizleitungssystem des Herzens stärken und somit Herzrhythmusstörungen vorbeugen können.

In den Arterienwänden hemmen Omega-3-Fettsäuren Entzündungen, die zur Plaquebildung beitragen. Therapeutische Fischöldosen können den erneuten Verschluss von Arterien verhindern, der nach einer Angioplastie (bei der mithilfe eines kleinen Ballons die blockierte Stelle geweitet wird) häufig auftritt.

Die eindeutigsten Nachweise für die Vorteile von Fischöl für das Herz-Kreislauf-System erbrachten Studien, in denen die Teilnehmer Fisch aßen, statt Fischölergänzungen einzunehmen.

Weitere Vorzüge

Omega-3-Fettsäuren wirken entzündungshemmend, was bei Arthritis, Lupus, chronisch-entzündlichen Darmerkrankungen, Schuppenflechte und atopischer Dermatitis nützlich sein kann. Studien zufolge leiden Menschen mit Rheuma weniger an Gelenkschwellungen und können eventuell sogar ihre Dosis entzündungshemmender Medikamente reduzieren, wenn sie Fischöl in Form von Ergänzungsmitteln einnehmen. Der Verzehr von Fisch liefert vermutlich keine ausreichende Menge an Omega-3-Fettsäuren, um bei Arthritis und anderen entzündlichen Erkrankungen zu wirken; deshalb sind hier Fischölergänzungen zu empfehlen. Fischöl soll möglicherweise auch Menstruationskrämpfe lindern.

Außerdem sind Omega-3-Fettsäuren auch in Nervenzellen zu finden und können für die geistige Gesundheit eine Rolle spielen. Neueren Studien zufolge kann Fischöl in der Behandlung von Depressionen hilfreich sein, und Vorstudien lassen hoffen, dass Omega-3-Fettsäuren den Ausprägungsgrad der Schizophrenie senken. DHA kann zudem das Alzheimer-Risiko verringern und Symptome bestehender Demenzen lindern. Fischöl wird experimentell auch in der Behandlung von Legasthenie, aggressivem Verhalten und ADHS bei Kindern eingesetzt.

Weiteren Untersuchungen zufolge kann Fischöl viele zusätzliche Vorteile haben, z. B. bei der Vorbeugung von Abstoßungsreaktionen nach Bypass-Operationen und von Krebs, bei der Behandlung von Dickdarm-, Brust- und Prostatakrebs, bei der Entwicklung von Augen und Gehirn bei Säuglingen und bei der Behandlung von Nierenerkrankungen sowie der Mukoviszidose.

Richtige Einnahme
Dosierung

Der Verzehr von Fisch ein- bis zweimal wöchentlich verringert das Risiko von Herzkrankheiten. Zur genauen Dosierung von Fischölergänzungen fragen Sie Ihren Arzt. Als Faustregel:

Bei Hypertriglyceridämie: 1,0–4,6 g Fischöl täglich.
Wenn Sie einen Herzanfall hatten: mindestens 1,0 g täglich. Nach einer Bypass-OP mit Venentransplantaten: 4,0 g täglich.
Bei Bluthochdruck: 4,0 g Fischöl täglich.
Bei rheumatoider Arthritis: 30–40 mg EPA und DHA pro Kilogramm Körpergewicht täglich.
Bei atopischer Dermatitis: 6 g Fischöl täglich.
Bei Demenz: 4,32 g DHA täglich.
Bei Depressionen und anderen gesundheitlichen Störungen: Fragen Sie Ihren Arzt.
Hinweis: Fragen Sie Ihren Arzt, bevor Sie mehr als 3 g Fischöl einnehmen, da dies zu einer erhöhten Blutungsneigung führen kann.

Empfehlungen

○ Gegen Rheuma und andere entzündliche Erkrankungen sollten Sie zu Ergänzungsmitteln greifen, da es schwierig ist, eine ausreichende Menge durch den Verzehr von Fisch aufzunehmen.
○ Am besten nehmen Sie Fischöl zu den Mahlzeiten.
○ Die Präparate sind unter Umständen verträglicher, wenn sie über den Tag verteilt werden. Besser ist es also zum Beispiel, 3-mal 1000 mg einzunehmen statt 1-mal 3000 mg.
○ Einige Studien deuten darauf hin, das hohe Dosen Fischöl den Blutzuckerspiegel bei Diabetikern erhöhen, in anderen Studien konnte dies nicht festgestellt werden. Um sicherzugehen, sollten Diabetiker ohne Anweisung ihres Arztes nicht mehr als 2 g Fischöl täglich zu sich nehmen.

Mögliche Nebenwirkungen

○ Erhöhter Blutzuckerspiegel, erhöhte Blutungsneigung, erhöhte LDL-Werte („schlechtes" Cholesterin), Aufstoßen, Blähungen, Übelkeit und Durchfall.
○ Sehr hohe Gaben können zu einem leicht fischigen Körpergeruch führen.

Warnhinweise

○ Omega-3-Fettsäuren hemmen die Blutgerinnung. Sprechen Sie daher vor dem Einsatz von Fischölpräparaten mit Ihrem Arzt, wenn Sie eine Blutkrankheit haben oder gerinnungshemmende Medikamente nehmen (Marcumar, Aspirin, Dipyridamol, Ticlopidin, Clopidogrel) und vor Operationen. Nehmen Sie vor einer größeren Operation keine hohen Dosen (mehr als 10 g täglich) ein.

○ Bei Menschen, die nichtsteroidale Antirheumatika einnehmen, kann die Dosis möglicherweise reduziert werden.
○ Fisch kann Quecksilber enthalten; deshalb ist beim Verzehr von größeren Mengen Fisch besonders bei Kindern und schwangeren oder stillenden Frauen Vorsicht geboten. Erkundigen Sie sich nach der Herkunft des Fisches.

Vorsicht: Wenn Sie an einer Erkrankung (vor allem Diabetes) leiden, einen hohen LDL-Spiegel haben oder eine größere Operation in Erwägung ziehen, sprechen Sie mit Ihrem Arzt, bevor Sie Fischölpräparate einnehmen.

Ginkgo
Ginkgo biloba

Dieses beliebte Heilmittel stammt von einer der ältesten Baumarten der Welt und wird zur Stärkung des Gedächtnisses eingesetzt. Zwar scheint Ginkgo altersbedingten Gedächtnisproblemen entgegenzuwirken, aber dass diese zurzeit im Rampenlicht stehende Pflanze eine universelle „Intelligenzpille" für jedermann ist, ist zweifelhaft.

Anwendungsgebiete

- Kann das Fortschreiten von Demenz, einschließlich der Alzheimerkrankheit, verlangsamen und das Gedächtnis verbessern
- Kann Depressionen und Ängste abschwächen.
- Lindert kalte Gliedmaßen (Raynaud-Krankheit) und schmerzhafte Beinkrämpfe (Claudicatio intermittens).
- Lindert Tinnitus (Ohrgeräusche) und Schwindel.
- Soll impotenten Männern zur Erektion verhelfen.
- Soll hilfreich in der Behandlung von Asthma, PMS und Vitiligo sein.

Arzneiformen

- Tablette
- Kapsel
- Softgel
- Mundspray
- Flüssigkeit
- Getrocknet

Grundlegendes

Aus den fächerförmigen Blättern der uralten Baumart Ginkgo biloba, die in China schon seit über 200 Millionen Jahren wächst, wird dieses Heilmittel gewonnen. (Ginkgoblätter sind bilobär (zweilappig), daher auch der Name „biloba".)

Um das Präparat, das in den Handel kommt, herzustellen, benutzt man den konzentrierten Ginkgo-biloba-Extrakt (GBE) – auch Ginkgo genannt. Dieser wird aus den getrockneten und gemahlenen Blättern gewonnen, aus denen die aktiven Inhaltsstoffe mithilfe einer Mischung aus Azeton und Wasser extrahiert werden.

Wirkungsweise

Ginkgo kann viele wohltuende Wirkungen auf den Kreislauf und das zentrale Nervensystem ausüben. So verstärkt er die Durchblutung von Armen, Beinen und Gehirn, indem er Spannung und Elastizität der Blutgefäße – von den dicksten Arterien bis zu den feinsten Kapillaren – reguliert. Ähnlich wie die Azetylsalizylsäure vermindert er die Klebrigkeit des Blutes und senkt so das Risiko für Blutgerinnsel.

Ginkgo scheint auch antioxidative Wirkungen zu haben, da er schädliche Radikale neutralisiert und dadurch die Blutzellen schützt. Forscher beobachteten zudem eine Stärkung des Nervensystems aufgrund der verbesserten Versorgung der Nervenzellen mit Sauerstoff und Blutzucker (Glukose).

Vorbeugung

Gegenwärtig konzentriert sich das Interesse an Ginkgo auf sein mögliches Potenzial zur Vorbeugung von altersbedingten Gedächtnisverlusten. Möglicherweise kann er auch bei Gesunden das Erinnerungsvermögen und die Konzentration steigern, aber noch fehlen Langzeitstudien darüber.

Zurzeit wird untersucht, ob seine gerinnungs-hemmenden Eigenschaften auch Herzinfarkte oder Schlaganfälle abwenden können.

Hauptwirkungen

Dass Ginkgo die Durchblutung – und damit die Sauerstoffversorgung – des Gehirns verbessert, ist besonders für ältere Menschen von Bedeutung, deren Arterien durch Cholesterinansammlungen oder aufgrund anderer Ursachen verengt sind. Eine verminderte Durchblutung wird mit der Alzheimer-krankheit in Verbindung gebracht, aber auch mit Gedächtnisverlust, Ängsten, Kopfschmerzen, Depressionen, Verwirrtheit, Tinnitus und Schwindel. All diese Beschwerden könnte Ginkgo lindern.

Die Ergebnisse umfangreicher Forschungen lassen den Schluss zu, dass Ginkgo die Symptome leichter bis mittelschwerer Demenzen innerhalb von drei Monaten verbessert und ebenso wirksam sein kann wie entsprechende Medikamente.

Ginkgo fördert auch die Durchblutung der Gliedmaßen. Er bietet sich daher zur Bekämpfung von Schmerzen, Krämpfen und Schwäche infolge verengter Arterien im Bein an.

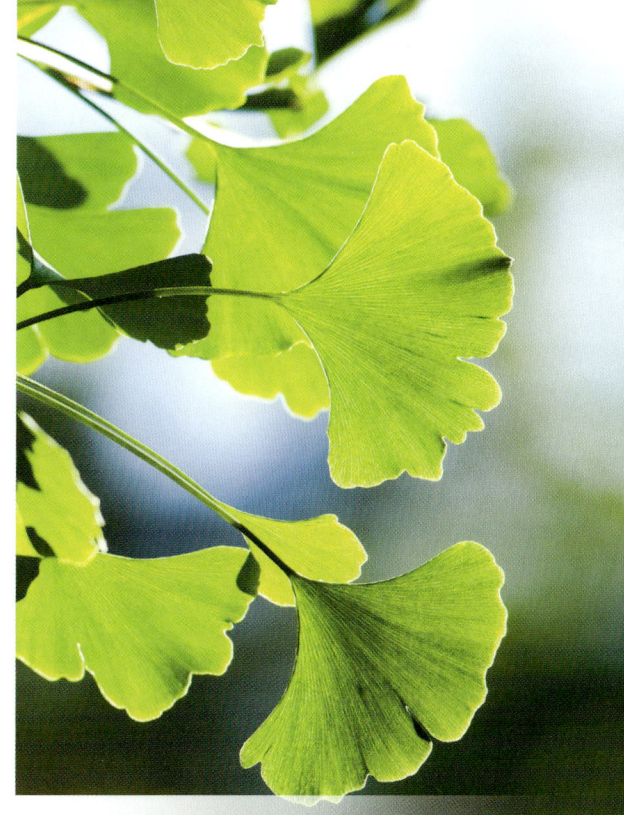

Der Ginkgobaum zählt zu den ältesten Baumarten der Erde.

Mögliche Nebenwirkungen

○ Eher selten: Unruhe, Durchfall, Übelkeit, Erbrechen, Kopfschmerzen, Schwindel, Tinnitus, allergische Hautreaktionen, Sehstörungen, Muskelschwäche, schwa-cher Muskeltonus, veränderter Blutdruck und Blutzuckerspiegel und verminderte Fruchtbarkeit. Wenn Sie Hämatome oder Blutungen bekommen, setzen Sie das Präparat sofort ab.

○ Selten: schwere Einblutungen in Gehirn oder Auge (Symptome sind u. a. plötzli-cher Verlust von Sehkraft, Koordination, Gefühl, Kraft, Sprache und Bewusstsein).

Warnhinweise

○ Mehr als 240 mg Ginkgo täglich können Desorientierung und weitere Probleme zur Folge haben.

○ Menschen, die allergisch auf Pflanzen der Ginkgoaceae-Familie, Mangoschalen, Sumach, Giftsumach oder Cashewnüsse reagieren, sollten vorsichtig mit Ginkgo sein.

○ Fragen Sie Ihren Arzt, wenn Sie Marcu-mar oder andere Gerinnungshemmer (z. B. ASS, Clopidogrel, Dipyradamol, Ticlopidin), Thiazid-Diuretika (wie Hydrochlorothiazid), Trazodon oder Cholinergika (z. B. Pilocarpin, Carbachol, Bethanecol, Methacolin) einnehmen oder eine Krankheitsgeschichte mit Hirnblu-tungen, Aneurysmen oder Epilepsie haben.

○ Seien sie vorsichtig mit weiteren Ergän-zungen, die blutverdünnende Eigen-schaften haben, wie Fischöl, Knoblauch, Mutterkraut, Weidenrinde und hochdo-siertes Vitamin E.

○ Nehmen Sie Ginkgo nicht, wenn Sie schwanger sind.

Einkaufstipps

Standardisierte Mengen aktiver Wirkstoffe des Ginkgobaums erhalten Sie über Präparate mit Ginkgo-biloba-Extrakt (GBE). Diese sollten mindestens 22 % Flavonglykoside (die für die antioxidativen und gerinnungshemmenden Eigenschaften verantwortlich sind) und 5 % Terpenlaktone enthalten (in erster Linie Ginkgolide und Bilobalide, welche die Durchblutung verbessern und möglicherweise auch die Nerven schützen).

Aktuelle Info

In einer Studie, in der 118 Teilnehmer ohne Gedächtnisprobleme drei Jahre lang entweder Ginkgo oder ein Plazebo einnahmen, hatten beide Gruppen das gleiche Risiko für Gedächtnisstörungen – aber die Ginkgo-Gruppe hatte mehr Schlaganfälle.

Wussten Sie, dass …?

Ginkgobäume zweigeschlechtlich sind? Die Nüsse der weiblichen Bäume werden in China und Japan seit Langem als kulinarische Spezialität mit heilenden Eigenschaften geschätzt. Ginkgosamen sind sehr gefährlich und sollten gemieden werden.

man 50 kg getrocknete Blätter benötigt, um ein 1 kg Extrakt herzustellen?

Weitere Vorzüge

Ginkgo kann auch die Symptome einiger Störungen des Innenohrs lindern, wie Tinnitus (Ohrgeräusche), plötzliche Taubheit und Vertigo (Drehschwindel).

Einige Studien lassen vermuten, dass Ginkgo bei der Behandlung von Makuladegeneration und manchen Formen des Glaukoms (zwei der häufigsten Erblindungsursachen) hilfreich sein kann. Ebenso kann es bei der Behandlung von Depressionen, saisonal abhängiger Depression (SAD), prämenstruellem Syndrom (PMS), Asthma, Vitiligo und Höhenkrankheit helfen sowie zur Linderung von Nebenwirkungen der Chemotherapie beitragen. Manchmal wird Ginkgo auch zur Behandlung von sexueller Dysfunktion, Frostbeulen und Hämorrhoiden eingesetzt.

Vor Einführung der Blätterextrakte verordneten chinesische Heilkundige bei Asthma häufig Ginkgonüsse, da diese offenbar Erstickungsanfälle und andere Atembeschwerden linderten.

Richtige Einnahme
Dosierung

Wählen Sie Präparate mit Ginkgo-biloba-Blätterextrakt (GBE), der konzentrierten Darreichungsform, als auf 50 : 1 standardisierten Extrakt.

Zur Behandlung von Demenz und Gedächtnisstörungen: pro Tag 120–240 mg eines standardisierten Extrakts auf drei Dosen verteilt, dreimal täglich 0,5 ml eines 1:1-Flüssigextrakts oder täglich 9–10 g getrocknete Blätter. Für Ihre spezielle Dosierung konsultieren Sie Ihren Therapeuten.

Zur Behandlung von Asthma: 40 mg eines standardisierten Extrakts dreimal täglich.

Zur Behandlung von Claudicatio intermittens, Vertigo oder Tinnitus: täglich 120–320 mg eines standardisierten Extrakts, auf drei Dosen verteilt.

Zur Behandlung von Vitiligo: täglich 120 mg eines standardisierten Extrakts.

Empfehlungen

- Gewöhnlich dauert es 4–6 Wochen, mitunter bis zu 12 Wochen, bis die Wirkung einsetzt.
- Sie können den Extrakt zu oder zwischen den Mahlzeiten nehmen.
- In der empfohlenen Dosierung gilt Ginkgo auch bei Langzeitmedikation als sicher.

Ginseng
Panax ginseng

Der in den USA und Europa sehr populäre Chinesische Ginseng ist oft in Erfrischungsgetränken und Nahrungsergänzungen als Zusatz zu finden. Diese Mengen sind aber zu gering, um eine Wirkung zu erzielen. Dennoch haben Ergänzungen, die aus hochwertigem Ginseng hergestellt werden, in der Tat eine Vielzahl schützender Wirkungen auf den Körper.

Anwendungsgebiete
○ Kann die geistige Leistungsfähigkeit steigern.
○ Soll hilfreich bei Diabetes Typ II sein.
○ Kann Wohlbefinden und körperliche Leistungs-
  fähigkeit steigern, das Immunsystem stärken
  und zur besseren Stressbewältigung beitragen.
○ Soll den Blutdruck und Cholesterinspiegel
  senken und das Krebsrisiko verringern.
○ Reguliert die Bakterienflora (Bifidus-Bakterien)
  des menschlichen Darms.

Arzneiformen
○ Tablette
○ Pulver/Granulat
○ Kapsel
○ Flüssigextrakt/
  Tinktur/Mundspray
○ Softgel
○ Getrocknet/
  Tee

Grundlegendes

Panax ginseng (auch Asiatischer, Chinesischer oder Koreanischer Ginseng genannt) wird in der chinesischen Medizin seit Jahrtausenden eingesetzt, um Lebensdauer und Lebensqualität zu erhöhen. Lange Zeit war er nur Königen vorbehalten.

Medizinisch nutzbar ist die langsam wachsende Wurzel, die nach vier bis sechs Jahren geerntet wird, wenn ihr Gehalt an Ginsenosiden – den aktiven Inhaltsstoffen – am höchsten ist. Insgesamt gibt es 13 verschiedene Ginsenoside. *Panax ginseng* enthält zudem verschiedene Polysaccharide, darunter Panaxane, die günstig auf Stoffwechsel und Immunsystem einwirken sollen. Weißer Ginseng wird aus der rohen, getrockneten Wurzel hergestellt; roter Ginseng ist gedämpft und getrocknet und hat eine stärkere Wirkung.

Panax ginseng sollte nicht mit Sibirischem Ginseng verwechselt werden.

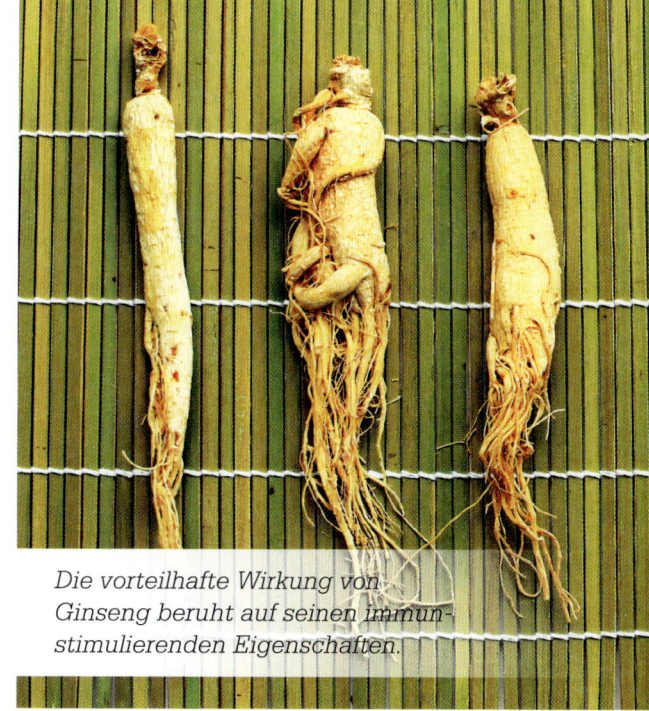

Die vorteilhafte Wirkung von Ginseng beruht auf seinen immun-stimulierenden Eigenschaften.

Wirkungsweise

Die gesundheitsfördernden Wirkungen von *Panax ginseng* beruhen auf der anregenden Wirkung auf das Immunsystem sowie auf der Fähigkeit, den Körper gegen die schädlichen Auswirkungen von verschiedenen Umwelteinflüssen und von Stress zu schützen.

Vorbeugung

Bei der Bekämpfung vieler Erkrankungen kann Ginseng den Körper unterstützen. Er stimuliert das Immunsystem auf vielfältige Weise, einschließlich der Produktion spezieller Immunzellen, der Killer-T-Zellen, die schädliche Viren und Bakterien vernichten.

Einkaufstipps

Beachten Sie den Verpackungsaufdruck, um sicherzugehen, dass Sie *Panax ginseng* kaufen. Andere Arten, wie Amerikanischer *(Panax quinquefolius)* oder Sibirischer Ginseng *(Eleutherococcus senticosus)* haben eine andere Wirkung.

Aktuelle Info

In einer dreimonatigen Studie mit Alzheimer-Patienten verbesserte Koreanischer Ginseng, solange das Präparat eingenommen wurde, die Denkfähigkeit. Diese Verbesserung klang jedoch nach Absetzen des Präparats wieder ab.

Wussten Sie, dass …?

der Name Ginseng vom alten chinesischen Wort *jen shen* (Wurzelmann) abstammt, da der untere Teil der Ginsengwurzel recht häufig einer menschlichen Gestalt ähnelt?

Ginseng kann auch für Menschen mit einer geringen Anzahl weißer Blutkörperchen hilfreich sein.

Studien deuten darauf hin, dass die Wurzel bestimmte Krebszellen am Wachstum hindern könnte. Im Rahmen einer großen koreanischen Studie war bei den Teilnehmern, die *Panax ginseng* einnahmen, das Krebsrisiko nur halb so hoch wie bei der Kontrollgruppe. Während Ginsengpulver und -tinkturen offenbar das Krebsrisiko senkten, hatten der Verzehr frischer Wurzeln und das Trinken von Ginsengsaft oder -tee nicht diese Wirkung.

Weitere Vorzüge

Ginseng kann gut tun, wenn man müde und gestresst ist oder sich von einer langen Krankheit oder Operation erholt. Es hat sich gezeigt, dass er die Ausschüttung von Stresshormonen im Körper ausgleichen und die Organe unterstützen kann, die diese Hormone produzieren. Er kann auch die Produktion von Endorphinen, der „Wohlfühlhormone", im Gehirn steigern.

Viele Langstreckenläufer und Bodybuilder nehmen Ginseng zur Steigerung der Leistungsfähigkeit. Manche ernährungsmedizinisch orientierten Ärzte und Heilpraktiker sind der Meinung, dass Ginseng vorzeitiger Erschöpfung vorbeugen kann, weil er es den Muskeln ermöglicht, Energie effizienter zu nutzen. Es gibt jedoch Untersuchungen, die dieser Hypothese widersprechen.

Ginseng soll bei Impotenz hilfreich sein, die Wirkungsweise ist jedoch unklar. Einige seiner Inhaltsstoffe scheinen auf die glatte Muskulatur zu wirken und dadurch bei erektiler Dysfunktion zu helfen. In Tierstudien erhöhte er die Spermaproduktion, was eventuell auch Männern mit Fruchtbarkeitsproblemen helfen könnte.

Es gibt wissenschaftliche Nachweise dafür, dass Ginseng die geistige Leistungsfähigkeit verbessern und bei Menschen mit Diabetes Typ II den Blutzuckerspiegel senken kann. Weitere Vorteile können in der Behandlung von Bluthochdruck und hohem Cholesterinspiegel, chronisch-obstruktiven Lungenerkrankungen (Emphysem, chronische Bronchitis) und störenden Symptomen der Menopause liegen. Tierstudien deuten darauf hin, dass Ginseng die Nerven vor Schäden (z. B. vor diabetischer Neuropathie) schützen kann, der Leber hilft, sich nach einer Schädigung zu regenerieren, sowie die Verdauung fördern und durch Säure oder Aspirin verursachten Magengeschwüren vorbeugen kann.

Richtige Einnahme
Dosierung

Nehmen Sie täglich die Menge eines Extrakts, das 0,9–3,0 g der rohen Ginsengwurzel entspricht.

Tabletten/Kapseln: Beachten Sie die Anweisungen des Herstellers oder fragen Sie einen Fachmann nach der für Sie geeigneten Dosierung. Die übliche Tagesdosis eines Extrakts entspricht 500–2000 mg der getrockneten Wurzel. In den meisten Studien wurden auf 4 % Ginsenosid standardisierte Präparate verwendet.

Flüssigextrakt (1:2): 1–6 ml täglich.

Andere Arzneiformen: Beachten Sie die Anweisungen des Herstellers oder fragen Sie Ihren Therapeuten.

Empfehlungen

○ Beginnen Sie mit der niedrigsten Dosis und steigern Sie diese allmählich, bis Sie anfangen, sich besser zu fühlen.

○ Manche Experten empfehlen, etwa alle 2–3 Wochen eine einwöchige Pause einzulegen. Anschließend kann man die gewohnte Dosis weiter einnehmen. In manchen Fällen kann Ginseng abwechselnd mit anderen Heilkräutern zur Stimulierung des Immunsystems gegeben werden, wie Astragalus oder Sibirischer Ginseng.

○ Die Kombination aus Ginseng und Koffein kann etwaige Nebenwirkungen verstärken; deshalb sollten Sie den Koffeinkonsum für die Dauer der Einnahme einschränken oder ganz vermeiden.

○ Nehmen Sie Ginseng nicht am Abend ein, es sei denn, Sie wollen wach bleiben.

○ *Panax ginseng* ist für Kinder nicht geeignet.

Mögliche Nebenwirkungen

○ In der empfohlenen Dosierung verursacht Ginseng wahrscheinlich keinerlei Nebenwirkungen; dennoch können juckender Hautausschlag, Schwindel, Stimmungsschwankungen, Schlaflosigkeit und Magenprobleme auftreten, selten auch schwerer Hautausschlag. Setzen Sie in diesem Fall das Präparat sofort ab und suchen Sie einen Arzt auf.

○ Einige Frauen berichteten nach hohen Mengen Chinesischen Ginsengs von verstärkten Menstruationsblutungen oder Brustspannen. In diesem Fall reduzieren Sie die Dosis oder setzen das Präparat ab.

○ Zu viel Ginseng kann Bluthochdruck, Nervosität, Schlaflosigkeit, Ausschlag und morgendlichen Durchfall verursachen.

Warnhinweise

○ Nehmen Sie keine Präparate, die *Panax ginseng* enthalten, wenn Sie an einer akuten Infektion mit Fieber leiden, stark schwitzen oder sich angespannt und nervös fühlen.

○ Fragen Sie Ihren Arzt, bevor Sie Ginseng nehmen, wenn Sie unter Bluthochdruck, einer Herzkrankheit, Asthma, Diabetes, einer hormonabhängigen Erkrankung (wie Brust- oder Prostatakrebs, Endometriose, Myome) leiden oder eine Blutungsneigung haben.

○ Setzen Sie *Panax ginseng* eine Woche vor einer größeren Operation ab.

○ Wechselwirkungen mit Ginseng können entstehen bei gleichzeitiger Einnahme von Blutverdünnern (Marcumar, ASS), Medikamenten gegen Diabetes, einigen Herzmedikamenten (u. a. Digoxin), Blutdruckmitteln, MAO-Hemmern, Pseudoephedrin, Phenelzin, Diuretika, Stimmungsaufhellern, Kortikosteroiden, Hormonpräparaten, Neuroleptika sowie Pflanzen- und Ergänzungspräparaten mit ähnlicher Wirkung.

○ Ginseng soll aufgrund nicht auszuschließender hormonartiger oder hormoninduzierender Wirkungen nicht länger als drei Monate genommen werden. Während einer Schwangerschaft sollte eine Anwendung unterbleiben.

Glukosamin

Glukosamin ist eine vielversprechende Substanz gegen Arthrose, die den Knorpelaufbau fördern und damit zur Abpolsterung der Knochenenden beitragen soll. Tatsächlich zeigen Studien positive Wirkungen. Diese bezogen sich aber nur auf bestimmte Zubereitungen in Arzneimitteln. In der Verwendung als Nahrungsergänzungsmittel bleiben Fragen offen.

Anwendungsgebiete

- Lindert Schmerzen, Steifheit und Schwellungen infolge von Arthrose oder rheumatoider Arthritis.
- Trägt zur Linderung arthritisch bedingter Rücken- und Nackenschmerzen bei.
- Kann sich günstig auf Kreislaufprobleme, Kiefergelenksprobleme und chronisch entzündliche Darmerkrankungen auswirken.

Arzneiformen

- Kapsel
- Tablette
- Pulver
- Creme
- Flüssig

Mögliche Nebenwirkungen

- Glukosamin kann praktisch keinerlei ernste unerwünschte Wirkungen auslösen. Mitunter kann es zu Müdigkeit oder Schlafstörungen, Kopfschmerzen, verstärktem Nagelwachstum, Ausschlägen, Juckreiz, erhöhter Sonnenlichtempfindlichkeit, Herzklopfen, Herzrasen, Blutdruckanstieg, Wassereinlagerungen, Magenproblemen, Sodbrennen, Durchfall, Übelkeit und Erbrechen, Appetitlosigkeit, Verstopfung, Bauchschmerzen, Blähungen oder grauem Star kommen. Es existieren auch Meldungen zu allergischen Hautreaktionen mit Ausschlag, Juckreiz und Schwellung.

Warnhinweise

- Glukosamin kann Wechselwirkungen mit bestimmten Diuretika (entwässernden Medikamenten) eingehen, von denen dann eine höhere Dosis benötigt wird. Auch bei Medikamenten oder Ergänzungsmitteln zur Beeinflussung des Blutzuckerspiegels und bei Marcumar können Wechselwirkungen auftreten. Besprechen Sie die Einnahme mit dem Arzt.
- Bei Diabetes, Muschelallergie, Jodüberempfindlichkeit, Nierenerkrankungen, grauem Star oder einem aktiven Zwölffingerdarmgeschwür sollte Glukosamin nur vorsichtig eingesetzt werden.

Vorsicht: Bei ernsten Erkrankungen sowie in der Schwangerschaft oder bei aktuellem Kinderwunsch sollten Sie vor der Einnahme von Ergänzungsmitteln immer mit Ihrem Arzt sprechen. Suchen Sie bei Gelenkerkrankungen und Beschwerden wie Schmerzen, Steifheit oder knackenden Geräuschen auf jeden Fall einen Facharzt auf.

Grundlegendes

Das relativ einfache Glukosaminmolekül kann der Körper selbst erzeugen, daher ist es kein Nährstoff im eigentlichen Sinne. In den Gelenken und im Bindegewebe, wo der Körper daraus größere Moleküle für die Reparatur und Erhaltung von Knorpel bildet, liegt Glukosamin in relativ hoher Konzentration vor. Es hemmt die Enzyme, die Knorpel abbauen, regt die Produktion des Stoffes in der Gelenkflüssigkeit an, der Stöße absorbiert und die Gelenke schmiert, und kann Entzündungen entgegenwirken.

Seit einigen Jahren ist Glukosamin auch als Nahrungsergänzungsmittel erhältlich und wird in verschiedenen Formen angeboten, z. B. Glukosaminsulfat, Glukosaminhydrochlorid und N-Acetyl-Glukosamin (NAG). Arthrose wird bevorzugt mit Glukosaminsulfat behandelt, das vom Körper gut verwertet wird und bei dieser Erkrankung sehr wirksam erscheint.

Hauptwirkungen

Glukosamin ist in mindestens 70 Ländern in Form von Arzneimitteln zur Arthrosebehandlung zugelassen, weil es nachweislich Schmerzen lindert und zur Reparatur alternder und geschädigter Gelenke in Knien, Hüfte, Wirbelsäule und Händen beiträgt.

Einigen Untersuchungen zufolge ist Glukosamin bei der Linderung von Schmerzen und Entzündungen mindestens so erfolgreich wie nichtsteroidale Entzündungshemmer (zum Beispiel ASS), jedoch ohne deren Nebenwirkungen. Solche Schmerzmittel werden häufig eingenommen, können aber abgesehen von der Schmerzbekämpfung kaum etwas gegen das Fortschreiten einer Arthrose ausrichten. Glukosamin hingegen trägt zur Knorpelbildung bei und kann mitunter auch geschädigte Gelenke reparieren. Das gilt insbesondere für Patienten mit leichter bis mittelschwerer Symptomatik. Patienten mit fortgeschrittener Arthrose, bei denen der Knorpel vollständig abgenutzt ist, profitieren hingegen kaum von Glukosamin.

Weitere Vorzüge

Glukosamin kann die Gelenke kräftigen und damit zur Vorbeugung gegen Arthrose und andere altersbedingte, degenerative Gelenkerkrankungen beitragen sowie Symptome einer Kiefergelenkerkrankung lindern.

Neben seiner Wirkung auf Gelenke und Bindegewebe fördert Glukosamin auch gesunde Schleimhäute im Verdauungstrakt und kann zum Beispiel die Behandlung chronisch entzündlicher Darmerkrankungen unterstützen. Deshalb ist es oft Bestandteil von Kombinationspräparaten für den Darm, meist in Form von N-Acetyl-Glukosamin, das besonders die Darmschleimhaut anspricht.

Es gibt Hinweise darauf, dass Glukosamin auch bei Kreislaufstörungen helfen kann.

Richtige Einnahme
Dosierung

Einnahme: Die Standarddosis bei Arthrose und anderen Erkrankungen beträgt dreimal täglich 500 mg Glukosaminsulfat. Möglich ist aber auch die

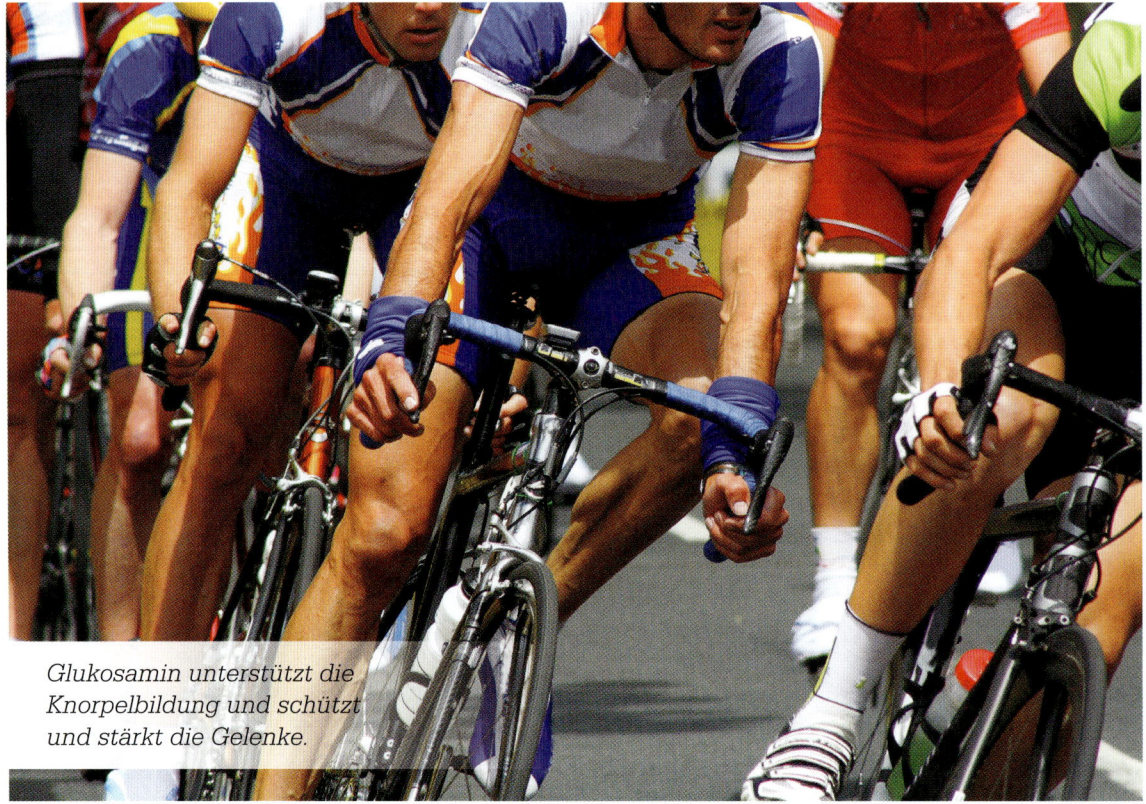

Glukosamin unterstützt die Knorpelbildung und schützt und stärkt die Gelenke.

einmal tägliche Einnahme der Gesamtmenge von 1500 mg in Form einer Pille, flüssig oder als Pulver. Praktisch sind Päckchen mit der pulverisierten Tagesdosis, die in ein Glas Wasser gerührt wird. Die Wirkung stellt sich nach zwei bis drei Monaten Einnahme ein.

Die genannte Dosis von 1500 mg gilt als unbedenklich und ist für die meisten Menschen ausreichend. Bei einem Körpergewicht von über 90 kg kann die Dosis um 20 mg pro Kilo und Tag erhöht werden. Das gilt auch bei der Einnahme von Diuretika (entwässernden Medikamenten). Besprechen Sie die nötige Dosis mit Ihrem Arzt.

Äußerliche Anwendung: Befolgen Sie die Herstelleranweisungen.

Empfehlungen

○ Glukosamin wird in der Regel über längere Zeit eingenommen; die Wirkung stellt sich nicht so schnell ein wie bei schmerz- und entzündungshemmenden Mitteln. Dafür ist die Dauerwirkung bei Langzeiteinnahme erheblich umfassender und anhaltender.

○ Glukosamin sollte zum Essen eingenommen werden, um eventuellen Verdauungsbeschwerden vorzubeugen.

○ Bei Gelenkbeschwerden wird Glukosamin gern mit anderen Ergänzungsmitteln kombiniert, zum Beispiel mit Chondroitinsulfat (einem verwandten Stoff, der ebenfalls Knorpel aufbaut), Niacinamid oder S-Adenosylmethionin (SAMe). Ob Kombinationspräparate besser sind als Monopräparate, ist noch nicht geklärt. Zur Linderung von Arthrose wird Glukosamin mitunter auch mit Weihrauchextrakt, Seegurke (einem alten chinesischen Heilmittel) oder zur oberflächlichen Schmerzlinderung mit Cayennesalbe kombiniert.

Grüner Tee
Camellia sinensis

Nach chinesischen Legenden wurde grüner Tee erstmals 2700 v. Chr. getrunken: einem Kaiser, der unter einem Teestrauch saß, fielen einige Blätter in seine Tasse mit heißem Wasser – und er probierte! Heute weiß man, dass diese Teesorte ein hochwirksames Antioxidans enthält, das möglicherweise sogar die Vermehrung von Krebszellen stoppen kann.

Anwendung
- Kann die Krebsvorbeugung unterstützen.
- Kann in bestimmten Fällen vor Herzkrankheiten schützen, den Cholesterinspiegel senken und die Gewichtsabnahme unterstützen.
- Kann Karies vorbeugen.
- Fördert ein langes Leben.
- Kann geistige Leistungsfähigkeit, Aufmerksamkeit und Gedächtnisleistung steigern.
- Kann vor Zellschäden durch Sonneneinstrahlung schützen.
- Ist hilfreich in der Behandlung von Asthma.

Arzneiformen
- Kapsel
- Pulver
- Tablette
- Tee

Mögliche Nebenwirkungen
- Grüner Tee ist als Präparat und Getränk unbedenklich. Wer jedoch auf Koffein empfindlich reagiert, sollte keine großen Mengen trinken, da jede Tasse 40 mg Koffein enthält (eine Tasse löslicher Kaffee enthält ungefähr 100 mg); ein stärkerer Aufguss entsprechend mehr.
- Wegen seines Koffeingehalts sollten Schwangere und Stillende ihren Konsum auf zwei Tassen am Tag begrenzen.
- Koffein kann einen Gewöhnungseffekt haben, der zu Toleranzentwicklung und psychischer Abhängigkeit führt. Die abrupte Beendigung des Konsums kann Entzugserscheinungen wie Kopfschmerzen, Reizbarkeit, Nervosität, Angespanntheit, Zittern und Schwindel nach sich ziehen.

Warnhinweise
- Wenden Sie grünen Tee vorsichtig an, wenn Sie Marcumar, MAO-Hemmer (wie Moclobemid, Phenelzin, Selegilin oder Tranylcypromin) oder Antidiabetika einnehmen; fragen Sie Ihren Arzt.
- Nehmen Sie grünen Tee zwei Stunden vor oder nach der Einnahme eines Eisenpräparats ein; er kann die Eisenabsorption hemmen.
- Aufgrund seines Koffeingehalts wird grüner Tee bei Bluthochdruck, Angespanntheit, Schlafstörungen oder unregelmäßigem Herzschlag (auch in der Vergangenheit) nicht empfohlen.

Grundlegendes

Als grünen Tee bezeichnet man die getrockneten Blätter der *Camellia sinensis,* eines mehrjährigen, immergrünen Strauches. Die traditionelle Ernte von grünem Tee ist einfach: Die Blätter der Pflanze werden bedampft, gerollt und getrocknet. Der Dampf tötet Enzyme ab, die sonst die Inhaltsstoffe der Blätter umbauen (fermentieren) würden, wie es bei anderen Teesorten teilweise (Oolong-Tee) oder ganz (Schwarztee) der Fall ist.

Diesem Umstand verdankt grüner Tee seinen einzigartigen Geschmack, und es bleiben praktisch alle natürlichen Polyphenole erhalten – starke Antioxidanzien, die vor Zellschäden schützen können. Andere Substanzen im grünen Tee, die ebenfalls medizinische Eigenschaften zu haben scheinen, sind das Fluorid, die Katechine und die Tannine.

Wirkungsweise

Grüner Tee besitzt Bestandteile, die nachweislich vor verschiedenen Krebsarten und auch vor Herzerkrankungen schützen können. Zudem kann er Infektionen bekämpfen und ein langes Leben fördern.

Vorbeugung

Bei Liebhabern des grünen Tees kommen bestimmte Krebsarten seltener vor (besonders Enddarm-, Bauchspeicheldrüsen- und Magenkrebs) . Eine groß angelegte Studie in China zeigte: Wer 6 Monate lang 1-mal pro Woche grünen Tee trank, erkrankte seltener an Enddarm-, Bauchspeicheldrüsen- und Dickdarmkrebs als diejenigen, die ihn kaum oder gar nicht tranken. Bei Frauen wurde das Risiko für Enddarm- oder Bauchspeicheldrüsenkrebs sogar nahezu halbiert. Erste Forschungen deuten darauf hin, dass grüner Tee eventuell auch vor Brust-, Magen- und Hautkrebs schützen kann. In einer großen japanischen Studie wurde jedoch keine Verbindung zwischen Konsum von grünem Tee und Krebsrisiko festgestellt.

Studien zu der Frage, wie grüner Tee gegen Krebs schützen könnte, deuten auf dessen wichtigstes Antioxidans hin, das Polyphenol EGCG (Epigallocatechingallat). Vorstudien waren so vielversprechend, dass weitreichende Versuchsreihen in Betracht gezogen werden. Eine US-Studie stellte fest, dass EGCG die Vermehrung der Krebszellen unterbricht, indem es einen natürlichen Prozess des programmierten Zelltods einleitet, die Apoptose. Bemerkenswerterweise schädigt EGCG die gesunden Zellen nicht.

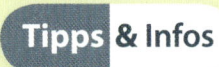

Tipps & Infos

Die Blätter des grünen Tees enthalten viel Vitamin K, eine Tasse Tee oder Grünteepräparate jedoch nahezu nichts mehr. Wer gerinnungshemmende Medikamente nimmt und daher Vitamin-K-reiche Speisen und Getränke wegen ihres Einflusses auf die Blutgerinnung meiden muss, kann grünen Tee daher ohne Angst vor Nebenwirkungen genießen.

Kochend heißer grüner Tee kann Kehle und Speiseröhre verbrennen und mit der Zeit das Krebsrisiko erhöhen. Versuchen Sie daher die traditionelle asiatische Methode: Kaltes Wasser bis kurz vor dem Siedepunkt erhitzen und dann das heiße Wasser über die Teeblätter gießen. Oder Sie kochen das Wasser auf und lassen es danach etwas abkühlen. So aufbereitet wird das delikate Aroma des Tees unterstrichen und der Tee wird nicht bitter.

Schießpulvertee (gunpowder tea) wird aus China importiert. Dieser grüne Tee ist zu kleinen Röllchen verpackt, die Schießpulver ähneln. In heißem Wasser entfalten sich die Teeblätter langsam.

Aktuelle Info

Eine italienische Studie mit älteren Männern mit prämalignen Prostataläsionen ergab, dass nur einer von 32 Männern, die 3-mal täglich 200 mg Katechine von grünem Tee zu sich nahmen, tatsächlich einen Prostatakrebs entwickelte, im Vergleich zu 9 von 30, die ein Plazebo bekamen.

Einiges deutet darauf hin, dass EGCG die Produktion der Enzyme hemmt, die Krebszellen zum Wachstum benötigen.

Weitere Vorzüge

Die antioxidative Wirkung der Polyphenole in grünem Tee kann auch unser Herz schützen. So wurde z. B. in einer japanischen Studie mit 1371 Männern der tägliche Konsum von grünem Tee mit einem verringerten Risiko von Herzerkrankungen in Verbindung gebracht. Grüner Tee kann sich auf verschiedene Arten positiv auf das Herz-Kreislauf-System auswirken. Beispielsweise kann er LDL-Cholesterin (begünstigt Plaquebildung in den Arterien) im Blut senken.

Grüner Tee enthält verschiedene aktive Komponenten wie Theophyllin, ein Wirkstoff gegen Asthma, Fluorid, das Karies vorbeugen kann, sowie antibakteriell und antiviral wirkende Stoffe, die bei Zahnfleischproblemen hilfreich sein können.

Laborversuche deuten darauf hin, dass grüner Tee den Blutzuckerspiegel bei Diabetikern senken, Symptome entzündlicher Darmkrankheiten lindern und eine Gewichtsreduktion unterstützen kann. Äußerlich angewandt, kann er die Haut vor Schäden durch Sonneneinstrahlung schützen. Einigen Wissenschaftlern zufolge können die Antioxidanzien in grünem Tee eine Rolle bei der Vorbeugung von degenerativen Nervenerkrankungen wie Alzheimer und Parkinson spielen.

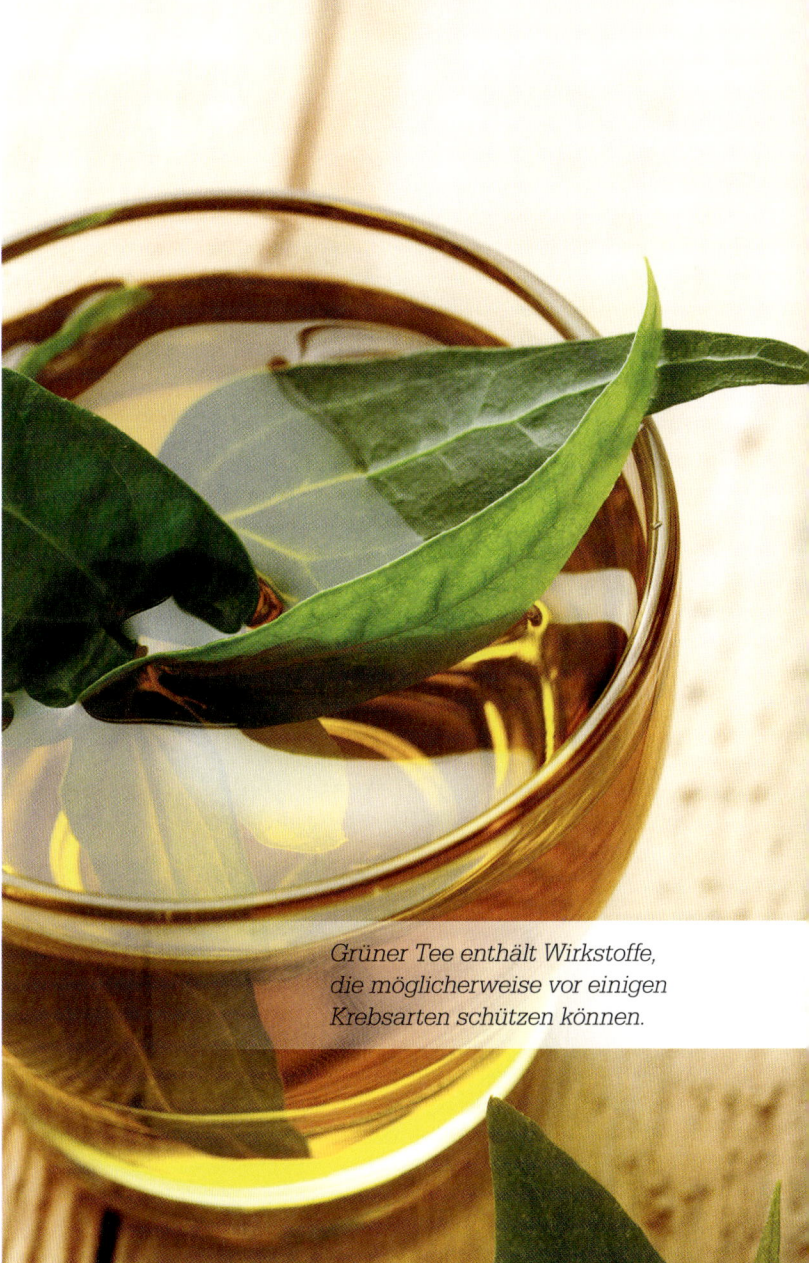

Grüner Tee enthält Wirkstoffe, die möglicherweise vor einigen Krebsarten schützen können.

Richtige Einnahme
Dosierung

Mehrere Tassen Tee pro Tag trinken. Ob Grünteekapseln oder -tabletten dieselbe Wirkung haben, ist nicht gesichert (beachten Sie die Dosierungsanweisungen des Herstellers). Einigen Studien zufolge sind acht bis zehn Tassen frisch aufgebrühten Tees notwendig, andere ergaben, dass schon zwei ausreichend sind. Eine Zufuhr von täglich 240–320 mg Polyphenole scheint sinnvoll. Bei Präparaten sollte die Auswahl auf solche mit mindestens 80 % Polyphenolen und 50 % EGCG fallen.

Empfehlungen

○ Grünteepräparate zu den Mahlzeiten und zusammen mit einem Glas Wasser einnehmen.
○ Trinken Sie frisch aufgebrühten Grüntee zum Essen oder auch zwischendurch. 1 TL Grünteeblätter auf 225 ml sehr heißes (nicht kochendes) Wasser geben, dann 3–5 Minuten ziehen lassen und vor dem Trinken abseihen.

Guarana
Paullinia cupana

Die Indios am Amazonas nutzen Guarana seit Jahrhunderten als Energiespender, zur Appetitzügelung und zur Erhöhung der Libido, aber auch zur Malariabekämpfung. Inzwischen hat auch der Rest der Welt die Substanz entdeckt, die in Form von Ergänzungsmitteln, Heißgetränken oder Zusatz zu Erfrischungsgetränken erhältlich ist und als Kaffeeersatz gilt.

Anwendungsgebiete
- O Wirkt anregend (stärker als Kaffee) und fördert die Reaktionsfähigkeit.
- O Kann das Wohlbefinden erhöhen.
- O Kann geistige Fähigkeiten fördern.
- O Kann eventuell das Abnehmen unterstützen.
- O Kann sportliche Leistungen verbessern.

Arzneiformen
- O Getrocknet
- O Flüssigextrakt
- O Kapsel
- O Tablette
- O Mundspray

Grundlegendes

Guarana ist eine Pflanze aus Brasilien, die von den Indios traditionell sehr vielseitig genutzt wurde. Guaranasamen enthalten viel Koffein, aber auch andere pharmazeutisch wirksame Stoffe wie Theophyllin und Tannine.

Wirkungsweise

Guarana stimuliert das zentrale Nervensystem, in erster Linie durch eine Blockierung der Rezeptoren für Adenosin. Adenosin ist ein Botenstoff mit hemmenden Eigenschaften. Wenn dieser Hemmstoff blockiert wird, kann das Gehirn stimulierende Neurotransmitter wie Noradrenalin freisetzen. Neben der Anregung der Gehirnfunktion verbessert Guarana unter Umständen auch die sportliche Leistungsfähigkeit und unterstützt die Gewichtsabnahme.

Vorbeugung

Guarana macht die Blutplättchen, die zur Blutgerinnung beitragen, weniger klebrig. Daher könnte es eines Tages zur Vorbeugung gegen unerwünschte Blutgerinnsel beitragen und so vielleicht vor Herzinfarkt und Schlaganfall schützen. Hier besteht noch Forschungsbedarf.

Hauptwirkungen

Durch seinen Koffeingehalt macht Guarana wach und aufmerksam. Es wird auch gern eingenommen, um Wohlbefinden, Energie, Motivation und Selbstvertrauen zu stärken. Allerdings existieren bisher nur wenige Studien am Menschen. Zur Verwendung von Guarana orientiert man sich gern an Studien zu Koffein, doch Guarana enthält noch weitere Substanzen. Deshalb könnte diese bislang zu wenig erforschte Pflanze noch weitere Wirkungen haben.

Guarana soll auch die geistigen Fähigkeiten verbessern, wozu jedoch widersprüchliche Ergebnisse vorliegen. Im Tierversuch schien Guarana sowohl bei einer Einzeldosis als auch bei Langzeitverwendung das Gedächtnis zu stärken. Kleine Studien am Menschen mit älteren Freiwilligen erbrachten kein entsprechendes Ergebnis, wogegen sich in einer neueren, begrenzten Studie mit jungen Freiwilligen positive Auswirkungen auf die Konzentration zeigten.

Sportler nutzen Guarana im Training und bei Wettkämpfen zur Leistungssteigerung. Hierzu gibt es bisher keine offiziellen Studien. Tierversuche ergaben widersprüchliche Resultate.

Untersuchungen, bei denen Guarana mit anderen Pflanzen kombiniert wurde, lassen vermuten, dass Guarana das Abnehmen unterstützen kann. Dabei könnten verschiedene Faktoren eine Rolle spielen. Zunächst einmal verlangsamt Guarana den Übergang der Nahrung vom Magen in den Darm, sodass man länger satt ist und der Appetit zurückgeht. Möglicherweise bewirkt es auch eine direkte Appetitzügelung im Gehirn. Eventuell kurbelt es auch den Stoffwechsel an, sodass die vorhandene Energie (insbesondere aus dem Speicherfett) schneller verbrannt wird. Außerdem scheint es die Harnproduktion und damit die Entwässerung zu fördern. In der Regel wurden jedoch Kombinationspräparate untersucht, weshalb die genaue Rolle des Guarana bei der Gewichtsreduktion noch nicht geklärt ist.

Weitere Vorzüge

Traditionell gilt Guarana auch als Aphrodisiakum, das die Libido stärkt. Diese Anwendung wurde noch nicht wissenschaftlich überprüft, sodass man sich allenfalls auf Selbstversuche verlassen kann.

Anscheinend lässt Guarana auch die Magensäure zurückgehen, was den Einsatz bei Sodbrennen, Magenreizungen oder Magengeschwüren nahelegt.

In manchen Kulturen gilt Guarana als Mittel gegen Durchfall.

Richtige Einnahme
Dosierung

Der Koffeingehalt kann je nach Präparat unterschiedlich ausfallen. Nehmen Sie so viel Guarana, dass Sie etwa 250 mg Koffein pro Tag bekommen, also je nach Zusammenstellung etwa 2,5 bis 4 g.

Einkaufstipps

Guarana ist auch als Kombinationspräparat mit anderen Pflanzen, beispielsweise Ginseng, erhältlich, die ebenfalls das geistige und körperliche Reaktionsvermögen steigern sollen.

Aktuelle Info

Eine Studie an 129 gesunden Teilnehmern ergab, dass ein Multivitamin- und Multimineralpräparat mit Guarana sowohl Schnelligkeit als auch Genauigkeit fördern und den Zeitpunkt der Müdigkeit deutlich hinauszögern konnte.

Wussten Sie, dass …?

Guarana auch als brasilianischer Kakao bezeichnet wird?

Beachten Sie für die Dosierung die Herstellerangaben oder sprechen Sie mit Ihrem Heilpraktiker oder Apotheker! Die Gehalte an Koffein sind höher als beim Kaffee. Eine Tasse eines Guarana-Aufgussgetränks enthält etwa 180 mg Koffein, die entsprechende Tasse Kaffee ca. 100 mg.

Empfehlungen

○ Wer nicht ausdrücklich wach bleiben möchte, sollte guaranahaltige Präparate nicht abends einnehmen.

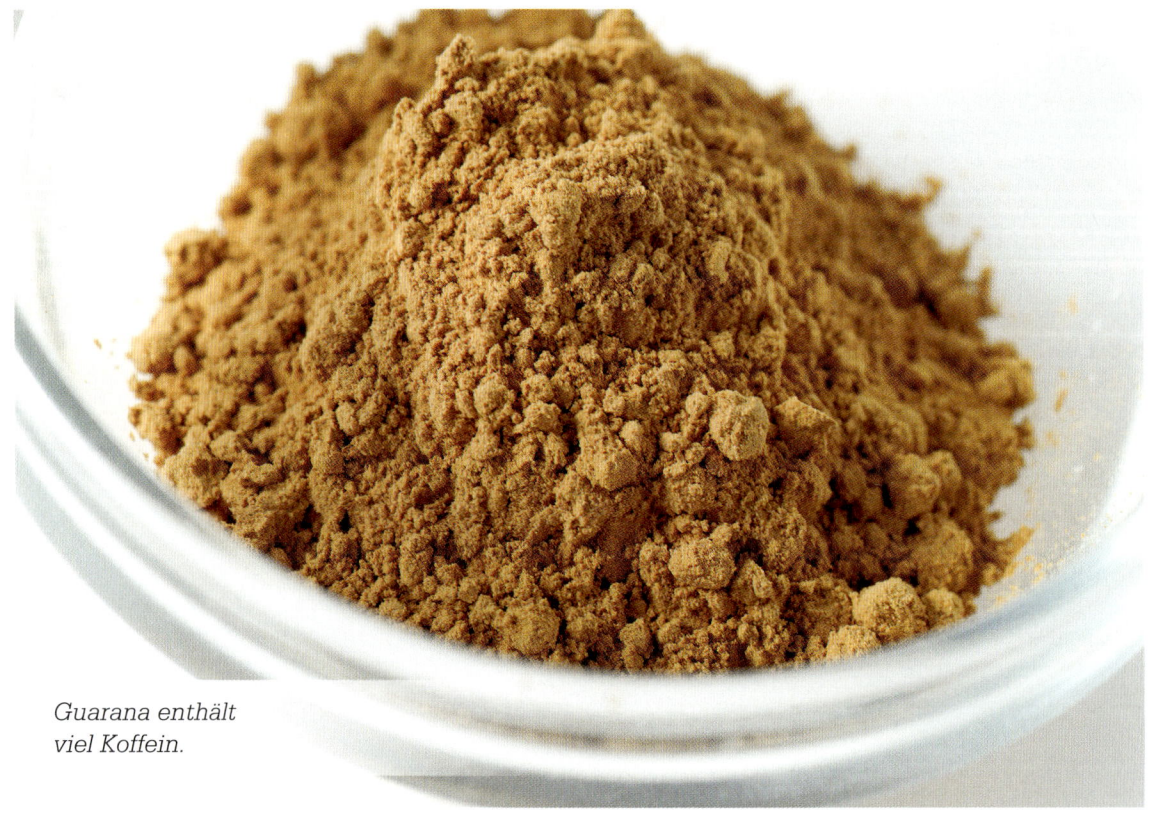

*Guarana enthält
viel Koffein.*

Mögliche Nebenwirkungen

O Im Tierversuch zeigte Guarana keine toxischen Wirkungen. Wegen des Koffeingehalts könnte es bei hoher Dosierung zu Angst, Erregung, Herzrasen oder unregelmäßigem Herzschlag, Kopfschmerzen, Krämpfen, Unruhe, Zittern, Übelkeit, Erbrechen, Durchfall und Bauchkrämpfen sowie erhöhter Harnproduktion führen.

Warnhinweise

O Guarana sollten Sie mit Vorsicht verwenden, wenn Sie noch weitere Arzneimittel einnehmen, die das zentrale Nervensystem stimulieren (z. B. Amphetamine) oder dämpfen (bestimmte Wirkstoffe gegen Depressionen, Schmerzen, allergische Reaktionen, Juckreiz oder Grippe sowie beruhigende Heilpflanzen wie Kamille).

Auch bei entwässernden Medikamenten (Frusemid oder Hydrochlorothiazid), Digoxin, Blutverdünnern (z. B. Marcumar) und gerinnungshemmenden Substanzen (z. B. Azetylsalizylsäure, Clopidogrel, Dipyridamol oder Ticlodipin) ist Vorsicht geboten.

O Bei hohem Blutdruck oder Herzrhythmusstörungen sollte man auf Guarana verzichten. Patienten mit Angststörungen, Diabetes, Magen- oder Zwölffingerdarmgeschwür oder chronischen Kopfschmerzen sollten mit dem Mittel vorsichtig umgehen.

O Eine Woche vor größeren Operationen sollten Sie Guarana absetzen und dem operierenden Arzt mitteilen, dass Sie bisher Guarana eingenommen haben.

O Schwangere oder stillende Mütter sollten nicht zu viel Guarana zu sich nehmen.

Haifischknorpel

Haie gelten nicht als menschenfreundlich, doch ihr zäher, gummiartiger Knorpel ist sehr gefragt. Haifischknorpel werden viele positive Eigenschaften nachgesagt, sogar eine krebsheilende Wirkung, doch der tatsächliche medizinische Nutzen ist noch unklar.

Anwendungsgebiete
- Kann die Krebsbekämpfung unterstützen.
- Kann Schmerzen durch entzündliche Gelenkerkrankungen lindern.
- Kann Hautschäden durch Schuppenflechte lindern.
- Kann Sehschäden infolge einer Makuladegeneration bessern.

Arzneiformen
- Tablette
- Kapsel
- Pulver
- Salbe, Creme

Grundlegendes

Der menschliche Körper wird von einem Knochengerüst gehalten. Bei Haien kommt diese Aufgabe dem Knorpel zu. Im menschlichen Körper befindet sich der elastische Knorpel, der etwas weicher ist als Knochen, aber aus zähen Fasern besteht, zum Beispiel in der Nase und an den Gelenken. Produkte mit Haiknorpel werden weltweit gegen die verschiedensten Gesundheitsprobleme angepriesen. Der Knorpel aus Kopf und Flossen wird gereinigt, getrocknet und zu einem feinen, weißen Pulver zermahlen.

Über die angeblichen Wirkungen herrscht Uneinigkeit. Begeisterte Anwenderberichte waren durch wissenschaftliche Erhebungen nicht zu untermauern, doch auch die Studien ergaben unterschiedliche Resultate. Allerdings wachsen auch die ökologischen Bedenken, denn wegen der Überfischung scheinen die Haipopulationen auf der ganzen Welt stark zurückzugehen.

Wirkungsweise

Die meisten Forscher betrachten Aussagen zu Haiknorpel, der gleichermaßen gegen Krebs, Aids, Arthritis und Herpes helfen soll, mit großer Skepsis. Manche meinen, dass die Magensäure den Knorpel zersetzt, sodass Ergänzungsmittel wirkungslos bleiben. Andere sagen, dass der Körper zwar möglicherweise Knorpel aufnimmt, dieser jedoch keine nachweisbare therapeutische Wirkung hat.

Falls Haifischknorpel wirklich heilende Substanzen enthält, liegen diese in nur sehr geringen Mengen vor. Es gibt sowohl vielversprechende als auch eher negative Studien zur Wirksamkeit, sodass hier weiterer Forschungsbedarf besteht.

Hauptwirkungen

In den 1980er-Jahren weckten erste Studien Interesse an dieser Substanz, der man eine Rolle bei der Krebsbekämpfung zuschrieb.

Ausgehend von der Beobachtung, dass Haie nur selten an Krebs erkranken, wurden verschiedene Substanzen aus dem Hai untersucht. Dabei fiel auf, dass Haiknorpel das Wachstum neuer Blutgefäße hemmt.

Haifischknorpel Fortsetzung

Weil das Wachstum neuer Blutgefäße entscheidend zum Tumorwachstum beiträgt – nur die Versorgung mit sauerstoffreichem Blut lässt den Tumor überleben und wachsen –, wurde die These aufgestellt, Haiknorpel könnte die Krebsbekämpfung unterstützen. (In der Tat machten Therapieansätze, die das Wachstum von Blutgefäßen hemmen, Schlagzeilen, als im Labor zwei Stoffe isoliert wurden, die Tumoren schrumpfen lassen, nämlich Angiostatin und Endostatin.)

Es gibt noch weitere Theorien zur möglichen Rolle von Haiknorpel bei der Krebsbekämpfung, und Laborstudien sowie Tierversuche lassen darauf schließen, dass der Knorpel wirklich krebshemmende Eigenschaften hat. Beim Menschen war jedoch selbst bei Verabreichung sehr hoher Dosen bisher keine signifikante Wirkung nachweisbar. Das angesehene nationale Krebsinstitut der USA folgert: „Die Wirksamkeit von Knorpel in der Krebsbehandlung ist bisher nicht wissenschaftlich belegt."

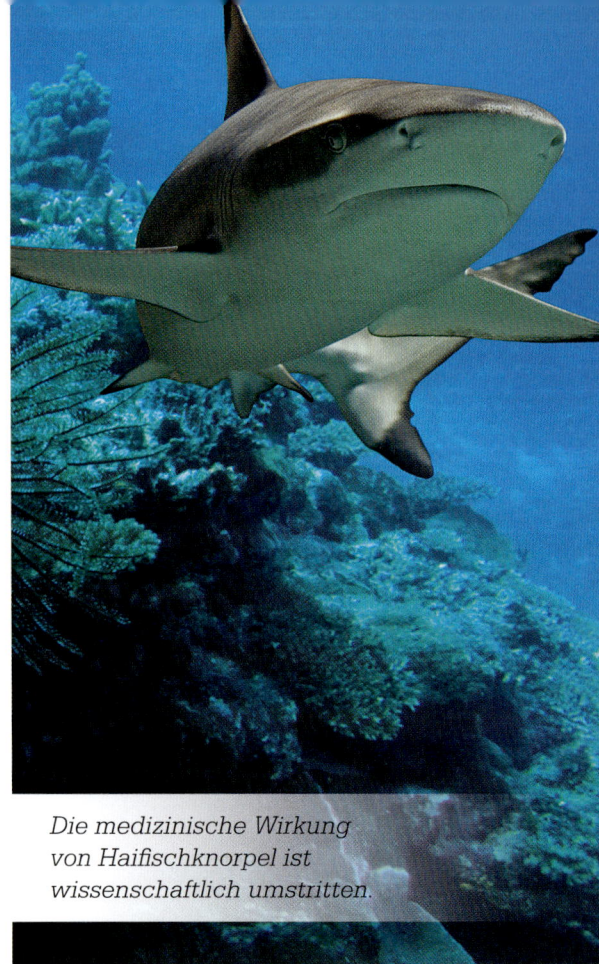

Die medizinische Wirkung von Haifischknorpel ist wissenschaftlich umstritten.

Mögliche Nebenwirkungen

O Magen-Darm-Beschwerden, unangenehmer Geschmack im Mund, Übelkeit und Erbrechen, verzögerte Wundheilung, Gefühls- und Kraftverlust, Müdigkeit, Schwäche, Schwindel, niedriger Blutdruck, Herzrhythmusstörungen, Leberentzündung, hoher Calciumspiegel im Blut (Frühzeichen: Verstopfung; ein sehr hoher Calciumspiegel kann zum Kollaps führen) sowie Veränderungen beim Blutzuckerspiegel.

Warnhinweise

O Bei Allergien gegen Meeresfrüchte sollten Sie Haiknorpel nicht verwenden.

O Bei ohnehin hohem Calciumspiegel im Blut ist Haiknorpel mit Vorsicht zu verwenden.

O Nach einem Herzinfarkt, einer Gefäßerkrankung, Herzrhythmusstörungen oder einer Herzerkrankung oder in der Schwangerschaft und Stillzeit sollte Haiknorpel nicht verwendet werden. Bei Leber- oder Nierenproblemen, Neigung zu Nierensteinen, Brustkrebs, Prostatakrebs, multiplem Myelom, kleinzelligem Lungenkarzinom oder Diabetes ist besondere Vorsicht geboten.

O Drei Wochen vor bis sechs Wochen nach einer Operation sollte Haifischknorpel nicht eingenommen werden. Sprechen Sie mit Ihrem Arzt!

O Kinder und Jugendliche sollten keinen Haifischknorpel zu sich nehmen.

Vorsicht: Bei ernsten Erkrankungen sowie bei der Einnahme von entwässernden Medikamenten oder Mitteln gegen Diabetes sollten Sie vor der Einnahme von Ergänzungsmitteln immer mit Ihrem Arzt sprechen.

Weitere Vorzüge

Haiknorpel könnte entzündungshemmende Eigenschaften besitzen, die sich bei rheumatoider Arthritis und Schuppenflechte als hilfreich erweisen. In zwei Studien fiel die Entzündungsreaktion nach dem Auftragen reizender Chemikalien bei Tieren, die Haiknorpelextrakt erhielten, weniger schmerzhaft und heftig aus.

Angeblich lindert Haiknorpel auch die Symptome von Arthrose, indem er den Transport knorpelbildender Nährstoffe in die Gelenke erleichtert. Das regt die Knorpelreparatur an und hemmt den Knorpelabbau. Allerdings ist diese Wirkweise beim Menschen noch nicht belegt. Die meisten Ärzte sind der Ansicht, dass es wirksamere Heilmittel für diesen Zweck gibt, beispielsweise Glukosamin in bestimmten Zubereitungsformen.

Einer kleineren Studie zufolge könnte Haiknorpel bei der Behandlung der Makuladegeneration am Auge hilfreich sein.

Richtige Einnahme
Dosierung

Da die Dosierung von der behandelten Erkrankung, der Reinheit des Produkts und vermutlich dem individuellen Gewicht abhängig ist, sollten Sie die Herstellerangaben beachten oder mit Ihrem Arzt, Apotheker oder Heilpraktiker sprechen.

Empfehlungen

○ Einige Forscher empfehlen die Einnahme auf nüchternen Magen, damit die aktiven Inhaltsstoffe nicht von zu viel Magensäure zersetzt werden. 15–30 Minuten vor und nach der Einnahme sollten Sie keinen säurehaltigen Fruchtsaft trinken.

○ Zur Krebsbehandlung werden sehr große Mengen empfohlen (in manchen Fällen über 100 Kapseln pro Tag). In diesem Fall ist Pulver möglicherweise praktischer und nicht so teuer. Wenn das Pulver in ein Getränk eingerührt wird, sollte man es nicht lange stehen lassen, sondern sofort zu sich nehmen.

○ Wer den Fischgeschmack ablehnt, kann auf Tabletten oder Kapseln zurückgreifen.

Aktuelle Info

Einer kanadischen Studie zufolge unterstützt Haiknorpel die Behandlung von Schuppenflechte, einer entzündlichen Hautreaktion, bei der neue Blutgefäße in der Haut wachsen. Um diese Krankheit zu simulieren, wurde neun gesunden Freiwilligen ein Reizstoff auf den Arm aufgetragen. Hatte man die Haut vor dem Auftragen mit Haiknorpelextrakt eingecremt, fiel die Entzündungsreaktion deutlich kürzer aus. In einer kleinen Nachfolgestudie konnte der Extrakt auch bei Schuppenflechtepatienten den Ausschlag beruhigen.

Eine Studie aus dem medizinischen Journal „Cancer" ergab, dass Haiknorpel bei 83 Patienten mit fortgeschrittenem Brust- oder Darmkrebs weder die Überlebenszeit noch die Lebensqualität verbesserte. Zudem stellten die amerikanischen Wissenschaftler fest, dass nur die Hälfte der behandelten Patienten die Behandlung länger als einen Monat und nur ein Zehntel sechs Monate lang durchhielten, was vermutlich unerwünschten Wirkungen zuzuschreiben ist.

In einer Studie einer Krebsforschungsstiftung an 60 Teilnehmern mit fortgeschrittenem Brust-, Darm-, Lungen-, Prostata- oder anderem Krebs blieb das Ergänzungsmittel wirkungslos. Die Patienten erhielten täglich 1 g Haiknorpel pro Kilogramm Körpergewicht. Nach dreimonatiger Behandlung zeigte sich weder ein erkennbarer Einfluss auf die Tumoren noch auf die Krebssymptomatik.

Wussten Sie, dass …?

Suppe aus Haifischflossen in Japan als Garant für ein langes Leben gilt?

Heidelbeere (Blaubeere)

Vaccinium myrtillus

Piloten der britischen Luftwaffe bemerkten, dass sich nach dem Verzehr von Heidelbeermarmelade ihr Sehvermögen bei Nacht verbesserte. Es folgten wissenschaftliche Untersuchungen über diese Pflanze, die heute zur Behandlung einer Vielzahl von Sehstörungen, von Nachtblindheit bis grauem Star, sowie anderen Leiden eingesetzt wird.

Anwendungsgebiete

- Kann möglicherweise die Verhärtung der Arterien (Arteriosklerose) verringern.
- Kann bei Menstruationsbeschwerden und fibrozystischer Mastopathie helfen.
- Kann bei Magengeschwüren und Durchfall helfen und soll antidiabetisch wirken.
- Kann angeblich viele Augenerkrankungen wie diabetische Retinopathie, grauen Star und Makuladegeneration bessern und das Sehvermögen steigern.
- Kann die Symptome von Krampfadern (Varicosis) und Hämorrhoiden lindern.
- Kann, äußerlich angewandt, leichte Entzündungen in Mund und Hals lindern sowie die Wundheilung beschleunigen.

Arzneiformen

- Tablette
- Kapsel
- Flüssigextrakt
- Getrocknete Kräuter/Tee
- Mundspülung

Grundlegendes

Während die Früchte des Heidelbeerstrauchs schon zu prähistorischer Zeit genossen wurden, stammen die ersten Berichte über ihre medizinische Verwendung aus dem 12. Jh. Die getrockneten Beeren oder Blätterrezepturen wurden zur Behandlung verschiedener Krankheiten empfohlen, wie Skorbut (der auf Vitamin-C-Mangel beruht), Harnwegsinfekte und Nierensteine.

Die niedrigen, winterharten Sträucher wachsen in den Wäldern und Mooren Nordeuropas. Auch in Westasien und in den amerikanischen Rocky Mountains wurden Büsche mit den süßen, blauschwarzen Beeren gefunden.

Die gesundheitsfördernden Bestandteile der reifen Frucht sind vornehmlich Flavonoide, bekannt als Anthocyanoside. Ein Extrakt, der diese Substanzen in hoch konzentrierter Menge enthält, wird in der modernen Medizin eingesetzt.

Wirkungsweise

Hervorzuheben ist der Gehalt an Gerbstoffen (5–12 % bei den Früchten, 1–7 % bei den Blättern. Diese wirken adstringierend, gegen Durchfall, antiseptisch und fördern die Wundheilung. Viele der medizinischen Vorteile der Heidelbeere gehen auf die Anthocyane zurück. Diese stark antioxidativ wirkenden Hauptbestandteile der Pflanze helfen bei der Reparatur von Zellschäden durch freie Radikale (instabile Sauerstoffmoleküle).

Hauptwirkungen

Heidelbeerextrakt ist das führende pflanzliche Heilmittel für gutes Sehvermögen und eine Vielzahl von Augenerkrankungen. Heidelbeeren unterstützen besonders die Netzhaut (Retina), den lichtempfindlichen Bereich des Auges, bei der Anpassung an Hell und Dunkel.

Wegen ihrer Fähigkeit, winzige Blutgefäße – die Kapillaren – zu stärken und somit die Zufuhr von sauerstoffreichem Blut in die Augen zu erleichtern, könnte die Heidelbeere auch eine wichtige Rolle bei der Verhütung und Behandlung von Netzhauterkrankungen (Retinopathien) spielen. Eine vierwöchige tägliche Einnahme von Heidelbeerextrakt stärkte bei 31 Patienten deren Kapillaren, und besonders bei diabetischer Retinopathie traten aufgrund dieser Verstärkung seltener Blutungen in den Augen auf.

Zur Behandlung zweier Hauptursachen von Sehstörungen älterer Personen werden Heidelbeeren verwendet: Makuladegeneration, eine fortschreitende Erkrankung, die den mittleren Bereich der Netzhaut befällt, und grauer Star, bei dem sich die Linse des Auges trübt. Eine Studie an Patienten mit altersbedingtem grauem Star ergab, dass Heidelbeerextrakt in Kombination mit Vitamin-E-Präparaten bei fast allen Teilnehmern die Starbildung hemmte. Heidelbeeren stärken auch das Kollagen – jenes Protein, das gesundes Bindegewebe in Form hält. Sie könnten daher zur Vorbeugung und Behandlung eines Glaukoms wertvoll sein, das sich aufgrund eines übermäßigen Augeninnendrucks bildet und langfristig zu einer Erblindung führt.

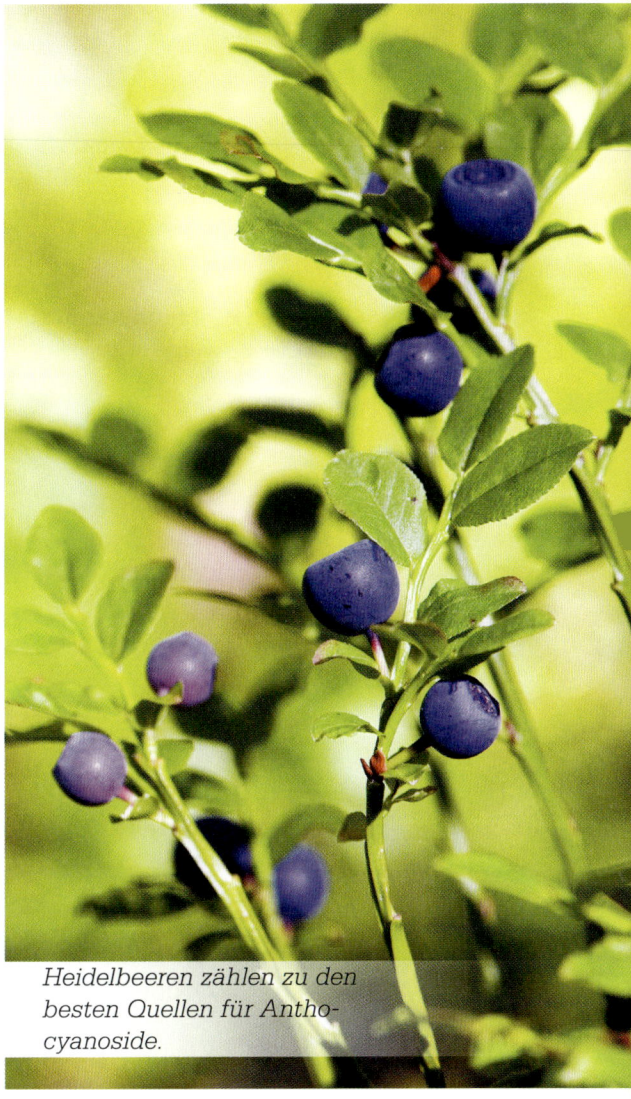

Heidelbeeren zählen zu den besten Quellen für Anthocyanoside.

Mögliche Nebenwirkungen

- Blutung, Magenverstimmung, Durchfall, niedriger Blutdruck, niedriger Blutzuckerspiegel sowie Vergiftung (durch Hydrochinon in den Blättern). Sie sollten nicht mehr als 480 mg Heidelbeerextrakt täglich einnehmen.

Warnhinweise

- Wenden Sie Heidelbeere vorsichtig an, wenn Sie allergisch gegen Anthocyanoside oder Pflanzen der Gattung Ericaceae sind.

- Vorsicht, wenn Sie Medikamente zur Senkung des Blutzuckerspiegels oder zur Blutverdünnung (Marcumar), Gerinnungshemmer (ASS, Clopidogrel, Ticlopidin), Cyclosporin, Paclitaxel oder Quinolon-Antibiotika (Ciprofloxacin) einnehmen.

Vorsicht: Wenn Sie Medikamente gegen niedrigen Blutdruck, Blutungsneigung oder Diabetes nehmen, schwanger sind oder stillen, sollten Sie Ihren Arzt befragen, bevor Sie Nahrungsergänzungen einnehmen.

Einkaufstipps

Wählen Sie bei Heidelbeeren einen Extrakt mit möglichst hohem Gehalt an Anthocyanen, den aktiven Bestandteilen der Pflanze. (Normalerweise werden die Extrakte nur auf Anthocyanidin hin standardisiert.) Durch standardisierte Extrakte erhalten Sie mit jeder Dosis die gleiche Wirkstoffmenge.

Es kann günstig sein, ein Kombipräparat zur Stärkung der Sehkraft zu wählen. Darin sind neben Heidelbeere oft auch Zink, Betacarotin, Vitamin A, Lutein und Traubenkernextrakt enthalten.

Aktuelle Info

In Europa wird Heidelbeerextrakt vor allem bei Augenleiden immer mehr in die konventionellen Behandlungsmethoden einbezogen. In Deutschland ist Heidelbeertee bereits auch ein gängiges Mittel gegen Durchfall. Zur Zubereitung gießt man eine Tasse sehr heißes Wasser über 1–2 TL getrocknete, ganze Beeren (oder 2–3 TL zerstoßene Beeren). Den Tee 10 Minuten ziehen lassen, dann abseihen. Bis zu drei Tassen können pro Tag getrunken werden. Gekühlt ist der Tee Gurgelmittel bei Mund- und Racheninfektionen.

Wussten Sie, dass …?

Heidelbeerextrakte etwa 100–250-mal so viel Anthocyane enthalten wie die frisch gepflückten Heidelbeeren?

Weitere Vorzüge

Da die Anthocyane der Heidelbeere die Durchblutung der Kapillaren und die der größeren Blutgefäße verbessert, könnte standardisierter Heidelbeerextrakt auch Menschen mit schlecht durchbluteten Extremitäten helfen. Er unterstützt zudem die Behandlung von Krampfadern und lindert den brennenden Schmerz bei Hämorrhoiden, besonders während der Schwangerschaft. Wer zu Blutergüssen neigt, kann ebenfalls von Heidelbeerpräparaten profitieren.

Eine neuere Untersuchung kam zu dem Schluss, dass Heidelbeere das normale Nachtsichtvermögen nicht verbessert, aber bei Menschen mit Augenerkrankungen positive Wirkungen hat.

Da Anthocyane die glatte Muskulatur, also auch die Gebärmutter, entspannen, kann Heidelbeere auch bei krampfartigen Menstruationsbeschwerden helfen. Studien haben gezeigt, dass sie bei fibrozystischer Mastopathie ebenfalls Verbesserungen bewirken kann. Tierversuche deuten auch auf eine Wirkung gegen Magengeschwüre hin.

Richtige Einnahme
Dosierung

Flüssigextrakt (1:1): 6–12 ml, verteilt auf drei Dosen täglich.
Orale Extrakte: 50–288 mg Anthocyane täglich.
Sud von getrockneten Beeren: 5–10 g zerstoßene getrocknete Beeren in 150 ml kaltem Wasser ansetzen, dann aufkochen und 10 Minuten kochen lassen. Den heißen Sud abgießen, abkühlen lassen und über den Tag verteilt trinken.
Äußerlich: Tragen Sie den wie oben beschrieben zubereiteten Sud auf.

Wegen genauer Dosierungen fragen Sie Ihren Gesundheitsexperten.

Empfehlungen

- Heidelbeerextrakt kann zu oder zwischen den Mahlzeiten eingenommen werden.
- Nehmen Sie Heidelbeerergänzungen im Abstand von zwei Stunden zur Einnahme von Eisenpräparaten ein; die Tannine der Heidelbeere können die Eisenabsorption hemmen.

Himbeerblatt

Rubus idaeus

Die traditionelle Hebammenempfehlung, zur Vorbereitung auf die Geburt Himbeerblättertee zu trinken, wurde wissenschaftlich bestätigt. Weitere Anwendungsgebiete sind Entzündungen in Mund und Rachen sowie Durchfall. Himbeerblätter werden auch zum Färben und Würzen von Lebensmitteln eingesetzt

Anwendungsgebiete

- Soll die Geburt erleichtern und damit Eingriffe unter der Geburt verringern.
- Kann Entzündungen von Hals, Mund, Augen oder Haut behandeln.
- Kann Durchfall und Verdauungsstörungen lindern.

Arzneiformen

- Tablette
- Tee

Grundlegendes

In der Volksmedizin gelten Himbeerblätter als ein Stärkungsmittel für Frauen, das die Gebärmutter auf die Geburt vorbereitet, aber auch gegen morgendliche Übelkeit, schmerzhafte oder starke Perioden und übermäßigen vaginalen Ausfluss hilft. Himbeerblätter enthalten bis zu 15 % Tannine, die dem Tee seine Farbe verleihen, dazu Flavonoide wie Quercetin und Rutin sowie Vitamin C.

Die Blätter wachsen an dicken, leicht dornigen Ranken, die Himbeeren hervorbringen. Die Blätter werden vor dem Reifen der Früchte geerntet, welche nur an den zweijährigen Ranken wachsen.

Wirkungsweise

Himbeerblätterextrakt stimuliert die glatte Muskulatur in den Geschlechtsorganen, dem Verdauungstrakt und den Atemwegen und wirkt zugleich krampflösend. Er verursacht Kontraktionen der schwangeren Gebärmutter und fördert regelmäßige, weniger häufige Wehen. Außerhalb einer Schwangerschaft beeinflusst der Extrakt die Gebärmutter nicht, entfaltet aber eine leichte östrogenähnliche Wirkung.

Vorbeugung

Himbeerblätter sind ein beliebtes Stärkungsmittel in der Schwangerschaft, das beispielsweise in Australien von einem Zehntel der Schwangeren eingesetzt wird. Australische Forscher konnten feststellen, dass bei Einnahme von Himbeerblättern ab der 32. Woche weniger Zangengeburten vorkamen und das zweite Stadium der Geburt (Austreibungsstadium) weniger lange dauerte. Wider Erwarten war kein Einfluss auf die Eröffnungsphase (Weitung des Muttermunds) zu beobachten. Himbeerblätter waren für Mutter und Kind ungefährlich.

Andere Wissenschaftler betrachten den Einsatz hingegen skeptisch. Die Kommission E gibt eine negative Bewertung ab und befürwortet eine therapeutische Anwendung nicht, da die Wirksamkeit nicht belegt ist.

Außerdem werden Himbeerblätter gegen morgendliche Übelkeit und schwere oder schmerzhafte Menstruation sowie starken Ausfluss empfohlen. Diese Verwendungen wurden jedoch noch nicht wissenschaftlich überprüft.

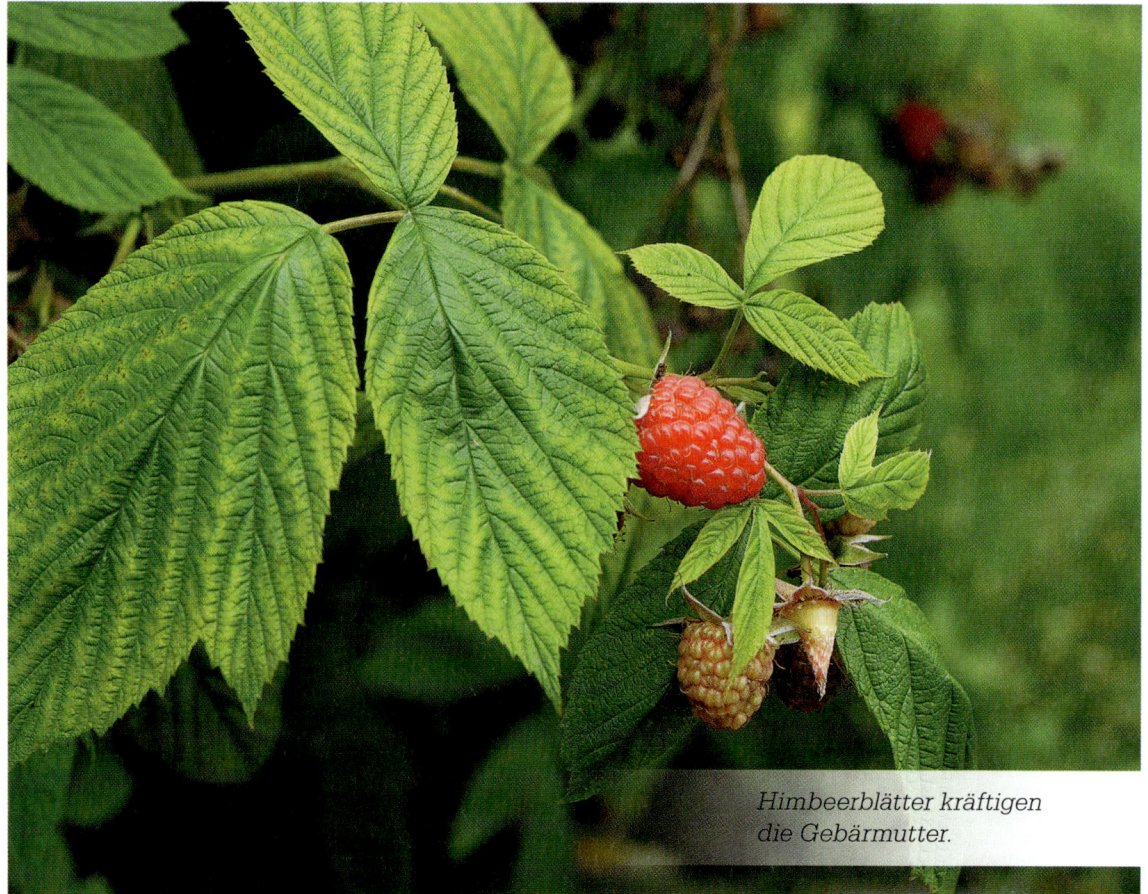

Himbeerblätter kräftigen die Gebärmutter.

Mögliche Nebenwirkungen

O Himbeerblätter sind ungiftig, doch der hohe Tanningehalt kann zu Verdauungsbeschwerden führen.

Warnhinweise

O Die Tannine in Himbeerblättern können die Aufnahme von Eisen, Calcium, Magnesium und bestimmten Arzneimitteln durch den Körper behindern. Deshalb sollte zwischen der Einnahme von Himbeerblättern und anderen Arzneimitteln oder Ergänzungsmitteln mit diesen Mineralien ein Abstand von zwei Stunden eingehalten werden.

O Bei hormonabhängigen Erkrankungen (z. B. Endometriose, Myome, Brustkrebs oder Prostatakrebs) sollten Himbeerblätter nicht eingenommen werden.

O In großen Mengen senken Himbeerblätter eventuell den Blutzuckerspiegel. (Diese Wirkung ist von Brombeerblättern bekannt, wurde bei Himbeerblättern jedoch bisher nicht untersucht.) Diabetiker sollten daher eher vorsichtig damit umgehen.

Vorsicht: Bei ernsten Erkrankungen sollten Sie vor der Einnahme von Ergänzungsmitteln immer mit Ihrem Arzt sprechen.

Hauptwirkungen

In der Naturheilkunde werden Himbeerblätter sowohl Erwachsenen als auch Kindern bei Durchfall, lockerem Stuhlgang und Magenschmerzen empfohlen. Diese Wirkung könnte theoretisch auf dem Tanningehalt beruhen. Im Labor konnten Himbeerblätterlikör und -saft das Wachstum von Durchfallerregern wie E. coli, Salmonellen und Shigella hemmen, doch der Tee und der Extrakt zeigten keine antibakterielle Wirkung.

Außerdem sollen Himbeerblätter die Verdauung fördern, wobei entsprechende Studien noch ausstehen. Möglicherweise unterstützen sie die Erzeugung von Galle, die für die Fettverdauung erforderlich ist.

Weitere Vorzüge

Himbeerblätter werden bei Infektionen im Mund und Rachenraum gern als Mundspülung eingesetzt, aber auch als Augenbad für gereizte Augen. Beliebt ist auch die Verwendung für Hautreizungen und kleine Schnitte und Wunden. Laboruntersuchungen belegen adstringierende und entzündungshemmende Eigenschaften durch den hohen Tanningehalt. (Adstringierende Stoffe festigen die oberste Hautschicht, sodass die Haut weniger Sekrete absondert.)

Richtige Einnahme
Dosierung

Innerlich: Bis zu dreimal täglich ein Aufguss aus 4–8 g getrockneten Himbeerblättern.
Flüssigextrakt: Dreimal täglich 4–8 ml.
Tablette: Nach Herstelleranweisungen. Die genaue Dosis kann individuell verschieden sein und sollte mit dem Gynäkologen oder der Hebamme besprochen werden.
Äußerlich: Himbeerblättertee eignet sich zum Auswaschen von Wunden, als Augenbad oder als Mundspülung.

Einkaufstipps

Vielen Menschen schmeckt Himbeerblättertee, doch wer keinen Tee mag, kann auch Tabletten oder eventuell auch Flüssigextrakt verwenden.

Wussten Sie, dass ...?

Himbeerblättertee tatsächlich nach Himbeeren schmeckt und riecht und eine appetitliche Farbe hat? Deshalb eignen sich Himbeerblätter gut zur farblichen und geschmacklichen Abrundung von Speisen und Getränken.

Empfehlungen

O Zur Geburtsvorbereitung können Himbeerblätter ab der 32. Schwangerschaftswoche eingenommen werden. Die Hebamme rät möglicherweise zunächst zu einem schwächeren Tee, der stärker werden kann, je näher die Geburt rückt.

O Traditionell werden Himbeerblätter auch gegen die morgendliche Übelkeit in der Frühschwangerschaft eingesetzt. Bedenken, dass die stimulierende Wirkung auf die Gebärmutter zu Fehlgeburten führen könnte, scheinen unbegründet zu sein. Dennoch sollten Sie die empfohlene Maximaldosis nicht überschreiten und Ihren Arzt oder Ihre Hebamme über die Einnahme informieren, damit sie Sie und das Baby genau im Blick behalten können.

O Durchfall und Entzündungen im Mund- und Rachenraum sollten sich schon nach kurzer Anwendungszeit bessern.

Indischer Flohsamen

Plantago psyllium, P. ovata

Diese kleinen Samenschalen sind so reich an Ballaststoffen, dass sie seit über 500 Jahren gegen Verstopfung, aber auch eine breite Palette sonstiger Verdauungsprobleme verabreicht werden. In den 1980er-Jahren wurde ein weiterer Vorzug entdeckt: Flohsamen scheinen auf unbedenkliche Weise den Cholesterinspiegel zu senken. Deshalb werden sie inzwischen gern Frühstücksflocken beigemengt.

Anwendungsgebiete
- Hilft gegen Verstopfung und Durchfall.
- Kann gegen Divertikel und Reizdarmsyndrom helfen.
- Kann den Cholesterinspiegel senken.
- Kann die Behandlung von hohem Blutzucker unterstützen.
- Fördert eine gesunde Darmflora

Arzneiformen
- Samen
- Pulver
- Kapsel
- Schalen
- Flüssig

Grundlegendes

Beim indischen Flohsamen handelt es sich um die Schalen der rotbraunen bis schwarzen Samen des *Plantago psyllium,* einer indischen Wegerichart. *Plantago psyllium* wächst als Unkraut in vielen Gegenden der Welt und wird unter anderem in Pakistan, Indien, Spanien und Frankreich kommerziell angebaut.

Die Naturheilkunde nutzt verschiedene Arten dieser Pflanze, insbesondere aber die Samen von *Plantago psyllium* und *Plantago ovata.* Weil die Samen so winzig sind, werden sich auch als „Flohsamen" bezeichnet. Nach der Ernte werden sie getrocknet, gemahlen und in Pulver- oder Kapselform verkauft.

Wirkungsweise

In Verbindung mit Wasser bilden die faserhaltigen, von einer Schleimschicht überzogenen Hülsen des Flohsamens eine Art Gel, das im Darm überschüssiges Wasser aufsaugt und den Stuhl voluminöser und weicher macht. Gleichzeitig senken Flohsamenschalen den Cholesterinspiegel, indem sie im Verdauungstrakt die cholesterinreiche Galle binden und dem Körper auf diese Weise Cholesterin entziehen.

Flohsamen sind eine preiswerte Quelle für lösliche Ballaststoffe (Fasern, die in Wasser aufquellen) und eignen sich besonders für alle, die nicht ausreichend Ballaststoffe über Vollkornprodukte (Haferflocken enthalten besonders viele lösliche Fasern), Bohnen, Obst und Gemüse verzehren.

Hauptwirkungen

Flohsamen tragen bei zahlreichen Erkrankungen wie Divertikeln, Durchfall, Hämorrhoiden, Reizdarmsyndrom und Verstopfung zur Normalisierung der Darmfunktion bei. Dabei kommt immer wieder derselbe Mechanismus zum Tragen: Die Hülsen quellen in Wasser auf und machen den Stuhl damit zugleich weicher und dicker, sodass er leichter zu transportieren und auszuscheiden ist. Zudem binden die Samen Bakteriengifte und bilden eine Art Schutzschicht auf der Darmschleimhaut. Ein gesunde Bakterienflora wird gefördert.

Flohsamen können Hämorrhoiden zwar nicht heilen, doch der weichere Stuhl reizt das empfindliche

Gewebe weniger. In einer Studie meldeten 84 % der Teilnehmer mit Hämorrhoiden nach der Einnahme von Flohsamen weniger Blutungen und Schmerzen. Außerdem wirken Flohsamen bei Reizdarmsyndrom beruhigend und gelten mittlerweile als wichtiger Teil der Behandlung.

Bei Patienten, die an Divertikeln leiden (kleine Taschen in der Darmschleimhaut, in denen Stuhlpartikel hängen bleiben und sich unter Umständen infizieren), blähen Flohsamen den Stuhl auf und beschleunigt die Darmpassage, was zur Linderung beiträgt. Weil Flohsamen in lockerem Stuhlgang große Mengen überschüssigen Wassers binden, helfen sie auch gegen Durchfall.

Weitere Vorzüge

Die Wirkung gegen Verstopfung ist seit Langem belegt, doch in den 1980er-Jahren wurde der indische Flohsamen durch eine weitere Eigenschaft bekannt: Er senkt offenbar den Cholesterinspiegel, insbesondere des „schlechten" LDL-Cholesterins, das sich an die Arterienwände anheftet und das Herz gefährden kann. In mehreren Studien sank der LDL-Spiegel bei Männern und Frauen mit hohen Cholesterinwerten, die mindestens 6 Wochen lang mindestens 10 g Floh-

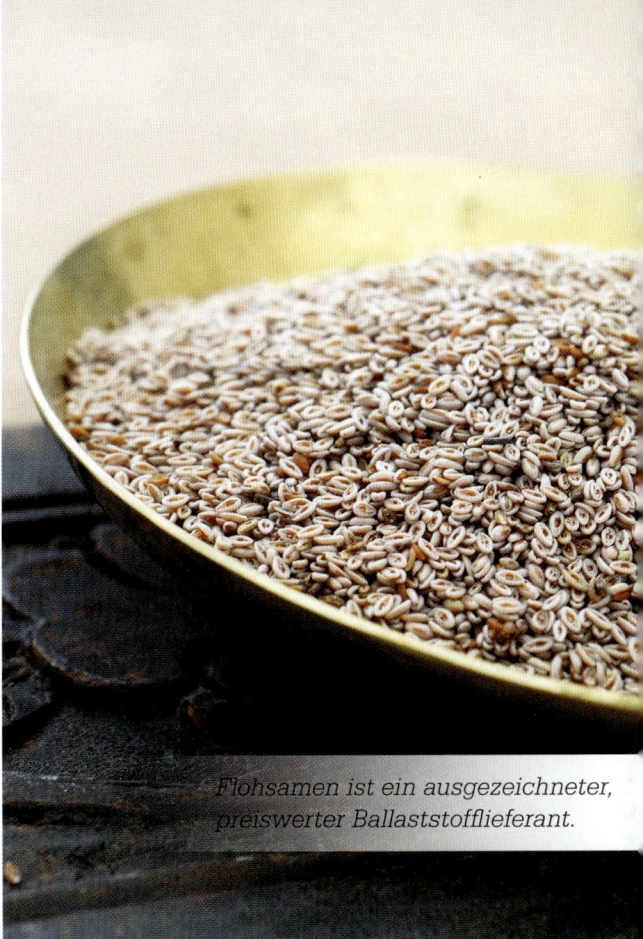

Flohsamen ist ein ausgezeichneter, preiswerter Ballaststofflieferant.

Mögliche Nebenwirkungen

- Vorübergehende Blähungen und Gasbildung aufgrund der erhöhten Ballaststoffzufuhr sind vermeidbar, indem man die Flohsamenzufuhr über mehrere Tage hinweg langsam steigert.
- Die empfohlene Dosis nicht überschreiten, da eine zu hohe Flohsamenmenge die Resorption bestimmter Mineralstoffe und Medikamente im Körper behindern kann.

Warnhinweise

- Flohsamen immer mit reichlich Wasser einnehmen. Ohne ausreichende Flüssigkeitszufuhr kann es zum Darmverschluss kommen, der mit starken Bauchschmerzen, der Unfähigkeit, Gase oder Stuhl auszuscheiden, und Erbrechen einhergeht.
- Eine allergische Reaktion auf Flohsamen ist möglich. Solche Reaktionen treten in der Regel prompt auf und zeichnen sich durch Hautausschlag, Juckreiz und – in schweren Fällen – Atem- oder Schluckbeschwerden aus. Sie erfordern sofortige ärztliche Hilfe.
- Wenn Durchfall oder Verstopfung länger als 3 Tage anhalten, suchen Sie einen Arzt auf.
- Sprechen Sie vor der Verwendung von Flohsamen mit dem Arzt, wenn Sie unerklärliche Bauchschmerzen, Erbrechen oder rektale Blutungen haben, ebenso bei Phenylketonurie oder einer Allergie auf den Farbstoff Tartrazin (E 102, gelbe Lebensmittelfarbe) oder andere Farbstoffe oder Konservierungsmittel.

Vorsicht: Bei ernsten Erkrankungen oder regelmäßiger Medikamenteneinnahme (insbesondere zur Senkung des Blutzuckerspiegels oder Abführmitteln) sollten Sie vor der Einnahme von Flohsamen mit Ihrem Arzt sprechen.

samen pro Tag einnehmen, um 6–20 % stärker als bei Umstellung auf fettarme Ernährung. Mitunter kann man bei Einnahme von Flohsamen sogar auf cholesterinsenkende Medikamente verzichten.

Die löslichen Ballaststoffe können auch die Gewichtsreduktion unterstützen. Durch ihre Fähigkeit, Wasser zu binden, erzeugen sie ein Sättigungsgefühl im Magen. Zudem entleert der Magen sich langsamer, sodass die Sättigung auch länger anhält.

Flohsamen können zur Stabilisierung des Blutzuckers beitragen, was Heißhunger vorbeugen kann.

Richtige Einnahme
Dosierung

Bei Verstopfung: Die Dosierung richtet sich nach dem Anteil löslicher Fasern im jeweiligen Produkt. Lesen Sie deshalb sorgfältig die Packungsbeilage. Üblich ist eine Dosis von 3,5 g, 1–3-mal täglich. Kinder von 6–12 Jahren: Herstelleranweisungen beachten oder die Hälfte der Erwachsenendosis verwenden. Bei Kindern unter 6 Jahren vorher mit dem Kinderarzt sprechen.

Zur Cholesterinsenkung: 2–3 Monate lang zusätzlich zu einer fettarmen Ernährung 2-mal täglich 5,25 g Flohsamen einnehmen. Wenn die Behandlung erfolgreich erscheint, reicht eine Erhaltungsdosis von etwa 3,5 g pro Tag.

Empfehlungen

O Flohsamen zu den Mahlzeiten und nicht vor dem Schlafengehen einnehmen.

O Verstopfung wird normalerweise innerhalb von 12–24 Stunden gelindert, mitunter aber erst nach 3 Tagen.

O Flohsamen mit reichlich Flüssigkeit einnehmen, weil die Schalen Wasser binden. Flohsamenpulver in mindestens 150 ml Wasser oder Saft einrühren, sofort trinken und ein zweites Glas Wasser oder Saft hinterher trinken. Neben dieser Menge 6–8 Gläser Wasser pro Tag trinken.

O Flohsamen mindestens 2 Stunden nach der Einnahme anderer Medikamente oder Ergänzungsmittel einnehmen, damit der Körper diese ungehindert aufnehmen kann.

O Bei einer Schwangerschaft, aber auch bei Diabetes, Schluckbeschwerden, unklaren Bauchschmerzen, veränderten Stuhlgewohnheiten oder Blut im Stuhl sowie nach früherem Darmverschluss sollten Sie vor der Verwendung von Flohsamen mit dem Arzt sprechen.

Tipps & Infos

Seit 1998 lässt die amerikanische Lebensmittel- und Arzneibehörde FDA bei Frühstücksflocken mit Flohsamen die Werbeaussage zu, dass sie im Rahmen einer cholesterinarmen Ernährung mit wenig gesättigten Fetten das Herzrisiko senken können. Dazu muss das jeweilige Produkt pro Portion 1,7 g lösliche Flohsamenfasern enthalten. Vier Portionen am Tag liefern mit 7 g löslicher Fasern eine ausreichende Menge zur merklichen Senkung des Cholesterinspiegels. Die Kombination von Flohsamen und Haferflocken im Müsli scheint dabei noch erfolgversprechender zu sein.

Aktuelle Info

Eine kleine Studie an Diabetikern ergab, dass die 2-mal tägliche Einnahme von Flohsamen den HbA1c (einen Marker für die Blutzuckerregulierung) senken und das erwünschte HDL-Cholesterin erhöhen konnte.

Flohsamen können das Cholesterin bei Kindern senken. In einer Studie an 25 Jugendlichen zwischen 6 und 18 Jahren mit hohem Cholesterinspiegel senkte der Verzehr von Frühstücksflocken mit Flohsamen im Rahmen einer fettarmen Ernährung das schädliche LDL-Cholesterin um weitere 7 %.

Wussten Sie, dass …?

im Mittelalter arabische Ärzte in Europa das Mittel Diagridium gegen Verstopfung verordneten? Flohsamen war einer der Hauptbestandteile dieser Arznei.

Ingwer
Zingiber officinale

Wegen seiner kulinarischen und medizinischen Eigenschaften wurde Ingwer vom alten Indien und China bis hin nach Griechenland und Rom geschätzt. Das Gewürz stamme aus dem Garten Eden, glaubten die Europäer im Mittelalter, und es wurde von traditionellen Heilern hoch geschätzt. Heute wird Ingwer für die Zubereitung zahlreicher Speisen, aber auch in der Medizin eingesetzt.

Anwendungsgebiete
- Kann Übelkeit vorbeugen oder bei Reisekrankheit, Operationen und Chemotherapie lindern.
- Ist hilfreich bei Verdauungsstörungen, Magenentzündung und Appetitlosigkeit.
- Kann die Dauer einer Migräne verkürzen.
- Kann bei Arthritis Schmerzen und Entzündungen eindämmen.

Arzneiformen
- Kapsel
- Frische oder getrocknete Wurzel/Tee
- Tablette
- Kristallisierte, kandierte Pflanze
- Öl
- Flüssigkeit
- Granulat
- Ingwerbier

Grundlegendes

Dieses Gewürz, bekannt für seine magenregulierenden Eigenschaften, ist ein immergrünes Gewächs der warmen Klimazonen – Indien, China, Jamaika – und eng mit Kurkuma und Majoran verwandt.

Als Gewürz verleiht Ingwer den unterschiedlichsten Speisen – von Keksen bis hin zu Schweinebraten – einen scharfen, frischen Geschmack. In der traditionellen Medizin spielt Ingwer eine große Rolle und hält immer mehr Einzug in die Schulmedizin.

Wirkungsweise

Seit Jahrtausenden ist das Gewürz mit dem intensiven Geschmack rund um den Globus beliebt und wird zur Behandlung von Verdauungsproblemen, von leichtem Magendrücken und Blähungen bis hin zu Übelkeit und Erbrechen eingesetzt.

Hauptwirkungen

Ingwer wird hauptsächlich zur Linderung morgendlicher Übelkeit angewandt. Es ist bekannt, dass er bei Übelkeit in der Schwangerschaft helfen kann; ob er auch gegen Erbrechen hilft, ist allerdings noch nicht sicher.

Was macht man mit einem seekranken Matrosen? – Ingwer anbieten! Eine dänische Untersuchung an 40 Marinekadetten zeigte: Pro Tag 1 g Ingwer reduzierte die klassischen Symptome der Seekrankheit – kalte Schweißausbrüche und Erbrechen – im Vergleich zu denjenigen, die ein Plazebo bekamen.

In einer Studie mit Touristen beim „Whalewatching" war Ingwer ebenso wirksam wie einige handelsübliche Medikamente gegen Übelkeit. Obwohl nicht alle Studien seine Wirkung belegen, wird Ingwer, weil er im Verdauungstrakt wirkt, mitunter als Alternative zu Medikamenten benutzt, die das zentrale Nervensystem beeinflussen und zu Benommenheit führen können.

Bei Frauen, die vor einer Laparaskopie oder einem größeren gynäkologischen Eingriff 1 g Ingwer einnahmen, kam es im Anschluss daran zu weniger Übelkeit und Erbrechen (eine verbreitete Nebenwirkung von Anästhetika und anderen Medikamenten). Jedoch sind weitere Studien notwendig, um diese Wirkung zu bestätigen.

Einkaufstipps

Kaufen Sie standardisierte Ingwerpräparate, die die Ingweröle oder deren Spaltprodukt Shogaole enthalten – die aktiven Inhaltsstoffe des Ingwers mit den heilenden Eigenschaften.

Suchen Sie nach Ingwerbier aus echtem Ingwer. Das bei uns übliche Ginger Ale ist eine Limonade mit Geschmacksstoffen, die meist kaum Ingwer enthält und keinen therapeutischen Wert hat.

Bewahren Sie den frischen Ingwer im Kühlschrank auf und entfernen Sie die Schale vor der Verwendung.

Tipps & Infos

Schon die alten Griechen schätzten Ingwer als Verdauungshilfe und mischten ihn sogar in ihr Brot – das erste „Gingerbread", das in England und USA weit verbreitet ist.

Um bei Erkältungen und Grippe Schmerzen und Brustenge zu lindern, wird empfohlen, frischen Ingwer zu kauen, Ingwertee zu trinken, Obst- oder Gemüsesäften etwas Ingwerwurzel beizumischen oder den kräftigen Saft der Ingwerwurzel zusammen mit einem Löffel Honig einzunehmen.

Wussten Sie, dass …?

eine Tasse Ingwertee etwa 250 mg pulverisiertem Ingwer entspricht? Ein kräftig gewürztes chinesisches oder indisches Ingwergericht liefert die doppelte Menge.

Ingwer scheint auch die Übelkeit bei einer Chemotherapie zu lindern. Hierfür sollte das Gewürz zum Essen eingenommen werden.

Ingwerpräparate (oder das frische Fruchtfleisch mit Limonensaft gemischt) sind ein gutes Mittel gegen Blähungen. Ingwer wird auch zur Behandlung von Verdauungsstörungen, Appetitlosigkeit und Bauchkrämpfen eingesetzt. Äußerlich angewandt kann er Schmerzen und Schwellungen lindern.

Weitere Vorzüge

Einige Vorstudien deuten darauf hin, dass die entzündungshemmenden und schmerzlindernden Eigenschaften von Ingwer dazu beitragen können, Muskelkater und chronische Schmerzen im Rahmen einer Arthritis oder anderer Ursache zu lindern. Viele verwenden Ingwer auch gegen Migräne, Menstruationsbeschwerden und Verdauungsstörungen.

Richtige Einnahme
Dosierung

Zur Vorbeugung gegen Reisekrankheit: 1 g der getrockneten Wurzel 30 Minuten vor der Reise, dann 0,5–1 g alle vier Stunden. Bei Kindern genügen 250 mg alle 4 Stunden.
Zur Linderung von Schmerzen bei rheumatoider Arthritis: 1–2 g oder mehr der getrockneten Wurzel täglich.
Gegen morgendliche Übelkeit in den ersten Schwangerschaftsmonaten: bis zu 250 mg Ingwer 4-mal täglich.
Gegen Übelkeit bei Chemotherapie: eine Einzeldosis von 1,5 g der getrockneten Wurzel täglich.
Gegen Muskelkater hilft das Einreiben mit einer Mischung aus mehreren Tropfen Ingweröl und 15 ml Mandelöl oder einem anderen neutralen Öl.
Bei Verdauungsstörungen: 2–4 g getrocknete Wurzel täglich.
Flüssigextrakt (1:2): 0,7–2,0 ml täglich verteilt auf 3–4 Dosen.
Tabletten/Kapseln/Granulat: Beachten Sie die Angaben des Herstellers, oder fragen Sie Ihren Arzt.

250 mg der getrockneten Wurzel entsprechen ungefähr 200 mg eines standardisierten Präparats in Tablettenform, 1–2 g frischen pulverisierten Ingwers oder einer 1 cm dicken Scheibe frischer Ingwerwurzel. Weitere Zubereitungen, wie beispielsweise Ingwertee

(Teebeutel oder Aufguss aus ½ TL geriebener Ingwerwurzel pro Tasse) oder echtes Ingwerbier können ebenfalls mehrmals täglich zu den genannten Zwecken sowie zur Schmerzlinderung, auch bei Arthritis, eingesetzt werden. Auf Reisen bietet sich kristallisierter Ingwer an: Ein Quadrat, 2,5 cm Seitenlänge und 0,5 cm Dicke, enthält etwa 500 mg Ingwer. Diabetiker und Personen auf kalorienreduzierter Diät sollten auf den Zuckergehalt von Ingwergetränken und kandiertem Ingwer achten.

Empfehlungen

- ○ Nehmen Sie Ingwer zu den Mahlzeiten ein.
- ○ Gegen postoperative Übelkeit können Sie Ingwer unter medizinischer Aufsicht einen Tag vor der Operation einnehmen. Dies sollten Sie aber in jedem Fall mit Ihrem Arzt absprechen, weil Ingwer unter bestimmten Voraussetzungen Blutungen verstärken kann.

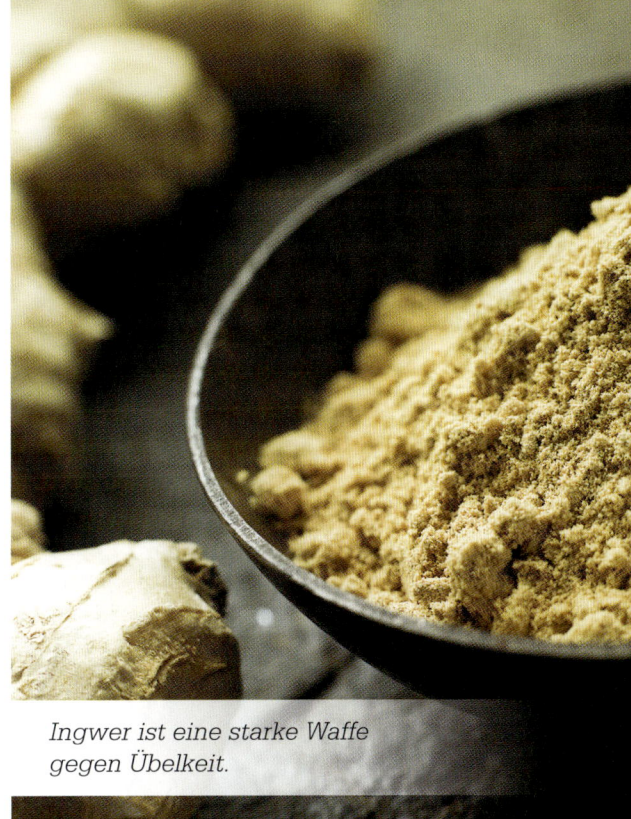

Ingwer ist eine starke Waffe gegen Übelkeit.

Mögliche Nebenwirkungen

- ○ Sodbrennen, Magenreizung und Blähungen sind die häufigsten Nebenwirkungen. Über Aufstoßen, Brennen oder Kitzeln im Mund, Durchfall, Kopfschmerzen, Schwindel und Müdigkeit wurde ebenfalls berichtet. Äußerlich angewandt kann Ingwer eine Kontaktdermatitis auslösen.
- ○ In Tierversuchen verursachten Überdosen sowohl Herzrhythmusstörungen als auch Symptome des Zentralnervensystems wie Schwächezustände und Benommenheit.

Warnhinweise

- ○ Vorsicht ist geboten bei gleichzeitiger Einnahme von Magensäureblockern, Marcumar, Diabetes- oder Herzmedikamenten, Blutdrucksenkern, nichtsteroidalen Antirheumatika (wie ASS) und Blutgerinnungshemmern (wie Dipyridamol, Ticlopidin, Clopidogrel), vor allem, wenn Sie Ingwer in hohen Dosen einnehmen. Suchen Sie Ihren Arzt auf, wenn es während der Einnahme zu Blutungen kommt.
- ○ Stoppen Sie die Einnahme von Ingwer 2 Wochen vor größeren Operationen oder Zahnbehandlungen (Blutungsrisiko!).
- ○ In den ersten 3 Monaten der Schwangerschaft können bis zu 250 mg Ingwer 4-mal täglich die morgendliche Übelkeit lindern. Höhere Dosen oder längere Anwendung bedürfen medizinischer Überwachung.
- ○ Patienten unter Chemotherapie sollten Ingwer nicht auf leeren Magen einnehmen, da er die Magenschleimhaut reizen kann.
- ○ Menschen, die bereits Herzrhythmusstörungen hatten, sollten Ingwer meiden. Nach Magengeschwüren, entzündlichen Darmerkrankungen, Darmverschluss, Gallensteinen oder Diabetes und bei Blutungsneigung sollte Ingwer mit Vorsicht angewandt werden.
- ○ Ingwer in hohen Dosen ist für Kinder unter 6 Jahren nicht zu empfehlen.

Vorsicht: Sprechen Sie bei Erkrankungen oder Medikamenteneinnahme zuerst mit dem Arzt, bevor Sie Ergänzungsmittel einnehmen.

Jod

Mit Kindern und ihren Schrammen scheint das orange-braune Desinfektionsmittel Jod untrennbar verbunden. Seine wichtigste Rolle hat das Spurenelement jedoch in der Gesunderhaltung der Schilddrüse, wo es an zahlreichen biochemischen Funktionen beteiligt ist, ohne die wir nicht leben könnten.

Anwendungsgebiete
○ Hilft gegen Jodmangel.
○ Stellt die Funktion der Schilddrüse sicher.
○ Kann bei der Behandlung fibrozystischer Mastopathie hilfreich sein.

Arzneiformen
○ Inhaltsstoff in einigen Multivitamin- und Mineralstoffpräparaten
○ Tablette

Grundlegendes

Obwohl unser Körper nur geringe Mengen Jod braucht, ist dieser Mineralstoff enorm wichtig für die Gesundheit. Der Boden in Europa gilt allgemein als jodarm, demzufolge enthalten die meisten Lebensmittel von Natur aus wenig Jod. In Küstennähe war der Jodmangel der Bevölkerung durch den Verzehr von jodhaltigem Seefisch weniger ausgeprägt. Erfreulicherweise hat sich die Jodversorgung hierzulande deutlich verbessert. Deutschland ist kein ausgesprochenes Jodmangelgebiet mehr. Manche Bevölkerungsgruppe wie z. B. Schwangere, Stillende oder ältere Menschen nehmen trotzdem nicht genügend Jod auf. Kinder und Jugendliche dagegen sind heutzutage gut versorgt.

Ein häufiges Merkmal für Jodmangel war der sogenannte „Kropf" (Jodmangelstruma), eine stark vergrößerte Schilddrüse; das Organ versucht durch eine größere Fläche mehr Jod aus der Nahrung aufzunehmen, um den Mangel auszugleichen.

In Deutschland konnte der Jodmangel durch den freiwilligen Einsatz von jodiertem Speisesalz vermindert werden, und heute ist durch die Globalisierung des Handels auch die Nahrung insgesamt jodreicher. Dennoch leiden weltweit immer noch gut 1,6 Mrd. Menschen – vor allem in den Entwicklungsländern – an Jodmangel.

Wirkungsweise

Jod ist der einzige Mineralstoff, der nur eine bekannte Funktion im Körper ausübt: In der Schilddrüse dient es zur Herstellung des Hormons Thyroxin, das den Stoffwechsel aller Körperzellen steuert.

Vorbeugung

Mit der richtigen Jodzufuhr können schwangere und stillende Frauen ihre Babys vor bestimmten Formen geistiger Behinderung schützen.

Weitere Vorzüge

Jod unterstützt nicht wie viele andere Mineralstoffe die Behandlung bestimmter Krankheiten, sondern es spielt eine entscheidende Rolle bei der Gesunderhaltung der Schilddrüse. Diese schmetterlingsförmige Drüse umschließt unsere Luftröhre (Trachea).

Bei ausreichender Jodzufuhr enthält unser Körper 30 mg dieses Spurenelements; allein 75 %

davon sind in der Schilddrüse gespeichert. Dieses Organ beherrscht den Grundstoffwechsel des Körpers, der dessen Energieverbrauch festlegt. Außerdem erfüllt die Schilddrüse eine entscheidende Regulierungsfunktion: Wachstum und Entwicklung der Kinder, die Fortpflanzung, Funktion von Muskeln und Nerven, der Eiweiß- und Fettabbau, das Haar- und Nägelwachstum sowie die Sauerstoffverwertung jeder einzelnen Körperzelle stehen unter ihrer Aufsicht.

Es gibt Hinweise, dass Jod bei fibrozystischer Mastopathie schmerzlindernd wirken könnte, doch sollten Patientinnen diese Form der Nahrungsergänzung erst mit ihrem Arzt besprechen.

Wie viel brauchen Sie?

Der D-A-CH-Referenzwert liegt für Jugendliche und Erwachsene bis unter 51 Jahre bei 200 μg pro Tag (über 51 Jahre bei 180 μg). Für Schwangere und Stillende bei 260 μg pro Tag.

Zu wenig

Zu den ersten Anzeichen zählen Müdigkeit und Abgeschlagenheit. Enthält die Nahrung auf Dauer zu wenig Jod, vergrößert sich die Schilddrüse (Kropf), um so viel Jod wie möglich aus dem Blutstrom aufzufangen. Wenn Sie zu wenig Jod aufnehmen, kann auch Ihr Schilddrüsenhormonspiegel zu niedrig sein; Erschöpfung, trockene Haut, höhere Blutfettwerte, heisere Stimme, längere Reaktionszeit und leichte Verwirrtheit können Symptome dafür sein. Suchen Sie bei deren Auftreten einen Arzt auf.
Während der Schwangerschaft kann ein Jodmangel der Mutter zu einer Tot- oder Fehlgeburt bzw. zu Entwicklungsstörungen des Kindes führen, wobei vor allem die geistige Entwicklung des Kindes verzögert ist.

Zu viel

Die DGE empfiehlt, 500 μg Jod pro Tag nicht dauerhaft zu überschreiten. Eine akute Überdosis kann ein brennendes Gefühl in Mund, Hals und Magen, Fieber, Übelkeit, Erbrechen, einen schwachen Puls, Kopfschmerzen, Verwirrtheit und Koma verursachen. Ein chronisch erhöhter Jodspiegel steht meist in Zusammenhang mit einer Schilddrüsenunterfunktion, Struma oder Schilddrüsenkrebs.

Tipps & Infos

Obwohl für die gesundheitsbewusste Ernährung häufig Meersalz als Alternative zu Tafelsalz angepriesen wird, ist Meersalz – sofern es nicht extra jodiert wurde – keine gute Jodquelle.

Denken Sie nicht, dass Ihr Jodbedarf gedeckt sei, wenn Sie genügend Salzgebäck oder Kartoffelchips essen: Für diese Nahrungsmittel wird meist kein Jodsalz verwendet.

Eine große Menge Jod aus jodiertem Salz geht beim Kochen verloren; salzen Sie daher erst die fertig zubereiteten Speisen.

Aktuelle Info

In Melbourne fanden Wissenschaftler heraus, dass dort die Hälfte aller schwangeren Frauen und drei Viertel der Kinder an Jodmangel leiden.

Richtige Einnahme
Dosierung

Mit ein bis zwei Seefisch-Mahlzeiten pro Woche und der konsequenten Verwendung von Jodsalz erhalten Sie, wenn Sie ansonsten gesund sind, genügend Jod. Andernfalls ist ein Präparat mit 100 μg (nach ärztlicher Rücksprache auch 150–200 μg) sinnvoll.

Menschen, die Schilddrüsenhormone einnehmen, sollten mit ihrem Arzt sprechen, bevor sie jodhaltige Ergänzungen einnehmen.

Empfehlungen

○ Jodpräparate können zu beliebiger Tageszeit zu oder zwischen den Mahlzeiten genommen werden.
○ Nehmen Sie pro Tag nicht mehr als 1100 μg Jod ein.

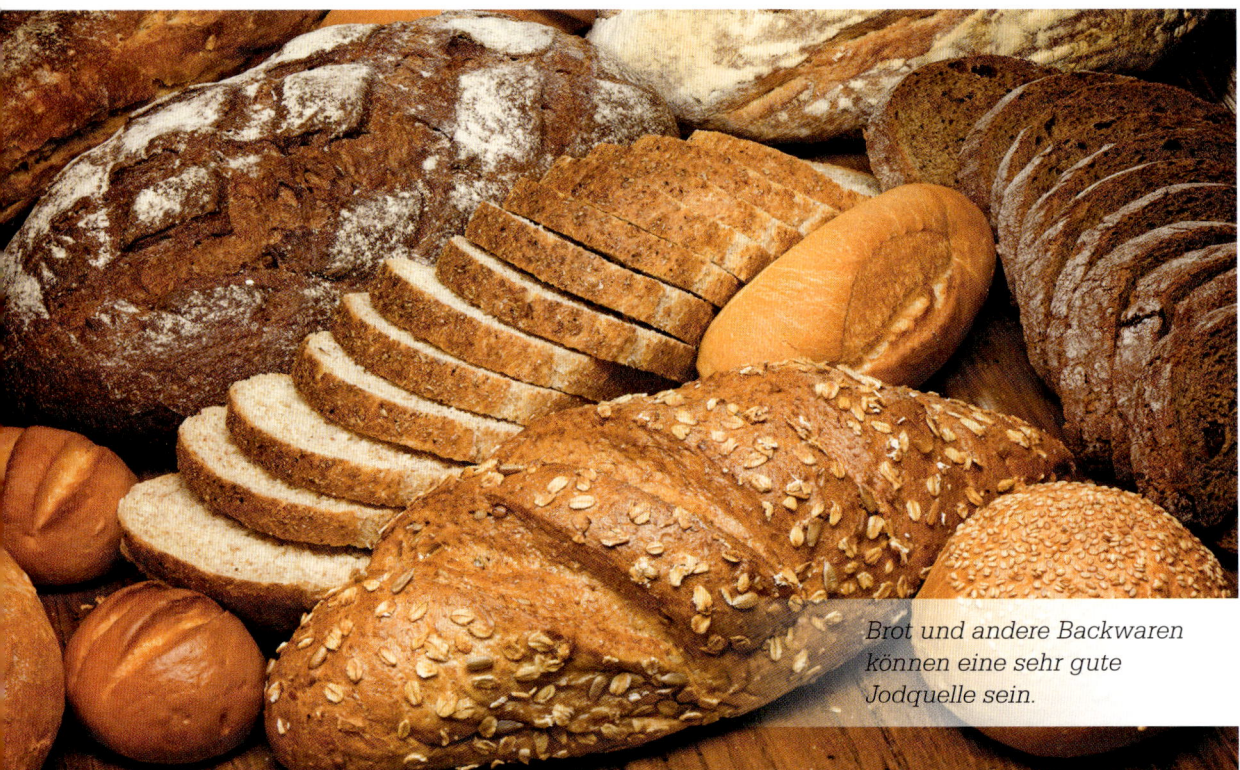

Brot und andere Backwaren können eine sehr gute Jodquelle sein.

Weitere Quellen

Die reichste Jodquelle ist jodiertes Speisesalz, aber Jod findet sich auch in Seefisch und Meerespflanzen wie Kelp (Algen). Zusätzlich können alle Lebensmittel, denen Jodsalz zugesetzt wurde, die Jodversorgung verbessern. Da die Verwendung freiwillig ist, wird jedoch nur ein Teil der Lebensmittel mit jodiertem Speisesalz hergestellt. Nicht alle privaten Haushalte verwenden heute Jodsalz.

Mögliche Nebenwirkungen
O Hohe Dosen können die Nieren schädigen und die normale Schilddrüsenfunktion beeinträchtigen.

Warnhinweise
O Jodiertes Speisesalz kann eine ausreichende Jodversorgung gewährleisten. Es ist ratsam, einen Arzt zu konsultieren, bevor Sie Jodergänzungen einnehmen.
O Einige Lebensmittel (besonders Kohl und Steckrüben) enthalten sogenannte Goitrogene, Stoffe, die die Schilddrüse daran hindern, Jod aufzunehmen. Bei üblichen Verzehrmengen spielt das aber für die Jodversorgung keine Rolle.
O Wenn Sie selbst oder Angehörige an einer Schilddrüsenerkrankung leiden oder wenn Sie Lithium nehmen, fragen Sie Ihren Arzt, bevor Sie jodhaltige Ergänzungsmittel einnehmen.

Vorsicht: Sprechen Sie bei Erkrankungen oder psychischen Problemen immer zuerst mit Ihrem Arzt, bevor Sie Ergänzungsmittel einnehmen.

Johanniskraut
Hypericum perforatum

In der Antike glaubten Griechen und Römer, dass dieses Kraut böse Geister vertreiben könnte. Es wurde zur Nervenberuhigung, Wundheilung, gegen Verbrennungen und Schlangenbisse angewandt. Heute erlebt Johanniskraut eine neue Popularität als natürliches Antidepressivum, als sanfte Alternative zu konventionellen Medikamenten, die weit weniger Nebenwirkungen hat.

Anwendungsgebiete
- Hilft bei depressiven Verstimmungen.
- Kann bei Symptomen von prämenstruellem Syndrom (PMS) und Menopause helfen.
- Kann die Behandlung von Angst- und Zwangsstörungen und saisonal abhängiger Depression (SAD) unterstützen.

Arzneiformen
- Tablette
- Kapsel
- Flüssigextrakt
- Mundspray
- Getrocknete Pflanze

Grundlegendes

Bei Johanniskraut handelt es sich um eine buschige, winterharte Pflanze mit leuchtend gelben Blüten, die weltweit angebaut wird. Benannt ist sie nach Johannes dem Täufer, weil sie etwa zu dessen Namenstag, dem 24. Juni, blüht.

Präparate werden aus den getrockneten Blüten hergestellt, welche eine Reihe von Wirkstoffen, wie etwa das heilende Pigment Hyperizin, enthalten.

Wirkungsweise

Besonders häufig wird Johanniskraut bei der Behandlung leichter Depressionen eingesetzt. Noch ist wissenschaftlich nicht vollständig geklärt, wie diese Pflanze Stimmung und Emotionen hebt; möglicherweise, indem sie den Spiegel des Hormons Serotonin im Gehirn erhöht.

Hauptwirkungen

Eine Auswertung von 23 verschiedenen Untersuchungen zeigte, dass Johanniskraut bei der Behandlung leichter bis mäßiger Depressionen ebenso wirksam ist wie andere Antidepressiva. Es wurde jedoch auch festgestellt, dass es bei der Behandlung von ernsten klinischen Depressionen keine Wirkung hat. In solchen Fällen ist eine konventionelle Therapie angezeigt.

Manche Menschen haben Vorbehalte gegen eine Behandlung mit konventionellen Antidepressiva, weil sie im Gegensatz zu Johanniskraut oft unerwünschte Nebenwirkungen haben, besonders auf das Sexualleben. Johanniskraut kann auch gegen Spannungskopfschmerzen helfen.

Weitere Vorzüge

Johanniskraut kann auch bei Angst- oder Zwangsstörungen, PMS oder Wechseljahrsymptomen hilfreich sein. Es fördert einen gesunden Schlaf und kann besonders wertvoll sein, wenn Depressionen sich durch Müdigkeit, Schläfrigkeit und Energielosigkeit bemerkbar machen. Auch bei der Behandlung der Winterdepression kann Johanniskraut helfen. Dieser Zustand tritt im Herbst oder Winter ein und löst sich im Sonnenlicht des Frühlings und Sommer wieder auf. Bei chronischen Nervenschmerzen aber zeigte Johanniskraut in einer Studie keine Wirkung.

Johanniskraut Fortsetzung

Die antivirale Wirkung von Johanniskrautöl kann bei wiederkehrenden Herpesinfektionen hilfreich sein. Zu diesem Anwendungsgebiet sind jedoch weitere Untersuchungen notwendig. Johanniskraut ist zur Behandlung von HIV/Aids nicht geeignet. Es ist ein traditionelles Wundheilmittel. Johanniskrautöl wird zur Behandlung von kleineren Verletzungen, vor allem Prellungen und Verbrennungen, angewandt, und eine Creme linderte in einer Studie die Symptome atopischer Dermatitis.

Richtige Einnahme
Dosierung

Um die Dosierung auf Ihren persönlichen Bedarf abzustimmen, fragen Sie bitte Ihren Arzt oder Heilpraktiker. Die angegebene Dosierung kann auf 3 Einzeldosen täglich verteilt werden.

Getrocknete Pflanze: täglich 2–5 g.
Flüssigextrakt (1:2): täglich 3–6 ml.
Tinktur (1:5): täglich 7,5–15 ml.
Standardisierter Extrakt: Nehmen Sie auf den Tag verteilt eine Dosis ein, mit der Sie 1,0–2,7 mg Hyperizin zuführen.

Mögliche Nebenwirkungen

O Mundtrockenheit, Magenprobleme, Verstopfung, Hautrötung, Juckreiz, Müdigkeit, Verwirrtheit, Rastlosigkeit, Angespanntheit, Nervenschädigung, sexuelle Dysfunktion, Schwindel, Kopfschmerzen, Gewichtsverlust, allergische Reaktionen und erhöhte Schilddrüsenhormonwerte. Selten kommt es zu Orientierungslosigkeit oder zur Auslösung von Manien.

O Gehen Sie während der Einnahme von Johanniskraut nicht lange in die Sonne. Es kann die Empfindlichkeit gegenüber Sonnenlicht erhöhen, vor allem, wenn Sie es in höheren Dosen oder über einen längeren Zeitraum verwenden oder wenn Sie Protonenpumpenhemmer (wie Omeprazol) einnehmen. Fragen Sie Ihren Arzt, wenn Sie sich einer PUVA-Therapie gegen Schuppenflechte unterziehen.

Warnhinweise

O Wenn Sie konventionelle Antidepressiva nehmen, sollten Sie Ihren Arzt um Rat fragen, bevor Sie auf Johanniskraut umsteigen. Kombinieren oder ändern Sie niemals eigenmächtig Ihre verordnete Medikation.

O Die Einnahme von Johanniskraut kann Wechselwirkungen verursachen, z. B. mit oralen Verhütungsmitteln (es kann eine ungewollte Schwangerschaft entstehen), Cyclosporin, Digoxin, HIV/Aids-Medikamenten, Antiepileptica, Tacrolimus, Theophyllin oder Marcumar, und mit Lebensmitteln, die Tyramin oder Tryptophan enthalten (wie Käse, Joghurt, Wein, Kaffee, Sojasoße und Schokolade).

O Schwere Nebenwirkungen können auftreten, wenn Sie Johanniskraut mit Medikamenten kombinieren, die auf die Serotoninproduktion im Gehirn Einfluss nehmen, etwa mit trizyklischen Antidepressiva, selektiven Serotonin-Wiederaufnahmehemmern, MAO-Hemmern, Pethidin, Dextromethorphan, Tramadol, Triptanen und Amphetaminen, Kokain, Venlafaxin, Buspiron, Levodopa und Pergolid.

O Wenn Sie einen Ausschlag oder Atembeschwerden bekommen, brauchen Sie sofort ärztliche Hilfe.

O Menschen mit Schilddrüsenproblemen sollten Johanniskraut vorsichtig anwenden. Es kann auch bipolare Störungen, Schizophrenie und die Alzheimerkrankheit verstärken.

O Meiden Sie Johanniskraut, wenn Sie schwanger werden möchten. Im Laborversuch hatte es negative Auswirkungen auf die Fruchtbarkeit.

O Schwangere oder stillende Frauen sollten Johanniskraut nicht einnehmen. In Tierversuchen bewirkte es eine Kontraktion der Gebärmutter. Johanniskraut kann über die Muttermilch die Gesundheit von Säuglingen beeinträchtigen.

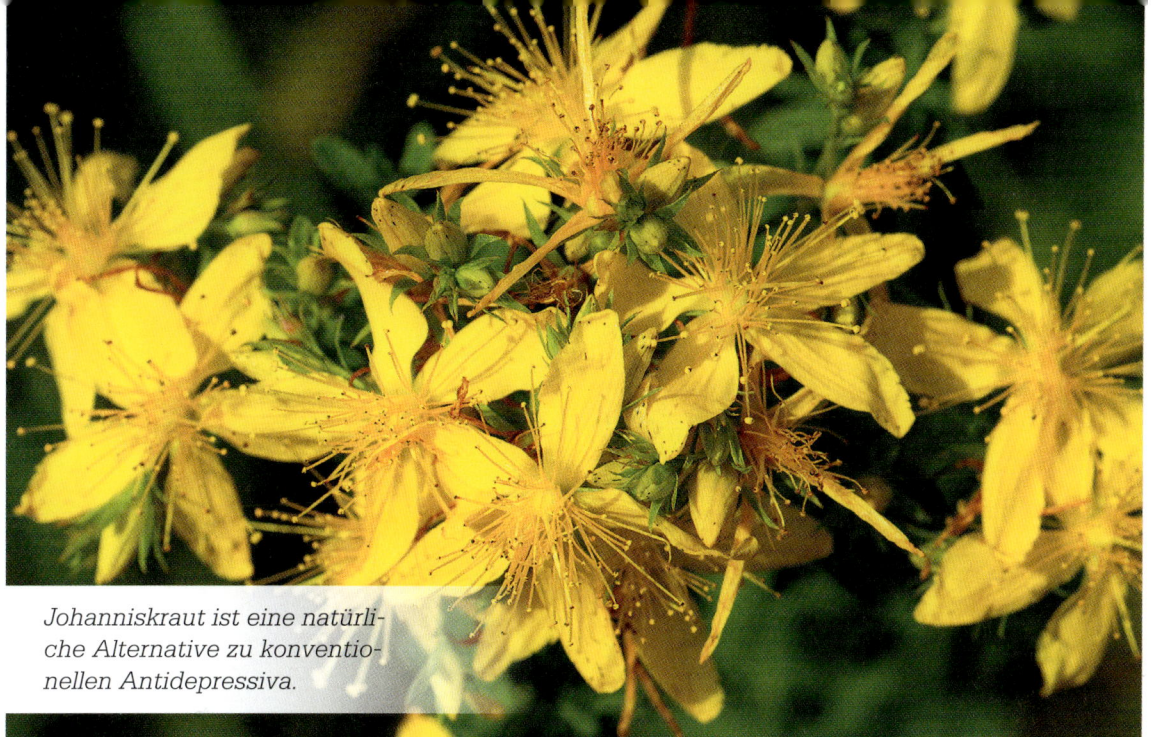

Johanniskraut ist eine natürliche Alternative zu konventionellen Antidepressiva.

Äußerlich: Zerstampfen Sie die Blüten der Pflanze in Olivenöl. Stellen Sie das Gefäß etwa sechs Wochen an einen sonnigen Platz und rühren Sie öfters um; wenn sich das Öl rot gefärbt hat, filtern Sie die Blütenteile ab und lagern Sie das Öl in einer dunklen Flasche an einem lichtgeschützten Ort. Verwenden Sie es nach Bedarf. Vorsicht, das Öl hinterlässt Flecken auf der Kleidung.

Empfehlungen

- Nehmen Sie Johanniskraut zu den Mahlzeiten, um Magenbeschwerden vorzubeugen.
- Frauen, die die Antibabypille nehmen, sollten Johanniskraut meiden, da es den Abbau von Östrogen im Körper beschleunigt und somit die Verhütungswirkung beeinträchtigt. Dies kann zu ungewollten Schwangerschaften führen.
- Wie bei verschreibungspflichtigen Antidepressiva dauert es eine gewisse Zeit, bis sich die Wirkung entfaltet. Lassen Sie sich deshalb mindestens 4 Wochen Zeit, ehe Sie entscheiden, ob Ihnen Johanniskraut hilft oder nicht. Wenn Sie nach 6 Wochen der Einnahme keine positiven Veränderungen feststellen, setzen Sie das Präparat ab und konsultieren Sie Ihren Arzt.
- Wenn Sie Johanniskraut über einen längeren Zeitraum einnehmen und das Präparat absetzen möchten, sollten Sie die Dosierung über einige Wochen schrittweise auf Null reduzieren.

Tipps & Infos

In vielen erfolgreichen Studien zur Wirkung von Johanniskraut bei Depressionen wurden auf 0,33 % des Wirkstoffs Hyperizin standardisierte Präparate angewandt.

In Deutschland werden mittlerweile auch von Ärzten routinemäßig pflanzliche Heilmittel verordnet; Johanniskraut ist das verbreitetste Antidepressivum.

Aktuelle Info

Analysen der Cochrane Collaboration kamen zu dem Schluss, dass die Untersuchungsergebnisse über Johanniskraut bei Depressionen „inkonsistent" seien. Nach diesem Bericht wurde in zwei weiteren groß angelegten Studien festgestellt, dass Johanniskraut bei leichten bis mittelschweren Depressionen mindestens so wirkungsvoll war wie konventionelle Serotonin-Wiederaufnahmehemmer.

Kalium

Vermutlich achten Sie auf den Salzgehalt in der Nahrung, besonders wenn Ihr Blutdruck eher zu hoch ist. Vielleicht sollten Sie jedoch mehr Kalium zu sich nehmen – in manchen Fällen reguliert dieser Mineralstoff den Blutdruck ebenso wirksam wie eine reduzierte Salzaufnahme.

Anwendungsgebiete
- Senkt den Blutdruck.
- Hilft bei der Vorbeugung von Bluthochdruck, Herzerkrankungen und Schlaganfall.

Arzneiformen
- Tablette
- Kapsel
- Pulver

Mögliche Nebenwirkungen
- Siehe ‚Zu viel' auf Seite 136.

Warnhinweis
- Nehmen Sie keine Kaliumprodukte, wenn Sie unter Nierenerkrankungen leiden, Kortikosteroide oder nichtsteroidale Antirheumatika sowie Medikamente gegen Bluthochdruck oder Störungen der Herzfunktion einnehmen. Fragen Sie Ihren Arzt.

Vorsicht: Sprechen Sie bei Erkrankungen immer zuerst mit Ihrem Arzt, bevor Sie Ergänzungsmittel einnehmen.

Grundlegendes

Nach Calcium und Phosphor ist Kalium, das sich nahezu vollständig in den Zellen befindet, der dritthäufigste Mineralstoff im Körper. Es zählt zu den Elektrolyten, also Substanzen, die in wässriger Lösung (beispielsweise im Blutstrom) in positive oder negative Ladung zerfallen. Auch die Bestandteile des Kochsalzes, Natrium und Chlorid, sind solche Elektrolyte. Unser Körper braucht diese Mineralstoffe in einem ausgeglichenen Verhältnis zueinander.

Wirkungsweise

Kalium dient der Übermittlung von Nervenimpulsen. Muskelkontraktionen werden auf diese Art in Gang gesetzt, Herzschlag und Blutdruck reguliert. Kalium regelt auch die Flüssigkeitsmenge innerhalb der Zellen, Natrium dagegen die Menge außerhalb, weshalb beide Mineralstoffe wichtig sind, um den Flüssigkeitshaushalt des Körpers im Gleichgewicht zu halten.

Damit der Körper Blutzucker (Glukose) in Form von Glykogen in Muskeln und Leber als Energiereserve speichern kann, wird Kalium gebraucht.

Vorbeugung

Diverse Studien haben gezeigt, dass Menschen mit kaliumreicher Kost einen niedrigeren Blutdruck haben als solche, die wenig Kalium aufnehmen. Diese Wirkung gilt selbst bei gleichbleibend hoher Natrium-(Kochsalz-)aufnahme. Eine Reduzierung des Natriumkonsums ist jedoch allemal effektiver. Einige Studien haben die Wirksamkeit von Kalium-Supplementen untersucht, während andere die Wirkungen von kaliumreicher Ernährungsweise analysiert haben – beide Ansätze zeigten sich gleichermaßen erfolgreich.

In einer australischen Studie an 212 Patienten mit Bluthochdruck, die eine kaliumreiche Ernährung einhielten, konnte sowohl der systolische als auch der diastolische Blutdruck deutlich gesenkt werden.

Weitere Vorzüge

Aufgrund seiner blutregulierenden Wirkung senkt Kalium auch das Risiko für Herzleiden und Schlaganfall. In Untersuchungen konnte gezeigt werden, dass Personen mit einer kaliumreichen Ernährung ein um zwei Drittel geringeres Risiko für Schlaganfall aufweisen als jene mit einer kaliumarmen Ernährung.

Ebenso kann eine Ernährung mit kaliumreichen Obst- und Gemüsesorten gut für die Knochen sein. Auch das Risiko, an Nierensteinen zu erkranken, wird durch eine solche Ernährung verringert.

Wie viel brauchen Sie?

Der geschätzte tägliche Mindestbedarf liegt bei 2000 mg Kalium pro Tag. Dieser Mineralstoff kommt in zahlreichen pflanzlichen Lebensmitteln, besonders in Obst und Gemüse vor – von denen viele Menschen allerdings viel zu wenig essen. Insgesamt ist die Versorgungslage in den deutschsprachigen Ländern gut.

Zu wenig

Gesunden Menschen bereitet eine geringe Kaliumzufuhr kaum Probleme. Ein beginnender Kaliummangel macht sich durch Muskelschwäche und Übelkeit bemerkbar. Schwere Mangelzustände können auftreten, wenn man starke Diuretika (harntreibende Mittel) einnimmt oder an extremem Durchfall oder Erbrechen leidet (Letzteres gilt auch für das selbst herbeigeführte Erbrechen bei Bulimia nervosa). Zu den Medikamenten, bei deren Ein-

nahme ebenfalls ein Kaliummangel auftreten kann, gehören Steroide, die gegen Entzündungen wirken, Beta-Antagonisten sowie einige Asthma-Medikamente. Niedrige Kaliumblutspiegel müssen durch Kaliumgaben ausgeglichen werden, da sie sonst zu Herzversagen führen können.

Tipps & Infos

Bereiten Sie Gemüse durch Dampfgaren, Dünsten in wenig Wasser oder in der Mikrowelle zu. Beim Kochen geht Kalium verstärkt ins Kochwasser über: Gekochte Kartoffeln verlieren 50 % ihres Kaliumgehalts, im Dampfkochtopf nur 6 %.

Aktuelle Info

Eine Übersicht über die Ergebnisse von 33 Studien zeigte: Kalium wirkt sich positiv auf den Blutdruck aus. Bei Teilnehmern mit normalem Blutdruck, die ihre gewohnte Kost mit Kalium anreicherten – über die Nahrung und/oder Ergänzungsmittel – fiel der systolische Blutdruck (oberer Wert) und der diastolische (unterer Wert). Schon diese geringe Veränderung in den Ernährungsgewohnheiten senkt das Bluthochdruckrisiko um 25 %! Patienten mit Bluthochdruck profitieren von den zusätzlichen Kaliumgaben noch mehr. Die in den Studien verwendeten Kaliumdosen variierten von 2,3 g bis 3,9 g pro Tag.

Wussten Sie, dass …?

eine große Orange 250 mg Kalium, also etwa 25 % des täglichen Tagesbedarfs einer normalen Person enthält?

anhaltende körperliche Anstrengung den Kaliumvorrat in den Muskeln abbaut? Sportler müssen deshalb regelmäßig Kalium zu sich nehmen.

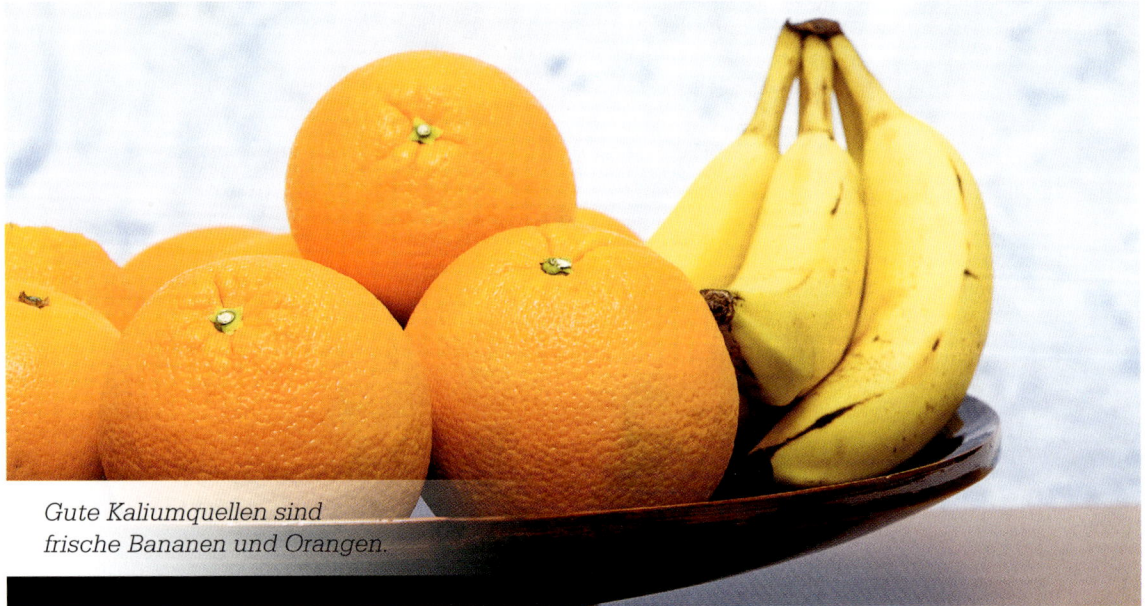

*Gute Kaliumquellen sind
frische Bananen und Orangen.*

Zu viel

Eine Kaliumvergiftung ist unwahrscheinlich, da die meisten Menschen problemlos bis zu 18 g am Tag verkraften. Toxische Wirkungen treten gewöhnlich nur auf, wenn jemand nierenkrank ist, zu viel Kaliumpräparate zu sich nimmt oder Substanzen zuführt, die Kalium enthalten (beispielsweise einige Abführmittel). Auch manche Diuretika, nichtsteroidale Antirheumatika (beispielsweise ASS), Betablocker sowie einige Antibiotika oder ACE-Inhibitoren können als unerwünschte Nebenwirkungen zu hohen Kaliumblutwerten führen. Eine überhöhte Kaliumzufuhr bringt Muskelschwäche sowie Kribbeln in Händen und Füßen mit sich. Hohe Kaliumblutwerte führen zu unregelmäßigem Herzschlag bis hin zum Herzstillstand. Kaliumpräparate können auch in geringen Dosen Magenreizungen mit Übelkeit und Durchfall verursachen.

Richtige Einnahme
Dosierung

Die meisten Menschen brauchen kein zusätzliches Kalium, sofern sie keine harntreibenden Medikamente einnehmen. Versuchen Sie, Ihren Kaliumbedarf über die Ernährung zu decken.

Wer ACE-Hemmer gegen hohen Blutdruck oder Angina pectoris benötigt (Captopril oder Enalapril)

oder eine Nierenerkrankung hat, sollte kein Kaliumpräparat nehmen.

In Nahrungsergänzungsmitteln ist Kalium häufig in niedrigen Dosierungen von 20–80 mg enthalten, die wenig Sinn machen. Monopräparate zur Therapie nach Durchfall oder Erbrechen enthalten in der Regel zwischen 400 und 600 mg.

Empfehlungen

○ Kaliumpräparate sollten zum Essen genommen werden, damit der Magen weniger gereizt wird.
○ Viele Ernährungsberater und Ärzte sind der Ansicht, dass eine zusätzliche Kaliumzufuhr über Supplemente nicht notwendig ist, es sei denn, der Arzt verordnet dies. Unter unseren Nahrungsmitteln gibt es zahlreiche gute Kaliumquellen, die für gesundheitsbewusste Menschen die bessere Wahl darstellen.

Weitere Quellen

Frisches Gemüse und Obst – wie Bananen, Orangen und Orangensaft sowie Kartoffeln – versorgen uns reichlich mit Kalium. Auch Fleisch und Geflügel sind gute Kaliumquellen.

Kamille

Matricaria recutita

Kamille wurde vermutlich bereits im Altertum medizinisch genutzt. Nur wenige Pflanzen genossen und genießen ein solch hohes Ansehen wie die Kamille, was sich in zahlreichen Überlieferungen niederschlägt.

Anwendungsgebiete

- Fördert die allgemeine Entspannung und lindert Ängste.
- Wirkt gegen Schlaflosigkeit.
- Hilft bei wunden Stellen im Mund sowie bei Parodontose.
- Beruhigt Hautausschläge und Verbrennungen, einschließlich Sonnenbrand.
- Wirkt gegen Darmentzündung, verdorbenen Magen und Magenverstimmungen.
- Angenehm bei roten, gereizten Augen
- Lindert Menstruationskrämpfe und krampfartige Schmerzen im Magen-Darm-Trakt.

Arzneiformen

- Kapsel
- Getrocknet/als Tee
- Tinktur
- Öl
- Creme/Salbe

Grundlegendes

Besonders bekannt ist die in Deutschland verbreitete echte Kamille (*Matricaria recutita, Matricaria chamomilla* bzw. *Chamomilla recutita*). Von ihr werden die getrockneten, Gänseblümchen ähnelnden Blütenstände verwendet. Römische oder englische Kamille (*Chamaemelum nobile* oder *Anthemis nobilis*) haben ähnliche Eigenschaften wie die deutsche Variante.

Kamille wird seit Langem zur Zubereitung eines leicht beruhigenden Tees verwendet. Sein angenehmes, apfelartiges Aroma sorgt meist bereits bei seiner Zubereitung für eine entspannende Wirkung.

Konzentrierter Kamillenextrakt wird Cremes und Lotionen zugesetzt und ist so zur äußerlichen Anwendung geeignet. Der Extrakt wird aber auch in Kapseln und Tinkturen abgepackt. Die heilenden Eigenschaften der Pflanze beruhen auf ihren leicht flüchtigen Ölen, u. a. dem Flavonoid Apigenin.

Wirkungsweise

Kamille wirkt vor allem besänftigend. Ihre entzündungshemmenden, krampflösenden und infektionsbekämpfenden Eigenschaften können dem ganzen Körper dienen – und zwar innerlich wie äußerlich. Bei der inneren Anwendung wirkt Kamille beruhigend auf den Verdauungstrakt, entkrampft und beruhigt die Nerven. Äußerlich fördert sie auf der Haut und an den Schleimhäuten von Mund und Augen das Abheilen von Ausschlägen, wunden Stellen und Entzündungen.

Hauptwirkungen

Mütter geben ihren Kindern vor dem Einschlafen häufig Kamillentee, wenn die Tage der Kleinen sehr aufregend waren. Die Wissenschaft hat ihre Erfahrungen bestätigt: Tierversuche haben gezeigt, dass die Kamille Stoffe enthält, die auf dieselben Bereiche von Gehirn und Nervensystem wirken, die

Einkaufstipps

Tabletten und Flüssigextrakte werden aus konzentrierten Kamillenextrakten hergestellt. Wählen Sie standardisierte Extrakte, die einen hohen Gehalt an Apigenin (mindestens 1 %) oder Bisabolol aufweisen.

Prüfen Sie den Inhalt kamillehaltiger Produkte für die Haut sorgfältig. Manche enthalten nur minimale Anteile des Heilkrauts. Wählen Sie Cremes oder Salben mit mindestens 3 % Kamillegehalt.

Tipps & Infos

Ein Kamillenbad kann entspannend sein – und eine Wohltat bei trockener, juckender Haut oder Sonnenbrand. Geben Sie dazu maximal 10 Tropfen Kamillenöl oder einige Tassen Kamillentee in ein nicht zu warmes Bad und entspannen Sie sich für etwa eine halbe Stunde im Wasser.

Zur Behandlung von Verbrennungen eignen sich kamillehaltige Cremes oder Tees besser als fette Salben. Letztere enthalten nämlich Öle, welche die Hitze einschließen, den Heilungsprozess verzögern und das Infektionsrisiko erhöhen können.

Wussten Sie, dass …?

einige Leute erfolgreich **Kamille** im Garten ausgesät haben, indem sie einfach einen Beutel Kamillentee ausstreuten?

auch von angstlösenden Medikamenten beeinflusst werden. Dort bauen sie Stress ab und fördern die Entspannung.

Kamille wirkt leicht beruhigend und ausgleichend auf den Körper. Kamillentee fördert daher auch das Einschlafen, sorgt für Entspannung im Verdauungstrakt und hemmt Entzündungen. Kamille wirkt gegen viele Magen-Darm-Beschwerden, einschließlich Sodbrennen, sowie Divertikel- und entzündliche Darmerkrankungen. Ebenso können Vaginalinfektionen mit Kamille behandelt werden, und auch bei Hämorrhoiden wird ihre beruhigende Wirkung geschätzt. Bei Kindern wirkt Kamille innerlich gegen Durchfälle.

Weitere Vorzüge

Äußerlich angewandt unterstützt Kamille das Abklingen von Entzündungen. Sie enthält antibakterielle Substanzen, die Infektionen rascher abklingen lassen. Ein mit Kamillentee getränkter Umschlag wirkt beispielsweise hilfreich bei leichten Verbrennungen. Auch bei Hautekzemen kommt Kamille mit ihren beruhigenden Effekten zum Einsatz.

Gegen Sonnenbrand gibt man Kamillenöl in ein kühles Bad oder mischt es mit Mandelöl und reibt damit die betroffenen Stellen ein. Natürlich gibt es auch im Handel bereits Fertigpräparate, die sich gegen Sonnenbrand oder bei Ekzemen einsetzen lassen.

Nach einer Strahlentherapie im Rahmen einer Krebsbehandlung hilft Kamille, die geschädigten Hautstellen wieder zu beruhigen.

Bei Erkältung kommt Kamille ebenfalls oft zum Einsatz, und es gibt Erfahrungsberichte, die diese Wirkung auch bestätigen.

Richtige Einnahme
Dosierung

Tee zum Trinken: Für eine Tasse Kamillentee: Gießen Sie eine Tasse sehr heißes (nicht kochendes) Wasser über 2 TL getrocknete Blüten. Fünf Minuten ziehen lassen, dann abseihen.
Trinken Sie bis zu drei Tassen am Tag oder eine Tasse vor dem Schlafengehen.
Tee/äußerliche Anwendung: Wenn Sie den Tee auf der Haut oder für die Augen verwenden, sollte er zuvor gut abkühlen und dann zugedeckt so lange in einem sterilen Gefäß aufbewahrt werden, bis Sie ihn brauchen.

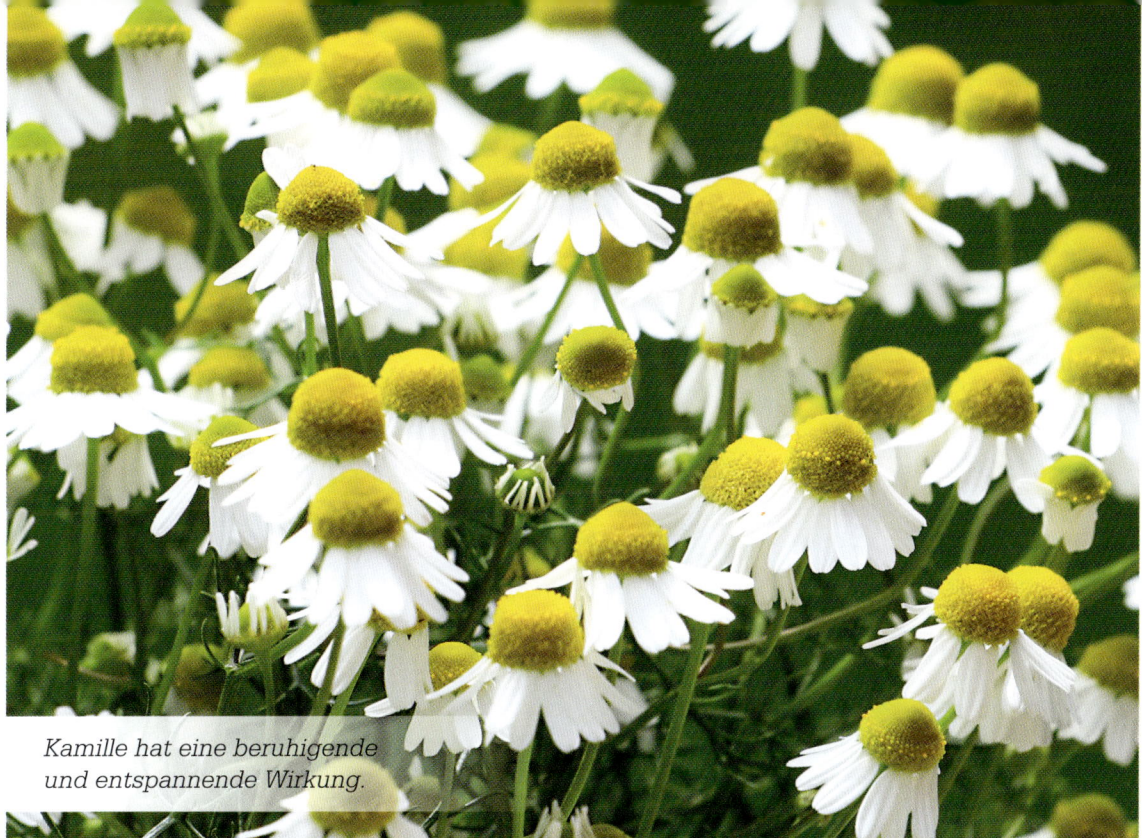

Kamille hat eine beruhigende und entspannende Wirkung.

Für die Haut: Geben Sie wenige Tropfen Kamillenöl zu 3 TL Mandelöl (oder einem anderen neutralen Öl) oder kaufen Sie eine fertige Creme. Es gibt auch Kapseln und Tinkturen; befolgen Sie die Anweisungen auf der Verpackung. Eine einzige Kapsel oder bis zu 1 TL der Tinktur haben häufig die gleiche Wirkung wie eine Tasse Tee

Empfehlungen

○ Kamille ist ein sanftes Mittel, das über lange Zeiträume hinweg angewandt werden kann.
○ Folgen Sie den Anweisungen des Herstellers oder Ihres Arztes, um die für Sie richtige Dosis zu finden.

Mögliche Nebenwirkungen

○ Wer mehr als die empfohlene Dosis einnimmt, muss unter Umständen mit Übelkeit und Erbrechen rechnen.
○ Von möglichen allergischen Reaktionen, die sich etwa durch Atemnot oder Hautausschlägen äußern, wurde berichtet. Allerdings sind sie ausgesprochen selten. In diesem Falle ist die Anwendung sofort abzubrechen.
○ Wer unter einer Allergie gegen die Pflanzenfamilien der Asteraceae oder der Compositae leidet (etwa bei Heuschnup- fen), sollte Kamille meiden.
○ Möglicherweise kann Kamille mit blutverdünnenden Medikamenten reagieren.

Warnhinweis

○ Wenn Sie noch weitere Beruhigungsmittel nehmen, könnten Wechselwirkungen auftreten.

Vorsicht: Sprechen Sie bei Erkrankungen immer zuerst mit Ihrem Arzt, bevor Sie Ergänzungsmittel einsetzten.

Kanadische Gelbwurzel
Hydrastis canadensis

Die Indianerstämme Nordamerikas schätzten die Kanadische Gelbwurzel als vielseitig wirkendes Heilmittel und setzten sie von Augenentzündungen bis hin zu Magenschmerzen und Insektenstichen ein. Heute ist die Wurzel wegen ihrer Wirkung auf das Immunsystem in elf Ländern als Arznei anerkannt.

Anwendungsgebiete
- Stärkt das Immunsystem.
- Kann bei Augenentzündungen nützlich sein.
- Hilft bei Erkältung und entzündeten Schleimhäuten (Nebenhöhlenentzündung).
- Kann bei Malaria und Durchfall helfen.
- Steigert die Galletätigkeit.

Arzneiformen
- Kapsel
- Flüssigkeit
- Getrocknet/Tee
- Salbe/Creme
- Tinktur

Grundlegendes

Das immergrüne Kraut aus Nordamerika ist eine Verwandte des Hahnenfußes. Seine getrocknete Wurzel wird zur Beruhigung entzündeter oder infizierter Schleimhäute benutzt. Heute schätzt man sie auch wegen ihrer Fähigkeit, den Körper bei der Infektabwehr zu unterstützen. Leider wurden nur wenige wissenschaftliche Anstrengungen unternommen, um dieses Potenzial zu erforschen.

Erst im 19. Jh. erhielt die Pflanze ihren heutigen Namen Gelbwurz – wegen der sattgelben Farbe ihrer Wurzel mit den kleinen, dellenförmigen Narben, die beim Wachstum entstehen.

Die Kanadische Gelbwurzel wuchs früher als Wildpflanze, und mit zunehmendem Absatz als Heilpflanze wurde sie auch intensiv abgeerntet. Die derzeit auf dem Markt erhältlichen Pflanzen stammen aus kommerziellem Anbau.

Wichtigste medizinische Bestandteile der Gelbwurzel sind die Alkaloide Berberin und Hydrastin. Berberin ist zudem für das leuchtende Gelb der Wurzel verantwortlich. Wegen des bitteren Geschmacks seiner Alkaloide werden dem Gelbwurzeltee oft andere Kräuter beigemischt, oder man trinkt ihn mit Honig gesüßt.

Wirkungsweise

In erster Linie wirkt Gelbwurzel anregend auf das menschliche Immunsystem. Die Pflanze stärkt nicht nur unsere Infektabwehr, sondern soll auch aktiv Bakterien und Viren bekämpfen. Leider fehlen die wissenschaftlichen Beweise für diese vermuteten Wirkungen.

Seine antibiotische Wirkung wird vor allem bei bakteriell bedingten Durchfällen, Blasenentzündungen, erkältungsbedingten Halsentzündungen oder Bindehautentzündungen eingesetzt. Im Labor konnte nachgewiesen werden, dass der Hauptwirkstoff Berberin Bakterien daran hindert, sich im Gewebe auszubreiten. Es gibt jedoch nur wenige Studien am Menschen mit unterschiedlichen Ergebnissen, und dabei wurde meist mit viel zu hoher Dosierung gearbeitet.

Zur Vorbeugung nehmen Sie die Kanadische Gelbwurzel bei den ersten Anzeichen einer Erkältung oder Grippe. So können Sie unter Umständen den vollen Ausbruch verhindern oder zumindest die Symptome eindämmen, da die Pflanze die Aktivität der virusbekämpfenden weißen Blutkörperchen steigern soll. Leider gibt es auch hierfür keinen wissenschaftlichen Beweis.

Weitere Vorzüge

Als ein Mittel, das die Immunabwehr steigert, kann Gelbwurzel – ähnlich wie Echinacea, Pau d'arco und Astragalus – die Symptome des chronischen Müdigkeitssyndroms lindern. Dies ist eine Störung, die möglicherweise durch ein geschwächtes Immunsystem hervorgerufen wird. Ebenfalls wurde die Kanadische Gelbwurzel zur Behandlung einer speziellen Art von Herzrhythmusstörungen eingesetzt und in der Kombination mit Hamamelis gegen Venenbeschwerden.

Ein abgekühlter Tee aus der Wurzel kann bei bestimmten Haut- und Mundproblemen verwendet werden, wie beispielsweise Akne, Zahnfleischentzündungen, Extraktionswunden, Prothesendruckstellen oder Sonnenbrand. Ebenso kann der Tee bei Augeninfektionen, die durch das Bakterium *Clamydia trachomatis* hervorgerufen werden, als Augenbad benutzt werden. Achten Sie darauf, die Tinktur jeden Tag frisch zuzubereiten und steril aufzubewahren, damit sie nicht verkeimt.

Wie viele andere bittere Pflanzen regt auch der Kanadische Gelbwurz den Appetit an. Seine schleimlösende Wirkung ist bisher nicht untersucht worden. Ob die Pflanze gegen hohe Cholesterin- oder Blutzuckerspiegel wirkt, wird bisher nur in wenigen Studien untersucht.

Richtige Einnahme
Dosierung

Gegen Erkältungen, Grippe und andere Infekte der Atemwege: Schon bei den ersten Symptomen nehmen Sie 125 mg Gelbwurzelextrakt (kombiniert mit 200 mg Echinaceaextrakt) bis zu 4-mal täglich über maximal 5 Tage.

Gegen Harnwegsinfekte: Mehrmals am Tag eine Tasse Gelbwurzeltee trinken. Gegen Übelkeit und Erbrechen: Nehmen Sie bei Bedarf alle 4 Stunden 125 mg Extrakt.

Bei chronischem Müdigkeitssyndrom: Im Wechsel mit anderen immunstimulierenden Kräutern 2-mal täglich 125 mg einnehmen.

Gegen Herpesbläschen und Gürtelrose: 4-mal täglich 125 mg Gelbwurzelextrakt sowie 200 mg Echinaceaextrakt.

Mögliche Nebenwirkungen

O In der empfohlenen Dosierung und für die angegebene beschränke Dauer weist Kanadische Gelbwurzel kaum Nebenwirkungen auf. Zu langer Gebrauch kann möglicherweise zu einem Mangel an B-Vitaminen führen.

O Sehr hohe Dosen können die Schleimhäute des Mundes reizen und starke Mundtrockenheit erzeugen sowie Nervosität, Blutdruckschwankungen, unregelmäßigen Herzschlag, Herzschädigungen, eine verringerte Anzahl weißer Blutkörperchen, Krampfanfälle, grippeähnliche Symptome, Atemnot, Taubheitsgefühl in Armen und Beinen, Lähmungen, Kopfschmerzen, Hautreizungen, Geschwüre, erhöhte Empfindlichkeit gegen Sonnenlicht, trockene Haut, Übelkeit, Erbrechen, Blähungen, Durchfall, Magengeschwüre und Darmblutungen verursachen und Wehen einleiten. Nehmen Sie hohe Dosen nicht ohne ärztlichen Rat.

Warnhinweise

O Bei Magengeschwüren und Sodbrennen sollten keine Gelbwurzelpräparate eingenommen werden. Sprechen Sie vor der Anwendung mit Ihrem Arzt, wenn Sie unter Beschwerden im Mundbereich, der Speiseröhre, des Magens oder des Darms leiden.

O Gelbwurzelpräparate können Wechselwirkungen mit blutverdünnenden Medikamenten zeigen, ebenso mit Blutdruckpräparaten, Sedativa, der Antibabypille sowie einigen Antibiotika, Cyclosporin und Yohimbin. Wechselwirkungen werden auch von Kräutern und anderen Supplementen berichtet, die eine ähnliche Wirkung wie die oben genannten Arzneimittel haben.

O Während Schwangerschaft und Stillzeit nicht verwenden. Für Säuglinge und Kleinkinder ungeeignet.

O Bei arteriellem Bluthochdruck nicht verwenden.

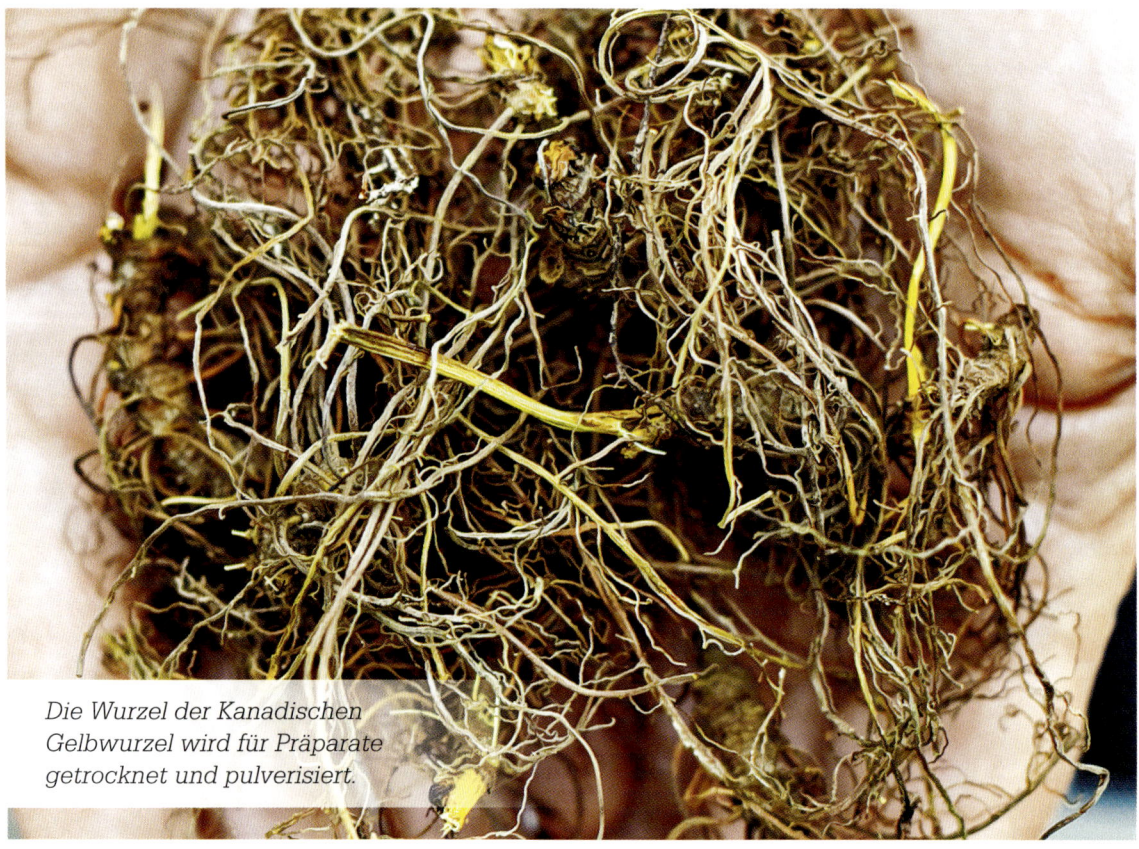

Die Wurzel der Kanadischen Gelbwurzel wird für Präparate getrocknet und pulverisiert.

Einkaufstipps

Verlangen Sie Gelbwurzelextrakt, der einen Gehalt von 8–10 % Alkaloide oder 5 % Hydrastin aufweist.

Bei Mundschleimhautgeschwüren und Warzen: Auf die betroffene Stelle 3-mal täglich Gelbwurzeltinktur auftragen.

Bei Augenentzündungen: 1 TL getrocknete Gelbwurzel in 500 ml heißes Wasser geben, dann ziehen lassen, durch einen feinen Stoff abseihen und abkühlen lassen. Anschließend 3-mal täglich ein Augenbad nehmen. Die Lösung muss jeden Tag frisch hergestellt werden.

Empfehlungen

- Nehmen Sie Gelbwurzelpräparate zu den Mahlzeiten.
- Gelbwurzel sollte vor allem dann verwendet werden, wenn Sie das Gefühl haben, eine Erkältung, Grippe oder andere Krankheiten auszubrüten.
- Nehmen Sie Gelbwurzelpräparate nicht länger als 3 Wochen hintereinander ein. Warten Sie dann vor der nächsten Einnahme 2 Wochen.

Kava-Kava
Piper methysticum

Entdeckungsreisen wie die des englischen Entdeckers Kapitän James Cook im 18. Jh. durch den Südpazifik waren anstrengende Unternehmungen. Lindern ließen sich die Strapazen dieser langen Seereise durch Kava-Kava, eine Pflanze, die seit Langem wegen ihrer beruhigenden Eigenschaften geschätzt wird. In Deutschland wurde Kava-Kava aber die Zulassung entzogen.

Anwendungsgebiete
- Wirkt gegen nervöse Angst-, Spannungs- und Unruhezustände.
- Sorgt für Wohlbefinden.
- Unterstützt soziales Verhalten.
- Wirkt gegen Übelkeit.

Arzneiformen
- Kapsel
- Tablette
- Getrocknet/Tee

Grundlegendes

Kava-Kava (auch Rauschpfeffer genannt) ist eine Verwandte des Pfeffers und gedeiht als Strauch auf vielen Inseln des Südpazifiks. Der Name Kava-Kava bezieht sich nicht nur auf die Pflanze, sondern auch auf ein traditionelles Getränk, für das die Wurzel zu Brei zerstoßen, mit Kokosmilch oder Wasser versetzt und schließlich gefiltert in Kokosschalen serviert wird.

Bei sozialen Ereignissen und religiösen Ritualen spielt Kava-Kava auf den Pazifikinseln seit Jahrtausenden eine wichtige Rolle. Keine Inselzeremonie – vom Empfang eines Königs bis hin zu Nachbarschaftsbesuchen – wäre ohne Kava-Kava denkbar, das einen ähnlichen Zweck erfüllt wie in anderen Gesellschaften der Alkohol, da es Wohlbefinden und Sozialverhalten fördert.

Die Kavapflanze mit ihren herzförmigen Blättern trägt sterile Blüten und lässt sich nur durch Teilung der dicken, knorrigen Wurzeln vermehren, die bis zu 10 Kilo wiegen. Heute wird Kava-Kava in vielen Gegenden des Südpazifiks wegen der medizinischen Eigenschaften seiner Wurzeln angebaut und in die ganze Welt exportiert.

Wirkungsweise

Die Kavawurzel enthält eine Reihe von Substanzen, insbesondere die Kavalaktone, welche vielfältige therapeutische Wirkungen haben. In vielen europäischen Ländern verschreiben Ärzte derzeit Kava-Kava, wenn sie Angst, Stress, Ruhelosigkeit und Schlaflosigkeit behandeln wollen. Die Wissenschaft ist sich noch nicht sicher, wie Kava-Kava wirkt. Es scheint jedoch das limbische System zu beeinflussen, einen Bereich des Gehirns, der u. a. unsere Gefühlswelt steuert.

Das Bundesinstitut für Arzneimittel und Medizinprodukte (BfArM) widerrief 2002 erstmals die Zulassung für Kava-Kava- und kavainhaltige Arzneimittel. Es reagierte damit auf 40 dokumentierte Fälle von schwerwiegenden Leberschädigungen, bei denen die Einnahme von Kava-Präparaten vorlag. Davon sind nicht nur Fertigarzneimittel, sondern auch Einzelzubereitungen und der Verkauf der Arzneidroge betroffen. Ausgenommen sind lediglich homöopathische Zubereitungen mit einer Endkonzentration geringer als D4. Arzneimittelbehörden anderer Länder, darunter die Swissmedic, kamen zur gleichen Bewertung. Im Jahr 2007

beruhigen, die versuchen, das Rauchen oder den Alkohol aufzugeben, und seine entspannende Wirkung kann bei Schlaflosigkeit helfen. Wer an leichten bis mäßigen Depressionen und häufig unter Beklemmungen leidet, kann ebenfalls von dieser Pflanze profitieren.

Im Gegensatz zu herkömmlichen Beruhigungsmitteln scheint Kava-Kava den Verstand nicht zu beeinträchtigen. Untersuchungen legen sogar umgekehrt eine aufmerksamkeitssteigernde Wirkung nahe. Personen, die Kava-Kava konsumieren, bilden nur selten Gewöhnungseffekte aus und werden auch nicht süchtig.

Kava-Kava ist ein klassisches Schmerzmittel, und in Tierstudien wird seine Wirkung auf das Schmerzzentrum im Gehirn belegt. Ebenso wurde die Pflanze als Lokalanästhetikum eingesetzt.

Richtige Einnahme
Dosierung

Da Kava-Kava sowie alle kavainhaltigen Arzneimittel hierzulande vom Markt genommen wurden, kann hier auch keine Einnahmeempfehlung gegeben werden.

Eine angstlösende Wirkung wird erst nach mehreren Wochen erreicht. Bei einer Langzeitverwendung steigt das Risiko für Nebenwirkungen. Ihr Arzt ist in jedem Fall der richtige Ansprechpartner.

Empfehlungen

- Überschreiten Sie nie die empfohlene Tagesmenge. Höhere Dosen können zu Vergiftung und Orientierungsstörungen führen. In den USA wurde ein Mann in Utah verurteilt, weil er unter Kava-Einfluss Auto gefahren war; er hatte an einem Abend 16 Tassen Kavatee getrunken, was dazu führte, dass er torkelte, seine Sprache verwaschen war und er fuhr, als stünde er unter Alkoholeinfluss.
- Mitunter wird Kava-Kava mit anderen pflanzlichen Ergänzungen kombiniert, die auf das Nervensystem Einfluss nehmen, wie das antidepressiv wirkende Johanniskraut.
- Kava-Kava wirkt oft innerhalb von Minuten. Bei manchen Patienten mit schweren Angstzuständen kann die volle Wirkung aber auch erst nach 8-wöchiger Einnahme eintreten.

Einkaufstipps

Kaufen Sie lieber Kavaextrakt aus der Wurzel als ein Produkt, das nur gereinigte Kavalaktone enthält. Isolierte Kavalaktone sind weniger wirkungsvoll als Extrakte der ganzen Wurzel, die noch weitere unterstützende Komponenten enthalten.

Aktuelle Info

Gegen die Entscheidung des Bundesinstituts für Arzneimittel und Medizinprodukte (BfArM) gab es kritische Stimmen. Mitglieder der das BfArM beratenden Kommission E protestierten; sie bewerteten die therapeutische Wirksamkeit und das Nutzen-Risiko-Verhältnis der (aus dem Rhizom gewonnenen) Kava-Arzneimittel durchaus positiv und sahen keine Gefahr.

Wussten Sie, dass …?

Königin Elisabeth II, Papst Johannes Paul II, Lyndon und Lady Bird Johnson, sowie Hillary Rodham Clinton im Südpazifik mit Kava-Kava willkommen geheißen wurden?

---

bestätigte das BfArM den Widerruf auf homöopathisch Zubereitungen mit einer Endkonzentration bis einschließlich D4.

Hauptwirkungen

Kava-Kava ist vor allem wegen seiner angstlösenden Wirkung bekannt. Eine Überblicksstudie bestätigte die sichere, wirksame Kurzzeittherapie bei Angstzuständen. Auch während der Menopause löst Kava-Kava Ängste. Außerdem kann es Menschen

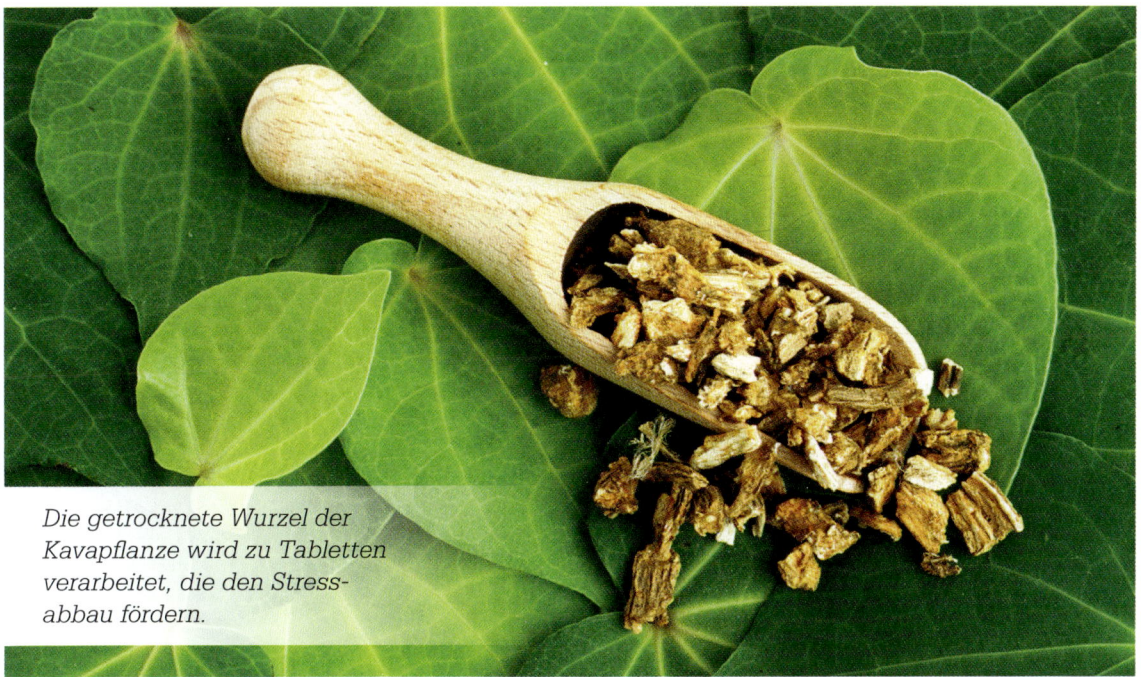

Die getrocknete Wurzel der Kavapflanze wird zu Tabletten verarbeitet, die den Stressabbau fördern.

Mögliche Nebenwirkungen

O Leberschaden, Leberversagen (selten), Bluthochdruck in den Lungen, Nierenschaden, Blut im Urin, Schläfrigkeit, Magenprobleme, allergische Hautausschläge, gelbliche Verfärbung von Haut, Haaren und Nägeln oder trockene, schuppige Haut, Abnormitäten der Blutzellen, Schwindel, Kopfschmerzen, abnorme, unfreiwillige Bewegungen (selten), Lähmungen, zunehmende Koordinationsstörungen, Muskelschwäche, Lethargie, Apathie, Augenreizungen, veränderte Sicht, erhöhte Lichtempfindlichkeit der Augen, schneller Puls, abnormes EEG, Kurzatmigkeit, Gewichtsverlust, Unterernährung, Hämatome und Blutungen.

Warnhinweise

O Überschreiten Sie nicht die empfohlene Dosierung. Höhere Dosen können Orientierungsstörungen und Vergiftung zur Folge haben; auch bei Einhaltung der empfohlenen Dosierung kann sich bei einer Einnahme, die über 3 Monate hinausgeht, das Risiko für Nebenwirkungen erhöhen.

O Kinder, Schwangere oder Stillende sollten Kava-Kava nicht verwenden.

O Auch bei endogenen Depressionen sollte Kava-Kava nicht zum Einsatz kommen.

O Nehmen Sie Kava-Kava nicht ein, wenn Sie Lebererkrankungen, Alkoholmissbrauch, Parkinson, Herz-, Lungen- oder Augenkrankheiten oder Störungen der Blutzellen haben oder hatten.

O Meiden Sie den Genuss von Alkohol, wenn Sie Kava-Kava nehmen. Nehmen Sie nicht aktiv am Straßenverkehr teil und bedienen Sie keine gefährlichen Maschinen; Kava-Kava kann Schläfrigkeit verursachen.

O Konsultieren Sie Ihren Arzt, bevor Sie Kava-Kava nehmen, wenn Sie Barbiturate, Benzodiazipine, Codein, Cyclosporin, Medikamente zur Behandlung von Parkinson und HIV, Methadon, Moclobemid, Morphine, Phenothiazine (wie Chlorpromazin), Marcumar oder pflanzliche Mittel mit ähnlichen Wirkungen (wie Kamille oder Baldrian) einnehmen.

Knoblauch
Allium sativum

Knoblauch wird seit Jahrtausenden als Heil- und Stärkungsmittel eingesetzt: Im alten Ägypten, im antiken Griechenland und später auch in Europa. Er genoss sowohl bei den Herrschern als auch beim Volk enormes Ansehen – sollte er doch sogar vor der Pest bewahren und Vampire vertreiben.

Anwendungsgebiete

- Senkt den Cholesterinspiegel.
- Wirkt blutgerinnungshemmend.
- Könnte manchen Krebsarten vorbeugen.
- Kann den Blutdruck leicht senken.
- Hilft gegen Pilzinfektionen, Viren und manche Bakterien.
- Unterstützende Behandlung der Arteriosklerose

Arzneiformen

- Tablette
- Flüssigkeit
- Kapsel
- Öl
- Softgel
- Frische/getrocknete Pflanze

Mögliche Nebenwirkungen

- Die meisten Menschen strömen nach dem Verzehr von Knoblauch den typischen Knoblauchgeruch aus.
- Manche Personen reagieren auf hohe Knoblauchdosen mit Mundtrockenheit, Appetitverlust, Erbrechen, Sodbrennen, Magenproblemen, Blähungen und Durchfall, Kopfschmerzen und Muskelschmerzen.
- Weitere mögliche Nebenwirkungen können sein: Gesichtsröte, schneller Puls, Schlafstörungen, Schwindel, Schweißausbrüche, Atembeschwerden, Fieber, Frösteln, niedriger Blutdruck, Schwankungen des Blutzuckerspiegels, Uteruskontraktionen.

Warnhinweis

- Menschen, die allergisch auf Knoblauch, Hyazinthen, Tulpen, Zwiebel, Lauch und Schnittlauch reagieren, schon einmal Blutgerinnungsstörungen, Asthma, Diabetes, niedrigen Blutdruck oder Funktionsstörungen der Schilddrüse hatten, schwanger sind oder stillen, sollten keine Knoblauchergänzungen einnehmen.

Vorsicht: Wenn Sie an einer Erkrankung leiden, vor allem Blutgerinnungsstörung, Diabetes, Pemphigus, rheumatoide Arthritis, eine Organtransplantation hatten, Blutverdünner (wie Marcumar), Blutgerinnungshemmer (ASS, Clopidogrel, Dipyridamol, Ticlopidin), blutdruck- oder cholesterinsenkende Mittel, bestimmte HIV-Medikamente (einschließlich Ritonavir und Saquinavir) nehmen oder Ergänzungen, die das Blutungsrisiko erhöhen können (wie Fischöl, Ginkgo, Weidenrinde und hochdosiertes Vitamin E), oder wenn Sie eine Operation in Erwägung ziehen, sollten Sie mit Ihrem Arzt sprechen, bevor Sie Knoblauchpräparate nehmen. Schwangere sollten Knoblauch in Dosierungen zu sich nehmen, die über die normale, in Speisen enthaltene Menge nicht hinausgehen, und ihn in der Zeit um den Geburtstermin ganz weglassen.

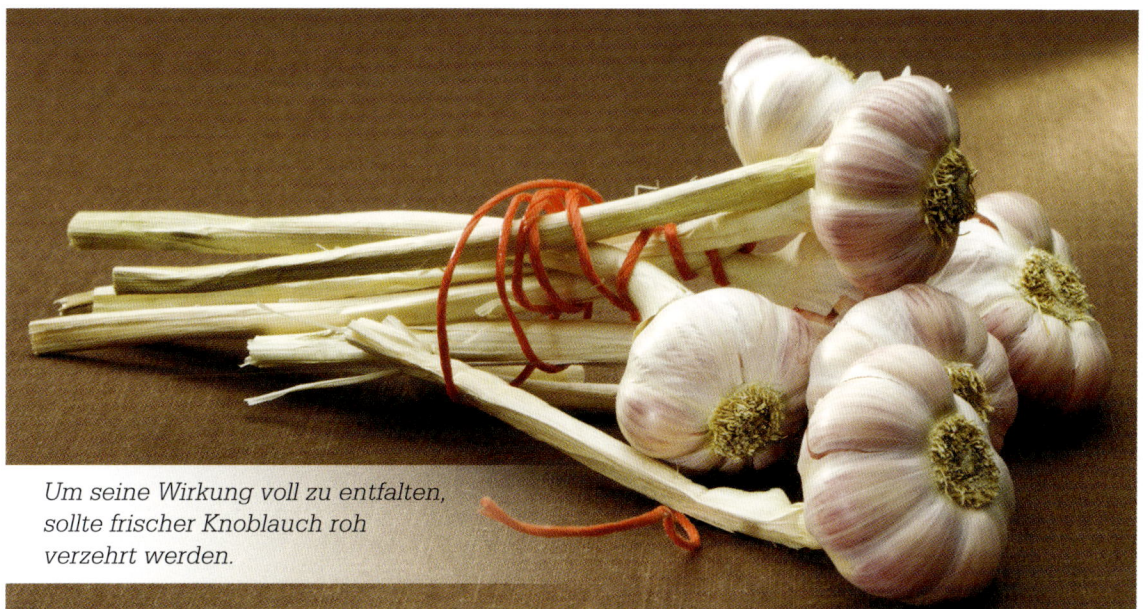

Um seine Wirkung voll zu entfalten, sollte frischer Knoblauch roh verzehrt werden.

Grundlegendes

Seit Jahrtausenden wird Knoblauch wegen seiner heilenden und stärkenden Kräfte geschätzt. Die Erbauer der Pyramiden nutzten ihn zur Steigerung ihrer Stärke und Ausdauer, Louis Pasteur erforschte im 19. Jh. seine antibakteriellen Eigenschaften, und in den Weltkriegen behandelten die Ärzte damit Wunden. Knoblauch ist verwandt mit der Zwiebel, der Schalotte und anderen Pflanzen der Gattung Allium. Seine Knolle birgt die heilenden Kräfte und den typischen Geschmack.

Die meisten gesundheitsfördernden Wirkungen des Knoblauchs beruhen auf den über 100 enthaltenen Schwefelverbindungen. Wird die Knolle zerquetscht oder gekaut, verwandelt sich Alliin, eine dieser Verbindungen, in Allizin, den Stoff, der für Geruch und Wirkung verantwortlich ist. Ein Teil des Allizins wird rasch in andere Schwefelverbindungen, wie z. B. Ajoen, zerlegt, die auch medizinische Eigenschaften haben können. Kochen hemmt die Bildung von Allizin und zerstört einige der therapeutisch wirksamen Inhaltsstoffe.

Wirkungsweise

Traditionell wird Knoblauch zur Behandlung von Infektionen, Wunden, Befindlichkeitsstörungen und Erkrankungen eingesetzt. Heutige Forschungen konzentrieren sich auf sein Potenzial zur Vorbeugung von Herzinfarkt oder Krebs.

Vorbeugung

Der großzügige Einsatz von Knoblauch in der mediterranen Küche könnte ein Grund dafür sein, weshalb in Ländern wie Italien und Spanien Arteriosklerose (Arterienverkalkung) traditionell viel seltener auftritt als in anderen Teilen der Welt. Einige Studien legen nahe, dass Knoblauch in vielerlei Weise Herzkrankheiten vorbeugen kann. So verkleben die Blutplättchen (Zellen, die an der Blutgerinnung beteiligt sind) nicht so leicht und haften daher nicht an den Wänden der Arterien an, was das Herzinfarktrisiko senkt. Auch seine antioxidativen und entzündungshemmenden Fähigkeiten sind bedeutsam.

Möglicherweise werden gerinnselfördernde Eiweiße aufgelöst, welche die Plaque-Entwicklung beeinflussen können. Die Blutgefäße werden erweitert, was leicht blutdrucksenkend wirkt, und die Blutzirkulation verbessert.

In einigen Studien wurde die Wirkung von Knoblauch auf den Cholesterinspiegel untersucht. Die Ergebnisse zeigen, dass Knoblauch unterstützend hohe Cholesterinspiegel senken kann und dass Personen mit erblich bedingten hohen Cholesterinspiegeln von der Wirkung von Knoblauch profitieren können. Die Pflanze greift in den Cholesterinstoffwechsel in der Leber ein, sodass weniger Cholesterin ins Blut abgegeben wird. Allerdings sind die Befunde der bislang gemachten Studien hierzu nicht eindeutig.

Weitere Vorzüge

Möglicherweise beugt Knoblauch auch verschiedenen Krebserkrankungen vor (und zwar im Bereich des Verdauungstrakts, der Brust oder Prostata), wenn auch die Wirkungsweise nicht hinreichend geklärt ist. Sein Verzehr erhöht den Spiegel bestimmter Enzyme, die Krebsauslöser unschädlich machen. Ebenso wichtig sind die antioxidativen Eigenschaften von Knoblauch.

Im Kampf gegen Infektionserreger – Viren, Bakterien und Pilze – kann Knoblauch erfolgreich sein, da Allizin die Enzyme blockiert, die diese Organismen in das Gewebe eindringen lassen. Allerdings lassen sich durch die Einahme von Knoblauch keine wirksamen Blutspiegel erreichen.

Es wurde sogar nachgewiesen, dass Knoblauch die Erreger von Fußpilz und Pilzinfektionen im Ohr hemmen kann.

Richtige Einnahme
Dosierung

Erwachsene: Wählen Sie Mittel, die 4000 µg Allizin pro Tablette liefern. Dies entspricht der Menge einer frischen Knoblauchzehe. Für die allgemeine Gesundheit oder gegen einen hohen Cholesterinspiegel: 1-mal am Tag 400–600 mg eines Knoblauchpräparats. Gegen Erkältung und Grippe: 4-mal am Tag 400–600 mg. Äußerlich angewandt, gegen Hautprobleme, Warzen oder Insektenstiche, wird Knoblauchöl 2- bis 3-mal täglich aufgetragen. Auch eine zerquetschte rohe Knoblauchzehe, die direkt auf die betroffene Stelle gelegt wird, kann hier helfen.

Kinder: Es gibt keine wissenschaftlichen Belege, die es rechtfertigen, Knoblauchsupplemente bei Kindern einzusetzen.

Empfehlungen

- Knoblauch kann beliebig lange eingenommen werden.
- Möchten Sie damit unterstützend Cholesterinprobleme behandeln, sollten Sie Ihre Werte nach 3 Monaten überprüfen lassen und eventuell mit Ihrem Arzt nach Alternativen suchen, falls keine Besserung eintritt.
- Eine Woche vor einer Operation sollten Sie hohe Knoblauchdosierungen absetzen.

Viele Experten halten frischen Knoblauch und Präparate aus Knoblauchpulver für besonders wirksam

Ein magensaftresistenter Überzug verhindert, dass der Atem nach Knoblauch riecht, und ermöglicht es dem Präparat, den Magen unverdaut zu passieren. Dadurch wird die Allizinbildung sichergestellt.

Sogenannte deodorisierte Knoblauchpräparate können wirksam den schlechten Atem verhindern, aber der Bearbeitungsprozess kann auch Auswirkungen auf die therapeutische Wirksamkeit haben.

Aktuelle Info

Es gibt keinen Nachweis, dass Knoblauch in der Behandlung von Magengeschwüren hilfreich ist.

Australische Forscher werteten die Studien zu Knoblauch zwischen 1955 und 2007 aus. Ergebnis: Knoblauch kann den systolischen Blutdruck um 5 Punkte senken.

Wussten Sie, dass …?

Knoblauch Zecken abwehren kann?

Kreatin

Das Protein Kreatin wird vom Körper selbst produziert und befindet sich in den Muskeln, der Leber, der Bauchspeicheldrüse und den Nieren. Zwar stellen die Muskeln beim Sport auch mehr Kreatin her, doch der Körper kann den Stoff auch aus der Nahrung aufnehmen und Muskeln und Nerven zuführen.

Anwendungsgebiete

- Verbessert die Leistung in Sportarten, bei denen es auf Sprints, Kraft oder kurze, intensive Einsätze ankommt.
- Kann dem Nachlassen der Muskelkraft durch zunehmendes Alter, Herzschwäche oder Immobilisierung entgegenwirken.
- Kann bei Wirbelsäulenverletzungen, Muskeldystrophie oder degenerativen neurologischen Erkrankungen, wie der Parkinsonkrankheit, hilfreich sein.
- Kann eventuell Cholesterin senken.

Arzneiformen

- Pulver zum Einnehmen
- Kapseln
- Granulat
- Mikropellets

Grundlegendes

Kreatin wurde schon 1832 im Fleisch nachgewiesen. Bald darauf entdeckte man, dass wilde Füchse mehr Kreatin in den Muskeln haben als domestizierte Tiere. Und vor etwa 100 Jahren wurde klar, dass der Körper Kreatin auch über die Nahrung aufnimmt und so den Kreatingehalt der Muskeln erhöhen kann. Entsteht durch bestimmte Erkrankungen ein Kreatinmangel, kommt es zu schweren geistigen Beeinträchtigungen, Krämpfen sowie zu Muskelschwäche.

Wirkungsweise

Kreatin ist eine Vorstufe von Phosphokreatin, das wiederum die Muskelzellen mit Energie versorgt, und zwar besonders bei kurzer, starker Belastung von 15–30 Sekunden, zum Beispiel Sprints oder Schwimmen über kurze Distanzen, Gewichtheben oder Sportarten wie Tennis oder Fußball.

Unser Körper vermag Kreatin selbst herzustellen, außerdem nehmen wir es über Lebensmittel tierischer Herkunft wie Fisch und Fleisch auf. Mithilfe von Ergänzungsmitteln lassen sich die Kreatinspeicher in den Muskeln aufstocken, damit bei Bedarf mehr Energie zur Verfügung steht. Ergänzungsmittel tragen auch zum rascheren „Nachladen" bei und verkürzen so die Erholungsphasen.

Vorbeugung

Im Tierversuch schützt Kreatin Hirn und Nervensystem vor den Folgen neurologischer Erkrankungen wie Chorea Huntington, Parkinsonkrankheit und amyotrophe Lateralsklerose.

Möglicherweise kann Kreatin auch das Risiko einer koronaren Herzkrankheit oder eines Schlaganfalls senken, weil Ergänzungsmittel mit Kreatin den Homozysteinspiegel senken, der einen Risikofaktor für derartige Erkrankungen darstellt.

Kreatin Fortsetzung

Tierversuche lassen auch vermuten, dass Kreatin antioxidativ wirkt und krebsbekämpfende Eigenschaften hat. Hier fehlen noch klinische Studien.

Hauptwirkungen

Zwei Drittel der 300 veröffentlichten Studien zur Wirkung von Kreatin im Training stellten fest, dass die Substanz bei Sportarten, in denen es um kurze, wiederholte, intensive Bewegungen geht, hilfreich ist (bei anderen Sportarten zeigte Kreatin keine entsprechende Wirkung). In anderen Untersuchungen erwies sich Kreatin nicht als vorteilhaft. Insgesamt wurden zahlreiche Sportarten wie Radrennsport, Schwimmen und Fußball untersucht.

Einkaufstipps

Mikropellets liefern teilweise bessere Ergebnisse bei geringeren unerwünschten Wirkungen auf Magen und Darm.

Aktuelle Info

In einer Studie an 24 gesunden Freiwilligen ließ die Einnahme von 8 g Kreatin pro Tag über fünf Tage geistige Erschöpfung zurückgehen.

Eine kleine Studie an Patienten mit chronisch obstruktiver Lungenerkrankung (Emphysem, chronische Bronchitis) ergab, dass Kreatingaben in Kombination mit einer Lungenkur Kurzatmigkeit und Lebensqualität verbessern konnten.

Eine Studie der angesehenen Cochrane Collaboration kam zu dem Ergebnis, dass sowohl kurz- als auch mittelfristige Behandlung mit Kreatin bei Patienten mit Muskeldystrophie die Muskeln stärkt und kaum unerwünschte Wirkungen zeigt.

Weitere Vorzüge

Kreatin kann die magere Körpermasse vergrößern und wirkt möglicherweise auch dem Muskelabbau nach längeren Phasen der Immobilisierung entgegen.

In einer Studie an über 70-jährigen Männern zeigte sich, dass Kreatingaben Kraft, Energie und Ausdauer erhöhten. Eine andere Studie an Männern und Frauen über 65 ergab messbare Verbesserungen der Muskelkraft beim Ausdauertraining durch Kreatineinnahme.

Kreatin wurde auch zur Steigerung der Leistungsfähigkeit und Ausdauer bei Stauungsinsuffizienz eingesetzt, wobei noch unklar ist, wie Kreatin in solchen Fällen hilft, da es offenbar nicht die Blutmenge erhöht, die das Herz pumpen kann. Eine Studie lässt vermuten, dass Kreatin beim Menschen hohe Cholesterinwerte zurückgehen lässt. Dabei ist zu beachten, dass Kreatin die konventionelle medikamentöse Therapie nur ergänzen, nicht ersetzen soll. Nehmen Sie Kreatin nicht als Ersatz für Herzmedikamente oder andere Ihnen verordnete Arzneimittel.

Richtige Einnahme
Dosierung

Als Ergänzungsmittel für Sportler: Aufgrund der hohen Belastung für die Nieren werden heute im Allgemeinen nur noch 10 g pro Tag über 4–5 Tage empfohlen. Dabei steigt der Kreatingehalt des Muskels um 10 – 20 % während der Aufladephase an. Mit 3 g pro Tag über 28 Tage zeigte sich der gleiche Anstieg.
Gegen altersbedingten Kraftverlust: 5 g Kreatin pro Tag, möglichst kombiniert mit regelmäßigem Krafttraining.
Zur symptomatischen Besserung bei Herzinsuffizienz: Nach Rücksprache mit dem Arzt sieben Tage lang 10 g pro Tag.

Empfehlungen

○ Ergänzungsmittel mit Kreatin zusammen mit Glukose oder einfachen Kohlenhydraten, z. B. rotem Traubensaft, einnehmen, um Magen-Darm-Problemen vorzubeugen.
○ Die Sicherheit und Wirksamkeit von Kreatin bei Kindern und Jugendlichen ist bisher nicht untersucht. Sie sollten daher kein Kreatin einnehmen.

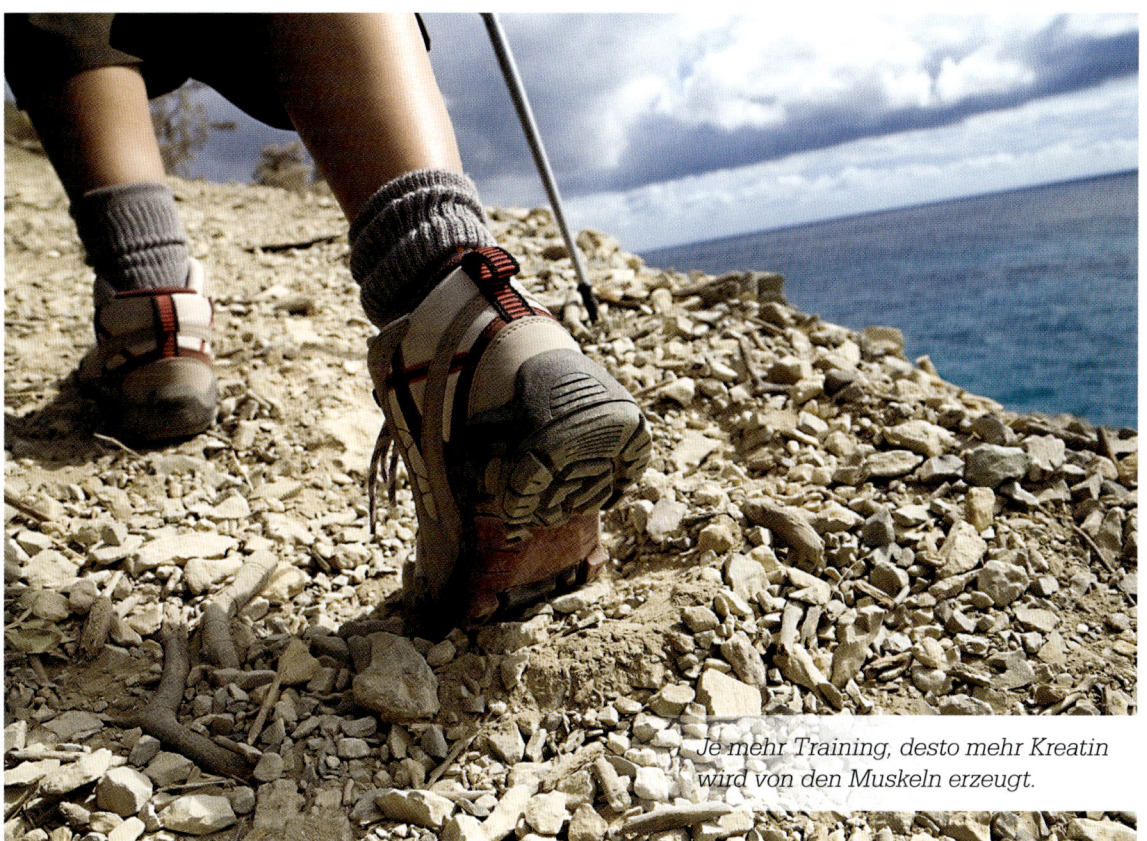

Je mehr Training, desto mehr Kreatin wird von den Muskeln erzeugt.

Mögliche Nebenwirkungen

- Übelkeit und Erbrechen, Gewichtszunahme, Wassereinlagerungen, Bluthochdruck, körperliche Erschöpfung, Muskelschmerzen und -krämpfe, Dehydrierung und Hitzeintoleranz.
- Bei zyklischer Einnahme kann es während der „Ladephase" zu Flüssigkeitseinlagerungen kommen.

Warnhinweise

- Nierenkranke sollten kein Kreatin einnehmen, weil die Nieren eine wichtige Rolle bei der Ausfilterung überschüssigen Kreatins aus dem Blut spielen.
- Bei Stauungsinsuffizienz sollte Kreatin nur nach Rücksprache mit dem Arzt eingenommen werden.
- Nicht über längere Zeit verwenden. Bei einer Einnahme von bis zu acht Wochen wurden keine ernsten Gesundheitsprobleme beobachtet. Auch bei langfristiger Aufnahme bis zu 17 Jahren mit bis zu 3 g Kreatin pro Tag wurden bei Gesunden keine Leber- oder Nierenschäden festgestellt. Solch eine Anwendung ist aber fragwürdig.
- Wechselwirkungen mit anderen Arzneimitteln sind bisher nicht bekannt. Bei Medikamenten, welche die Nieren belasten können, z. B. nichtsteroidalen Entzündungshemmern wie Azetylsalizylsäure, aber auch Cyclosporin und Tacrolimus, ist Vorsicht geboten.
- Koffein kann die Wirkung herabsetzen.
- Schwangere oder stillende Mütter sollten besonders daran denken, vor Kreatineinnahme mit dem Arzt zu sprechen. Die Wirkung des Proteins ist in dieser Hinsicht nicht ausreichend erforscht.

Kupfer

Kupfer hat wichtige Funktionen im Körper, z. B. im Eisen- und sonstigen Stoffwechsel, bei der Kollagenbildung und im Nervensystem. In den deutschsprachigen Ländern ist die Versorgung mit Kupfer in der Regel sichergestellt. Manche Experten sind hier allerdings anderer Meinung.

Anwendungsgebiete
- Kräftigt Blutgefäße, Knochen und Sehnen.
- Sorgt für gesunde Pigmentierung von Haar und Haut.
- Unterstützt als Bestandteil von Enzymen den Stoffwechsel.
- Schützt vor freien Radikalen.

Arzneiformen
- Fast immer in Kombipräparaten enthalten; reine Kupferergänzungen sind selten erhältlich.

Grundlegendes

Kupfer, jenes rotgoldene Metall, das zur Herstellung von Töpfen oder bei Klempnerarbeiten verwendet wird, kommt auch in verschiedenen Eiweißen im menschlichen Körper vor. Dieser Mineralstoff ist in Ergänzungspräparaten in unterschiedlichen Formen, wie Kupfer-Aminosäuren-Chelat, Kupfergluconat, Kupferoxid und Kupfersulfat, erhältlich.
Da Kupfer in Lebensmitteln weit verbreitet ist und vom Körper recht gut aufgenommen wird, gilt die Versorgung hierzulande als gesichert. Die durchschnittliche Aufnahme liegt über dem Referenzwert.

Wirkungsweise

Kupfer ist an der Bildung von Kollagen beteiligt, einem wichtigen Eiweißstoff für Knochen, Haut und Bindegewebe. Es unterstützt den Körper dabei, seine Eisenvorräte zu nutzen, und ist von Bedeutung für das Immunsystem.
Da Kupfer an der Melaninbildung beteiligt ist (der natürliche dunkle Farbstoff in Haaren, Haut und Augen), fördert es auch eine gleich bleibende Pigmentierung.

Vorbeugung

Es gibt Anhaltspunkte dafür, dass Kupfer Bluthochdruck und Herzrhythmusstörungen vorbeugen kann. Einige Experten sind der Ansicht, dass es die Körpergewebe vor den Angriffen freier Radikale schützen und u. a. auch Krebs- und Herzerkrankungen vorzubeugen hilft. Da Studien unterschiedliche Ergebnisse erbrachten, beurteilen Wissenschaftler die Rolle des Kupfers unterschiedlich.

Weitere Vorzüge

Kupfer wird zur Herstellung zahlreicher Enzyme gebraucht, besonders für die Superoxiddismutase (SOD). Dieses Enzym zählt zu den wirksamsten Antioxidanzien in unserem Körper. Außerdem kann Kupfer auch vor Knochenschwund schützen.

Wie viel brauchen Sie?

Der Schätzwert (D-A-CH Referenzwert) liegt bei 1–1,5 mg täglich. Diese Menge sollte für einen gesunden Erwachsenen ausreichen, um die normale Körperfunktion aufrechtzuerhalten.

Zu wenig

Ein echter Kupfermangel ist selten. Gewöhnlich kommt er nur bei Patienten mit Morbus Crohn oder Zöliakie vor oder bei Erbkrankheiten mit erschwerter Kupferabsorption wie etwa Albinismus.

Eine zu geringe Zufuhr von Kupfer kann sich bereits nachteilig auf die Gesundheit auswirken: Blutarmut, Stoffwechselstörungen, Knochen- und Blutgefäßveränderungen, Immunschwäche, eine verminderte Färbung von Haut und Haar und im fortgeschrittenen Stadium Knochenbrüche infolge einer Osteoporose können die Folge sein.

Zu viel

Schon die Einnahme von 10 mg Kupfer auf einmal kann Übelkeit, Muskel- und Magenschmerzen hervorrufen. Bisher wurden keine ernsten Kupfervergiftungen durch Ergänzungsmittel beobachtet. Allerdings ist es bei Personen, die Umgang mit kupferhaltigen Pestiziden hatten, bereits zu Leberschäden und Koma gekommen. Ein stark erhöhter Kupfergehalt von Trinkwasser (mehr als 10 mg/l) kann bei Säuglingen zu Leberschäden führen.

Richtige Einnahme
Dosierung

Viele Nahrungsergänzungsmittel enthalten 1 mg Kupfer. Diese Dosierung gilt als angemessen und unkritisch. Eine hohe Zufuhr von Eisen, Zink und Vitamin C aus Supplementen kann die Aufnahme von Kupfer behindern.

Empfehlungen

- Um Magenreizungen zu verhindern, sollte das Mittel immer zur selben Tageszeit eingenommen werden, am besten zu einer Mahlzeit.
- Wenn Sie länger als einen Monat ein Zinkpräparat verwenden, sollten Sie auch 2 mg Kupfer pro Tag zuführen. Auch Patienten, die regelmäßig Säurehemmer (Antazida) nehmen, können zusätzlich Kupfer gebrauchen.

Einkaufstipps

Apotheken und Reformhäuser bieten im Allgemeinen kein gesondertes Kupferpräparat an. Meist findet man Kupfer in Multivitaminpräparaten.

Hinweise auf besondere Vorzüge bestimmter Kupferverbindungen dürfen Sie getrost ignorieren. Es gibt keinen Beleg dafür, dass bestimmte Formen besser vom Körper aufgenommen oder verwertet werden.

Aktuelle Info

Kupfer kann auch Osteoporose vorbeugen. In einer Studie an gesunden Frauen zwischen 45 und 56 Jahren zeigte sich bei den Frauen, die täglich 3 mg Kupfer erhielten, kein Knochenmasseverlust. Bei den Probandinnen, die ein Plazebo bekamen, konnte ein deutlicher Verlust der Knochenmasse nachgewiesen werden.

Wussten Sie, dass ...?

eine Portion (50 g) Cashewnüsse bereits mehr Kupfer liefert, als wir täglich benötigen?

Weitere Quellen

Schalentiere (Austern, Muscheln, Hummer, Krabben) und Innereien sind ausgezeichnete Kupferlieferanten. Da sich Kupfer vor allem in den Randschichten von Getreidekörnern findet, sind Weißmehlprodukte keine guten Lieferanten. Auch Vollkornprodukte (Brot, Frühstücksflocken, Nudeln), Nüsse und Samen, Gemüse wie Erbsen, Artischocken, Avocados, Rettich, Knoblauch, Pilze, Kartoffeln und Tomaten, Früchte wie Bananen und Pflaumen sowie alle Sojaerzeugnisse enthalten Kupfer.

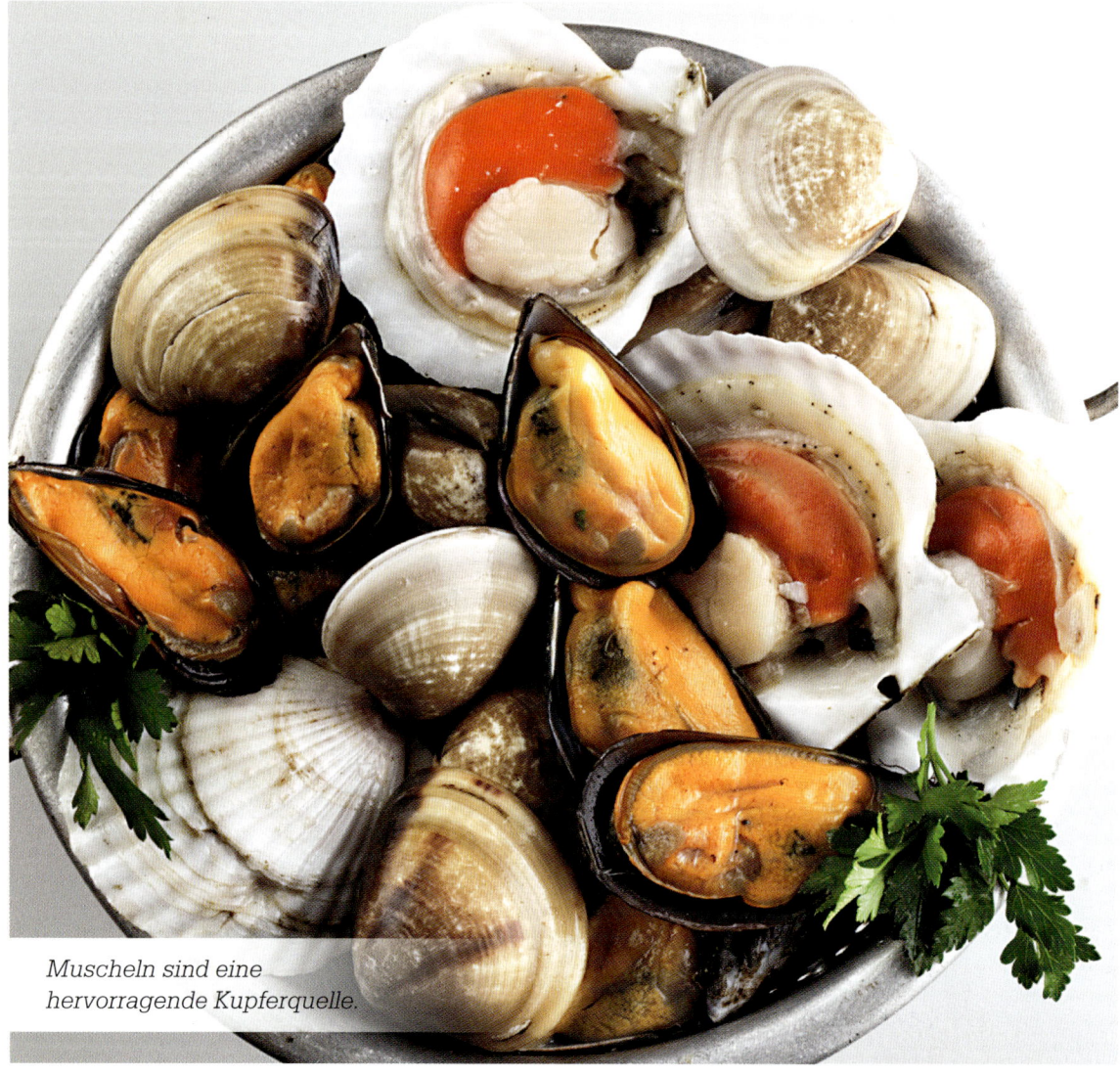

Muscheln sind eine hervorragende Kupferquelle.

Mögliche Nebenwirkungen

○ Metallischer Geschmack, Speichelfluss, Übelkeit, Erbrechen, Bauchschmerzen. Eine Überdosierung kann Krampfanfälle, Blutungen und Koma auslösen. Es können Leber- und Nierenschäden auftreten.

Warnhinweis

○ Sprechen Sie mit Ihrem Arzt, bevor Sie Kupferergänzungen einnehmen, wenn Sie an der Wilson-Erkrankung (einer degenerativen Lebererkrankung) leiden, Penicillamin oder die Antibabypille einnehmen oder eine Hormonersatztherapie machen.

Vorsicht: Wenn Sie an einer Krankheit leiden oder Medikamente einnehmen, sollten Sie immer zuerst mit Ihrem Arzt sprechen, bevor Sie Ergänzungsmittel einnehmen.

Kurkuma
Curcuma longa

Ob Wunden, Würmer, Blähungen oder Menstruationsstörungen, in der indischen und chinesischen Medizin wird dieser Hauptbestandteil von Currymischungen schon seit Jahrtausenden eingesetzt. Daneben schätzt man Kurkuma als Gewürz- und Färbemittel. Auch im Westen ist es als starkes Antioxidans und Entzündungshemmer anerkannt.

Anwendungsgebiete
- Entzündungshemmend, besonders an Schultern, Knien und Ellenbogen
- Kann bei rheumatoider Arthritis Schmerzen und Entzündungen lindern.
- Kann den Cholesterinspiegel senken und die Thromboseneigung reduzieren.
- Kann der Krebsvorbeugung dienen (besonders Darm- und Mundkrebs).

Arzneiformen
- Kapsel
- Pulver
- Tablette

Grundlegendes

Die gelb blühende Kurkumapflanze, die in Indonesien, China, Indien und anderen Tropenländern angebaut wird, zählt zur Familie der Ingwergewächse. Die aromatische Wurzel enthält das gelbe Kurkumin, den wichtigsten Wirkstoff, und ein orangefarbenes, leicht flüchtiges Öl. Getrocknet und zu Pulver zermahlen, kann die Wurzel auf viele körperliche Probleme von Blähungen bis Menstruationsbeschwerden einen äußerst wohltuenden Einfluss ausüben.

Neben der Verwendung als Gewürz wird Kurkuma in vielen Produkten – einschließlich Backwaren, eingelegtem Gemüse und Fleischwaren – als Konservierungsmittel und Farbstoff benutzt.

Wirkungsweise

Die antioxidative Wirkung von Kurkuma ähnelt der Wirkung der Vitamine C und E, da es vor Zellschäden durch instabile Sauerstoffmoleküle, die sogenannten freien Radikale, schützt. Kurkuma – besonders die Substanz Kurkumin – wirkt sowohl bei äußerlicher Anwendung (beispielsweise als Umschlag) als auch bei Einnahme entzündungshemmend. Seine entzündungshemmenden und antioxidativen Eigenschaften sowie seine Fähigkeit, die Gallensekretion und die Produktion von Leberenzymen anzukurbeln, erklären, weshalb Kurkuma die Leber vor Giftstoffen schützt.

Hauptwirkungen

Bei innerer Anwendung von Kurkumin werden im Körpergewebe vermehrt entzündungshemmende Stoffe freigesetzt. Darüber hinaus regt es möglicherweise die Nebennieren zu vermehrter Kortisonbildung an, was den Heilungsprozess fördert.

In Tierversuchen hat Kurkumin ähnliche therapeutische Eigenschaften bei akuten Entzündungen gezeigt wie Kortison und Phenylbutazon, war aber in chronischen Fällen nur halb so wirkungsvoll. Gegen die Schmerzen und Entzündungen in Muskeln und Gelenken wird Kurkuma in Indien gewöhnlich direkt auf die Haut aufgetragen. In Laborversuchen konnte Kurkumin auch schon seine hemmende Wirkung auf die Entwicklung von Krebszellen zeigen. Da es den Cholesterinspiegel senkt und die Gerinnungsneigung der Blutplättchen reduziert, trägt Kurkuma schon in kleinen Mengen zum Kampf gegen Arteriosklerose bei.

Kurkuma wird traditionell zum Schutz der Leber verwendet. Dies lässt sich auf seine antioxidativen und entzündungshemmenden Eigenschaften zurückführen. Darüber hinaus kann es die Gallensekretion erhöhen. Da es Blähungen vorbeugt oder diese lindert, hat Kurkuma auch einen positiven Einfluss auf den Magen-Darm-Trakt und kann so beispielsweise Darmkrämpfe verhindern.

Weitere Vorzüge

Eine Patientengruppe mit Gelenkrheuma (rheumatoide Arthritis) erhielt im Rahmen einer Studie 1200 mg Kurkumin pro Tag, die Vergleichsgruppe wurde herkömmlich mit 300 mg Phenylbutazon behandelt. Die Symptome der Gehzeit, allgemeine Steifheit sowie Gelenkschwellungen besserten sich in beiden Gruppen, im Gegensatz zu Phenylbutazon führte Kurkumin jedoch zu keinerlei nachteiligen Wirkungen.

Richtige Einnahme
Dosierung

Empfohlen werden 500–1000 mg Kurkuma pro Tag in Form eines getrockneten, standardisierten Wurzelextrakts (95 % Kurkuminoidgehalt).
Bei Entzündungen: Nehmen Sie bis zu 3-mal täglich 300 mg zum Essen ein

Einkaufstipps

Achten Sie beim Kauf von Kurkumapräparaten unbedingt auf einen standardisierten Wurzelextrakt mit 95 % Kurkuminoidgehalt.

Aktuelle Info

In einer Studie wurden 62 Patienten mit Mund- oder Hautgeschwüren, die nicht auf chemotherapeutische, strahlentherapeutische oder operative Behandlung angesprochen hatten, 18 Monate lang 3-mal täglich mit einer äußerlichen Anwendung von Kurkumaextrakt oder Kurkumin behandelt. Es zeigte sich: Der Juckreiz ging um 70 %, die Schmerzen um 50 % zurück und die Geschwüre schrumpften um 10 %.

Tipps & Infos

Mit Kurkuma würzen kann in manchen Fällen wohltuend sein. Doch um medizinische Wirkungen zu erreichen, müssten Sie schon enorme Mengen verzehren.

Wussten Sie, dass Kurkumin im Kurkuma als Gewürz die Bildung von krebserregenden Nitrosaminen verhindert? Das ist z. B. beim Grillen von Fleisch und Fleischwaren von Bedeutung.

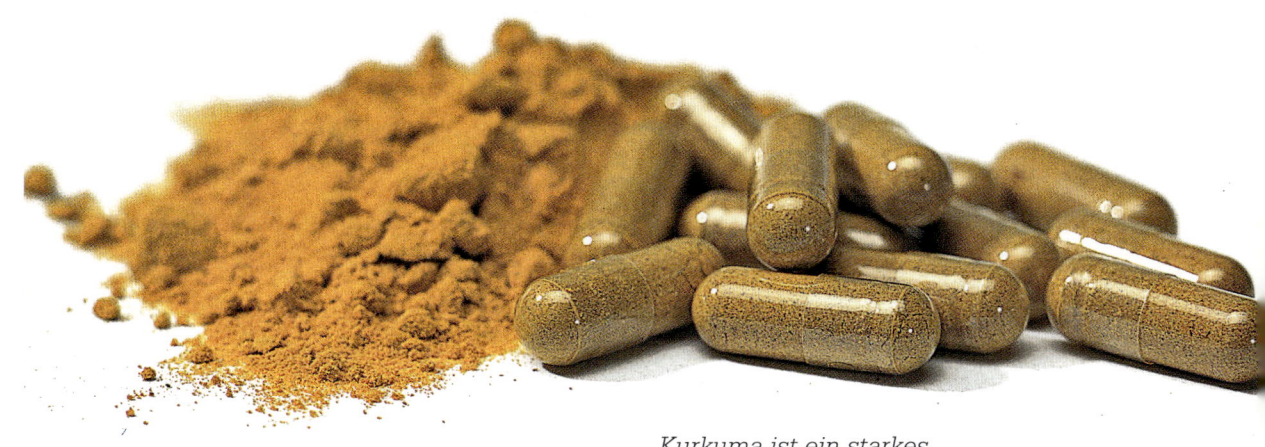

Kurkuma ist ein starkes Antioxidanz und ein wirksamer Entzündungshemmer.

Empfehlungen

○ Wird Kurkuma zwecks besserer Aufnahme zusammen mit dem Enzym Bromelain genommen, ergibt sich die beste Wirkung bei Einnahme zwischen den Mahlzeiten.

○ Wer unter einer erhöhten Magensäureproduktion leidet oder generell einen empfindlichen Magen hat, sollte Kurkuma meiden.

Mögliche Nebenwirkungen

○ In der empfohlenen Dosierung scheint Kurkuma problemlos. Wer unter Gallensteinen leidet, sollte allerdings Kurkuma meiden, da die Gallensteine den Abfluss der vermehrt in der Leber produzierten Galle behindern können.

Warnhinweis

○ Überschreiten Sie nicht die Tagesdosis. In großen Mengen kann Kurkuma Magen-Darm-Probleme oder gar Magengeschwüre hervorrufen.

Vorsicht: Sprechen Sie bei Erkrankungen immer zuerst mit Ihrem Arzt, bevor Sie Ergänzungsmittel anwenden.

Lapacho
Tabebuia spp.

Angeblich nutzten bereits die Inkas Lapacho – Baumrinde aus den Regenwäldern Südamerikas – zur Behandlung diverser Erkrankungen. Die krebsbekämpfende Wirkung ist wissenschaftlich nicht belegt, aber immerhin scheint Lapacho gegen verschiedene Infektionen zu helfen und das Immunsystem zu stärken

Anwendungsgebiete
- Unterstützt die Behandlung vaginaler Hefepilzinfektionen.
- Hilft möglicherweise gegen Warzen.
- Lässt Atemwegsentzündungen infolge von Bronchitis zurückgehen.
- Kann bei der Behandlung von Erkrankungen infolge eines fehlgesteuerten Immunsystems (z. B. Asthma, Ekzem, Schuppenflechte) sowie Infektionen durch Viren und Bakterien hilfreich sein.

Arzneiformen
- Kapsel
- Tablette
- Flüssig
- Getrocknet (Tee)

Grundlegendes

Lapacho wird aus der inneren Rinde eines Baumes, *Tabebuia impetiginosa*, aus dem südamerikanischen Regenwald gewonnen und wird von den dort ansässigen Stämmen seit Jahrhunderten verwendet. Es wird auch unter den Namen Pau d'arco vermarktet.

Zu den therapeutisch wirksamen Inhaltsstoffen zählen verschiedene pflanzliche Substanzen der Gruppe der Naphthochinone, unter denen das Lapachol bisher am genauesten untersucht ist.

Wirkungsweise

Lapachol und andere Bestandteile von Lapacho tragen zur Abtötung von Mikroorganismen bei, die Krankheiten und Infektionen von Malaria und Grippe bis hin zu Hefepilzbesiedelung hervorrufen können. Am interessantesten erscheint jedoch die krebsbekämpfende Wirkung, die dem Mittel zugeschrieben wird.

Hauptwirkungen

Lapacho hilft gegen Bakterien, Viren und Pilze, dämmt Entzündungen ein und stärkt das Immunsystem. Besonders sein Nutzen gegen vaginalen Hefepilzbefall ist gut dokumentiert, denn Spülungen mit Lapachotee tragen zur Normalisierung des chemischen Milieus in der Scheide bei.

Niedrig dosiertes Lapacho in Form von Tabletten, Tinkturen oder Tee kann bei Patienten mit chronischem Müdigkeitssyndrom, HIV-Infektion und Aids oder chronischer Bronchitis das Immunsystem stärken, doch eine zu hohe Dosis wirkt kontraproduktiv. Die entzündungshemmenden Eigenschaften helfen bei akuter Bronchitis (die mit einer Entzündung der Atemwege einhergeht) ebenso wie bei Muskelschmerzen. Heilpraktiker empfehlen Lapacho mitunter auch gegen Warzen (Tinktur direkt auf die Warze auftragen).

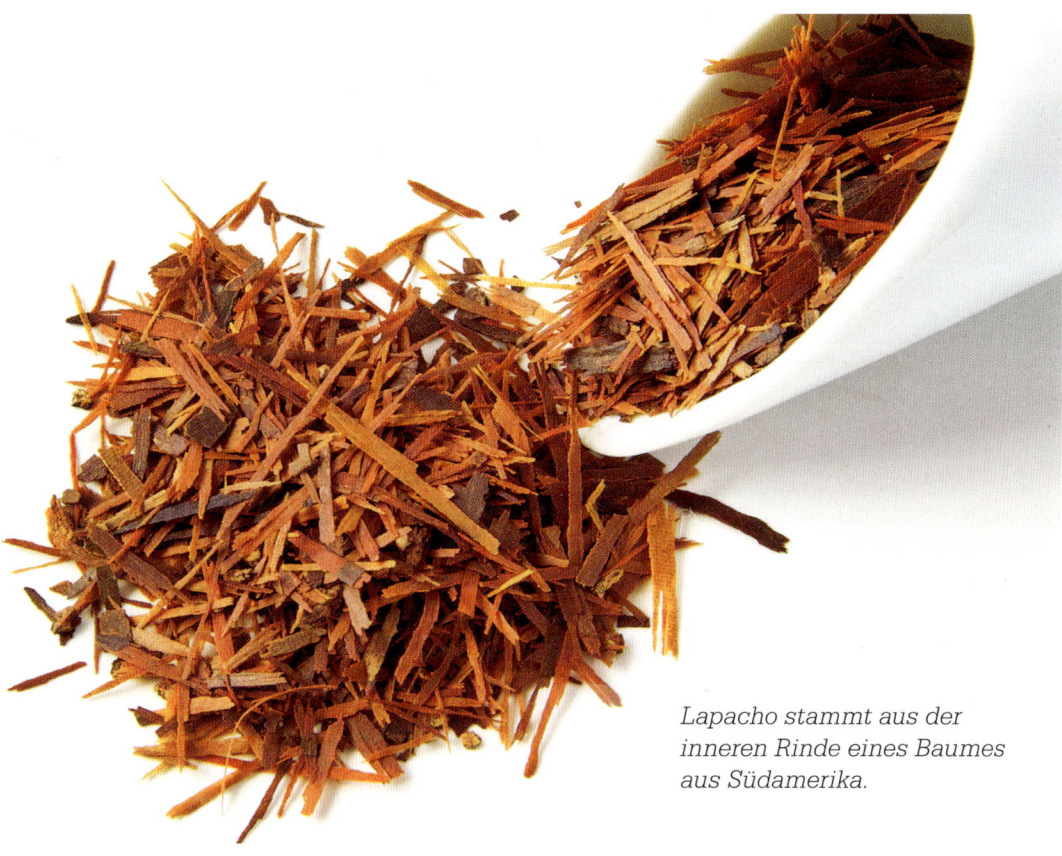

Lapacho stammt aus der inneren Rinde eines Baumes aus Südamerika.

Mögliche Nebenwirkungen

- Produkte aus Vollrinde sind in der Regel sicher und haben nicht dieselben unerwünschten Wirkungen wie hoch dosiertes Lapachol. Bei Magenproblemen durch Lapachotee oder -kapseln sollte Lapacho zum Essen genommen werden.
- Vermehrte Blutergüsse, Blutungen, rötlicher Urin oder starke Übelkeit und Erbrechen sind als unerwünschte Reaktion auf Lapacho einzustufen und kommen eher bei hoher Dosierung vor. Brechen Sie die Einnahme ab und informieren Sie Ihren Arzt.
- Bei Hautkontakt kann es zu leichten allergischen Hautreaktionen kommen.

Warnhinweise

- Schwangere oder stillende Mütter sollten Lapacho meiden.
- Vorsicht bei gleichzeitiger Verwendung von gerinnungshemmenden Medikamenten (z. B. Marcumar oder Heparin). Lapacho kann die Blutverdünnung verstärken und birgt damit u. a. das Risiko übermäßig starker Blutungen. Besprechen Sie dieses Thema mit Ihrem Arzt.
- Wer Lapacho in hoher Dosis einnimmt, sollte regelmäßig ein Blutbild machen lassen.

Vorsicht: Bei ernsten Erkrankungen sollten Sie vor der Einnahme von Ergänzungsmitteln immer mit Ihrem Arzt sprechen.

Einkaufstipps

Lapachoprodukte müssen Lapachol enthalten, um zu wirken. Lapachol liegt nur in der Rinde von *Tabebuia impetiginosa* vor, nicht bei anderen Tabebuia-Spezies. Am wirksamsten (aber auch nicht überall erhältlich) sind Produkte mit einer standardisierten Dosis von 2–7 % Lapachol. Produkte mit 3 % Naphthoquinonen sind ähnlich wirksam.

Aktuelle Info

Die Ergänzungsmittel werden aus der inneren Rinde des Baumes hergestellt, doch in manchen Gegenden weiß man auch die Blätter zu schätzen. In der Karibik werden Blätter und Rinde zur Linderung akuter Rücken- und Zahnschmerzen eingesetzt.

Einige Stämme Südamerikas, u. a. die Guarani und die Tupi, bezeichnen Lapacho als tajy, ein Wort für „kräftig und voller Energie".

Weitere Vorzüge

Ob Lapacho gegen Krebs hilft, ist umstritten. Das nationale Krebsinstitut der USA ist dieser Aussage nachgegangen und hat Lapachol als wichtigsten Wirkstoff identifiziert. In Labor- und Tierversuchen ließ Lapacho Tumoren schrumpfen. Beim Menschen zeigte sich zwar, dass Lapachol in der Tat Krebszellen bekämpfen konnte, doch die hohen Dosen gingen mit unerwünschten Wirkungen wie Übelkeit, Erbrechen und Gerinnungsstörungen einher. Deshalb wurde die weitere Forschung von Lapachol und Lapacho in Bezug auf Krebs abgebrochen.

Kritiker sind der Ansicht, dass Lapacho in therapeutischer Dosierung (nicht nur der isolierte Bestandteil Lapachol) eine ähnliche Wirkung ohne die gefährliche Blutverdünnung hätte erzielen können. Vermutlich hemmt nämlich Lapachol die Wirkung von Vitamin K, das für die Gerinnungsfähigkeit erforderlich ist. Einige Wissenschaftler gehen davon aus, dass andere Substanzen in Lapacho zusätzliches Vitamin K liefern, sodass die Verwendung der gesamten Pflanze die Blutgerinnung nicht negativ beeinflussen würde. Andere glauben, dass Lapachol in Kombination mit ergänzenden Vitamin-K-Gaben hoch genug dosiert werden könnte, um seine tumorbekämpfende Wirkung ohne negative Reaktion des Gerinnungssystems weiter untersuchen zu können.

Obwohl bisher keine ausreichenden Studien zur Unbedenklichkeit und Wirksamkeit von Lapacho vorliegen, beruft sich die Naturheilkunde auf dem Erfahrungsschatz der krebsbekämpfenden Wirkung und empfiehlt den Stoff gern ergänzend zur konventionellen Krebsbehandlung.

Traditionell wird Lapacho auch zur Entwässerung (vermehrte Harnausscheidung) und gegen Schuppenflechte eingesetzt.

Richtige Einnahme
Dosierung

Befolgen Sie die Herstellerangaben oder sprechen Sie mit Ihrem Arzt oder Heilpraktiker.

Im Wechsel mit anderen immunitätssteigernden Mitteln wie Echinacea oder Kanadischer Gelbwurzel wird Lapacho oft zur Behandlung von chronischem Müdigkeitssystem, HIV und Aids empfohlen.

Besonders beliebt ist Lapachotee: 2–3 TL getrocknetes Lapacho in 500 ml sehr heißem Wasser ziehen lassen und im Laufe eines Tages trinken.

Empfehlungen

- ○ Die Naturheilkunde empfiehlt meist Produkte aus der kompletten Rinde, nicht nur mit Lapachol, da die heilenden Eigenschaften möglicherweise auf dem Zusammenspiel aller Inhaltsstoffe in der Rinde beruhen.
- ○ Bei Hefepilzbefall der Vagina: Lapachotee auf Körpertemperatur abkühlen lassen und dann damit die Scheide spülen.
- ○ Gegen Warzen: Vor dem Schlafengehen eine Kompresse in Lapachotee tauchen, auflegen und über Nacht einwirken lassen. So lange wiederholen, bis die Warze verschwindet.

Lavendel
Lavandula spp.

Der Name Lavendel beruht auf dem lateinischen Wort *lavare* für „waschen", denn im alten Griechenland, Persien und Rom wurde Lavendel als Badezusatz, zur Parfümierung der Wäsche und als entzündungshemmendes Mittel verwendet. Heute soll er in der Aromatherapie dem Alltagsstress Einhalt gebieten.

Anwendungsgebiete
- Lindert Ängste, fördert das Einschlafen.
- Kann Schmerzen lindern.
- Kann bei Magen-Darm-Beschwerden helfen.
- Wirkt gegen Bakterien und Pilze.
- Kann die Konzentration verbessern.

Arzneiformen
- Aromatherapie- und Massageöl
- Frische und getrocknete Blüten
- Flüssigextrakt
- Gel
- Einreibemittel

Mögliche Nebenwirkungen
- Allergiker können bei Kontakt mit Lavendel mit Hautreizungen reagieren. Testen Sie die Verträglichkeit zunächst auf einer kleinen Hautfläche.
- Das Einatmen von Lavendel kann zu Übelkeit, Erbrechen, Kopfschmerzen und Frösteln führen.
- Hoch dosiert können Lavendel oder Perillylalkohol (ein Inhaltsstoff von Lavendel) zusätzlich auch Verstopfung, Appetitverlust, Verwirrtheit und Benommenheit hervorrufen.

Warnhinweise
- Bei innerlicher Verwendung können die essenziellen Öle von Lavendel zu Vergiftungen führen und sollten daher nur auf Anraten und unter Überwachung geschulter Fachleute eingenommen werden.
- Lavendel kann Hautausschläge und erhöhte Sonnenlichtempfindlichkeit hervorrufen.

- Bei Krebspatienten wurde nach hohen Dosen Perillylalkohol (einem Inhaltsstoff von Lavendel) ein Rückgang von weißen Blutkörperchen (Neutropenie) beobachtet.
- Kinder und Jugendliche sowie Schwangere und Stillende sollten keinen Lavendel einnehmen. Hoch dosiert kann die Einnahme von Lavendel bei Frauen die Menstruation auslösen.
- Lavendel kann Schläfrigkeit infolge von anderen Medikamenten, Ergänzungsmitteln oder Alkohol verstärken, sodass bei gleichzeitiger Verwendung beim Fahren und bei der Bedienung von Maschinen erhöhte Vorsicht geboten ist. Lavendel könnte das Blutungsrisiko erhöhen, wenn gleichzeitig Medikamente mit ähnlichen Wirkungen genommen werden. Dasselbe gilt für die cholesterinsenkende Wirkung.

Vorsicht: Bei ernsten Erkrankungen sollten Sie vor der Verwendung von Ergänzungsmitteln immer mit Ihrem Arzt sprechen.

Einkaufstipps

Lavendel ist als essenzielles Öl, getrocknete oder frische Blüten, grammweise (zerrieben) oder im Bund (Stängel) erhältlich. Die duftenden lila Blüten sind für Trockengestecke und Kränze bestens geeignet. Viele Duftbäder und Pflegeprodukte wie Seifen, Lotionen und Cremes enthalten Lavendel. Besondere Fans genießen auch lavendelhaltige Speisen wie Eis, Konfitüre, Tee, Butter und Kuchen.

Wussten Sie, dass …?

Lavendelöl in Australien das beliebteste Öl der Aromatherapie ist? Es wird dort zehnmal so häufig verwendet wie Orangenöl, das den zweiten Platz belegt.

die alten Ägypter Lavendel bei der Mumifizierung nutzten? Sie tauchten Leinenbinden in Lavendelöl mit Teer und wickelten sie hinterher um die Toten. Dann musste die Hülle in der Sonne trocknen und aushärten. In Indien und Tibet ist Lavendel ein verbreitetes Heilmittel. Im tibetischen Buddhismus behandelt man damit Wahnsinn und Psychosen, während Lavendel in Europa und Amerika in erster Linie wegen seiner angstlösenden und schlaffördernden Wirkung beliebt ist.

Lavendel viele leicht flüchtige Öle enthält und seit Jahrhunderten wegen seines Duftes und seiner medizinischen Wirkungen geschätzt wird? Es heißt, dass Leinensäckchen mit Lavendelblüten den Schlaf fördern, wenn man sie unter das Kopfkissen legt.

Grundlegendes

Lavendel wächst in der Wildform im Mittelmeerraum, auf der arabischen Halbinsel, in Russland und Afrika und wird seit Urzeiten für medizinische und kosmetische Zwecke genutzt. Auch in der Religion und Mythologie spielte er eine große Rolle. So wurde ihm eine Schutzwirkung gegen Hexen und Teufel zugesprochen. Heute wird Lavendel auf der ganzen Welt angebaut. Das duftende Öl aus den Blüten findet in der Aromatherapie und in Massageöl, aber auch in Kosmetika, Parfüms, Shampoos, Seifen, Weichspülern, Duftsäckchen, Kerzen und Tees Verwendung. Besonders beliebt ist die Sorte *Lavendula angustifolia,* doch genutzt werden auch andere Sorten.

Hauptwirkungen

Studien zufolge lindert Lavendel Angst und Stress, sorgt für Entspannung, hellt die Stimmung auf und fördert die Konzentration und den Schlaf, weshalb er sogar auf Intensivstationen eingesetzt wird. Darüber hinaus werden Lavendelblüten bei bestimmten Oberbauchbeschwerden wie Reizmagen-Syndrom, Appetitlosigkeit, einer Neigung zu Blähungen, nervösen Darmbeschwerden und Durchfällen eingesetzt.

Weitere Vorzüge

Da Lavendel die Entspannung fördert, kann er auch bei chronischen Schmerzen hilfreich sein. Traditionell gilt er als Naturheilmittel gegen Migräne und Nervenschmerzen (Neuralgien) sowie äußerlich zur Behandlung von Blutergüssen, kleinen Schnittwunden und stark beanspruchten Muskeln.

Eine kleine Studie an Patienten mit rheumatoider Arthritis konnte nach Massage mit Lavendelaromatherapie keine Besserung verzeichnen. Allerdings brauchten die Teilnehmer anschließend weniger Schmerzmittel, sodass möglicherweise ihr Schmerzempfinden herabgesetzt war. Ob dies der Massage oder der Aromatherapie zuzuschreiben war, bleibt unklar.

Äußerlich angewendet hat sich Lavendel auch bei funktionellen Kreislaufstörungen als hilfreich erwiesen. So sind Lavendelbäder bei Menschen mit hohem Blutdruck beliebt.

Lavendelöl wird bei verschiedenen Hauterkrankungen und zur Wundbehandlung eingesetzt.

Im Labor schien Lavendel gegen Bakterien, Pilze und Milben zu wirken. Weil er auch Entzündungen hemmt, kann er die Symptome von Insektenstichen lindern.

Neben seiner medizinischen Verwendung werden Lavendelblüten auch dazu eingesetzt, Motten und Ungeziefer von Kleiderschränken fernzuhalten – ein indirekter Beitrag zur Gesundheit und Wohlbefinden.

Wirkungsweise

Die Aromatherapie mit Lavendel erzeugt beim Menschen ähnliche Gehirnwellen wie ein Tranquillizer. Im Tierversuch wurden jedoch sedative Eigenschaften beobachtet; außerdem konnte Lavendel Koffein entgegenwirken und Krämpfe lindern.

Richtige Einnahme
Dosierung (Erwachsene)

Aromatherapie: Einige Tropfen Lavendelöl in Wasser in die Verdunstungsschale der Aromalampe geben, nachts ein paar Tropfen auf das Kissen träufeln oder 2–3 Tassen heißes Wasser mit 2–4 Tropfen Lavendelöl versetzen und den Dampf inhalieren.

Bad: 6 Tropfen Lavendelöl ins Badewasser geben; 20–100 g Lavendelblüten mit 2 l kochendem Wasser übergießen, ziehen lassen, durch ein Sieb gießen und das Wasser zum Badewasser geben; alternativ eine kleine Handvoll getrocknete Lavendelblüten direkt ins Badewasser streuen.

Massage: Einem Basisöl (z. B. Mandelöl) 1–4 Tropfen Lavendelöl beimischen.

Äußerlich: Für kleinere Schnittwunden, Blutergüsse oder überanstrengte Muskeln 20 Tropfen Lavendelöl in 20 ml Basisöl mischen. Insektenbisse oder -stiche auch mit unverdünntem Lavendelöl betupfen.

Teeaufguss: 1,5 g getrocknete Lavendelblüten mit 150 ml heißem Wasser übergießen, ziehen lassen, abseihen und trinken.

Oral: Lavendelöl nur unter Aufsicht eines qualifizierten Heilpraktikers oder Arztes einnehmen, und nur maximal bis zur empfohlenen Höchstdosis. Möglich sind 1–2 Tropfen Lavendelöl auf einem Stück Zucker oder 2,0–4,5 ml Flüssigextrakt (1:2) pro Tag.

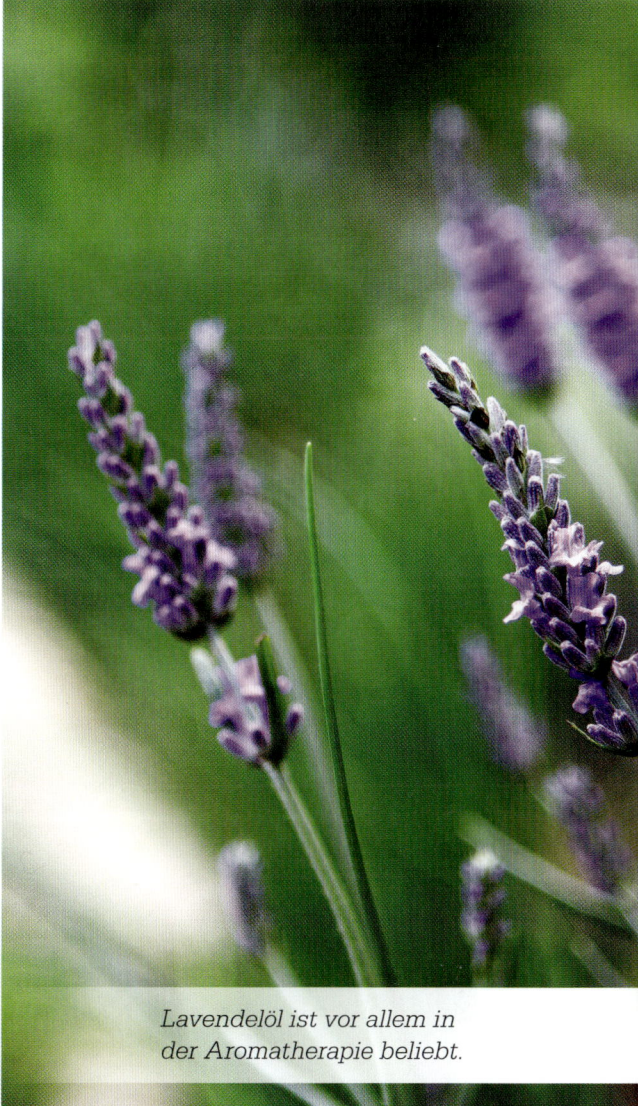

Lavendelöl ist vor allem in der Aromatherapie beliebt.

Empfehlungen

○ In der Aromatherapie wird Lavendel zur Behandlung von Stress und Angstzuständen gern mit Bergamotte und Zedernholzöl verwendet; bei Schlaflosigkeit hilft eine Kombination mit Majoran.

○ Schwangere und stillende Mütter sollten keinen Lavendel einnehmen.

Leinsamen/Leinöl

Linum usitatissimum

Seit Jahrtausenden wird er bereits medizinisch genutzt und als reiche Quelle des therapeutisch wirksamen Öls angebaut. Es wird zur Vorbeugung und Behandlung von Krebs, Herzerkrankungen und einer Vielzahl entzündlicher Erkrankungen sowie hormoneller Probleme verwendet. Leinsamen und Leinöl haben unterschiedliche Anwendungsgebiete.

Anwendungsgebiete

Leinsamen
- Lindert Verstopfung.
- Senkt hohe Cholesterin- und Triglycerzidwerte.
- Soll gegen menstruell bedingte Brustschmerzen wirken und den Zyklus regulieren.
- Kann zusätzlich bei der Behandlung von Brustkrebs, Diabetes, Bluthochdruck und Nierenerkrankungen eingesetzt werden.

Leinöl
- Senkt hohe Cholesterin- und Triglycerzidwerte.
- Kann Bluthochdruck senken.
- Kann Herzerkrankungen vorbeugen.
- Wird zur Behandlung von HIV/Aids eingesetzt.
- Hilft bei bipolaren Störungen (Depressionen).

Arzneiformen
- Kapsel
- Softgel
- Öl
- Pulver
- Samen

Grundlegendes

Leinfasern wurden früher vor allem zum Weben benutzt, und noch heute bilden sie die Grundlage des Naturstoffs Leinen. Daneben wird Lein seit Jahrtausenden auch wegen seiner medizinischen Eigenschaften geschätzt. Das schmale, einjährige Gewächs wird bis zu 1 m hoch und trägt von Februar bis September blaue Blüten.

Sowohl das Öl aus den Samen als auch die Leinsamen selbst sind therapeutisch wertvoll, zeigen aber unterschiedliche Wirkungen.

Wirkungsweise

Leinsamen enthalten essenzielle Fettsäuren – lebensnotwendige Fettsäuren, die der Körper nicht selbst herstellen kann. Alphalinolensäure ist eine solche Fettsäure, eine Omega-3-Fettsäure. Diesen wird eine schützende Wirkung gegen Herzerkrankungen und andere Leiden zugeschrieben. Außerdem üben sie im Körper lebenswichtige Funktionen aus: Bei der Entwicklung der Gehirnfunktion und der Immunabwehr sind sie unentbehrlich, sie mindern Entzündungsneigung und Thrombosegefahr. Leinsamen enthalten auch Omega-6-Fettsäuren (in Form von Linolensäure) – dieselben gesunden Fettsäuren, die in vielen Pflanzenölen zu finden sind.

Leinsamen sind zudem reich an Ballaststoffen und liefern Substanzen, die Lignane, die als sogenannte Phytoöstrogene auf Hormone einwirken.

Allerdings wirken sich neben dem Leinöl auch andere Pflanzenöle und Fischöle günstig auf unsere Blutfettwerte und damit auf das Herz und den Kreislauf aus. So ist etwa das Rapsöl noch günstiger zusammengesetzt als Leinöl.

Hauptwirkungen

Leinsamen und Leinöl können dazu beitragen, den Cholesterinspiegel zu senken und damit vor Herzerkrankungen zu schützen, können aber auch bei hohem Blutdruck hilfreich sein.

Zermahlene Leinsamen sind natürliche Ballaststofflieferanten. Sie geben dem Stuhl mehr Volumen und überziehen ihn mit einem Schleimfilm, was sie zu einem guten Mittel bei Verstopfung macht. Ebenso helfen sie bei Reizdarm, Divertikeln und allgemeinen Magenproblemen.

Weitere Vorzüge

Leinsamen sollen gegen Krebs wirken, aber die Studienlage dazu ist widersprüchlich. Untersuchungen in Kanada konnten zeigen, dass Leinöl

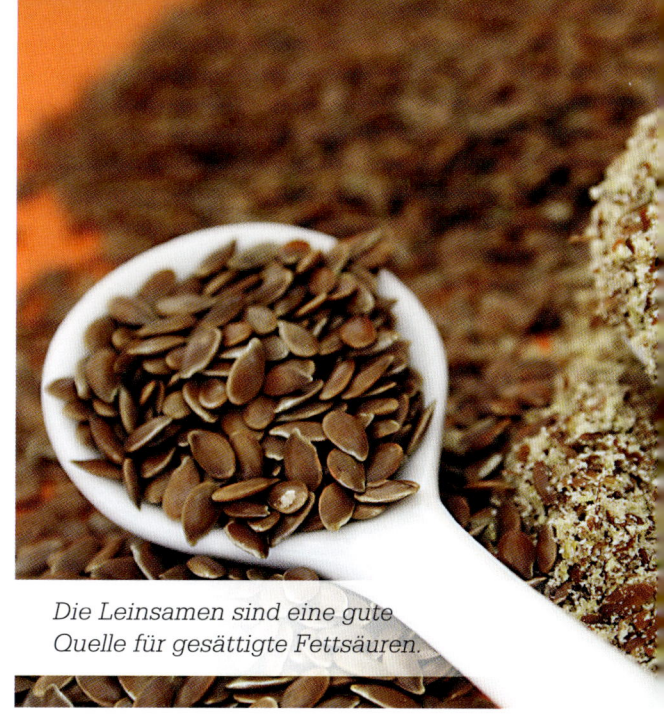

Die Leinsamen sind eine gute Quelle für gesättigte Fettsäuren.

bei Frauen mit Brustkrebs in frühen Stadien wirksam ist. Andere Untersuchungen zeigten hingegen keinen Effekt oder sogar ungünstige Wirkungen.

Leinsamen enthalten pflanzliche Östrogene (Phytoöstrogene), die dem weiblichen Geschlechtshormon Östrogen ähneln. Phytoöstrogene können das Verhältnis von Östrogen zu Progesteron – ei-

---

Mögliche Nebenwirkungen

○ Symptome wie Nesselsucht, Juckreiz, tränende Augen, Schnupfen, verstopfte Nase, Kurzatmigkeit, Hyperventilation, Lähmungen, Krampfanfälle, Schwäche, wackeliger Gang, niedriger Blutdruck, Übelkeit, Erbrechen, Magenschmerzen, Verstopfung, veränderte Blutzuckerwerte, veränderter Menstruationszyklus und ein erhöhtes Risiko für Blutungen und Prostatakrebs.

Warnhinweise

○ Nehmen Sie niemals Leinöl oder gemahlene Leinsamen, wenn Sie akute Bauchschmerzen haben. Sprechen Sie mit Ihrem Arzt, wenn Sie an einer Makuladegeneration, Prostataproblemen, Schizophrenie, Reizdarmsyndrom, einer entzündlichen Darmkrankheit, Divertikulose/Divertikulitis leiden oder in der Vergangenheit häufig Durchfälle oder Verstopfungen hatten. Menschen mit Problemen der Speiseröhre und des Magen-Darm-Trakts sollten statt Leinsamen besser Leinöl einnehmen.

○ Menschen mit Blutungsneigung, hohen Triglyceridwerten, Diabetes, bipolarer Störung, Schilddrüsenproblemen, Krampfanfällen, östrogenabhängigen Tumoren oder Asthma in ihrer Krankengeschichte sollten vorsichtig mit der Einnahme von Leinsamen oder Leinöl sein.

○ Wie bei allen ballaststoffreichen Lebensmitteln kann die notwendige Dosis von oralen Diabetesmedikamenten durch die Einnahme von Leinsamen verringert sein. Seien Sie vorsichtig mit Leinöl, wenn Sie Marcumar nehmen.

nem anderen Geschlechtshormon – ausgleichen und so den Menstruationszyklus positiv beeinflussen. Diese Wirkung ist aber nicht bei allen Frauen zu beobachten. Die Datenlage ist widersprüchlich.

Einkaufstipps

Leinöl verdirbt schnell. Prüfen Sie immer das Haltbarkeitsdatum und bewahren Sie das Öl im Kühlschrank auf. Öl mit starkem oder stechendem Geruch sollte nicht mehr verwendet werden.

Kaufen Sie Öl in Flaschen aus dunklem Kunststoff, die das Sonnenlicht besser abhalten als dunkles Glas.

Nehmen Sie niemals Leinöl ein, das in Eisenwarengeschäften für industrielle Zwecke verkauft wird. Dieses Öl ist nicht zum Verzehr geeignet und kann giftige Zusätze enthalten.

Tipps & Infos

Leinöl hat einen nussigen, butterartigen Geschmack, den viele Menschen mögen. Sie können es in die Salatsauce oder über das Essen geben; 1 EL enthält etwa 100 Kalorien. Kochen Sie das Öl nicht mit, sondern geben Sie es nach dem Kochen an die Gerichte: Hitze zersetzt die empfindlichen Fettsäuren.

Leinsamen enthält Spuren von Zyanid (Salz der Blausäure). Dennoch besteht bei üblicher Dosierung keine Gefahr einer Vergiftung.

Wussten Sie, dass …?

eine Portion Lachs etwa 7 g Omega-3-Fettsäuren enthält?

Richtige Einnahme
Dosierung

Leinöl: ist in therapeutischer Menge am besten flüssig (1 TL bis 1 EL 1- bis 2-mal täglich) einzusetzen. Um einen Esslöffel Öl in Kapselform zu sich zu nehmen, müssten Sie rund 14 Kapseln zu je 1000 mg Öl schlucken.

Leinsamen: Die Leinsamen werden gemahlen, und davon geben Sie bis zu 3-mal täglich 1–2 EL in ein Glas Wasser und trinken dies. Schon nach einem Tag kann sich eine Wirkung zeigen.

Lokale Anwendung: Machen Sie einen warmen Umschlag mit 30–50 g gemahlenen Leinsamen oder verwenden Sie das Öl.

Empfehlungen

○ Wenn Sie Leinöl zum Essen nehmen, wird es vom Körper leichter aufgenommen. Es kann auch mit Saft, Joghurt, Hüttenkäse oder anderen Lebensmitteln gemischt werden.

○ Zermahlene Leinsamen immer mit reichlich Wasser (ein großes Glas pro Teelöffel) einnehmen, damit sie durch die Flüssigkeit zum Quellen kommen. Sonst könnte sich ein Pfropf in der Speiseröhre oder im Verdauungstrakt bilden und einen Verschluss verursachen.

○ Da sowohl Leinsamen als auch Leinöl die Aufnahme anderer Medikamente beeinflussen können, sollten Sie zwischen der Einnahme mindestens 2 Stunden verstreichen lassen.

○ Leinsamen und Leinöl sind hochkalorisch, was bei einer Diät zu beachten ist.

○ Wenn sich trotz Einnahme von Leinsamen eine Verstopfung innerhalb von 48 Stunden nicht bessert, sollten Sie Ihren Arzt aufsuchen.

Lecithin (Phosphatidylcholin)

Lecithin gehört zur Gruppe der Phospholipide. Diese sind Bestandteil aller Gewebe und Organe. Im Stoffwechsel tritt Lecithin meist zusammen mit anderen Phospholipiden auf.

Anwendungsgebiete
- Kräftigt die Leber und hilft bei Leberschäden.
- Wirkt bei der Behandlung von Gallensteinen.
- Wird bei neurodegenerativen Erkrankungen eingesetzt.
- Kann in bestimmten Fällen Cholesterin senken.

Arzneiformen
- Kapsel
- Softgel
- Flüssigkeit
- Granulat
- Tablette

Grundlegendes

Die fettähnliche Substanz Lecithin kommt in vielen tierischen und pflanzlichen Lebensmitteln vor wie etwa Leber, Eier, Sojabohnen, Erdnüsse und Weizenkeime. Häufig wird Lecithin aber auch verarbeiteten Nahrungsmitteln wie Speiseeis, Schokolade, Margarine und Salatsoßen beigefügt, damit sich Fett und Wasser besser verbinden.

Der Ausdruck Lecithin wird übrigens in zweifacher Bedeutung verwendet. Chemisch betrachtet ist Lecithin die Bezeichnung für Phosphatidylcholin. Als Nahrungsbestandteil steht Lecithin für eine Substanz, die häufig aus Sojabohnen gewonnen wird.

Lecithin ist ein natürlich vorkommendes Phospholipid, ein Stoff, der sowohl Fettsäuren als auch wasserlösliche Komponenten enthält. Phospholipide können mit Fett und Wasser Bindungen eingehen. Lecithin kommt besonders in der Leber und im Gehirn vor und ist wichtiger Bestandteil der Zellmembrane. Es hilft bei der Verteilung von Cholesterin im Körper und kann möglicherweise auch der Plaquebildung in den Blutgefäßen vorbeugen.

Wirkungsweise

Phosphatidylcholin wird bei zahlreichen Körperfunktionen gebraucht. Es hilft, Zellmembranen aufzubauen, erleichtert den Transport von Fetten (auch Cholesterin) und Nährstoffen durch die Zellwände und unterstützt Fortpflanzung sowie Entwicklung des Ungeborenen und des Säuglings. Lecithin ist unerlässlich für die Gesundheit von Leber und Gallenblase und kann auch dem Herzen gut tun. Cholin ist zudem eine Schlüsselsubstanz des Botenstoffs Azetylcholin im Gehirn, der eine wichtige Rolle bei der Reizübertragung im Nervensystem spielt. Ebenso ist Cholin ein wichtiger Faktor in der Blutgerinnung.

Cholin ist der Bestandteil des Lecithins, dem eine besondere physiologische Bedeutung zukommt, deshalb wird es auch häufig separat betrachtet.

Hauptwirkungen

Lecithin kann besonders bei der Behandlung von Gallenblasen- und Lebererkrankungen hilfreich sein. Lecithin ist ein wichtiger Bestandteil der fettverdauenden Gallenflüssigkeit, und ein niedriger Lecithinspiegel kann ein Indikator für Gallensteine sein. Präparate mit Lecithin oder Phosphatidylcholin

Einkaufstipps

Frei verkäufliche Lecithin-Präparate enthalten häufig Sojalecithin in einer Dosierung von etwa 1 g als Tagesdosis. Bei handelsüblichem Sojalecithin mit einem Anteil von 22 % Phosphatidylcholin entspricht das einem Anteil von 220 mg Phosphatidylcholin bzw. 28,6 mg Cholin. In den meisten Fällen ist ein einfaches Lecithinpräparat ausreichend. Reine Cholinergänzungen sind selten, da Cholin oft in Vitamin-B-Komplexpräparaten oder anderen Kombinationen enthalten ist.

Aktuelle Info

Cholinmangel zeigt sich schnell: Gesunde Männer, für 30 Tage auf eine streng cholinarme Diät gesetzt, wiesen bald erhöhte Leberenzymwerte als klaren Hinweis auf Leberprobleme auf. Nach Anreicherung der Nahrung mit Lecithin normalisierte sich die Leberfunktion.

Wussten Sie, dass …?

Lecithin- und Cholinmangel selten sind? Meist nehmen wir diese Stoffe über die Ernährung in ausreichender Menge auf. Strikte Veganer oder Menschen, die an einer Darmerkrankung leiden, haben ein höheres Risiko, einen Mangel auszubilden.

können daher bei Neigung zu Gallensteinen die Behandlung oder Vorbeugung unterstützen. Tierexperimentelle Studien belegen dies, aber die Untersuchungen am Menschen haben unterschiedliche Ergebnisse hervorgebracht.

Lecithin ist essenziell für eine gesunde Leber und ein Mangel führt zu Leberschäden. Bei einigen Leberbeschwerden kann Lecithin hilfreich sein. In tierexperimentellen Studien konnte Lecithin (aber nicht Cholin) schweren Leberschäden und Leberzirrhose infolge von Alkoholmissbrauch vorbeugen; laut anderen Studien soll es Leberprobleme im Rahmen einer Gelbsucht lindern.

Cholin ist – neben anderen leberstärkenden Mitteln wie das B-Vitamin Inositol, die Aminosäure Methionin und Kräuter wie Mariendistel und Löwenzahn – oft Teil von Leberpräparaten. Diese Zubereitungen, oft als lipotropische Kombinationen bezeichnet, können einer Fettleber entgegenwirken, den Transport von Fetten und Cholesterin durch Leber und Gallenblase erleichtern und die Leber bei der Entgiftung des Körpers unterstützen.

Weitere Vorzüge

Als wichtige Nervenbausteine können Lecithin und Cholin bei neurologischen Problemen hilfreich sein.

Der Botenstoff Acetylcholin spielt eine wichtige Rolle in der Gedächtnisleistung; Menschen mit Demenz weisen oft geringe Werte davon auf. Es wird vermutet, dass Lecithinergänzungen den Acetylcholinspiegel im Körper erhöhen können. Laborversuche zeigten, dass junge Tiere oder solche, deren Müttern in der Schwangerschaft Lecithin oder Cholin verabreicht wurden, später weniger kognitive Probleme (wie Demenzen) ausbildeten. Die Ergebnisse der wenigen bisherigen Studien am Menschen waren jedoch enttäuschend. Eine umfassende Auswertung kam zu dem Schluss, dass die Lecithin- und Cholinergänzungen im Hinblick auf die kognitive Leistung wirkungslos waren.

Frühe Studien deuten darauf hin, dass Lecithin und Cholin bei Menschen mit manischen Symptomen aufgrund einer bipolaren Störung vorteilhaft sein können. Es zeigte sich auch, dass Cholin gegen sogenannte Ticks, die als Nebenwirkungen von Antipsychotika auftreten, hilfreich sein kann. Zudem können Lecithin und Cholin den Cholesterinspiegel in geringem Maß senken, teils durch Hemmung der

Mögliche Nebenwirkungen

○ Cholinergänzungen können Bauchschmerzen, Durchfall, Appetitlosigkeit, Übelkeit, Erbrechen, Schwindel, Schwitzen, Veränderungen im EKG, Ausschlag, Schlaflosigkeit, Kopfschmerzen, Erkältungssymptome oder eine Verschlimmerung von Depressionen verursachen; selten kommt es zu Blutdruckabfällen, die Benommenheit und Ohnmacht zur Folge haben.

○ In hohen Dosen führen Lecithin und Cholin mitunter zu Schwitzen, Übelkeit, Erbrechen, erhöhtem Speichelfluss, Blähungen und Durchfall. Sehr hohe Mengen Cholin (8 g oder mehr pro Tag) können einen fischigen Körpergeruch oder Herzrhythmusstörungen hervorrufen.

Warnhinweise

○ Weil einzelne Lecithin-, Cholin- oder Phosphatidylcholin-Ergänzungen den Acetylcholinspiegel erhöhen können, sollten sie von Menschen mit Depressionsneigung nicht eingenommen werden; es wurde von einer Verschlimmerung der Symptome bei Depressionen und Stimmungsschwankungen berichtet.

○ Menschen, die an Leber- oder Nierenproblemen leiden oder Medikamente einnehmen, sollten vor einer Einnahme von Lecithin ihren Arzt konsultieren.

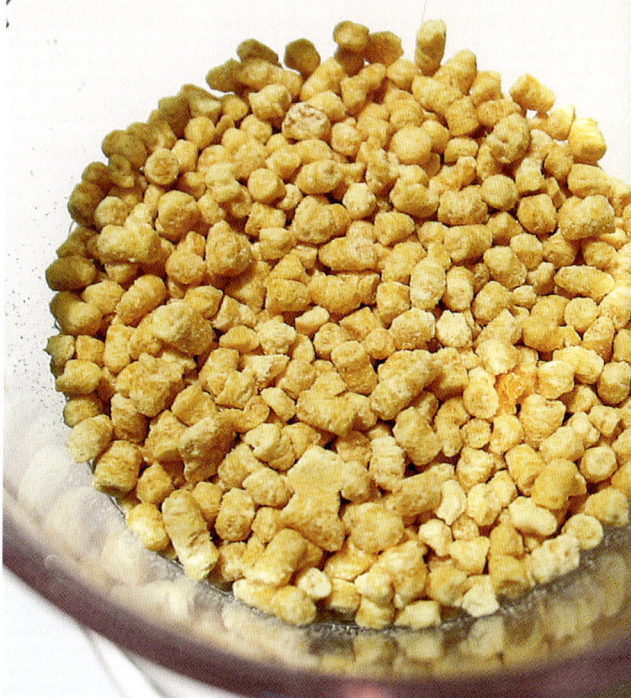

Ein Mangel an Lecithin und Cholin kommt selten vor.

Cholesterinabsorption aus der Nahrung und teils durch Hemmung der Produktion von LDL-Cholesterin im Körper.

Äußerlich wird Lecithin zur Hautpflege angewandt und ist in einigen Kosmetika enthalten.

Richtige Einnahme
Dosierung

Von Lecithin werden gewöhnlich 2-mal täglich 2 Kapseln à 1200 mg eingenommen. Es kann auch als Granulat genommen werden; 1 TL enthält 1200 mg Lecithin. Cholin wird über Lecithin zugeführt, eine bessere Quelle können reines Phosphatidylcholin (3-mal täglich 500 mg) oder reines Cholin (3-mal täglich 500 mg) sein. Cholin kann auch als Teil eines Kombinationspräparats eingenommen werden. Im deutschsprachigen Raum gibt es keine Einnahmeempfehlungen für Lecithin und Cholin; in den USA werden Männern täglich 550 mg und Frauen 425 mg empfohlen.

Löwenzahn
Taraxacum officinale

Löwenzahn wird in vielen Ländern kommerziell angebaut, da seine Blätter und Wurzeln reich an Vitaminen und Mineralstoffen sind und seine aktiven Inhaltsstoffe besonders bei der Behandlung von Verdauungs- und Leberproblemen helfen. Früher war die Pflanze als Schönheitsmittel beliebt, heute erfreuen sich die Kinder an den Pusteblumen.

Anwendungsgebiete
- Die Wurzel stärkt die Funktion der Leber: hilfreich bei Hepatitis B (Leberentzündung).
- Kann Entzündungen entgegenwirken.
- Kann eine entwässernde Wirkung haben.
- Hilft Krebserkrankungen vorzubeugen.
- Unterstützt die Behandlung von rheumatischen Erkrankungen.
- Unterstützt die Behandlung von Diabetes und Colitis ulcerosa.

Arzneiformen
- Kapsel
- Tablette
- Flüssigextrakt
- Getrocknete oder frische Pflanze/Tee

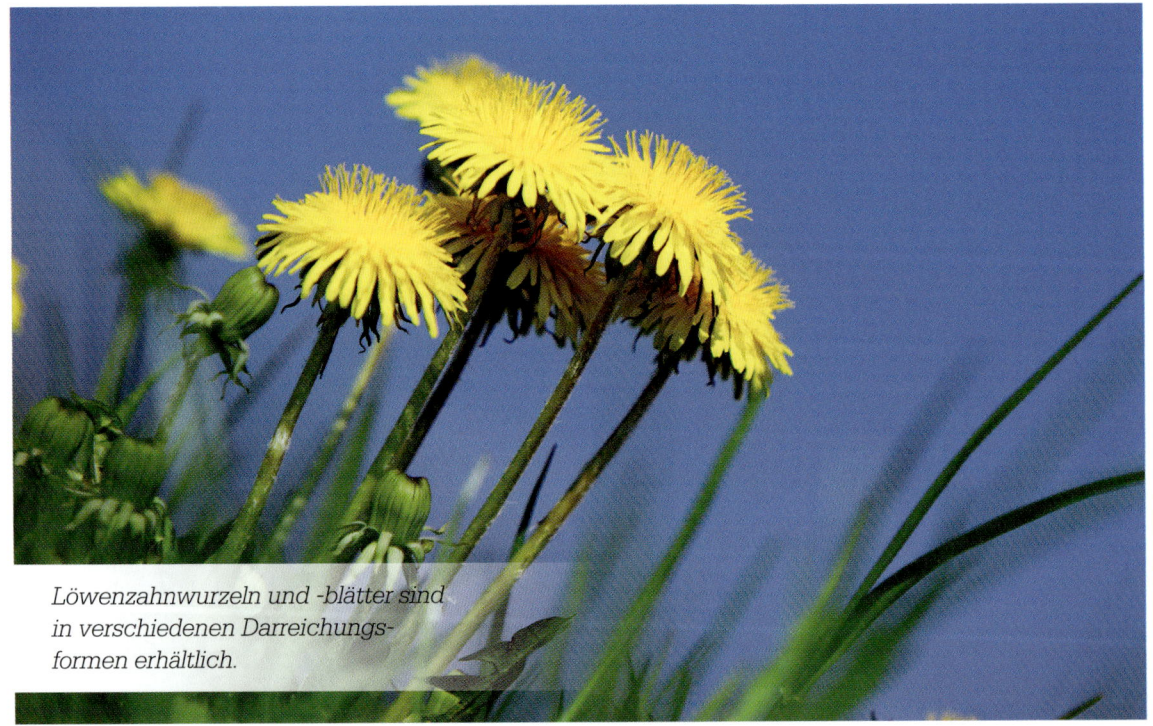

Löwenzahnwurzeln und -blätter sind in verschiedenen Darreichungsformen erhältlich.

Grundlegendes

Löwenzahn wächst in weiten Teilen der Welt als Wildpflanze und wird auch als Heilpflanze angebaut. Die Pflanze ist eng mit Chicorée verwandt und kann bis zu 30 cm hoch werden. Ihre spatelförmigen Blätter sind glänzend, haarlos und stark gezahnt.

Die einzeln stehende, gelbe Blüte trägt die Pflanze vom Frühjahr bis zum Herbst. Die Blüte öffnet sich bei Tagesanbruch und schließt sich zur Dämmerung oder bei Nässe (in einigen Kulturen dient die Pflanze zur Vorhersage von Regen). Wenn die Blüte älter wird, bildet die Pflanze eine luftige Kugel voller Samen, die vom Wind davongetragen werden.

Ergänzungsmittel enthalten gewöhnlich die spitz zulaufende, süß schmeckende Wurzel oder die Blätter, doch wird auch die ganze Pflanze mitsamt den Blüten wegen ihrer heilenden Eigenschaften geschätzt.

Wirkungsweise

Traditionell wird die Löwenzahnwurzel gegen Leber- und Verdauungsprobleme eingesetzt. Durch ihre aktiven Inhaltsstoffe, die vor allem positiv auf die Leber wirken, kann sie zur Behandlung einer Vielzahl von Störungen verwendet werden. In früheren Zeiten wurde Löwenzahn auch vielfach bei Augenentzündungen eingesetzt.

Hauptwirkungen

Löwenzahn regt die Produktion und den Fluss der Gallenflüssigkeit aus Leber und Gallenblase an und wirkt so gegen Appetitlosigkeit und Verdauungsstörungen sowie als mildes Abführmittel. Die Pflanze ist traditionell ein Lebertonikum, das heißt, sie regt die Lebertätigkeit an. In der Komplementärmedizin wird sie auch in der Behandlung von Hepatitis B eingesetzt, um die Leberfunktion zu regulieren.

Löwenzahn wird manchmal mit anderen die Leberfunktion stärkenden Ergänzungsmitteln wie Mariendistel oder schwarzem Rettich, Schöllkraut, Rote-Bete-Blätter, Inositol, Methionin und Cholin kombiniert und in dieser Form als sogenannte Lebermittel oder Verdauungshilfen angeboten.

Die durch Löwenzahnwurzel (in Kombination mit anderen die Leber stärkenden Stoffen) gesteigerte Leberfunktion kann in manchen Fällen auch

Mögliche Nebenwirkungen

O Gelegentlich treten Magenbeschwerden durch eine erhöhte Magensäureproduktion auf. Hoch dosiert kann es zu Hautausschlägen, Magenproblemen oder Durchfall kommen. Brechen Sie die Einnahme in diesem Fall ab und besprechen Sie das weitere Vorgehen mit Ihrem Arzt.

Warnhinweise

O Löwenzahn sollte nicht bei akuten Gallenkoliken oder von Menschen mit Darmverschluss (die Symptome sind oft anhaltende Verstopfung, kein Stuhlgang oder Bauchbeschwerden) eingenommen werden. Konsultieren Sie in diesem Fall einen Arzt.

O Nehmen Sie Löwenzahn nicht, wenn Sie allergisch auf Pflanzen der Gattung Asteraceae oder Compositae reagieren, also z. B. auf beifußblättrige Ambrosie, Beifuß, Sonnenblume, Gänseblümchen oder Kamille.

O Nehmen Sie Löwenzahn nur auf ärztlichen Rat, wenn Sie Antidiabetika, Diuretika, Lithium oder Quinolon-Antibiotika (z. B. Ciprofloxacin) einnehmen.

Vorsicht: Sprechen Sie bei vorliegenden Erkrankungen oder wenn Sie Medikamente einnehmen immer zuerst mit Ihrem Arzt, bevor Sie zu Ergänzungsmitteln greifen.

Symptome eines zu hohen Östrogenspiegels wie Endometriose oder zyklusabhängiges Spannungsgefühl in der Brust bessern. Da überschüssiges Östrogen in der Leber abgebaut werden kann, wird bei den betroffenen Frauen wieder ein hormonelles Gleichgewicht hergestellt.

Weitere Vorzüge

Löwenzahnwurzeln wirken leicht abführend, weshalb ein Aufguss ein sanftes Mittel gegen Verstopfung sein kann. Gleichzeitig wird es gegen chronische Durchfälle eingesetzt. Außerdem

Tipps & Infos

Für Löwenzahntee werden getrocknete, klein gehackte Wurzeln oder Löwenzahnblätter benutzt. Gießen Sie eine Tasse sehr heißes, aber nicht kochendes Wasser über 1–2 TL der Pflanze – etwa 15 Minuten ziehen lassen. Der Tee kann mit anderen Kräutern gemischt und mit Honig gesüßt werden.

Löwenzahn ist eine gesunde und nahrhafte Pflanze für Getränke. Organisch angebaute junge Blätter und Blüten schmecken gut, wenn sie wie Spinat gegart werden. Die angenehm bitteren Blätter verleihen Salaten einen pikanten Geschmack und enthalten Mineralien wie z. B. Eisen oder Zink sowie Vitamine (Vitamin C) und Flavonoide. Aus den Blättern kann auch Saft extrahiert werden, während die Wurzel geröstet und als Kaffee-Ersatz (ohne die anregende Wirkung) verwendet werden kann.

Wussten Sie, dass …?

Löwenzahn durch die ersten englischen Siedler nach Nordamerika gebracht wurde, wo er in Blumentöpfen und Kräutergärten gehalten wurde?

unterstützt Löwenzahn die Aufnahme von Eisen aus der Nahrung oder aus Ergänzungsmitteln und lindert so Blutarmut. Möglicherweise hilft Löwenzahn auch bei der Krebsbekämpfung. So haben die Japaner einen gefriergetrockneten Extrakt aus Löwenzahnwurzel zur Tumorbehandlung patentieren lassen, und in China werden Löwenzahnextrakte zur Behandlung von Brustkrebs benutzt – ein Ansatz, der in Tierversuchen positive Ergebnisse zeigte. Weitere Studien sind allerdings nötig, um einen Nutzen von Löwenzahn für die Krebstherapie eindeutig zu belegen.

Möglicherweise können auch Diabetiker von Löwenzahn profitieren, denn es scheint den Blutzuckerspiegel zu senken. Die harntreibende Wirkung der Blätter macht sie zu einem guten Mittel gegen Wasseransammlungen (Ödeme).

Richtige Einnahme
Dosierung

Zur Stärkung der Leberfunktion bei Hepatitis, Gallensteinen und Endometriose: Nehmen Sie 2-mal täglich 500 mg pulverisierten Löwenzahnwurzel-Trockenextrakt; diese Menge kommt auch in einigen Lebermitteln vor. Oder nehmen Sie 3-mal täglich 1–2 TL eines flüssigen Löwenzahnextrakts.
Gegen Verstopfung: Trinken Sie 3-mal täglich eine Tasse Löwenzahnwurzeltee.
Gegen Anämie: Nehmen Sie morgens und abends 1 TL frischen Löwenzahnsaft oder Tinktur in einem halben Glas Wasser. Zur Entwässerung: Trinken Sie 3-mal täglich eine Tasse Löwenzahnblättertee.

Empfehlungen

○ Trinken Sie frischen Löwenzahnsaft oder Flüssigextrakt mit Wasser.
○ Kapseln und Tabletten mit Löwenzahnwurzelextrakt können zu oder zwischen den Mahlzeiten eingenommen werden.
○ Löwenzahn ist für Schwangere oder Stillende nicht zu empfehlen, da es keine ausreichenden wissenschaftlichen Daten hierzu gibt.
○ Verwenden Sie keinen frei wachsenden Löwenzahn. Kaufen Sie die Pflanze in Ihrer Apotheke oder Drogerie.

Lycopin

Lycopin zählt zu den Sekundären Pflanzenstoffen, genauer gesagt zur Gruppe der Carotinoide. Diese färben Pflanzenteile und Früchte gelb, orange oder rot. Aufgrund seiner antioxidativen Wirkung soll es unter anderem vor (Prostata-)Krebserkrankungen und Arteriosklerose schützen.

Anwendungsgebiete

- Vorbeugung von Tumorerkrankungen (v. a. Prostata-, Lungen- und Magenkrebs) als Antioxidans
- Vorbeugung von Arteriosklerose
- Verbesserung der Blutfettwerte
- Schutz vor Lichtdermatosen, Erhöhung der Widerstandskraft der Haut

Arzneiformen

- Tablette
- Kapsel

Grundlegendes

Lycopin ist fettlöslich und hitzestabil. Deshalb bleibt es auch in verarbeiteten und erhitzten Produkten erhalten. Allerdings ist es nicht so weit verbreitet wie andere Carotinoide. Es kommt hauptsächlich in Tomaten und Tomatenprodukten vor. Rote Grapefruit, Guave, Wassermelone, Hagebutten und bestimmten Olivenarten liefern ebenfalls Lycopin.

Inzwischen gibt es Präparate mit synthetischem Lycopin, das vom Körper ähnlich gut aufgenommen wird wie das aus den Tomatenprodukten.

Wirkungsweise

Zahlreiche Veröffentlichungen und Studien weisen darauf hin, dass Lycopin gut für unsere Gesundheit ist.

Antioxidans

Lycopin ist ein starkes Antioxidans, schützt also Körpergewebe vor aggressiven Sauerstoffteilchen. Verschiedene Studien zeigten einen (inversen) Zusammenhang zwischen der Lycopinaufnahme und dem Auftreten von Arteriosklerose und Herz-Kreislauf-Erkrankungen. In der EURAMIC-Studie wurde bei Männern mit dem höchsten Lycopingehalt im Fettgewebe ein um 48 % geringeres Herzinfarktrisiko ausgemacht als bei Männern mit dem niedrigsten Wert. Umgekehrt gingen niedrige Serumwerte an Lycopin mit einem höheren Arterioskleroserisiko einher.

In anderen Untersuchungen wurde der Einfluss von Lycopin auf die Blutfettwerte untersucht. Diejenigen Teilnehmer, die Lycopin in Form von Tomatenprodukten bekamen, hatten günstigere Werte als die Teilnehmer der Kontrollgruppen.

Auch bei der Prävention und Therapie von Krebserkrankungen werden große Hoffnungen auf Lycopin gesetzt. Besonders das Prostatakarzinom, weltweit die zweithäufigste Krebserkrankung bei Männern, steht dabei im Focus.

Experten vermuten aufgrund von Studien, dass das Risiko, an einem Prostatakarzinom zu erkranken, mit steigendem Verzehr von Tomaten und Tomatenprodukten sinkt. In einer Untersuchung erhöhte sich bei Gesunden bereits nach 2–4 Wochen die Resistenz von weißen Blutkörperchen gegenüber

Lycopin Fortsetzung

Aktuelle Info

Im Durchschnitt nehmen wir 85 % des Lycopins in Form von frischen Tomaten, Tomatenmark, -soßen, -püree, -suppen und -saft auf. Unser Körper kann Lycopin aus verarbeiteten und erhitzten Tomatenprodukten deutlich besser aufnehmen und verwerten als aus rohen Tomaten. Tomatensoße und -ketchup sind also besser als ihr Ruf.

Wussten Sie, dass …?

100 g rohe Tomaten knapp 10 mg, Tomatenpaste 55 mg und Tomatenpüree, -soße und Ketchup rund 17 mg Lycopin enthalten?

oxidativem Stress, wenn täglich Tomaten oder Tomatenprodukte verzehrt wurden. Bei Patienten mit Prostatakarzinom kommt es bedingt durch den oxidativen Stress unter anderem häufig zu sogenannten DNA-Strangbrüchen. Diese reduzierten sich durch die „Tomatenkur" messbar.

Enttäuschend verliefen hingegen Untersuchungen mit isoliertem Lycopin, das als Supplement verabreicht wurde. Hier zeigte die tägliche Aufnahme von täglich 12–15 mg Lycopin über 16 Wochen keine Schutzwirkung bezüglich der DNA-Strangbrüche. Offenbar kann die schützende Wirkung von Tomaten und Tomatenprodukten nicht mit einzelnen Carotinoiden erklärt werden, sondern es müssen andere Inhaltsstoffe mitverantwortlich sein. Möglicherweise bedarf es auch eines Zusammenspiels unterschiedlicher Inhaltsstoffe für die vorbeugende Wirkung. Auch gelang es bisher nicht, bereits bestehende Prostatakarzinome mit Tomaten, Tomatenprodukten oder Lycopin zu „therapieren".

Darüber hinaus wurde der Einfluss von Lycopin auf andere Krebserkrankungen untersucht – mit unterschiedlichen Ergebnissen. Am deutlichsten ist die Schutzwirkung bei Krebserkrankungen der Prostata, Lungen und des Magens.

Weitere Effekte

Ähnlich wie Betacarotin schützt Lycopin auch vor Lichtdermatosen (Sonnenekzemen). Auch hier spielen seine antioxidativen Eigenschaften eine Rolle. Lycopin vermag bestimmte Hautzellen vor oxidativen Schäden durch UV-Strahlen zu schützen. Offenbar lässt sich mit einer ausreichenden Aufnahme von lycopinreichen Lebensmitteln der Grundschutz der Haut erhöhen. Allein auf die Wirkung von Lycopin-Präparaten, die laut Werbung einen Sonnenbrand verhindern, sollten Sie sich aber nicht verlassen. Ein zusätzlicher Sonnenschutz ist unbedingt nötig!

Lycopin soll auch zur Stärkung des Immunsystems beitragen. Dies betrifft allerdings nur Personen, die sich zuvor sehr unausgewogen ernährt haben. Bei gesunden Menschen, die ausgewogen aßen und tranken, war dagegen durch eine erhöhte Lycopinzufuhr kein Zuwachs an Abwehrkräften feststellbar.

Des Weiteren könnte Lycopin vor Bluthochdruck und Asthma bronchiale schützen. Hier besteht aber weiterer Forschungsbedarf.

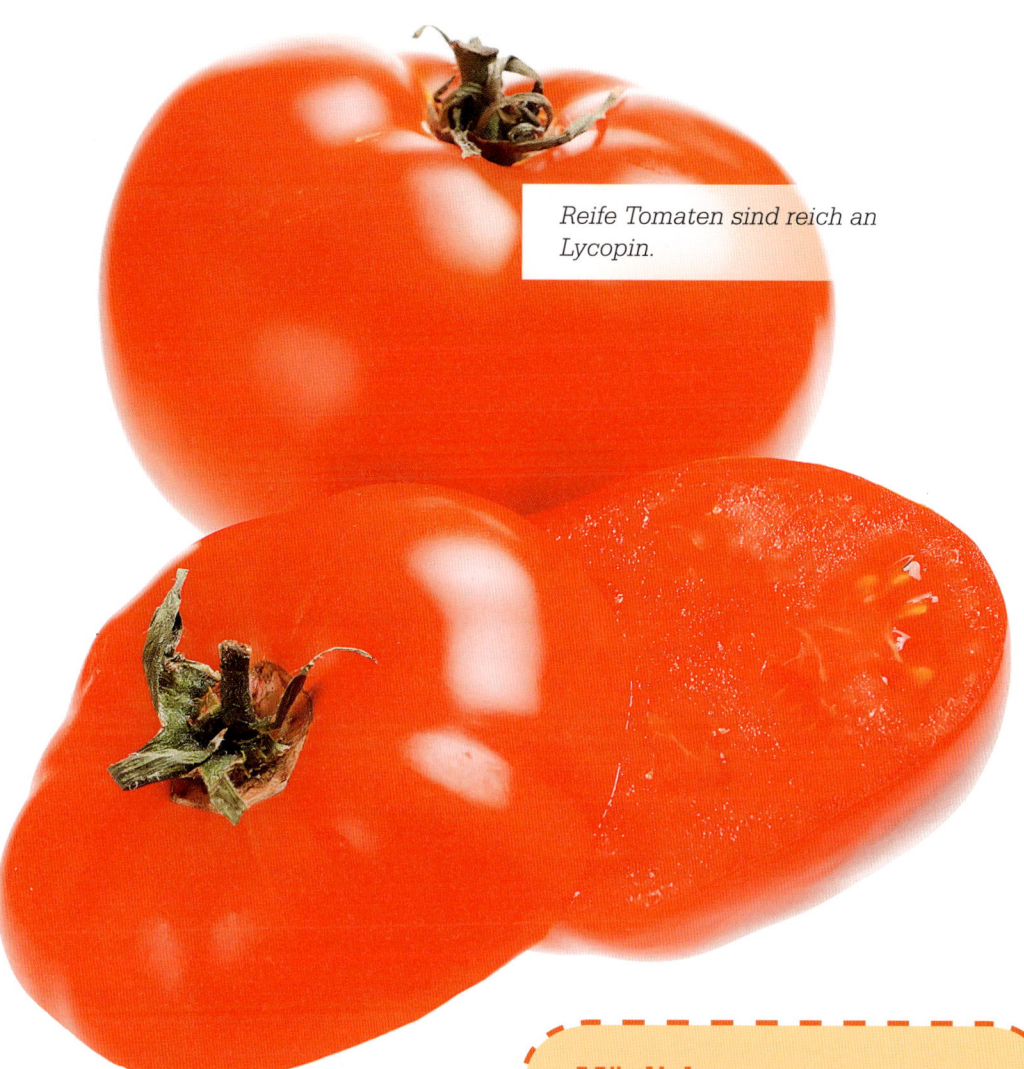

Reife Tomaten sind reich an Lycopin.

Richtige Einnahme
Dosierung

Derzeit ist es nicht möglich, wissenschaftlich fundierte Empfehlungen für die Aufnahme von Lycopin in Form von Nahrungsergänzungsmitteln zu geben.

Zwar können sekundäre Pflanzenstoffe in Obst und Gemüse und damit auch Lycopin dazu beitragen, das Risiko einer späteren Herz-Kreislauf- oder Krebserkrankung zu vermindern. Nach Meinung von Experten ist dafür aber nicht allein die Aufnahme einzelner Stoffe entscheidend, sondern die gesamte Ernährungsweise, also eine an Obst, Gemüse und (Vollkorn-)Getreide reiche Kost.

Nach derzeitigem Kenntnisstand hat eine hohe Zufuhr von Lycopin keine nachteiligen Wirkungen.

Mögliche Nebenwirkungen

○ Die Zufuhr von Lycopin hat nach derzeitigem Erkenntnisstand keine nachteiligen Wirkungen.

Warnhinweis

○ Verlassen Sie sich nicht auf Lycopin-Produkte, die Sonnenbrand verhindern sollen. Ein zusätzlicher Sonnenschutz ist unbedingt nötig!

Vorsicht: Sprechen Sie bei Erkrankungen immer zuerst mit Ihrem Arzt, bevor Sie Ergänzungsmittel einnehmen.

Magnesium

Einer der wesentlichen gesundheitsfördernden Mineralstoffe, das Magnesium, ist auch wichtiger Bestandteil des grünen Pflanzenfarbstoffs. Es ist beteiligt an zahlreichen enzymatisch gesteuerten Vorgängen im Körper und trägt zur Vorbeugung chronischer Erkrankungen bei. Bekannt ist es auch als „Anti-Stress-Mineral".

Anwendungsgebiete

- Kann vor Herzerkrankungen, Herzrhythmusstörungen und Schlaganfall schützen.
- Lindert in manchen Fällen Symptome von chronischer Müdigkeit und Fibromyalgie.
- Senkt Bluthochdruck.
- Bei Schwangeren bei Neigung zu Krämpfen, vorzeitigen Wehen und Blutungen
- Lindert die Symptome des prämenstruellen Syndroms (PMS).

Arzneiformen

- Kapsel
- Tablette
- Pulver

Grundlegendes

Der menschliche Körper enthält im Durchschnitt nur 30 g Magnesium, das jedoch für viele Körperfunktionen lebenswichtig ist. Magnesium kommt in vielen Lebensmitteln vor, und im Durchschnitt nehmen die Deutschen ausreichend Magnesium auf. Jugendliche, ältere Menschen und manche Sportler nehmen im Mittel zu wenig auf. In verarbeiteter Nahrung ist nur wenig von diesem Mineralstoff enthalten, weshalb auch viele Menschen, die sich ausschließlich davon ernähren, unzureichend versorgt sind. Durch Stress, bestimmte Krankheiten, manche Medikamente und starke körperliche Belastung wird mehr Magnesium verbraucht. In manchen Fällen kann eine Nahrungsergänzung durchaus nötig sein, um eine optimale Gesundheit zu erhalten. Solche Ergänzungsmittel gibt es in zahlreichen Formen wie Magnesiumaspartat, Magnesiumkarbonat, Magnesiumzitrat, Magnesiumglukonat, Magnesiumoxid und Magnesiumsulfat. Magnesiumkarbonat kommt in Supplementen am häufigsten zum Einsatz.

Wirkungsweise

Als einer der vielseitigsten Mineralstoffe ist Magnesium sowohl für den Energiestoffwechsel, für die Nervenfunktion und Muskelentspannung als auch für die Zahn- und Knochenbildung zuständig. Zusammen mit Calcium und Kalium reguliert es den Herzrhythmus und die Blutgerinnung. Außerdem hilft es dem Körper, Insulin zu bilden und zu verwerten

Vorbeugung

Neuere Forschungen weisen darauf hin, dass Magnesium Herzerkrankungen vorbeugen und behandeln kann. Studien zufolge ist das Risiko, einem Herzinfarkt zu erliegen, in Gegenden mit Trinkwasser, das reichlich Magnesium enthält, geringer. Manche Wissenschaftler sind der Ansicht, dass die Zahl der Herztoten um 19 % sinken könnte, wenn jeder solches Wasser trinken würde. Magnesium scheint den Blutdruck zu senken und unterstützt auch die Genesung nach einer Herzattacke.

Möglicherweise kann eine angemessene Magnesiumzufuhr auch dem Typ-II-Diabetes vorbeugen. Amerikanische Wissenschaftler an der Johns Hopkins Universität haben bei über 12 000 Personen ohne Diabetes den Magnesiumspiegel gemessen und dann über sechs Jahre verfolgt. Diejenigen mit dem niedrigsten Magnesiumspiegel hatten ein um 94 % höheres Diabetesrisiko als diejenigen mit dem höchsten Spiegel.

Eine Untersuchung mit über 40 000 männlichen Teilnehmern konnte zeigen, dass Probanden, die in ihrer Ernährung einen höheren Magnesiumanteil hatten, eine deutlich geringere Wahrscheinlichkeit für einen Schlaganfall aufwiesen. Ebenso können Magnesiumsupplemente das Risiko verringern, an Nierensteinen zu erkranken, die aus Calciumoxalat bestehen.

Weitere Vorzüge

Magnesium entspannt die Muskeln und kann daher bei Sportverletzungen, chronischer Müdigkeit und Fibromyalgie eingesetzt werden. Viele Schwangere bekommen ein Magnesiumpräparat verschrieben. Komplikationen wie Blutungen, eine zu früh einsetzende Wehentätigkeit und Frühgeburten lassen sich dadurch verringern. Außerdem scheint es PMS (prämenstruelles Syndrom) und Menstruationskrämpfe zu mildern sowie nach den Wechseljahren die Knochendichte zu erhöhen, wodurch Osteoporose vorgebeugt werden kann. Da Magnesium die Atemwege erweitert, unterstützt es auch die Behandlung von Asthma und Bronchitis. Ob es bei Migräne zur Vorbeugung oder Behandlung dienen kann, ist noch nicht geklärt. Eventuell verbessert es die Wirkung von Sumatriptan, einem verschreibungspflichtigen Migränemittel.

Wie viel brauchen Sie?

Die empfohlene Tagesmenge liegt bei 350 mg für Männer und 300 mg für Frauen. Jugendliche und junge Erwachsene bis 25 Jahre benötigen jeweils bis zu 50 mg mehr.

Zu wenig

Ein geringer Mangel kann das Risiko für Herzerkrankungen und Diabetes erhöhen. Schwere Mangelzustände führen zu unregelmäßigem Herzschlag, Müdigkeit, Muskelkrämpfen, Reizbarkeit, Nervosität und Verwirrtheit.

Mögliche Nebenwirkungen

O Einige Menschen reagieren mit Übelkeit, Magenreizung und Durchfall. Wenn Sie diese Symptome bemerken, versuchen Sie es mit einer Reduzierung der Tagesdosis, Magnesiumorotat oder Magnesiumaspartat – diese können besser verträglich sein. Eine Überdosierung kann Erbrechen, Blutdruckabfall, Atemnot, Krampfanfälle und Herzstillstand zur Folge haben.

Warnhinweise

O Gerade Magnesiumpräparate werden häufig mit Werbeaussagen an den Verbraucher gebracht, die mehr versprechen als die Präparate leisten können. Von Stressabbau und Leistungssteigerung ist da die Rede, und dass viele Personen unterversorgt seien. Das ist aber nicht der Fall.

O Bei Nierenproblemen oder Myasthenia gravis konsultieren Sie vor Einnahme von Magnesiumergänzungen Ihren Arzt.

O Nehmen Sie Magnesium nicht, wenn Sie unter einem SA-Block leiden (es sei denn, Sie haben einen Schrittmacher).

O Magnesium kann die Absorption einiger Antibiotika und Biphosphonate hemmen; nehmen Sie Magnesium 1–3 Stunden vor oder nach der Medikamenteneinnahme.

O Sprechen Sie mit Ihrem Arzt vor der Einnahme von Magnesium, wenn Sie ACE-Inhibitoren, Calciumkanalblocker, Diuretika, H2-Blocker, orale Antidiabetika, Phenytoin oder Medikamente gegen Herzrhythmusstörungen einnehmen.

Tipps & Infos

Wer Magnesium einnimmt, der sollte auch Calcium zuführen. Ein Ungleichgewicht zwischen den Mineralstoffen kann die positiven Wirkungen einschränken.

Magnesiumzitrat ist für den Körper am leichtesten aufzunehmen. Magnesiumoxid ist zwar sehr preiswert, wird jedoch von allen Ergänzungsmitteln am schlechtesten resorbiert.

Aktuelle Info

Magnesiummangel kann die sportliche Leistungsfähigkeit beeinträchtigen. In einer Untersuchung benötigten Frauen über 50 Jahre mit niederem Magnesiumspiegel beim Sport mehr Sauerstoff und hatten einen schnelleren Puls.

Die Einnahme von Magnesium führte in einer Studie an 60 Männern und Frauen mit Bluthochdruck zu einer Blutdrucksenkung. Im Durchschnitt fiel der systolische Druck um 2,7 Punkte, der diastolische Druck um 1,5 Punkte. Schon ein Rückgang um wenige Punkte kann das Herzinfarkt- und Schlaganfallrisiko senken. Die Daten aus verschiedenen Studien zum Einfluss von Magnesium auf den Blutdruck sind jedoch widersprüchlich.

Wussten Sie, dass ...?

Kleie und Vollkornprodukte reich an Magnesium sind? Eine Portion Kleie kann ein Drittel des Magnesiumbedarfs eines Erwachsenen decken, und Weizenvollkornbrot enthält mehr als doppelt so viel Magnesium wie die gleiche Menge Weißbrot.

Zu viel

Magnesium kann Durchfall und Übelkeit erzeugen. Wenn der Körper hohe Dosen nicht richtig verarbeitet, sind schwere Nebenwirkungen möglich, darunter Muskelschwäche, Lethargie, Verwirrtheit und Atemprobleme. Zu große Mengen senken den Blutdruck und können so Schwindel verursachen. Überdosierungen von Magnesium sind jedoch selten, da seine Verwertung sinkt, wenn die Zufuhr steigt, und die Nieren Überschüsse normalerweise ausscheiden.

Richtige Einnahme
Dosierung

Zur Vorbeugung von Herzerkrankungen: 300 mg am Tag.
Bei Arrhythmien, Asthma und nach einer Herzschwäche: 2-mal täglich 300 mg.
Bei chronischer Müdigkeit: Nehmen Sie 2-mal täglich 150 mg Magnesium, am besten als Magnesiumzitrat.
Bei Diabetes und Bluthochdruck: 500 mg am Tag.

Empfehlungen

○ Magnesium kann in höherer Dosierung abführend wirken, bei empfindlichen Personen auch schon in niedriger Dosierung (etwa 350 mg). Schwangere sollten in diesem Fall sofort ihren Frauenarzt kontaktieren.
○ Magnesium wird am besten aufgenommen, wenn es mit den Mahlzeiten kombiniert wird. Falls Präparate zu Durchfall führen, setzen Sie die Dosis herab oder probieren Sie es mit Magnesiumglutamat, das den Verdauungstrakt weniger reizt.

Weitere Quellen

Gute Magnesiumquellen sind Vollkornprodukte, Milch und Milchprodukte sowie Leber und Geflügel. Auch in Kartoffeln, Nüssen, Hülsenfrüchten und in vielen Gemüsesorten, vor allem in dunkelgrünen, sowie in Orangen und Bananen ist Magnesium enthalten.

Mariendistel

Silybum marianum

Der medizinische Nutzen der Mariendistel kann bis in die Antike zu den Griechen und Römern zurückverfolgt werden. Heute sind in einer Vielzahl wissenschaftlicher Studien die heilenden und lindernden Eigenschaften dieser Pflanze beschrieben worden. Sie wird mit Erfolg vor allem bei der Behandlung von Leberbeschwerden eingesetzt.

Anwendungsgebiete

- Schützt die Leber vor Giftstoffen, Medikamenten und Chemikalien.
- Wirkt entzündungshemmend.
- Hilft bei Lebererkrankungen wie Zirrhose und Hepatitis.
- Wirkt bei Verdauungsstörungen.

Arzneiformen

- Tablette
- Kapsel
- Softgel
- alkoholische Extrakte

Grundlegendes

Mariendistel ist auch unter dem Namen Christi Krone oder Stechkörner bekannt. Diese Verwandte der Sonnenblumen mit ihren lilafarbenen Blüten und milchig weißen Blattadern ist auch unter dem Namen ihres Wirkstoffs Silymarin bekannt. Sie blüht von Juni bis August. Ihre glänzenden schwarzen Samen, die zu medizinischen Zwecken genutzt werden, erntet man gegen Ende des Sommers.

Wirkungsweise

Bei der Mariendistel handelt es sich um eine gut untersuchte und dokumentierte Heilpflanze. Insbesondere die Früchte werde gut bewertet. Vor allem für die Behandlung von Lebererkrankungen gibt es eine Vielzahl an wissenschaftlichen Wirkungsnachweisen.

Ihre Wirksamkeit ist hauptsächlich auf einen Flavonoidkomplex dreier leberschützender Substanzen zurückzuführen, die mit unter dem Begriff Silymarin zusammengefasst werden und rund 4–6 % des Gewichts der reifen Samen ausmachen. Meist werden von Mariendistel Fertigpräparate oder alkoholische Extrakte verwendet.

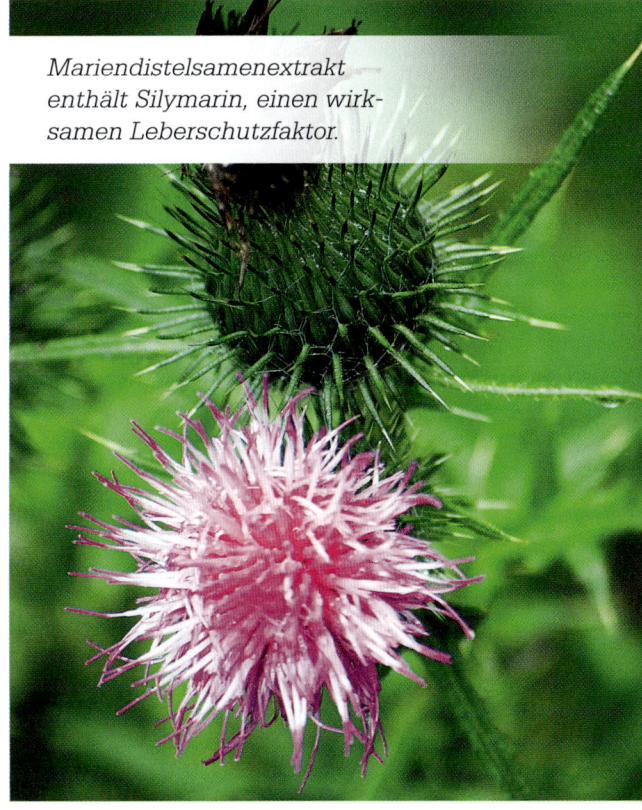

Mariendistelsamenextrakt enthält Silymarin, einen wirksamen Leberschutzfaktor.

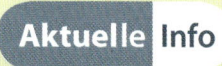

Um die richtige Dosis zu erhalten, sind Produkte mit einer standardisierten Menge von 70–80 % Silymarin notwendig, dem aktiven Inhaltsstoff der Mariendistel. Studien zufolge scheint die Mariendistel leichter aufgenommen zu werden, wenn sie an Phosphatidylcholin, einen Bestandteil des Lecithins, gebunden ist, denn als reine Mariendistel.

Manche Zubereitungen enthalten Alkohol. Dieser kann in hohen Dosen leberschädigend wirken. Zudem ist bei Alkoholabhängigkeit Vorsicht geboten.

Aktuelle Info

Personen mit einer Hämochromatose sollten vor der Verwendung von Mariendistel mit ihrem Arzt sprechen. Ein kanadisches Wissenschaftsjournal hat berichtet, dass die Pflanze in diesem Fall die Leber schädigen könne.

Hauptwirkungen

Zu den Vorzügen der Mariendistel zählt deren Fähigkeit, die Leber zu stärken, die zu den wichtigsten Organen unseres Körpers zählt. Die Leber verarbeitet Nährstoffe wie etwa Fette und neutralisiert oder entgiftet viele Medikamente, chemische Stoffe sowie Alkohol.

Mariendistel kann dieses lebenswichtige Organ in seiner Funktion stärken und unterstützen. Die Pflanze kann die Konzentration von Glutathion steigern, eine Aminosäure, die eine wesentliche Rolle bei der Entgiftung spielt. Diese Aminosäure verändert die Membranstruktur der Leberzellen und schützt sie so vor Schäden. Die Pflanze ist ein ausgezeichneter „Türhüter", denn sie begrenzt die Menge giftiger Stoffe, welche die Leber gleichzeitig zu verarbeiten hat. Sie hat offensichtlich sogar die Fähigkeit, die Teilungsrate von Leberzellen nach einer Schädigung zu erhöhen und so die Regeneration des Organs zu fördern.

Silymarin wirkt als Fänger freier Radikale antioxidativ. Weiterhin fördert Mariendistel die Regeneration gesunder neuer Leberzellen.

Mariendistel lindert eine Reihe schwerer Lebererkrankungen wie etwa Virusinfektionen (Hepatitis) und Leberzirrhose. Die meisten der am Menschen durchgeführten Studien brachten dabei positive Ergebnisse, aber es gab auch Untersuchungen, bei denen die Pflanze wirkungslos blieb, sodass weitere Forschungen notwendig sind.

In der Notfallmedizin wird Mariendistel gegen die auf die Leber wirkenden Gifte einiger Pilze (z. B. Knollenblätterpilz) gespritzt. Die Studien hierzu sind nicht ganz eindeutig, allerdings finden die sorgfältig gemachten Untersuchungen meist keinen Hinweis auf eine Wirksamkeit bei Pilzvergiftungen.

Weitere Vorzüge

Mariendistel wird auch zur Unterstützung bei einer Chemotherapie eingesetzt. Sie kann die Leber vor Schäden schützen, die aufgrund der im Rahmen einer Chemotherapie verabreichten Medikamente hervorgerufen wurden. Bei Untersuchungen im Labor konnte die Pflanze sogar vor einigen Krebsarten schützen, darunter Prostata- und Brustkrebs.

Studien an Tieren und eine Vorstudie am Menschen weisen auf eine leichte Wirksamkeit bei der Behandlung hoher Cholesterinwerte hin. Tierversuche zeigten auch, dass sie Magengeschwüren bei Einnahme nichtsteroidaler Antirheumatika (NSAR) oder bei Stress vorbeugen und die Nieren vor Schäden durch die Aufnahme verschiedener Toxine schützen kann.

Mariendistel hat entzündungshemmende Eigenschaften und kann durch Hemmung der Histaminfreisetzung der Mastzellen vorteilhaft in der Behandlung von Asthma sein (Humanstudien wurden hierzu allerdings noch nicht durchgeführt).

Üblicherweise wird Mariendistel bei Verdauungsstörungen angewandt. Die Früchte werden diesbezüglich auch von der Kommission E (wissenschaftliche Sachverständigenkommission für pflanzliche Arzneimittel) empfohlen. Zudem gibt es Hinweise darauf, dass Mariendistel auch Gallensteinen vorbeugen kann.

Richtige Einnahme
Dosierung

Die empfohlene Dosis für Mariendistel beträgt dreimal täglich 200 mg standardisierten Extrakt (mit 70–80 % Silymarin). Oft sind auch niedrigere Dosen durchaus sehr effektiv.

Häufig wird die Mariendistel mit anderen Heilkräutern und Nährstoffen wie Löwenzahn, Cholin, Methionin und Inositol kombiniert. Solche Kombinationen nennen sich beispielsweise „Leberschutzkapseln" oder „lipotrophe Faktoren" (die lipotrophe Eigenschaft bezieht sich auf Wirkung des Faktors auf die Fettverstoffwechselung). Halten Sie sich bei der Dosierung an die Angaben auf der Packung.

Empfehlungen

○ Mariendistel wird am besten zwischen den Mahlzeiten eingenommen.
○ Die positive Wirkung von Mariendistel kann sich eventuell schon nach einer oder zwei Wochen zeigen, doch bei chronischen Erkrankungen ist oft eine Langzeitbehandlung angebracht.

Mögliche Nebenwirkungen

○ Übelkeit, Magenreizung, Appetitlosigkeit, Blähungen, Völlegefühl, Bauchschmerzen, Sodbrennen, Gelenkschmerzen, Impotenz, Kopfschmerzen, Juckreiz, niedriger Blutzuckerspiegel und lebensbedrohliche allergische Reaktionen (anaphylaktischer Schock).
○ Bei manchen Menschen könnte sie für einen oder zwei Tage leicht abführend wirken.

Warnhinweise

○ Nehmen Sie Mariendistel nicht, wenn Sie allergisch auf Pflanzen der Gattungen Asteraceae oder Compositae reagieren (wie beifußblättrige Ambrosie, Beifuß, Sonnenblume, Gänseblümchen oder Kamille).
○ Mariendistel kann die Wirkung von Medikamenten beeinflussen, die in der Leber abgebaut werden (z. B. die Antibabypille), sowie die Wirkung von Antidiabetika, Phenytoin, Marcumar und von Heilpflanzen und Nahrungsergänzungen, die ähnliche Wirkung haben.
○ Jede Lebererkrankung erfordert sorgfältige ärztliche Beurteilung und Behandlung.
○ Wenn Sie eine hormonabhängige Erkrankung haben (wie Brust- oder Prostatakrebs), nehmen Sie Mariendistel nicht ohne ärztlichen Rat.

Mönchspfeffer

Vitex agnus-castus

Obwohl Mönchspfeffer schon in der Antike gegen Menstruations-
probleme eingesetzt wurde, verschrieben die europäischen Ärzte ihn
erst seit den 1940er-Jahren. Heute ist er weit verbreitet und hilft gegen
Menstruationsbeschwerden, Brustschmerzen und andere Symptome
des prämenstruellen Syndroms (PMS).

Anwendungsgebiete

- Lindert diverse Symptome des
  prämenstruellen Syndroms (PMS).
- Reguliert die Menstruation.
- Hilft gegen Spannungsgefühl in der Brust.
- Verringert Brustschmerzen durch die Periode.
- Hilft, die Milchproduktion der weiblichen
  Brust zu regulieren.

Arzneiformen

- Tinktur
- Tablette
- Kapsel
- Getrocknete
  Beeren/Tee

Grundlegendes

Das eigentliche Arzneimittel sind die Beeren des
kleinen Mönchspfefferstrauchs. Mit seinen violetten
Blütendornen und den langen, schmalen Blättern ist
Mönchspfeffer ein Gewächs des Mittelmeerraums,
das jedoch auch in subtropischen Gebieten rund
um den Globus gedeiht. Seine roten Beeren werden
im Herbst geerntet und getrocknet. Eine gängige
andere Bezeichnung für dieses pflanzliche Heilmittel
ist Keuschlamm.

Mögliche Nebenwirkungen

- Meist zeigen sich keine ernsteren
  Nebenwirkungen bei der Einnahme von
  Mönchspfeffer.
- Einige Personen berichteten nach der
  Einnahme über Kopfschmerzen.
- Untersuchungen zufolge kann es jedoch
  bei einigen Frauen zu Übelkeit, Magen-
  problemen oder auch zu einem juckenden
  Hautausschlag kommen. Setzen Sie dann
  das Mittel ab.
- Nach der Einnahme kann sich bei
  manchen Frauen die Monatsblutung
  verstärken oder es kann zu Zwischen-
  blutungen kommen.

Warnhinweise

- Mönchspfeffer beeinflusst die Hormonproduktion. Deshalb sollte er von Schwangeren nicht eingenommen werden und
  auch nicht von Frauen, die gerade eine
  In-vitro-Fertilisation durchlaufen.
- Wenden Sie Mönchspfeffer mit Vorsicht
  an, wenn Sie Medikamente gegen die
  Parkinsonkrankheit oder bestimmte
  psychiatrische Störungen (einschließlich
  Schizophrenie) einnehmen. Im Falle eines
  mit Hormonen in Verbindung stehenden
  Tumors sollte er gar nicht eingesetzt
  werden.

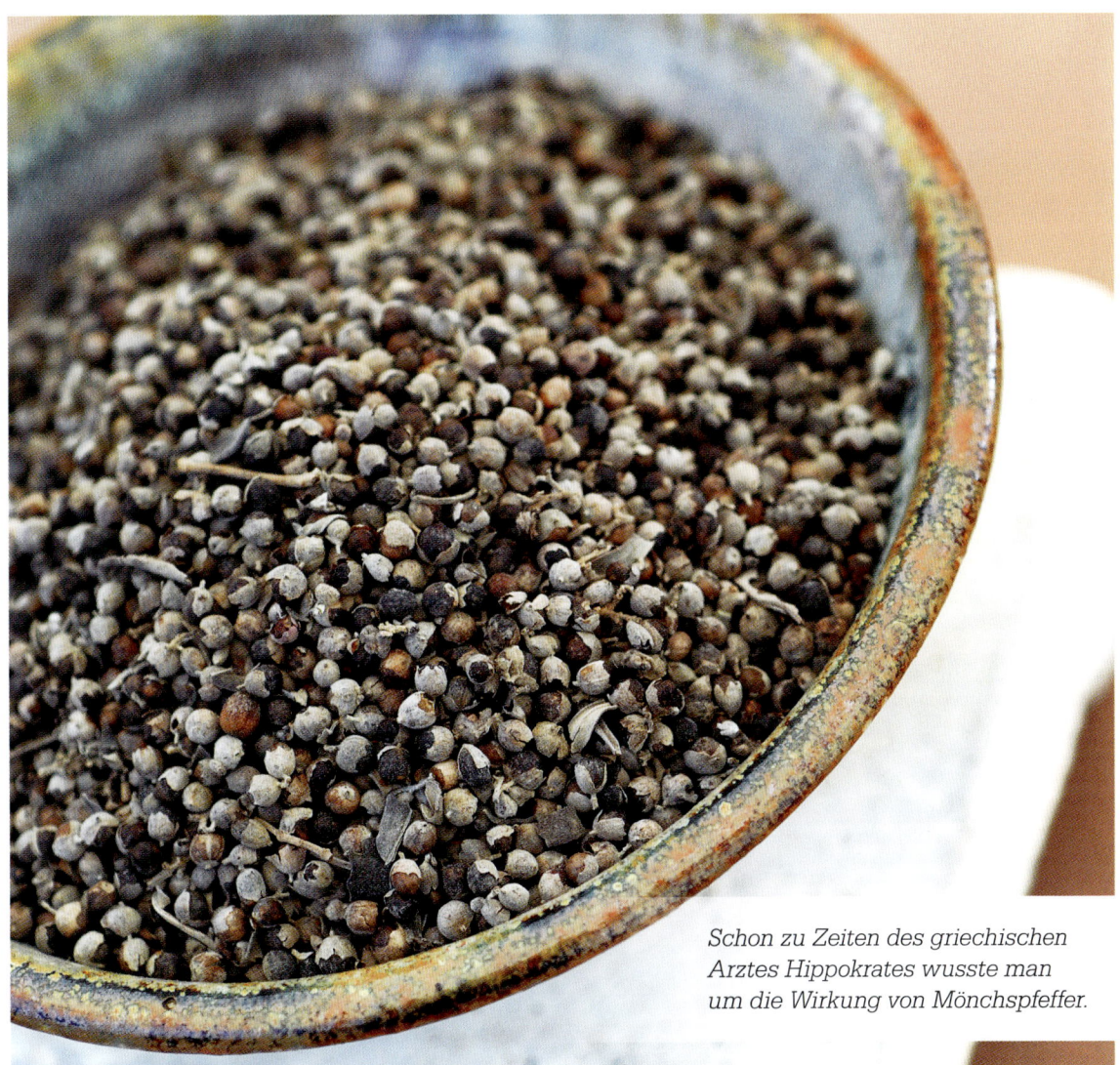

Schon zu Zeiten des griechischen Arztes Hippokrates wusste man um die Wirkung von Mönchspfeffer.

Wirkungsweise

Die Verwendung von Mönchspfeffer für „Frauenbeschwerden" wird bereits im 4. Jh. v. Chr. von Hippokrates beschrieben. Obwohl die Pflanze keine Hormone oder hormonähnliche Substanzen enthält, wirkt sie über die Hirnanhangsdrüse (Hypophyse) auf die Bereitstellung des weiblichen Hormons Progesteron ein.

Außerdem beschränkt der Mönchspfeffer die übermäßige Produktion von Prolaktin. Prolaktin ist ein Hormon, das in erster Linie dazu beiträgt, die Milchproduktion der weiblichen Brust zu steigern. Bei Prolaktinüberschuss kann es auch außerhalb der Stillzeit zur Milchbildung kommen.

Hauptwirkungen

Frauen, die regelmäßig am prämenstruellen Syndrom (PMS) leiden, produzieren nach Ansicht einiger Experten in den letzten beiden Wochen ihres Zyklus zu wenig des Hormons Progesteron. Dieser Mangel bringt das natürliche Gleichgewicht von Östrogen und Progesteron im Körper ins Wanken. Mönchspfeffer stellt dieses wieder her, wodurch die PMS-Symptome wie Reizbarkeit, Blähungen und Depressionen abklingen. Deutsche Studien weisen darauf hin, dass diese Substanz PMS-Beschwerden bei über 90 % der Frauen lindert und bei 30 % die Symptome sogar ganz zum Verschwinden bringt.

Die prolaktinsenkende Wirkung von Mönchspfeffer verringert Schmerzen und die Berührungsempfindlichkeit der Brust vor der Menstruation, auch dann, wenn es keine weiteren Symptome gibt.

Weitere Vorzüge

Ein hoher Prolaktin- und ein niedriger Progesteronspiegel können den Monatszyklus verändern. Frauen, die dadurch bedingt Schwierigkeiten mit der Empfängnis haben, können von Mönchspfeffer profitieren. Am besten wirkt die Pflanze bei Frauen mit leicht erniedrigtem Progesteronspiegel. Wenn zu viel Prolaktin die Menstruation ausbleiben lässt (Amenorrhoe), kann Mönchspfeffer für die Wiederherstellung des normalen Monatszyklus sorgen.

Mönchspfeffer ist zur Behandlung menstruationsbedingter Akne eingesetzt worden, allerdings befinden sich die Untersuchungen zu dieser Wirkung noch in den Anfängen.

Richtige Einnahme
Dosierung

Ob zur Behandlung von PMS, Brustspannen, Unfruchtbarkeit oder Amenorrhoe oder anderen Menstruationsproblemen: Die Dosierung von Mönchspfeffer bleibt gleich. Verwenden Sie die Tinktur, Tabletten oder auch die Kapseln 2-mal täglich nach den angegebenen Dosierungsempfehlungen des Herstellers. Die Kommission E empfiehlt eine Tagesdosis von 30–40 mg, wobei die Dosisfindung noch nicht abgeschlossen ist.

Empfehlungen

- O Nehmen Sie Mönchspfeffer auf leeren Magen, damit er besser vom Körper aufgenommen wird. Allerdings gibt es dazu bisher keine Untersuchungen.
- O Frauen mit PMS-Symptomen bemerken wahrscheinlich schon nach zehntägiger Einnahme eine gewisse Besserung ihres nächsten Menstruationszyklus. Es kann jedoch auch drei Monate dauern, bis die Pflanze ihre volle Wirkung zeigt. Zur Behandlung von Unfruchtbarkeit oder Amenorrhoe kann die Behandlung unter Umständen auch durchaus sechs Monate in Anspruch nehmen.

Einkaufstipps

Mönchspfeffer-Ergänzungen als Tabletten oder Tropfen werden aus den getrockneten Früchten hergestellt. Nehmen Sie standardisierte Extrakte, die 0,5 % Agnusid, den Wirkstoff des Mönchspfeffers, enthalten.

Tipps & Infos

Mönchspfeffer-Tinktur kann, auf leeren Magen eingenommen, durch den Alkoholgehalt der Lösung Magenreizungen verursachen. Sollte dies der Fall sein, wechseln Sie zu Tabletten.

Wussten Sie, dass …?

der Name Mönchspfeffer auf den alten Glauben zurückgeht, dass diese Beeren die Libido (Geschlechtstrieb) unterdrücken? Im Mittelalter kauten die Mönche die getrockneten Beeren, um ihre Zölibatsgelübde leichter einhalten zu können. Mit den heute empfohlenen Dosierungen zur Behandlung des PMS oder anderer Symptome im Zusammenhang mit der Menstruation sind keine Libidoprobleme zu befürchten.

Mutterkraut
Tanacetum parthenium

Im Mittelalter glaubte man, Mutterkraut würde die Luft reinigen sowie Malaria abwenden. Und über Jahrhunderte hinweg galt es als Mittel gegen Kopfschmerzen, Magenprobleme und Menstruationsbeschwerden. Es verschwand als pflanzlicher Wirkstoff, und erst in den 1970er-Jahren wurde es als Migränemittel wiederentdeckt.

Anwendungsgebiete
○ Unterstützt die Migränevorbeugung und schwächt die Anfälle ab.
○ Kann Schmerzen bei rheumatoider Arthritis lindern.

Arzneiformen
○ homöopathische Aufbereitungen

Mögliche Nebenwirkungen
○ Menschen, die die Blätter kauten, berichteten über Kontaktdermatitis, offene Stellen und Schmerzen im Mund sowie Schwellung der Lippen (es war üblich, die Blätter zu kauen, bevor es die heutigen Mutterkrautpräparate gab).
○ Manche Menschen bekommen leichte Magenbeschwerden, Verdauungsstörungen, Blähungen, Verstopfung, Durchfall und Sodbrennen.
○ Bei Hautkontakt mit der Pflanze kann sich unter Umständen ein Ausschlag ausbilden. Wer dies bei sich beobachtet, der sollte das Mittel auf keinen Fall innerlich anwenden. Menschen, die auf Chrysanthemen, Gänseblümchen, Ringelblume, beifußblättrige Ambrosie oder Pflanzen der Gattung Asteraceae oder Compositae allergisch reagieren, sollten Mutterkraut nicht einnehmen.
○ Eine weitere mögliche Nebenwirkung nach Absetzen des Präparats sind Entzugserscheinungen wie Kopfschmerzen, Anspannung, Schlafstörungen, Erschöpfung, erhöhter Puls, Muskelsteifigkeit und Gelenkschmerzen. Um dies zu vermeiden, sollten Sie die Einnahme ausschleichen lassen.
○ Seien Sie vorsichtig mit der Einnahme von Mutterkraut, wenn Sie gerinnungshemmende Medikamente (wie Marcumar, Aspirin, Clopidogrel, Dipyridamol oder Ticlopidin) einnehmen. Fragen Sie in jedem Fall Ihren Arzt; dies gilt auch für Ergänzungspräparate, die eine ähnliche Wirkung haben, wie Fischöl, Knoblauch, Ginkgo, Weidenrinde und hochdosiertes Vitamin E.

Warnhinweise
○ Mutterkraut sollte von Menschen, die in ihrer Krankengeschichte Herzkrankheiten, Angst- oder Blutungsstörungen haben, nicht angewandt werden.
○ Nicht in der Schwangerschaft einsetzen.

Fallbeispiel

Migränevorbeugung

Nick L. setzte lange Zeit all sein Vertrauen in die neuen Migränemittel, die seine Kopfschmerzen so erstaunlich bekämpften. Was er jedoch wirklich wollte, war ein Mittel, das die Migräne schon vor dem akuten Anfall abwendet. Sein Arzt schlug andere Medikamente vor, die aber unangenehme Nebenwirkungen hatten. „Der Betablocker beugte der Migräne vor", erinnert sich Nick, „aber mit dem Sex war es vorbei."

Auf einer Reise nach London sah er ein Werbeschild: „Migränepatienten – hier gibt es Mutterkraut." Obwohl Nick pflanzlichen Mitteln nicht recht traute, kaufte er eine Flasche, und nachdem er sich von der Sicherheit und Wirksamkeit von Mutterkraut überzeugt hatte, entschloss er sich, den Versuch zu wagen. „Von da an hatte ich ein Jahr lang keine Migräne", sagt er. „Das erste seit meiner Kindheit."

Grundlegendes

Das Mutterkraut zählt zur Familie der Korbblütler. Aufgrund seiner hellen, gelb-weißen Blüten und der gefiederten gelbgrünen Blätter wird es oft mit der Kamille verwechselt.

Seine Blätter werden medizinisch genutzt, die stark duftenden Blüten haben jedoch keine gesundheitsfördernde Wirkung. Im Mittelalter glaubte man, Mutterkraut würde die Luft reinigen sowie Malaria und andere lebensgefährliche Krankheiten abwenden. Da Mutterkraut stark duftet, wirkt es im Garten wie eine natürliche Insektenabwehr.

Wirkungsweise

Die aktive Substanz der Pflanze, das Parthenolid, scheint im menschlichen Organismus Substanzen zu blockieren, die bei der Erweiterung oder Verengung der Blutgefäße benötigt werden und auch Entzündungen hervorrufen können.

Vorbeugung

Die genaue Ursache für Migräne ist noch nicht bekannt. Manche Mediziner sind der Ansicht, dass diese Kopfschmerzen durch eine Verengung und anschließend recht rasche Erweiterung der Blutgefäße im Kopf entstehen. Diese heftige Veränderung kann chemische Stoffe aus den Blutplättchen (den Blutkörperchen, die an der Blutgerinnung beteiligt sind) freisetzen, die Schmerzen und Entzündungen verursachen. Wissenschaftler vermuten, dass Mutterkraut die abrupte Erweiterung der Blutgefäße verhindert und somit die Freisetzung dieser Chemikalien unterbindet. Auch wenn diese Eigenschaft Mutterkraut zu einem guten Migränepräventionsmittel macht, so kann es doch eine bereits eingetretene Migräne nicht lindern.

Seit den 1970er-Jahren wird Mutterkraut durch Mundpropaganda popularisiert. Um die Wirkung nachzuweisen, wählten britische Forscher Migränepatienten aus, die bereits regelmäßig Mutterkraut verwendeten. Eine Gruppe erhielt weiterhin Mutterkraut, der anderen wurde ein Plazebo verabreicht. Während die Teilnehmer der Plazebogruppe bald unter häufigeren und stärkeren Kopfschmerzen litten, blieb die Häufigkeit der Migräneanfälle bei der Gruppe, die Mutterkraut einnahm, unverändert.

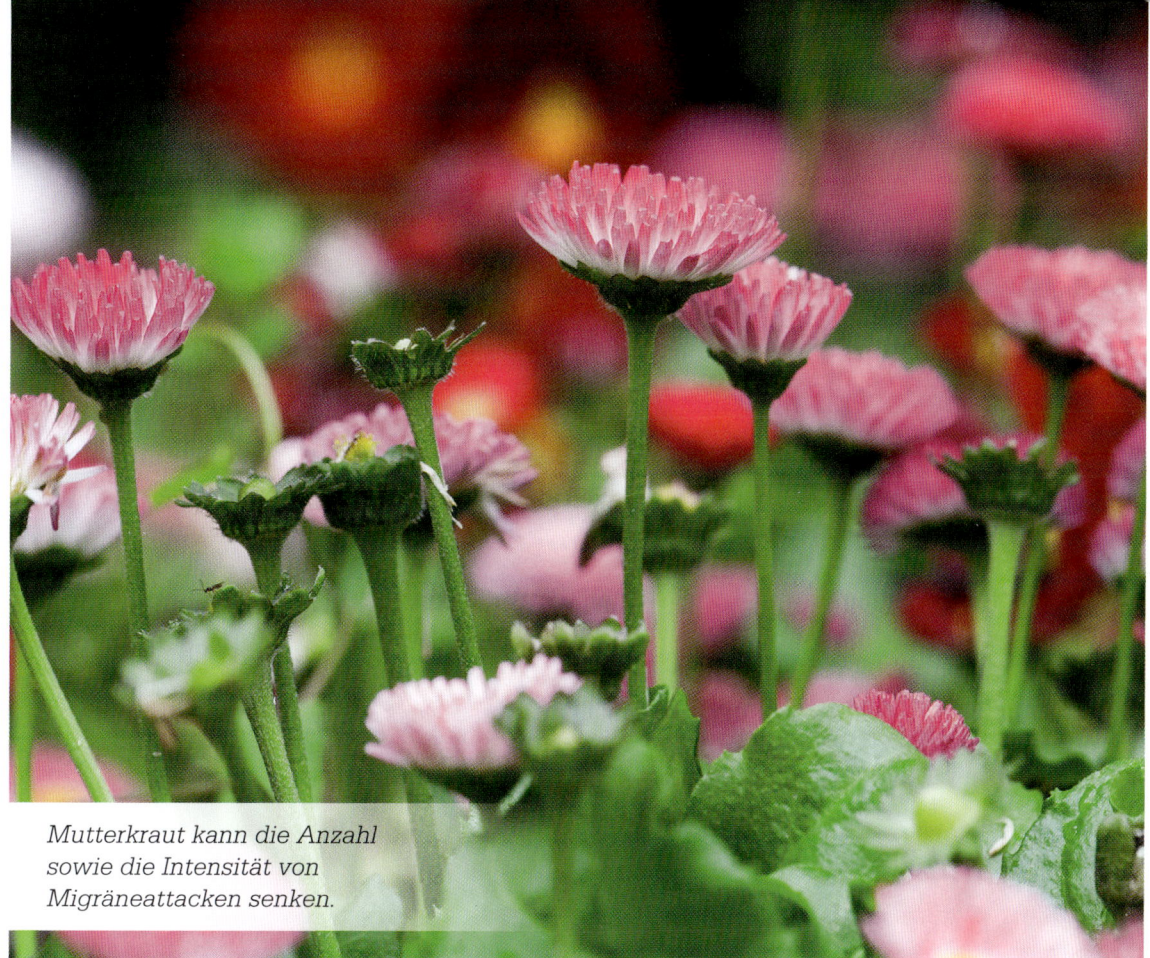

Mutterkraut kann die Anzahl sowie die Intensität von Migräneattacken senken.

Eine weitere Studie belegte, dass Mutterkraut die Anzahl der Migräneanfälle um rund 24 % senkte und auch die Heftigkeit der Anfälle reduzierte (jedoch keinen Einfluss auf die Dauer einer Attacke hatte). Nicht alle Studien waren allerdings positiv.

Weitere Vorzüge

Die entzündungshemmende Wirkung der Pflanze führte auch zu einem Einsatz gegen die Gelenkschmerzen bei rheumatoider Arthritis (RA). Eine Untersuchung an Rheumapatienten zeigte jedoch keine Vorteile, wenn das Mutterkraut zusätzlich zur normalen Medikation eingenommen wurde. Wie Mutterkraut bei alleiniger Anwendung oder auch in Kombination mit anderen pflanzlichen Mitteln bei RA wirkt, wurde bis jetzt noch nicht erforscht.

Im Volksglauben wird Mutterkraut verwendet, um Husten und Erkältungen, Fieber und Verdauungsstörungen, Wurmbefall sowie nervöse Leiden zu bekämpfen. Auch bei Menstruationsstörungen und Wehenschwäche wird es in der gemeinen Medizin gerne eingesetzt.

Richtige Einnahme
Dosierung

Gegen Migräne: Täglich 250 mg eines Mutterkrautpräparats einnehmen, das auf mindestens 0,4 % Parthenolid standardisiert wurde.

Empfehlungen

○ Die Erfahrungen der Migränepatienten in der beschriebenen britischen Studie zeigen, wie wichtig es ist, das Mutterkraut über einen langen Zeitraum einzunehmen. Brechen Sie die Einnahme nach kurzer Zeit wieder ab, so können Ihre Kopfschmerzen jederzeit wieder aufflammen.

○ Wenn Sie unter häufigen starken Kopfschmerzen leiden, lassen Sie sich von Ihrem Arzt gründlich untersuchen, um die genaue Ursache festzustellen.

Nachtkerzenöl

Oenothera biennis

Indianer waren es, die den ersten amerikanischen Siedlern die heilenden Kräfte der Nachtkerze nahebrachten. Die moderne Forschung konzentriert sich auf die therapeutischen Kräfte des Öls der Samen, das eine spezielle Fettsäure, die Gammalinolensäure (GLA), enthält. Dies ist eine wichtige Fettsäure, die im Körper zu dem chemischen Botenstoff Prostaglandin umgewandelt wird.

Anwendungsgebiete
- Lindert die Schmerzen bei Rheuma.
- Soll angeblich die Symptome diabetisch bedingter Nervenschäden minimieren und Diabetes bessern helfen.
- Verbessert die Symptome verschiedener Hautprobleme, u. a. Neurodermitis.
- Kann die Symptome von Brustkrebs, Zysten und Brustschmerzen lindern.
- Soll Bluthochdruck senken.
- Wirkt bei chronischem Müdigkeitssyndrom, multipler Sklerose und Raynaud-Krankheit.

Arzneiformen
- Kapsel
- Softgel
- Öl

Grundlegendes

Die Pflanze wird Nachtkerze genannt, weil sich die hellgelben Blüten erst zur Dämmerung öffnen. Pflanze und Wurzel werden seit Langem zu medizinischen Zwecken genutzt: Behandelt werden Blutergüsse, Hämorrhoiden, Hals- und Magenschmerzen.

Relativ neu ist der Einsatz des Samenöls, das Gammalinolensäure (GLA) enthält. Diese wichtige Fettsäure wandelt der Körper zu hormonähnlichen Stoffen, den Prostaglandinen, um, die einige Körperfunktionen steuern.

Der Körper stellt Gammalinolensäure aus Linolsäure selbst her. Im Nachtkerzenöl liegen aber 7–10 % der Fettsäuren bereits in Form von Gammalinolensäure vor.

Es gibt jedoch auch andere Quellen für Gammalinolensäure. Im Borretschöl sind es 20–26 %, Schwarzkümmelöl enthält 10 %.

Die meisten Studien zur Wirkung dieser Fettsäure beruhen auf Nachtkerzenöl, das deshalb auch bevorzugt eingesetzt wird. Dennoch kann Borretschöl ein guter Ersatz sein: Es ist preiswerter als Nachtkerzenöl, und man braucht weniger, um die gewünschte Wirkung zu erzielen.

Wirkungsweise

Der Körper stellt verschiedene Prostaglandine selbst her, entzündungsfördernde wie entzündungshemmende. Die Gammalinolensäure aus Nachtkerzenöl kann direkt in wichtige entzündungshemmende Prostaglandine umgewandelt werden, was für die meisten ihrer Wirkungen ausschlaggebend ist. Eventuell ist dies eine Erklärung für die Wirkung der Säure bei rheumatoider Arthritis, allerdings ist die Datenlage widersprüchlich. Die Ergebnisse verschiedener Studien variierten je nach Dosierung und Studiendauer.

Eine kombinierte Gabe von täglich 450 mg Gammalinolensäure und 240 mg Eicosapentensäure über ein Jahr führte zu einem verringerten Bedarf an entzündungshemmenden Medikamenten.

Gammalinolensäure ist zudem ein wichtiger Bestandteil aller Zellmembranen. Es gibt auch einige wenige wissenschaftliche Hinweise auf eine blutdrucksenkende Wirkung.

Vorbeugung

Gammalinolensäure aus Nachtkerzenöl soll das Fortschreiten der diabetischen Neuropathie angeblich hemmen, jener Nervenschäden, die eine häufige Komplikation bei Diabetes darstellen. Bei Menschen mit leichter diabetischer Neuropathie gingen während einer einjährigen Behandlung mit Nachtkerzenöl sowohl Taubheit der Gliedmaßen als auch Prickeln und andere Symptome der Erkrankung besser zurück als bei einer Plazebogruppe. Offensichtlich scheint das Öl auch bei anderen Nervenkrankheiten hilfreich zu sein.

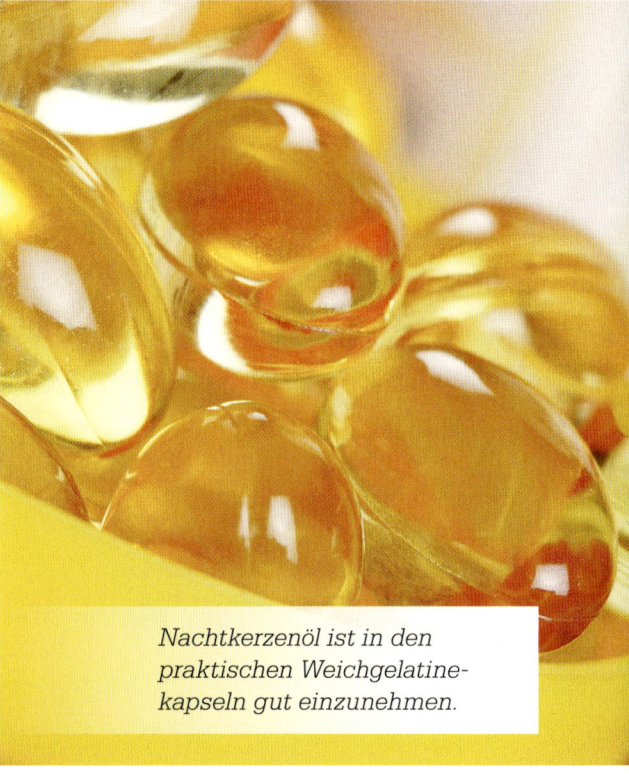

Nachtkerzenöl ist in den praktischen Weichgelatinekapseln gut einzunehmen.

Mögliche Nebenwirkungen

O In wissenschaftlichen Studien litt einer von 50 Teilnehmern, die Nachtkerzenöl bekamen, unter Blähungen oder Verdauungsbeschwerden. Die Einnahme mit den Mahlzeiten kann diese Auswirkung jedoch abmildern.

O Die Pflanze kann Kopfschmerzen, Übelkeit, Blutdruckabfall und Durchfall verursachen.

Warnhinweise

O Nachtkerzenöl kann bei Menschen, die Phenothiazine (z. B. gegen Schizophrenie) einnehmen, das Risiko erhöhen, einen Krampfanfall zu erleiden. Diese Kombination sollte vermieden werden.

O Seien Sie vorsichtig mit Nachtkerzenöl, wenn Sie Gerinnungshemmer (wie Marcumar, ASS, Clopidogrel, Dipyridamol oder Ticlopidin) einnehmen.

O Menschen mit komplex-partiellen Anfällen (z. B. Temporallappenepilepsie) in ihrer Krankengeschichte sollten in jedem Fall ihren Arzt konsultieren, bevor sie Nachtkerzenöl einnehmen.

O Meiden Sie Nachtkerzenöl, wenn Sie schwanger sind oder stillen. Es kann vorzeitige Wehen auslösen.

Vorsicht: Wenn Sie an einer Krankheit leiden, allergisch auf Ingwer, Traubensilberkerze oder Oleander reagieren, Medikamente nehmen oder eine Operation planen, sprechen Sie immer zuerst mit Ihrem Arzt, bevor Sie Ergänzungsmittel einnehmen.

Weitere Vorzüge

Nachtkerzenöl wird gerne zur Behandlung der Hautkrankheit Neurodermitis eingesetzt, eine allergische Hautreaktion, die auftritt, weil der Körper Schwierigkeiten hat, Linolsäure aus Nahrungsmitteln in Gammalinolensäure umzuwandeln. Studien an Neurodermitispatienten zeigen, dass eine 3- bis 4-monatige Einnahme von Nachtkerzenöl den Juckreiz lindert und den Bedarf steroidhaltiger Hautcremes und Medikamente mit ihren unangenehmen Nebenwirkungen verringern kann. Nachtkerzenöl kann auch in der Behandlung anderer Hautkrankheiten verwendet werden.

Aufgrund des Gehalts an GLA soll Nachtkerzenöl auch Brustschmerzen verringern und wird – in Kombination mit konventionellen Therapien – in der Behandlung von Brustkrebs eingesetzt. Dass es die Beschwerden beim prämenstruellen Syndrom (PMS), bei Endometriose sowie die Hitzewallungen der Menopause verringert, konnte bisher nicht in allen Studien belegt werden.

Nachtkerzenöl wird auch zur Unterstützung des Alkoholentzugs eingesetzt, da es möglicherweise die Symptome erleichtert, die Leberfunktion verbessert und Migräneanfälle verhindert.

Richtige Einnahme
Dosierung

Sprechen Sie mit Ihrem Arzt über die für Sie angemessene Dosierung.

Als therapeutische Dosis werden 3-mal täglich 1000 mg Nachtkerzenöl empfohlen, was 240 mg Gammalinolensäure entspricht. Um die entsprechende Menge dieser Säure aus anderen Quellen aufzunehmen, müssten Sie täglich 1000 mg Borretschöl zu sich nehmen.

Nachtkerzenöl oder Borretschöl, oberflächlich auf die Finger aufgetragen, sollen die Symptome der Raynaud-Krankheit lindern.

Empfehlungen

○ Nehmen Sie Nachtkerzenöl oder andere Lieferanten der Gammalinolensäure zum Essen ein, um deren Aufnahme im Körper zu erleichtern.

Einkaufstipps

Viele Experten empfehlen Nachtkerzenöl, dem eine kleine Menge Vitamin E zugesetzt wurde. Die Fettsäuren im Nachtkerzenöl oxidieren schnell, und Vitamin E verlangsamt diesen Prozess.

Aktuelle Info

Eine US-amerikanische Studie aus Boston konnte zeigen, dass sehr hohe Dosen von Gammalinolensäure (2,4 g pro Tag) in Form von Borretschöl bei Patienten mit rheumatoider Arthritis Schäden am Gelenkgewebe reduzierten. Es kam seltener zu Gelenkschmerzen und -schwellungen.

Ein kürzlich durchgeführter Überblick über die Studien zur Wirkung von Nachtkerzenöl auf Brustschmerzen konnte keine Unterschiede zwischen der Pflanze und einem Plazebo finden.

Eine Übersicht über die Literatur zu Nachtkerzenöl und Hautproblemen berichtet von einem Anwendungszeitraum von 4–8 Wochen, bis eine nennenswerte Besserung eingetreten ist.

Neuseeländische Grünlippmuschel *Perna canaliculus*

Die Muschelfamilie der Mytilidae existiert bereits seit 400 Millionen Jahren. Bei den Ureinwohnern Neuseelands, den Maori, ist die Grünlippmuschel ein Heilmittel gegen Arthritis. Studien an Mensch und Tier bestätigen, dass diese Muscheln tatsächlich entzündungshemmende Inhaltsstoffe enthalten.

Anwendungsgebiete
- Soll bei rheumatoider Arthritis und Osteoarthritis die Symptome lindern.
- Kann möglicherweise die Asthmabehandlung unterstützen.

Arzneiformen
- Flüssigextrakt (Kapsel)
- Pulver (Kapsel)

Mögliche Nebenwirkungen
- Bei Studien am Menschen wurden Appetitverlust, leichter Durchfall, Blähungen, Übelkeit und Erbrechen sowie Leberprobleme (Pulver) beobachtet. Im Gegensatz zu nichtsteroidalen Entzündungshemmern, die häufig gegen Arthritissymptome eingesetzt werden, reizt Grünlippmuschelextrakt jedoch nicht die Magenschleimhaut und beeinträchtigt auch nicht die Klebrigkeit der Blutplättchen und damit die Gerinnungsfähigkeit.
- Es können allergische Symptome wie Rötung, Ausschlag und Juckreiz auftreten. Brechen Sie in diesem Fall die Behandlung sofort ab.

Warnhinweise
- Muschelallergiker sollten keine Grünlippmuschelprodukte einnehmen. Schwangere und Gichtpatienten sollten das Pulver meiden.

- Muscheln aus verschmutzten Meeresgegenden können gefährliche Substanzen enthalten, z. B. Schwermetalle wie Quecksilber, die das Zentralnervensystem schädigen, oder Bakterien, die gefährliche Infektionen auslösen können. Die australischen und neuseeländischen Lebensmittelgesetze setzen für Muscheln strenge Standards fest.
- Bei fettarmer Ernährung ist der Cholesteringehalt der Muscheln zu beachten. Gehen Sie im Zweifelsfall zur Ernährungsberatung.

Vorsicht: Bei ernsten Erkrankungen, in der Schwangerschaft oder Stillzeit oder bei Verwendung weiterer Arzneimittel sollten Sie vor der Einnahme von Ergänzungsmitteln immer mit Ihrem Arzt sprechen.

Grundlegendes

Neuseeland ist für seine Meeresfrüchte berühmt, und Grünlippmuscheln sind zu Recht begehrt. Der korrekte lateinische Name lautet *Perna canaliculuis,* doch sie werden auch unter den Bezeichnungen *Perna viridis* oder dem Maorinamen Kuku angeboten. Grünlippmuscheln enthalten Mineralstoffe, Proteine (darunter Pernin, in dem insbesondere die essenziellen Aminosäuren Histidin und Aspariginsäure stecken), Fette und Mukopolysaccharide. Die Fette in Grünlippmuscheln sind komplexer als z. B. in Fischöl. Ergänzungsmittel werden aus voll ausgewachsenen Muscheln im Alter von etwa 18 Monaten gewonnen.

Wirkungsweise

Grünlippmuscheln sind ein altes Maori-Heilmittel gegen Arthritis, das in unterschiedlichen Präparaten angeboten wird. Worauf eine eventuelle Wirkung beruht, ist bisher ebenso wenig geklärt wie die Wirkungsweise im Körper. Einige Forscher meinen, dass die Inhaltsstoffe der Grünlippmuschel das Enzym 5-Lipoxygenase hemmen, welches diverse entzündungsauslösende Botenstoffe im Körper erzeugt.

Hauptwirkungen

Erste Studien am Menschen ergaben, dass Grünlippmuscheln aufgrund ihrer entzündungshemmenden Eigenschaften offenbar Symptome von Arthritis und Asthma lindern können.

Schon 1980 berichteten Forscher aus Glasgow von zwei kleinen Studien, in denen Arthritispatienten mit pulverisierten Grünlippmuscheln behandelt wurden. Bei zwei Dritteln der Patienten mit rheumatoider Arthritis und 40 % derer mit Osteoarthritis kam es zu einer spürbaren Besserung von Symptomen wie Schmerzen und Steifheit sowie Problemen bei der Alltagsbewältigung, die sich eher auf die Lebensqualität als auf die Gelenkfunktion auswirken. Eine französische Studie an Menschen mit Arthritis im Knie ergab, dass zwei sehr belastende Symptome – Schmerzen und Funktionsverlust – gut auf die Behandlung mit dem Pulver ansprachen. Dies galt besonders für Patienten mit mäßiger Arthritis, weniger für solche mit einer fortgeschrittenen

Erkrankung. Die Aussagekraft solcher Studien wird jedoch u. a. durch die Tatsache geschwächt, dass bei rheumatischen Erkrankungen wie Arthrose und Arthritis manchmal Entzündungsschübe auftreten, die von selbst wieder zum Stillstand kommen.

In einer neueren Studie wurde der Lipidextrakt mit hoch dosierten Omega-3-Fettsäuren an Freiwillige mit rheumatoider Arthritis verabreicht, die eine positive Wirkung meldeten: Bei Abschluss des dreimonatigen Versuchs waren 19 der 50 Patienten symptomfrei. 21 der 34 Patienten, die zuvor Medikamente gegen ihre Erkrankung genommen hatten, konnten ihre Dosis verringern, 13 konnten die Medikation sogar ganz absetzen.

Eine multizentrische Studie zu Lipidextrakt bei Patienten mit Osteoarthritis in Knie und Hüfte ergab, dass sich nach 8-wöchiger Behandlung bei 80 % der Betroffenen eine deutliche Linderung der Schmerzen mit Verbesserung der Gelenkfunktion zeigte, und zwar ohne Nebenwirkungen.

In einer weiteren Studie wirkten sowohl der Lipidextrakt als auch das Pulver bei rheumatoider und Osteoarthritis. Zwei andere Studien hingegen, darunter eine 6-monatige Testphase an Patienten mit rheumatoider Arthritis, stuften das Pulver nicht besser ein als ein Plazebo. In einer Studie an Hunden (die von Natur aus häufig an Arthritis erkranken) wurden wiederum nach 6-wöchiger Behandlung weniger Gelenkschmerzen und Schwellungen aufgrund von Osteoarthritis beobachtet, und in einem anderen Tierversuch konnte der Extrakt Ratten vor der Erkrankung an Arthritis bewahren.

Trotz mancher vielversprechender Ergebnisse bedeuten die geringe Zahl der Studien und deren widersprüchliche Ergebnisse, dass Unbedenklichkeit und Wirksamkeit der Grünlippmuschel gegen arthritische Erkrankungen erst noch durch weitere Forschungen untermauert werden müssen.

Weitere Vorzüge

Auch Asthmatiker können von der Grünlippmuschel profitieren. Zum Beispiel zeigten sich in einer kleinen, plazebokontrollierten Studie an Patienten mit leichtem Asthma (die keine Steroide benötigten) positive Wirkungen auf zahlreiche Symptome und Messwerte, darunter Atemnot über Tag und der morgendliche Peak Flow. Unerwünschte Wirkungen wurden nicht beobachtet. Vermutlich hemmt Grünlippmuschel die Produktion von Leukotrienen, natürlichen Botenstoffen des Körpers, die u. a. eine

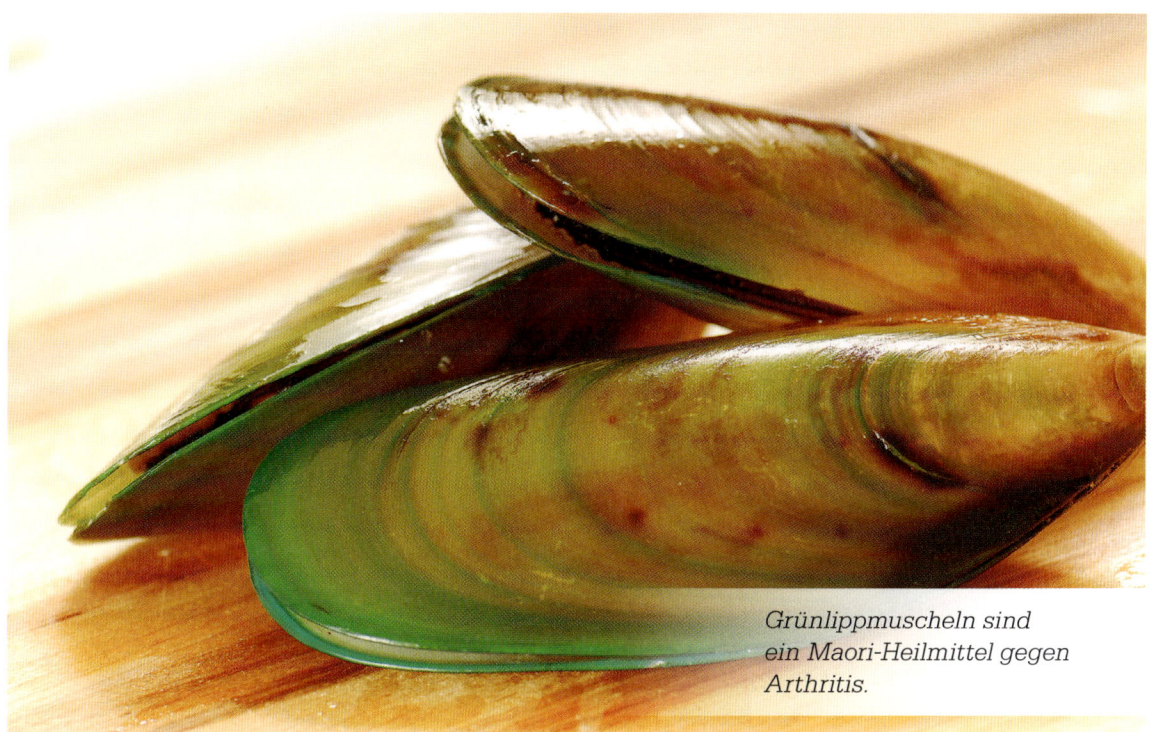

Grünlippmuscheln sind ein Maori-Heilmittel gegen Arthritis.

Zusammenziehung der Bronchien mit vermehrter Schleimabsonderung auslösen. Diese These in Bezug auf die Asthmabehandlung ist jedoch noch genauer zu überprüfen.

Richtige Einnahme
Dosierung

Lipidextrakt: Täglich 210 mg.
Pulver: 1050–1150 mg pro Tag. Manche Menschen sprechen bereits auf 700 mg pro Tag an. Beachten Sie die Herstellerangaben bzw. sprechen Sie mit Ihrem Therapeuten.

Empfehlungen

○ Lassen Sie sich nicht von dem fischigen Geruch abschrecken; er ist normal. Wer sich von dem Geruch abgestoßen fühlt oder mit Magenbeschwerden reagiert, kann das Präparat zum Essen einnehmen.
○ In der Schwangerschaft wird das Pulver nicht empfohlen. Tierversuche lassen vermuten, dass es die Entwicklung des Fetus hemmt.

Wussten Sie, dass …?

neuseeländische Grünlippmuscheln bei rheumatoider Arthritis eine ähnliche Wirkung entfalten können wie Fischöl? Die darin enthaltenen Omega-3-Fettsäuren können ein überaktives Immunsystem davon abhalten, bestimmte entzündungsfördernde Botenstoffe (Zytokine) zu erzeugen, welche dem Körper schaden. Neben Omega-3-Fettsäuren enthalten die Muschelpräparate auch weitere entzündungshemmende Substanzen.

Pantothensäure

1933 wurde Pantothensäure, ein Vitamin des B-Komplexes, als Wachstumsfaktor für Bakterien und Hefen entdeckt. Als B-Vitamin, das wichtig für unseren Energiestoffwechsel und unser Immunsystem ist, hilft Pantothensäure uns, gesund zu bleiben.

Anwendungsgebiete

- Zur Sicherstellung einer ausreichenden Versorgung
- Soll das Ergrauen der Haare verhindern.
- Unterstützt die Wundheilung bei Haut- und Schleimhautschäden.
- Kann in hoher Dosierung den Cholesterinspiegel senken.

Arzneiformen

- Tabletten
- Kapseln
- Salben und Cremes

Mögliche Nebenwirkungen

- Es sind keine Nebenwirkungen bekannt. Pantothensäure zählt zu den am wenigsten toxischen Vitaminen. Im Tierversuch waren Dosierungen von bis zu 200 mg pro kg Körpergewicht und Tag gut verträglich. Erwachsene, die in klinischen Studien über mehrere Wochen bis zu 2 g Pantothensäure pro Tag verabreicht bekamen, zeigten ebenfalls keine Nebenwirkungen.

Warnhinweis

- Sprechen Sie mit Ihrem Arzt, wenn Sie Sulfonamide (z.B. Antidiabetika) einnehmen.

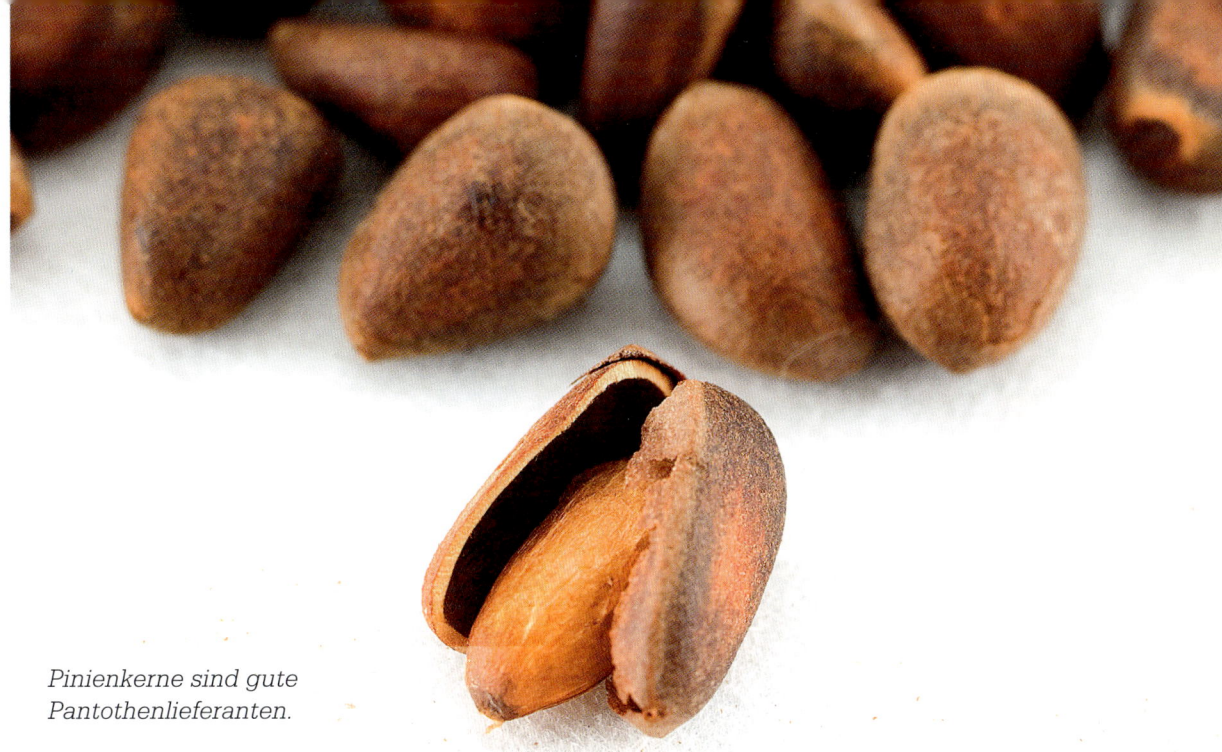

Pinienkerne sind gute Pantothenlieferanten.

Grundlegendes

Der Name des Vitamins drückt es bereits aus (griech.: pantos = überall): Pantothensäure ist weit verbreitet und kommt in fast allen Lebensmitteln vor. Viel davon steckt in Innereien und verschiedenen Getreidearten und z. B. Pinienkernen. Auch Muskelfleisch, Fisch, Milch und Hülsenfrüchte sind gute Lieferanten.

Pantothensäure hat in unserem Stoffwechsel als Bestandteil des sogenannten Coenzym A eine zentrale Bedeutung. Coenzym A wird für den Abbau von Fetten, Kohlenhydraten und verschiedenen Aminosäuren benötigt, aber auch für den Aufbau von Fettsäuren, Cholesterin und anderen wichtigen Stoffen.

Dennoch kann die Wissenschaft bisher keine genauen Angaben zum Bedarf dieses wichtigen B-Vitamins machen. So gibt es keine Empfehlung, sondern Schätzwerte für eine wünschenswerte Aufnahme. Diese Werte werden von einem Großteil der Bevölkerung nicht erreicht. Eine zusätzliche Aufnahme über Präparate kann deshalb sinnvoll sein, insbesondere für junge Frauen.

Panthenol und Dexpanthenol sind Alkohol-Abkömmlinge des Vitamins. Sie werden über die Haut aufgenommen und im Organismus zu Pantothensäure oxidiert. Bei äußerlicher Anwendung unterstützen sie die Wundheilung.

Wirkungsweise

Pantothensäure ist als Baustein von Coenzym A und eines so genannten Acyl-Carrier-Eiweißes an wichtigen Stoffwechselreaktionen beteiligt. Sie betreffen den Auf- und Abbau von Kohlenhydraten, Fetten und Aminosäuren sowie die Energiegewinnung. An dem Aufbau von Steroiden (Cholesterol, Gallensäuren, Provitamin D, Nebennierenrinden- und Sexualhormonen) ist Pantothensäure ebenso beteiligt wie am Aufbau vom roten Blutfarbstoff Hämoglobin, vom Muskelfarbstoff Myoglobin und von bestimmten Neurotransmittern. Pantothensäure wirkt möglicherweise antioxidativ, also gegen aggressive Sauerstoffteilchen. Dies muss aber noch weiter erforscht werden.

In hoher Dosierung (500–1200 mg pro Tag) vermochte Panthethein (eine Wirkform der Pantothensäure) in klinischen Studien den Serum-Cholesterol-Spiegel insgesamt, LDL-Cholesterol und Triglyceride zu senken.

Sowohl Pantothensäure, als Präparat eingenommen, als auch aufgetragene Panthenol-Salbe unterstützen die Wundheilung von Haut- und Schleimhautschädigungen.

Aktuelle Info

Unter normalen Umständen gibt es bei uns keine Mangelerscheinungen. Lediglich die Beobachtungen bei Kriegsgefangenen des 2. Weltkriegs gaben Wissenschaftlern Aufschluss über die Symptome eines echten Mangels. Taubheitsgefühle und brennendes Gefühl in den Füßen (das sogenannte Burning-feet-Syndrom) ließen sich nur durch die Gabe von Pantothen

Wussten Sie, dass …?

Sie mit einer Portion Champignons (140 g), 200 g Rinderfilet und einem Hühnerei die tägliche empfohlene Menge an Pantothensäure aufnehmen?

180 g Regenbogenforelle etwa 50 % der täglich empfohlenen Menge Pantothensäure liefern?

Richtige Einnahme
Dosierung

Der D-A-CH-Referenzwert (Schätzwert) liegt bei 6 mg pro Tag für Erwachsene, auch für Schwangere und Stillende. Dieser Wert kann problemlos über normale Lebensmittel erreicht werden. Die Dosierung in Multivitaminpräparaten liegt üblicherweise bei 6 mg, entspricht also dem Schätzwert. Zur Vorbeugung eines Vitaminmangels werden bis zu 10 mg/d empfohlen. Es gibt keinen Anlass, höhere Dosen einzunehmen, es sei denn, sie werden vom Arzt verordnet.

Zu wenig

Obwohl die deutsche Bevölkerung im Durchschnitt eher etwas zu wenig Pantothensäure aufnimmt, treten klinische Mangelsymptome bei uns normalerweise nicht auf. Mangelerscheinungen sind lediglich nach Verabreichung einer pantothensäurehemmenden Substanz oder unter extrem einseitigen Ernährungsbedingungen in Verbindung mit anderen Mangelzuständen bekannt geworden.

Durch längere medikamentöse Behandlung mit Sulfonamiden (z. B. Antidiabetika) wurden Mangelerscheinungen beobachtet. Diese äußern sich durch Appetitverminderung, Gewichtsabnahme, Wachstumsstörungen, Nervenstörungen und Muskelkrämpfe. Außerdem entzünden sich die Schleimhäute des Verdauungstraktes und eventuell können Leberschädigungen auftreten.

In Tierversuchen führte Pantothensäuremangel auch zu vergrautem Fell, weshalb Pantothensäure auch als Anti-Grau-Faktor beworben wird. Dass dies beim Menschen auch funktioniert, ist allerdings bislang nicht bewiesen.

Experten schätzen, dass bei schwerem Pantothensäuremangel erst nach etwa 6 Wochen Mangelsymptome auftreten.

Zu viel

Überdosierungen kommen beim Menschen praktisch nicht vor. Hohe Dosierungen von mehr als 1 g pro Tag können mit Störungen im Magen-Darm-Trakt einhergehen. Tägliche Aufnahmen von mehr als 10 g führten in einigen Fällen zu leichtem Durchfall.

Pfefferminze
Mentha piperita

Pfefferminze gehört zu den ältesten Heilpflanzen der Welt. Diese stark aromatische Pflanze wird wohl in kaum einem Haushalt fehlen, denn sie hilft gegen Verdauungsstörungen, Erkältungen und Kopfschmerzen. Vor allem ihre lindernde Wirkung bei Magenverstimmungen und Reizdarm wissen die Menschen seit Langem zu schätzen.

Anwendungsgebiete

- Lindert Übelkeit und Magenbeschwerden.
- Lindert Symptome von Divertikulitis und Reizdarm.
- Erfrischt den Atem.
- Wirkt gegen Unruhe und Nervosität.
- Wirkt gegen Spannungskopfschmerzen und verstopfte Nase.
- Wirkt bei Blasenentzündungen.

Arzneiformen

- Kapsel
- Öl
- Getrocknet oder frisch/Tee
- Salbe/Creme
- Spray

Mögliche Nebenwirkungen

- In der empfohlenen Dosierung haben Pfefferminzblätter gewöhnlich keine Nebenwirkungen. Eingenommenes Pfefferminzöl kann jedoch zu Kopfschmerzen, Sodbrennen und Brennen im Mund, Verlangsamung des Herzschlags, Koordinationsschwierigkeiten oder Muskelzittern führen. Überdosierung kann ein Koma bewirken. In tierexperimentellen Studien führte Pfefferminzöl zu Nieren- und Gehirnschäden.
- Oberflächlich angewandt kann Pfefferminzöl allergische Ausschläge an Haut und Mund verursachen, besonders bei zusätzlicher Hitzeanwendung. Ebenfalls kann es zu Augenbrennen führen. Brechen Sie die Anwendung ab, wenn Nebenwirkungen auftreten. Eingenommen kann das Öl bei Allergikern einen Speiseröhrenkrampf auslösen.

Warnhinweise

- Pfefferminzöl entspannt die Muskulatur des Magen-Darm-Trakts. Dies kann die Beschwerden einer Zwerchfellhernie oder einer Gallenblasenerkrankung verschlimmern. Bei schweren Leberbeschwerden sollten Sie kein Pfefferminzöl einnehmen.
- Während der Schwangerschaft sind hohe Dosen Pfefferminzöl nicht empfehlenswert.
- Pfefferminzöl darf nicht an den Nasenöffnungen oder auf die Brust von Säuglingen und Kindern bis zu 5 Jahren aufgetragen werden. Es kann Erstickungsanfälle auslösen. Bei Kleinkindkoliken ist es nicht einzusetzen.
- Benutzen Sie niemals reines Menthol oder Präparate mit mehr als 10 %.

Vorsicht: Sprechen Sie bei Erkrankungen immer zuerst mit Ihrem Arzt, bevor Sie Pfefferminze einnehmen.

Grundlegendes

Pfefferminze wird weltweit wegen ihres Aromas und ihrer medizinischen Wirkung angepflanzt. Sie ist eine natürliche Kreuzung aus grüner Minze und Wasserminze, hat einen viereckigen Stängel, spitz zulaufende dunkelgrüne oder ovale lila Blätter und fliederfarbene Blüten. Zum medizinischen Gebrauch werden Blätter und Stängel der Pflanze kurz vor der Sommerblüte geerntet.

Der wichtigste Wirkstoff ist das leicht flüchtige Öl, das aus über 100 verschiedenen Stoffen besteht. Seine therapeutische Wirkung beruht hauptsächlich auf Menthol (35–55 % des Öls), Menthon (15–30 %) und Menthylazetat (3–10 %). Medizinisches Pfefferminzöl wird durch Dampfdestillation der oberirdischen Pflanzenteile gewonnen.

Wirkungsweise

Pfefferminze ist besonders zur Behandlung von Verdauungsproblemen geeignet, denn sie löst Krämpfe und entspannt die Darmmuskulatur. Außerdem sorgt sie für einen frischen Atem und durchlüftet verstopfte Schnupfennasen.

Hauptwirkungen

Pfefferminzöl entspannt die Muskeln des Verdauungstrakts und lindert so Darmkrämpfe und Blähungen. Diese krampflösenden Eigenschaften sind auch bei einem Reizdarm hilfreich, einer häufigen Störung, die durch Bauchschmerzen, Verdauungsstörungen sowie einem Wechsel zwischen Durchfall und Verstopfung gekennzeichnet ist.

Das Menthol der Pfefferminze unterstützt die Verdauung, weil es den Fluss der natürlichen Verdauungssäfte und der Galle anregt. Das erklärt, weshalb Pfefferminzöl oft in frei verkäuflichen Antazida (Medikamenten zur Neutralisierung der Magensäure) enthalten ist.

Bei schlechtem Atem sorgt ein Tropfen des Öls auf der Zunge für rasche Abhilfe.

Als Tee oder Öl stellt Pfefferminze ein mildes Schmerzmittel für die Magenschleimhaut dar, das Übelkeit und Reisekrankheit vertreiben kann. Der Tee lindert mitunter auch Symptome einer Divertikulitis wie Blähungen und Aufstoßen.

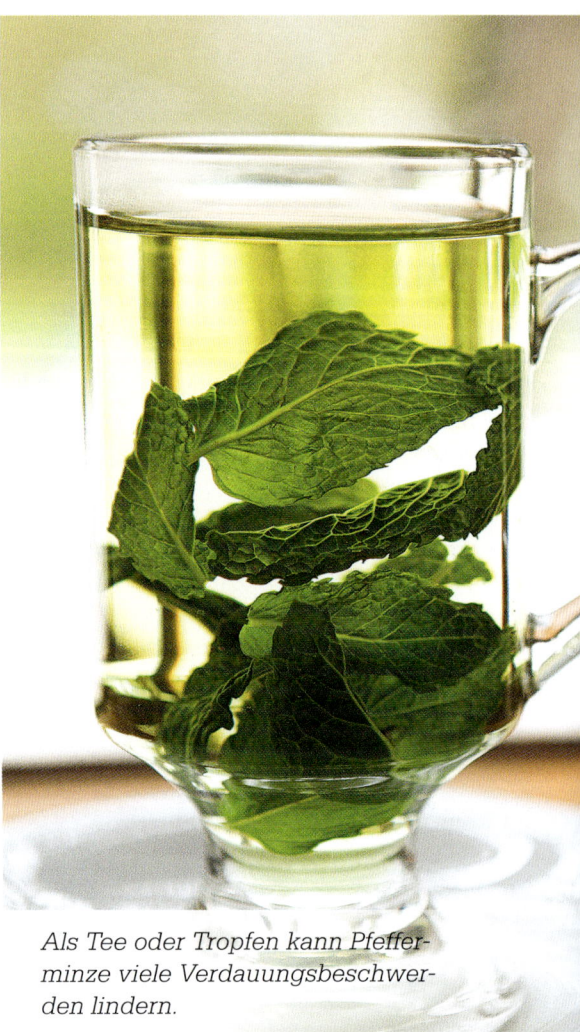

Als Tee oder Tropfen kann Pfefferminze viele Verdauungsbeschwerden lindern.

Weitere Vorzüge

Oberflächlich aufgetragen, lindert Pfefferminzöl Schmerzen, indem es die Kälterezeptoren reizt und die Schmerzrezeptoren unterdrückt. Deshalb ist es auch ein gutes Mittel gegen Muskelkater.

Ob Pfefferminze bei Husten oder Erkältung hilfreich ist, steht noch nicht fest. Die deutsche Kommission E, die wissenschaftliche Ergebnisse in Bezug auf pflanzliche Heilmittel auswertet, hält Pfefferminze für ein wirksames Mittel, um Entzündungen der Nasengänge (Schnupfen) zu bekämpfen. Darüber hinaus sind viele Menschen mit Erkältungen der Ansicht, das Einatmen von Pfefferminzmenthol befreie die Atemwege. Warmer Pfefferminztee kann auch bei Verengung der Bronchien durch Asthma Erleichterung bringen.

Richtige Einnahme
Dosierung

Blätter

Tee: Gegen Blähungen und zur Beruhigung des Magens bereiten Sie einen Tee zu, indem Sie 1–2 TL getrockneter Pfefferminzblätter 5–10 Minuten in heißem Wasser ziehen lassen. Tasse abdecken, damit das leicht flüchtige Öl nicht verdampft. Bei Verstopfung: Trinken Sie bis zu 4 Tassen Pfefferminztee am Tag.

Öl

Einnahme bei Verdauungsstörungen: 0,2–0,4 ml 3-mal täglich nach Anweisung. Zur Behandlung von Reizdarm: Magensaftresistente Kapseln setzen das Öl dort frei, wo es gebraucht wird, also nicht im Magen, sondern im Dünn- und Dickdarm. Man nimmt 2- bis 3-mal täglich 1–2 Kapseln (0,2 ml Öl pro Kapsel) zwischen den Mahlzeiten. Gegen Mundgeruch: Träufeln Sie etwas Pfefferminzöl auf die Zunge.
Inhalation: 3–4 Tropfen Öl in eine zu zwei Drittel mit heißem Wasser gefüllte Tasse geben und bis zu 3-mal am Tag die Dämpfe einatmen. Oder verwenden Sie 1,5 %iges Öl als Nasentropfen, um Verstopfungen zu vermeiden.
Örtlich, zur Schmerzlinderung: Ein paar Tropfen Pfefferminzöl auf 15 ml neutrales Öl geben. Bis zu 4-mal täglich auf die betroffene Stelle auftragen. Bei Kopfschmerzen: 10 %iges Pfefferminzöl in die Schläfen und die Stirn einmassieren.

Empfehlungen

- Magensaftresistente Kapseln werden zwischen den Mahlzeiten eingenommen. Die Kapseln werden unzerstört geschluckt.
- Wer Pfefferminztee bevorzugt, sollte 3- bis 4-mal täglich nach oder zwischen den Mahlzeiten eine Tasse trinken.
- Pfefferminzöl oder mentholhaltige Salben sollten nicht öfter als 3- bis 4-mal täglich aufgetragen werden.
- Pfefferminztinktur wird eingenommen, indem man 10–20 Tropfen in ein Glas Wasser gibt und die Mischung in kleinen Schlucken trinkt.

Tipps & Infos

Wie keine andere Heilpflanze wird Pfefferminzöl in kommerziellen Produkten verwendet. In Antazida wird sie wegen ihrer therapeutischen Wirkung eingesetzt, in Zahnpasta und Mundspülung sorgt sie für einen frischen Atem.

Pfefferminze wird oft mit grüner Minze (Spearmint) verwechselt. Diese enthält jedoch kein verdauungsförderndes Menthol.

Aktuelle Info

Englische Forscher, die mit 144 Freiwilligen arbeiteten, fanden heraus, dass der Geruch von Pfefferminze die Gedächtnisleistung und die Stimmung verbesserte.

Forscher im Iran experimentierten mit Gel aus entweder Pfefferminze, Lanolin oder einem Plazebo und stellten fest, dass stillende Frauen, die Pfefferminzgel auf ihre Brustwarzen auftrugen, die wenigsten Hautläsionen entwickelten. Pfefferminztee sollten Stillende sparsam verwenden, denn er hemmt die Milchbildung.

Wussten Sie, dass …?

Pfefferminzbonbons in manchen Ländern oft zur Magenberuhigung nach dem Essen genossen werden, obwohl sie nur selten viel Pfefferminzöl enthalten?

Phosphor

Zusammen mit Calcium sorgt dieser wichtige Mineralstoff für starke Knochen und gesunde Zähne. Außerdem spielt Phosphor eine zentrale Rolle beim Energiehaushalt aller Zellen unseres Körpers. Ein Mangel ist in unseren Breitengraden zum Glück sehr unwahrscheinlich.

Anwendungsgebiete
- Ein essenzielles Mineral
- Zum Aufbau starker Knochen und zum Erhalt eines intakten Skeletts
- Härtet den Zahnschmelz und kräftigt die Zähne.

Arzneiformen
- Tablette
- Kapsel
- Pulver

Grundlegendes

Nach Calcium ist Phosphor der zweithäufigste Mineralstoff im Körper, und jeder Mensch trägt etwa 680 g mit sich herum. Der Großteil des Phosphors, rund 85 %, steckt in Knochen und Zähnen, der Rest verteilt sich auf Blut und verschiedene Organe, wie Herz, Nieren, Gehirn und Muskulatur.

Mit vielen anderen Nährstoffen steht Phosphor in Wechselwirkung, doch sein konstantester Partner ist das Calcium. In den Knochen liegen Calcium und Phosphor im Verhältnis 2 : 1 vor, an anderen Stellen ist der Phosphoranteil jedoch höher.

Wirkungsweise

Es gibt kaum einen biologischen oder zellulären Prozess, an dem Phosphor nicht direkt oder indirekt beteiligt ist. So dient es im Stoffwechsel der Speicherung von Energie, ist Baustein von Nucleinsäuren und kann in Vitaminen, Kohlenhydraten, Proteinen (Eiweißen) und Fetten vorkommen.

Hauptwirkungen

Eine der wichtigsten Funktionen von Phosphor ist es, gemeinsam mit Calcium einen Beitrag zum Knochenaufbau zu leisten und für ein kräftiges, gesundes Skelett zu sorgen, und auch für den Erhalt gesunder Zähne ist die Phosphor-Calcium-Partnerschaft unerlässlich.

Daneben verbindet sich Phosphor mit den Blutfetten zu Phospholipiden, die eine wichtige Rolle in den Zellwänden des Körpers spielen. Ohne Phosphor würde im Körper sozusagen nichts mehr laufen, da nur mit ihm die Kohlenhydrate, Fette und auch Eiweiße aus unserer täglich zugeführten Nahrung in Energie umgewandelt werden können. Phosphor wird benötigt, um Adenosintriphosphat (ATP) zu bilden, das wie ein kleines Batterieladegerät jede Körperzelle mit lebenswichtiger Energie auflädt.

Weitere Vorzüge

Als Botenstoff ist Phosphor ständig zwischen den Zellen unterwegs und koordiniert dabei, zusammen mit weiteren Substanzen, die Muskelkontraktionen sowie die Übertragung von Nervenimpulsen vom Gehirn zum Körper und die Hormonsekretion. Eine ausreichende Phosphorzufuhr kann daher die körperliche Leistungsfähigkeit verbessern und Müdigkeit entgegenwirken.

Der Mineralstoff wird außerdem gebraucht, um das Säure-Basen-Gleichgewicht sowie den pH-Wert des Blutes aufrechtzuerhalten und auch zur Herstellung von DNA und RNA, den Grundbausteinen unserer Erbinformation.

Wie viel brauchen Sie?

Die zusätzliche Einnahme von Ergänzungsmitteln ist praktisch überflüssig, da Phosphor in sehr vielen unserer Lebensmittel vorkommt. Männer und Frauen brauchen täglich etwa 700 mg. Früher wurde empfohlen, Phosphor und Calcium im Verhältnis 1 : 1 aufzunehmen, was allerdings in der Praxis kaum zu erreichen ist, weil meistens mehr Phosphor als Calcium in der Nahrung enthalten ist. Heute sind Experten der Ansicht, dass es nicht notwendig ist, ein bestimmtes Calcium-Phosphor-Verhältnis einzuhalten. Entscheidend für den Knochenerhalt sei vor allem eine ausreichende Calcium-Zufuhr und nicht die Aufnahme von Phosphor.

Zu wenig

Ein Phosphormangel ist relativ selten. Er kann aber z. B. bei künstlicher Ernährung, Nierenfunktionsstörungen und Vitamin-D-Mangel auftreten. Sollte er aber dennoch einmal vorliegen, dann kann er zu brüchigen Knochen und Zähnen, zu Müdigkeit aufgrund von Anämie und Muskelschwäche führen. Auch eine erhöhte Infektanfälligkeit ist möglich.

Zu viel

Eine zu hohe Phosphorzufuhr hat keine unmittelbaren Auswirkungen. Auf Dauer kann sie jedoch die Calciumaufnahme behindern.

Im Allgemeinen wird überschüssiges Phosphor über die Nieren aus dem Körper ausgeschieden. Deshalb haben hauptsächlich Menschen mit schweren Nierenerkrankungen ein erhöhtes Risiko

Phosphor Fortsetzung

einer dauerhaften Phosphor-Überdosierung; Medikamente zur Reduzierung der Phosphatwerte können in diesen Fällen notwendig sein. Bleibt ein hoher Phosphatwert unbehandelt, kann er mit der Zeit zu Kalkablagerungen im Körpergewebe (auch im Herz) führen.

Mögliche Nebenwirkungen

○ Übelkeit, Erbrechen, Magenkrämpfe, leichter Durchfall, Jucken, Brennen und Schwellung des Afters können auftreten. Bei anhaltenden Symptomen konsultieren Sie Ihren Arzt.

Warnhinweise

○ Zu viel Phosphor aufzunehmen kann sich ungünstig auf den Stoffwechsel auswirken. Nehmen Sie kein Phosphorpräparat ohne vorherige Rücksprache mit Ihrem Arzt ein.

○ In den seltenen Fällen eines Phosphormangels muss die Phosphorgabe ärztlich überwacht werden – etwa bei Krankheiten des Verdauungsapparats oder schweren Verbrennungen.

○ Supplemente, die Phosphor enthalten, können zu Wechselwirkungen mit einer Vielzahl an Medikamenten führen, z. B. mit Kortikosteroiden, Antazida, ACTH, Cyclosporin, Digoxin, Diuretika und ACE-Inhibitoren. Lassen Sie sich von Ihrem Arzt oder Apotheker beraten.

Vorsicht: Sprechen Sie bei Erkrankungen immer zuerst mit Ihrem Arzt, bevor Sie Ergänzungsmittel einnehmen.

Eine akute Phosphorvergiftung (z. B. durch Rattengift) verursacht zuerst Magen-Darm-Reizungen mit starkem Durst, Schmerzen, Übelkeit, Erbrechen und Durchfall.

Richtige Einnahme
Dosierung

Die meisten Menschen nehmen über ihre Nahrung Phosphor in ausreichenden Mengen zu sich. Eine kleine Menge Phosphor kann jedoch auch in täglichen Multivitamin- und Mineralsupplementen enthalten sein. Bei einer Erkrankung, die an diesem Mineralstoff zehrt (beispielsweise ein Darmleiden), kann der Arzt gegebenenfalls die erforderliche Dosis verschreiben.

Einnahmeempfehlung

○ Nehmen Sie reine Phosphorpräparate nur auf ärztliche Verordnung hin ein.

Weitere Quellen

Eiweißreiche Nahrungsmittel wie Fleisch und Fisch sowie Geflügel und auch Milchprodukte enthalten reichlich Phosphor. In kleinen oder größeren Mengen kommt Phosphor in fast allen Lebensmitteln vor. In der verarbeiteten Nahrung wird es auch häufig als Zusatzstoff verwendet – besonders in gesüßten Getränken wie Cola findet sich oft jede Menge Phosphor.

Daneben kommt es auch in Getreideprodukten wie Vollkornbrot und -Getreideflocken vor. Bei diesen können Inhaltsstoffe die Phosphoraufnahme teilweise behindern.

Phytoöstrogene (Soja-Isoflavone)

Soja wird gegen die unangenehmen Hitzewallungen im Zusammenhang mit der Menopause empfohlen und als pflanzlicher Östrogenersatz (Phytoöstrogene) genutzt. Neue Forschungsergebnisse lassen vermuten, dass Soja auch gegen Osteoporose, Herzerkrankungen und einige Krebsarten helfen könnte.

Anwendungsgebiete

○ Gegen Hitzewallungen und andere Beschwerden in der Menopause.
○ Senkt das Cholesterin und vielleicht auch das Risiko für Herzgefäßerkrankungen.
○ Soll bestimmten Krebsarten vorbeugen.
○ Soll zur Osteoporosevorbeugung beitragen.

Arzneiformen

○ Sojaproteinpulver
○ Tablette

Grundlegendes

Phytoöstrogene aus Sojaprodukten wie Tofu und Sojamilch sind mittlerweile als Ergänzungsmittel erhältlich und werden auch als Isoflavone bezeichnet. Die Stoffe ähneln dem menschlichen Hormon Östrogen, sind aber deutlich schwächer.

Die Wirkung von Isoflavonen wurde besonders an Menschen erforscht, die regelmäßig Sojaprodukte essen. Daher ist unklar, ob die wichtigsten Isoflavone aus Sojabohnen (Genistein und Daidzein, die in den meisten Präparaten enthalten sind), wirklich die einzigen wirksamen Bestandteile in Soja sind. Immerhin enthalten Sojabohnen auch Ballaststoffe, Eisen, Calcium, Zink und Prebiotika (Substanzen, die das Wachstum erwünschter Darmbakterien begünstigen).

Wirkungsweise

In Ländern wie Japan, in denen regelmäßig hohe Mengen Soja- und Sojaprodukte verzehrt werden, treten Herzgefäßerkrankungen, Brust- und Gebärmutterkrebs sowie Wechseljahresbeschwerden seltener auf. Ob eine Ernährungsumstellung oder der Einsatz von Ergänzungsmitteln jedoch auch Europäern helfen kann, ist bisher umstritten (wobei Sojaproteine etwas besser zu wirken scheinen als Soja-Isoflavone). Andererseits gibt es Hinweise, dass Soja die kognitiven Funktionen negativ beeinflusst und unter Umständen auch das Krebsrisiko erhöht. Deshalb raten manche Experten älteren Menschen, den Verzehr zu begrenzen.

Soja-Isoflavone haben zwei Wirkungen: Erstens können die Phytoöstrogene bei hohem Östrogenspiegel die stärkeren, körpereigenen Östrogene blockieren und damit zur Vorbeugung hormonabhängiger Erkrankungen wie Brustkrebs beitragen. Zweitens können sie bei sinkendem Östrogenspiegel (nach der Menopause) das körpereigene Östrogen ersetzen und damit die Reduzierung von Hitzewallungen und die Erhaltung der Knochenmasse unterstützen. Zudem haben sie antioxidative und gerinnungshemmende Wirkungen.

Tipps & Infos

Die meisten Experten empfehlen, Phytoöstrogene direkt aus Sojaprodukten (z. B. Tofu) aufzunehmen. Solche Lebensmittel enthalten nicht nur Isoflavone, sondern auch wertvolle Proteine und können rotes Fleisch und andere Nahrung mit vielen gesättigten Fetten ersetzen.

Eine ballaststoffreiche Ernährung kann die Aufnahme von Phytoöstrogenen behindern. Wer viele Ballaststoffe verzehrt, sollte entsprechend mehr Soja oder Sojaergänzungsmittel zu sich nehmen.

Sojasauce und Sojaöl werden zwar aus Sojabohnen hergestellt, enthalten aber keine Isoflavone.

Sojabohnen einweichen und das Wasser vor dem Kochen zwei- bis dreimal weggießen. Das beugt Blähungen vor.

Aktuelle Info

Die US-Agentur für Forschung und Qualität im Gesundheitswesen kam zu dem Schluss, dass Sojaprodukte eine positive Wirkung auf LDL-Cholesterin und Triglyzeridwerte haben.

Eine japanische Studie an Überlebenden der Atombombenabwürfe ergab, dass ein hoher Sojaverzehr das Leberkrebsrisiko senkt.

Laut einer Studie an gesunden jungen Frauen konnte der Verzehr von 900 g Sojabohnen innerhalb einer Woche in bestimmten Tests die kognitive Leistung steigern.

Vorbeugung

Untersuchungen zufolge tragen Sojaprodukte zum Schutz vor Herzerkrankungen bei, indem sie das gefährliche LDL-Cholesterin senken und das hilfreiche HDL-Cholesterin erhöhen. Dafür sollte man mindesten 25 mg Sojaprotein pro Tag zu sich nehmen. Bei Menschen mit hohem Cholesterinspiegel scheint Soja besonders gut zu helfen. Bei Menschen mit normalem Cholesterinspiegel zeigten sich hingegen keine besonderen Effekte. Möglicherweise hemmen Sojaprodukte auch die Oxidation von LDL-Cholesterin, was ein wichtiger Schritt für die Bildung von Plaque-Ablagerungen in den Arterien ist. Im Labor konnte Genistein aus Soja Blutgerinnseln vorbeugen.

In asiatischen Ländern, in denen Soja täglich auf den Tisch kommt, sind bestimmte Krebsarten viel seltener als im Westen. Studien zufolge kann der regelmäßige Verzehr von Lebensmitteln auf Sojabasis vor bösartigen Tumoren der Brust, der Prostata und der Gebärmutter schützen. Die niedrigere Krebsrate könnte aber auch auf andere Faktoren zurückzuführen sein.

Manche Experten sind der Meinung, dass mögliche krebsvorbeugende Effekte dann zum Tragen kommen, wenn der regelmäßige Konsum von Soja bereits vor der Pubertät stattfand. Die spätere Gabe von Soja oder Isoflavonen scheint dagegen nicht zu schützen. Im Gegenteil könnten Isoflavone das Tumorrisiko sogar erhöhen.

Weitere Vorzüge

Studien zufolge sind Hitzewallungen und andere Wechseljahressymptome in asiatischen Ländern, in denen Frauen viel Soja essen, eher selten. Klinische Studien an westlichen Freiwilligen haben allerdings keine klaren Ergebnisse erbracht und konnten häufig keine Wirkung feststellen.

Sojabohnen können auch zur Erhaltung der Knochendichte bei Frauen beitragen. Eine neuere Übersicht über 15 klinische Studien kam zu dem Schluss, dass 80 mg Isoflavone jüngere Frauen nach der Menopause weitgehend vor Osteoporose bewahren konnte. In einer dieser Studien an Frauen nach der Menopause führten schon 40 g Sojaprotein pro Tag zu einer deutlichen Erhöhung der Mineraldichte in den Wirbeln.

Außerdem soll Soja zahlreiche andere Gesundheitsbeschwerden wie Gallensteine, Morbus Crohn, Durchfall bei Kindern, zyklusabhängige Brustschmerzen, Typ-2-Diabetes, Bluthochdruck, Nierenerkrankungen und Fettsucht positiv beeinflussen. Vor einer endgültigen Empfehlung stehen allerdings noch weitere Forschungsarbeiten aus.

Richtige Einnahme
Dosierung

Welche Menge Phytoöstrogene für eine therapeutische Wirkung benötigt werden, ist noch unklar. In Asien beträgt der Verzehr 25–200 mg Isoflavone pro Tag. Experten schätzen die erforderliche Mindestzufuhr auf 50–120 mg pro Tag.

Die marktüblichen Ergänzungsmittel enthalten unterschiedliche Arten Isoflavone und unterschiedliche Wirkstoffmengen pro Kapsel. Wählen Sie ein Mischprodukt, das u.a. Genistein und Daidzein enthält, und nehmen Sie davon so viel ein, dass Sie auf mindestens 50–100 mg Isoflavone pro Tag kommen.

Alternativ kann man auch zwei Portionen Soja pro Tag essen, also 200 g Tofu, zwei Tassen Sojamilch oder 125 g Sojamehl (oder Sie kombinieren Sojanahrung mit Ergänzungsmitteln). Manche Leute rühren auch Sojapulver mit Sojaprotein und Isoflavonen in Saft, Milch oder Shakes. Sojahaltige Ergänzungsmittel sollten unmittelbar vor dem Frühstück und vor dem Abendessen mit einem großen Glas warmen Wassers eingenommen werden.

Empfehlungen

○ Zwischen der Einnahme von Sojaproteinen und Mitteln mit Zink, Eisen oder Calcium sollten mindestens zwei Stunden liegen.

Mögliche Nebenwirkungen

○ Sojaallergiker müssen auch sojahaltige Ergänzungsmittel und alle auf Soja basierenden Lebensmittel meiden.
○ Akute Migräne, nachlassende Schilddrüsenfunktion, erhöhtes Blutgerinnungsrisiko; geringere Knochendichte und Allergierisiko bei Säuglingen, die Sojanahrung erhalten.

Warnhinweise

○ Bei Schilddrüsenproblemen sollten Sie vor Sojaeinnahme mit dem behandelnden Arzt sprechen, insbesondere wenn Sie Präparate mit Genistein in Erwägung ziehen.
○ Bei hormonempfindlichen Tumoren der Brust, der Eierstöcke oder der Gebärmutter kann Soja unter Umständen das Tumorwachstum anregen. Auch hormonabhängige Erkrankungen wie Endometriose können sich durch Soja verstärken.
○ Schwangere und Stillende sollten keine Präparate mit Soja-Isoflavonen zu sich nehmen, denn die konzentrierte Form wirkt östrogenähnlich. Eine sojareiche Ernährung hingegen ist unbedenklich.
○ Soja kann die Wirkung des Krebsmedikaments Tamoxifen beeinträchtigen. Sprechen Sie mit Ihrem Arzt.
○ Zu den gesundheitlichen Risiken durch konzentrierte Soja-Isoflavone in Kapselform ist die Datenlage unklar. Sprechen Sie mit Ihrem Arzt, insbesondere bei familiärer Neigung zu Brustkrebs. Laborversuche deuten auf ein gewisses Risiko hin, doch diese Befunde sind noch nicht abschließend.

Vorsicht: Bei ernsten Erkrankungen sowie bei Einnahme von Östrogenen oder hormonblockierenden Arzneimitteln sollten Sie vor der Einnahme von Soja-Isoflavonen mit Ihrem Arzt sprechen.

Phytosterine

Phytosterine sind Substanzen, die in geringen Mengen von Natur aus in Pflanzen und pflanzlichen Lebensmitteln vorkommen. Ihre Struktur ähnelt der des Cholesterins. Sie werden aufgrund ihrer cholesterinsenkenden Wirkung bereits seit Jahrzehnten isoliert und unter anderem in Arzneimitteln eingesetzt.

Anwendung

- Senken offenbar einen erhöhten Cholesterinspiegel.
- Könnten möglicherweise Darmkrebs vorbeugen.

Arzneiformen

- Angereicherte Lebensmittel
- Tabletten
- Kapseln

Mögliche Nebenwirkungen

- Auch bei einer höheren Zufuhr als 3 Gramm pro Tag sind keine schädlichen Nebenwirkungen bekannt. Allerdings haben höhere Aufnahmen auch keine positiven Wirkungen. Eine verringerte Aufnahme fettlöslicher Vitamine muss über die Nahrung ausgeglichen werden.

Warnhinweise

- Verwenden Sie nur dann Präparate oder funktionelle Lebensmittel mit Phytosterinen, wenn Sie tatsächlich erhöhte Cholesterinwerte haben. Sprechen Sie mit Ihrem Arzt darüber.
- Personen mit Phytosterinämie sollten keine Phytosterine aufnehmen. Phytosterin- bzw. Beta-Sitosterinämie ist eine sehr seltene, angeborene Störung des Phytosterinstoffwechsels. Betroffene haben einen 10- bis 100-fach erhöhten Phytosterinspiegel im Blutplasma und leiden unter anderem an Sehnen- und Hautgeschwülsten, einem gestörten Cholesterinstoffwechsel und Arteriosklerose.
- Falls Sie cholesterinsenkende Medikamente nehmen, sprechen Sie vor der Einnahme von Phytosterinpräparaten oder dem Verzehr angereicherter Lebensmittel mit Ihrem Arzt. Gleiches gilt für Schwangere, chronisch Kranke, Menschen mit veränderter Immuntoleranz und andere Menschen in besonderen Situationen.

Vorsicht: Bei ernsten Erkrankungen sowie in der Schwangerschaft oder Stillzeit sollten Sie vor der Einnahme von Ergänzungsmitteln immer mit Ihrem Arzt sprechen.

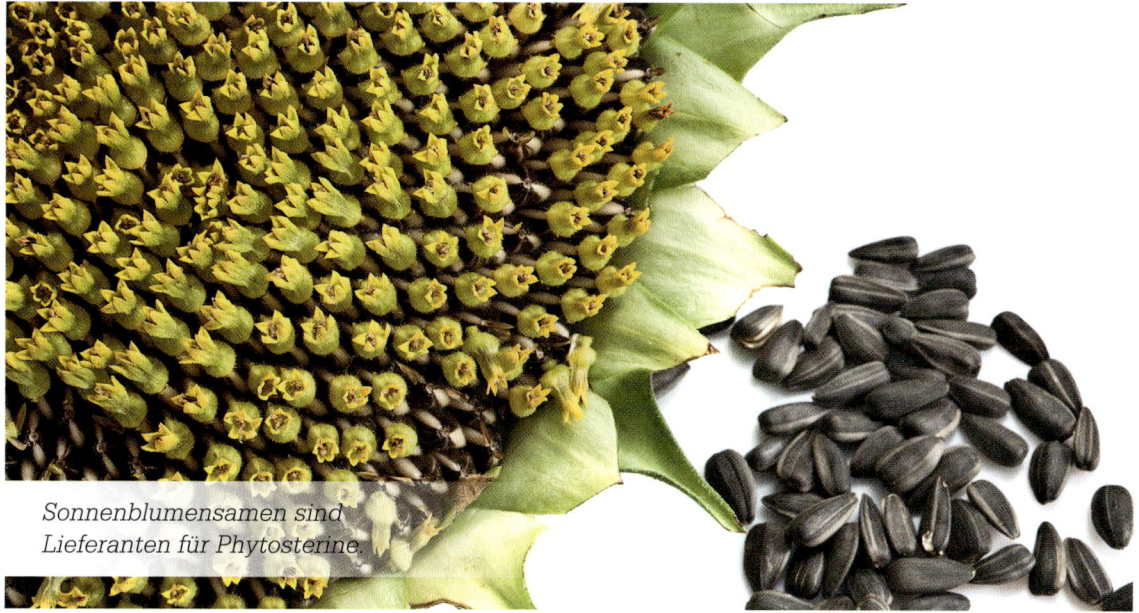

Sonnenblumensamen sind Lieferanten für Phytosterine.

Grundlegendes

Als Sterine werden eine Gruppe fettähnlicher Substanzen bezeichnet, die im Tier- und Pflanzenreich vorkommen. Das bekannteste tierische Sterin ist das Cholesterin, die am häufigsten vorkommenden pflanzlichen Sterine sind Beta-Sitosterin, Campesterin und Stigmasterin. Diese sogenannten Phytosterine werden auch Phytosterole, Pflanzensterine oder Pflanzensterole genannt. Ihre Strukturen ähneln der des Cholesterins.

In nennenswerten Mengen kommen Phytosterine nur in fettreichen Pflanzenteilen vor. Sonnenblumenkerne und Sesamsaaten haben einen besonders hohen Gehalt (500–700 mg pro 100 g). Generell enthalten Öle, Nüsse, Samen, Cerealien, Bohnen und daraus hergestellte Produkte Phytosterine.

Wirkungsweise

Es gilt als gesichert, dass Pflanzensterine den Cholesterinspiegel senken können. Die genauen Mechanismen sind noch umstritten, diskutiert werden verschiedene Möglichkeiten. So beeinträchtigen Phytosterine möglicherweise die Aufnahme von Cholesterin in den Körper, indem sie mit diesen gemeinsam auskristallisieren. Oder sie verdrängen Cholesterin aus den sogenannten Mizellen, die bei der Fettverdauung entstehen und für die Aufnahme benötigt werden. In einem anderen Erklärungsmodell reduzieren Phytosterine die Cholesterinabgabe

aus Darmzellen, weil sie bestimmte Reaktionen innerhalb der Zelle hemmen. Möglicherweise beeinflussen Phytosterine auch das Schlüsselenzym des Cholesterinstoffwechsels in der Leber.

Da der Körper durch die Aufnahme von Phytosterinen weniger Cholesterin aufnimmt, reagiert er mit einer erhöhten Eigenproduktion. Diese kann die Aufnahmehemmung aber nicht vollständig ausgleichen, sodass es insgesamt zu einer Senkung des Cholesterinspiegels kommt.

Menschen mit erhöhtem Cholesterinspiegel profitieren ab einer Zufuhr von mindestens einem Gramm pro Tag. In einer Studie reduzierte diese Menge bei Einnahme einer Mahlzeit mit 500 mg Cholesterin die Cholesterinaufnahme um 42 %. Drei Gramm Phytosterine am Tag hemmten bei einer Zufuhr von 250 mg Cholesterin am Tag die Aufnahme um 40 %. Die Wirkung auf den Cholesterinspiegel ist jedoch wegen der Eigenproduktion geringer. Zwei bis drei Gramm Phytosterine täglich senken den Cholesterinspiegel im Blutplasma des Menschen um rund zehn Prozent. Der Effekt kann durch eine weitere Erhöhung der Phytosterin-Dosis nicht weiter gesteigert werden.

Wie stark Phytosterine auf den Cholesterinspiegel des Einzelnen einwirken, ist allerdings sehr unterschiedlich. Entscheidend für den Erfolg einer Phytosteringabe ist unter anderem, wie hoch der Cholesterinspiegel des Patienten vor der Gabe eines Präparates ist und wie viel Cholesterin und gesättigte Fettsäuren er zu Beginn der Ergänzung aufnimmt. Bei etwa 20 % der untersuchten Personen zeigten Phytosterine keinen Effekt, man spricht von Non-Respondern.

Weitere Vorzüge

Es gibt Hinweise, dass Phytosterine vorbeugend gegen Dickdarmkrebs wirken könnten. Epidemiologische Studien zeigten einen Zusammenhang zwischen einer hohen Phytosterinaufnahme über die Nahrung und einem niedrigen Risiko für Dickdarmkrebs.

Vegetarier, deren Phytosterinaufnahme über derjenigen der übrigen Bevölkerung liegt, weisen höhere Beta-Sitosterinkonzentrationen im Stuhl auf als Nicht-Vegetarier. Ihr im Vergleich zur Allgemeinbevölkerung geringeres Krebsrisiko wurde in mehreren Studien belegt. Ob dies allerdings an den Phytosterinen liegt oder auch an anderen Nahrungsinhaltsstoffen, kann man noch nicht mit Sicherheit sagen.

Richtige Einnahme
Dosierung

2–3 g Phytosterine pro Tag werden als optimale Aufnahme angesehen, um den Cholesterinspiegel zu senken. Eine Zufuhr von mehr als 3 g hat keinen weiteren positiven Effekt.

Zu viel

In Untersuchungen gab es bei einer Ergänzung mit 10–5 g Beta-Sitosterin pro Tag über einen Zeitraum von mehr als fünf Jahren keine schwerwiegenden negativen Effekte. Allerdings wurden bei der Verwendung von mit Phytosterinen angereicherten Margarinen deutlich verringerte Blutwerte an Alphacarotin, Betacarotin und Lycopin im Bereich von 10–30 % gemessen. Vorsorglich empfahl der wissenschaftliche Ausschuss „Lebensmittel" der EU (SCF) in seiner Stellungnahme im Jahr 2002, die Aufnahmemengen von Phytosterinen auf 3 g pro Tag zu begrenzen

Einkaufstipps

Wählen Sie Präparate mit der richtigen Dosierung (siehe nebenstehende Info). Höhere Dosierungen haben keinen Nutzen.

Mit Phytosterinen angereicherte Lebensmittel gehören zu den „funktionellen Lebensmitteln". Diese Produkte sind für Verbraucher bestimmt, die einen erhöhten Plasmacholesterinspiegel haben. Die Phytosterine sind in der täglichen Verzehrmenge in einer wirksamen Dosis (ca. 2 g) enthalten. Achten Sie auf die Angaben auf dem Etikett!

Essen Sie immer ausreichend Obst und Gemüse.

Aktuelle Info

Der regelmäßige Verzehr an Phytosterinen kann die Aufnahme von Vitaminen, darunter die des Betacarotins, aus der Nahrung verringern. In verschiedenen Studien wurde ein Absinken der Plasmaspiegel an Carotinoiden um 5–40 %, 11–19 % und 9,6 % sowie von Coenzym Q10 um 12–15 % beobachtet. Die verringerte Aufnahme an Betacarotin kann durch einen erhöhten Verzehr von Obst und Gemüse kompensiert werden.

Phytosterine sind für den Menschen nicht lebensnotwendig und werden im menschlichen Stoffwechsel praktisch nicht genutzt. Gesunde Menschen nehmen nur etwa 5–10 % der Phytosterine auf, die in der Nahrung enthalten sind. Die meisten Phytosterine werden gar nicht vom Darm aufgenommen, sondern mit dem Stuhl ausgeschieden.

Prebiotika

Bereits vor über hundert Jahren stellte der russische Bakteriologe Metchinikoff fest, dass es sowohl Darmbakterien mit positiver als auch welche mit negativer Wirkung auf die Gesundheit gibt. Prebiotika sind bestimmte unverdauliche Kohlenhydrate, die im Dickdarm gezielt „gute" Bakterien fördern.

Anwendung

- Unterstützen den Aufbau einer gesunden Darmflora.
- Durch die gesunde Darmflora werden das Wachstum von Krankheitserregern gehemmt und das Risiko von Durchfallerkrankungen gesenkt, Cholesterin- und Triglyceridwerte gesenkt, die Calciumaufnahme aus dem Darm gesteigert, das Immunsystem stabilisiert und das Krebsrisiko gesenkt.
- Unterstützen die Wiederherstellung der Darmflora nach Behandlung mit Antibiotika.
- Helfen bei Verstopfung.

Arzneiformen

- Kapseln
- Pulver
- Granulate
- Funktionelle Lebensmittel

Grundlegendes

Prebiotika sind eine Untergruppe der löslichen Ballaststoffe. Sie gelangen unverdaut in den Dickdarm und werden dort von Darmbakterien abgebaut, die sie als Nahrung nutzen. Im Unterschied zu anderen Ballaststoffen fördern Prebiotika speziell das Wachstum von ganz bestimmten Bakterienstämmen, insbesondere der Bifidusbakterien, die unsere Gesundheit fördern. Gleichzeitig hemmen sie das Wachstum unerwünschter Bakterien und regulieren die Darmtätigkeit. Voraussetzung dafür ist, dass sie regelmäßig aufgenommen werden.

Die isolierten Prebiotika Inulin und Oligofructose werden immer öfter als Zutaten in funktionellen Lebensmitteln eingesetzt, die die Darmflora unterstützen sollen. Es gibt auch Präparate, zum Beispiel mit Lactulose. Um gesundheitliche Effekte zu erzielen, sind allerdings Dosierungen im Gramm-bereich notwendig, die über Kapseln oder Tabletten nicht erreicht werden können, sondern die Aufnahme in Form von Pulvern oder Granulaten notwendig machen.

Prebiotische Inhaltsstoffe sind aber nicht nur in Präparaten oder funktionellen Lebensmitteln enthalten. Auch manche Lebensmittel liefern größere Mengen dieser Ballaststoffe, zum Beispiel Hülsenfrüchte, Schwarzwurzeln, Topinambur und Zwiebeln.

Werden Pro- und Prebiotika gemeinsam verwendet, ergänzen sich ihre Wirkungen und es ist von „Synbiotika" die Rede

Wirkungsweise

Prebiotika wirken auf unterschiedliche Weise gesundheitsfördernd. So tragen sie, wie andere Ballaststoffe auch, zur Erhöhung des Stuhlgewichtes

Prebiotika Fortsetzung

bei und sorgen für regelmäßigen Stuhlgang. Darüber hinaus wirken sie bifidogen, das heißt, sie fördern Wachstum und Aktivität von „guten" Bifidusbakterien. Mehrere Studien zeigten eine deutliche Zunahme der Aktivität von Bifidusbakterien und eine Zunahme ihrer Konzentration im Stuhl nach einer längerfristigen täglichen Aufnahme von 4–12,5 g synthetischer Prebiotika. Ungünstige und möglicherweise krank machende Bakterien wurden entweder nur wenig beeinflusst oder in ihrer Konzentration reduziert.

Weitere positive Wirkungen ergeben sich daraus, dass die Bakterien der Darmflora Oligofructose unter anderem zu kurzkettigen Fettsäuren abbauen, die den pH-Wert absenken. Dies wiederum soll die Darmzellen vor Krebs schützen und die Aufnahme von Mineralstoffen verbessern.

Im Tierversuch führte eine Diät mit 10 % Oligosacchariden zu einer Verbesserung der Cholesterinwerte und zu einer Erniedrigung der Plasmatriglyceridspiegel. In Studien an Menschen bewirkten Dosierungen von 18 g Inulin pro Tag eine Senkung von Gesamt- und LDL-Cholesterin.

Der langfristige gesundheitliche Nutzen ist jedoch noch nicht umfassend geklärt. Es ist zum Beispiel nicht klar, ob Prebiotika bei gesunden Personen eine vorbeugende Wirkung ausüben. Auch ist bisher nicht bewiesen, dass die beobachteten Wirkungen tatsächlich auf die Prebiotika zurückzuführen sind.

Richtige Einnahme
Dosierung

Für gesunde Erwachsene werden als wirksame Dosis 5–10 g pro Tag empfohlen. Weniger als 5 g gelten als wirkungslos.

Eine Zufuhr von 10–20 g Oligofructose oder Inulin über den Tag verteilt gilt als nebenwirkungsfrei.

Zu viel

Der Verzehr größerer Mengen als 20 g kann beim Menschen zu Blähungen, Unterleibsbeschwerden und Durchfällen führen. Verstärkte Blähungen wurden bei gesunden Männern schon ab 5 g pro Tag beobachtet. Andere Menschen dagegen vertragen bis zu 40 g am Tag. Ratten wurden in einer Studie mit einer Diät mit 3 oder 6 % Oligofructose empfänglicher für eine Salmonellen-Infektion und litten häufiger an Durchfall.

Einkaufstipps

Achten Sie auf Lebensmittel, die von Natur aus Prebiotika enthalten, wie Hülsenfrüchte, Schwarzwurzeln, Topinambur, Zwiebeln und Chicoreé.

Aktuelle Info

Ernährungswissenschaftler empfehlen, reichlich Ballaststoffe für die Gesunderhaltung der Darmflora und zur Vermeidung von Darmträgheit aufzunehmen. Dazu sind jedoch aus Sicht einiger Experten keine Prebiotika erforderlich. Eine ausgewogene Ernährung mit vielen pflanzlichen Lebensmitteln wie Obst, Gemüse, Vollkorngetreide und Hülsenfrüchten liefert eine Vielfalt an Ballaststoffen und kann daher wirkungsvoller sein als ein Lebensmittel mit zugesetztem Inulin oder Oligofructose.

Für Menschen, die eine ballaststoffreiche Kost nicht verwirklichen können oder wollen, kann die Einnahme von Prebiotika eine Hilfe sein.

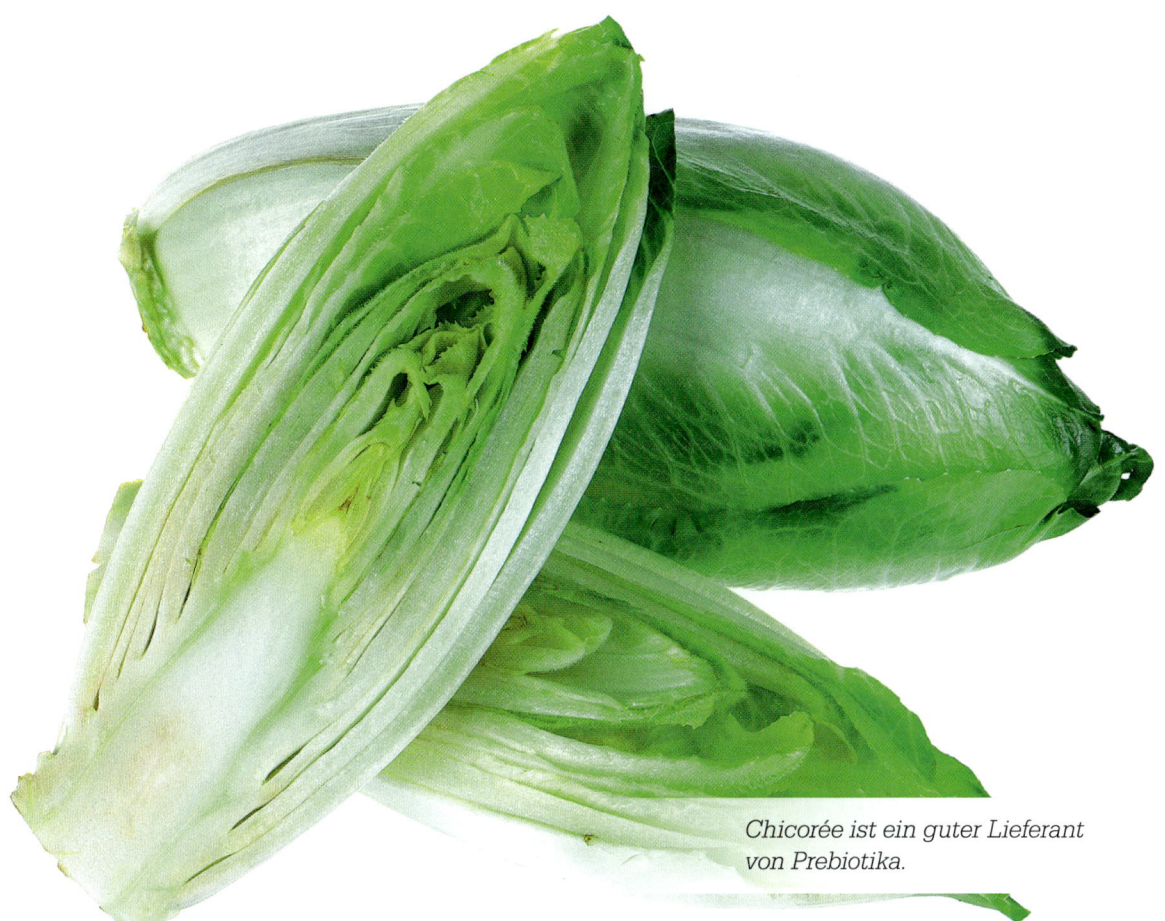

Chicorée ist ein guter Lieferant von Prebiotika.

Mögliche Nebenwirkungen

O Bei empfindlichen Personen können schon unter 10 g pro Tag zu Blähungen oder Durchfällen führen. Im Allgemeinen sind jedoch 10–20 g täglich nebenwirkungsfrei.

Warnhinweis

O Ob pro- oder prebiotisch angereicherte Säuglingsanfangsnahrung gesunden Babys tatsächlich nützt, ist bislang nicht zweifelsfrei erwiesen. Darauf weist die Ernährungskommission der Deutschen Gesellschaft für Kinder- und Jugendmedizin (DGKJ) hin.

Vorsicht: Bei ernsten Erkrankungen sollten Sie vor der Einnahme von Ergänzungsmitteln immer mit Ihrem Arzt sprechen.

Probiotika

Lactobacillus acidophilus und andere Bakterienstämme

Probiotika (griech.: pro bios = für das Leben) tragen zu einer gesunden Darmflora bei und wirken damit zahlreichen Verdauungsstörungen entgegen. Sie tragen zur Widerstandskraft gegen verschiedene Erkrankungen durch unerwünschte Bakterien bei.

Anwendungsgebiete

- Zur Behandlung chronischer Darmstörungen wie Reizdarm und gehäuften Blähungen infolge von Laktoseintoleranz
- Gegen vaginalen Hefepilzbefall
- Zur Wiederherstellung einer intakten Darmflora
- Kann Durchfall vorbeugen und behandeln.

Arzneiformen

- Kapsel
- Tablette
- Flüssig
- Pulver

Grundlegendes

Der Verdauungstrakt ist von ca. 400 verschiedenen Bakterienstämmen besiedelt. Der Mensch profitiert insbesondere von den Milchsäurebakterien Lactobacillus acidophilus, Lactobacillus bifidus und anderen Keimen. Sie kommen von Natur aus im Darm vor, werden aber auch als Probiotika eingesetzt. Voraussetzung dafür ist, dass sie in genügend hoher Konzentration lebend den Dickdarm errei-

chen. Dann sind Probiotika u.a. dazu in der Lage, krankmachende Keime zurückzudrängen.

Die traditionelle Quelle für Milchsäurebakterien, Joghurt, wird seit Jahrhunderten, wenn nicht gar Jahrtausenden in der Volksmedizin genutzt. Allerdings ist mitunter schwer abzuschätzen, wie viele gesunde Keime Joghurt wirklich enthält.

Vor der Verwendung von Ergänzungsmitteln sollten Sie stets sorgfältig die Herstellerinforma-

Mögliche Nebenwirkungen

- Probiotika gelten als sicher.
- Große Mengen *Acidophilus*-Keime können Durchfall und andere Magen-Darm-Beschwerden hervorrufen. In sehr seltenen Fällen sind auch Infektionen möglich.
- Länger dauernde Scheidenspülungen mit *Acidophilus* können die Vagina reizen.
- Unerwünschte Wechselwirkungen mit anderen Arzneimitteln sind nicht zu erwarten. Nur bei Sulfasalazin sollten Sie vorsichtig sein.

Warnhinweis

- Bei einer erstmaligen Vaginalinfektion sollten Sie vor einer Selbstbehandlung mit dem Arzt sprechen. *Acidophilus* hilft gegen Candida albicans, aber nicht gegen bestimmte andere Vaginalprobleme, die sich durch diese Behandlung eher verschlimmern können.

Vorsicht: Sprechen Sie bei ernsten Erkrankungen, in der Schwangerschaft oder bei einem geschwächten Immunsystem mit Ihrem Arzt.

tionen lesen. Zur therapeutischen Anwendung muss ein Präparat mindestens 1 Milliarde Bakterien pro Dosis liefern. Kleinere Mengen reichen für eine positive Wirkung nicht unbedingt aus.

Manchmal wird *Acidophilus* zusammen mit Bifidus oder sogenannten Prebiotika angeboten, die das Wachstum erwünschter Bakterien fördern sollen. Hierzu zählen z. B. FOS (**F**ructo-**O**ligo-**s**accharide), Inulin und Rotulme.

Wirkungsweise

Lactocacilus acidophilus unterstützt die Wiederherstellung einer gesunden Bakterienbesiedelung in Magen-Darm-Trakt und Vagina. Diese sorgt für ein gesundes Verdauungssystem und wirkt einem Hefepilzbefall der Scheide entgegen. Möglicherweise enthalten die Keime krebsbekämpfende Wirkstoffe und senken das Serumcholesterin. *Acidophilus* liefert in geringen Mengen auch bestimmte Vitamine wie Vitamin B_{12}, Vitamin K, Vitamin B_1 (Thiamin) und Folsäure.

Hauptwirkungen

Milchsäurebakterien helfen besonders während der Einnahme von Antibiotika gegen eine Infektion. Ein gesunder Darm sollte neben Milchsäurebakterien (darunter *L. acidophilus* und *L. bifidus*) auch koliforme Bakterien enthalten (z. B. gesunde Formen von *Escherichia coli*). Bei besonderer Belastung (z. B. Stress, Alkohol, ballaststoffarmer Ernährung), besonders aber bei Antibiotikabehandlung, gerät dieses Gleichgewicht aus dem Takt, was Blähungen, Durchfall, Verstopfung und schlechte Nährstoffaufnahme nach sich zieht. Milchsäurebakterien erzeugen eine Umgebung, in der schädliche *E.-coli*-Stämme, Salmonellen, Streptokokken und viele andere Krankheitserreger nicht gedeihen. Sie eignen sich auch zur Vorbeugung und Behandlung von Durchfall bei Kindern.

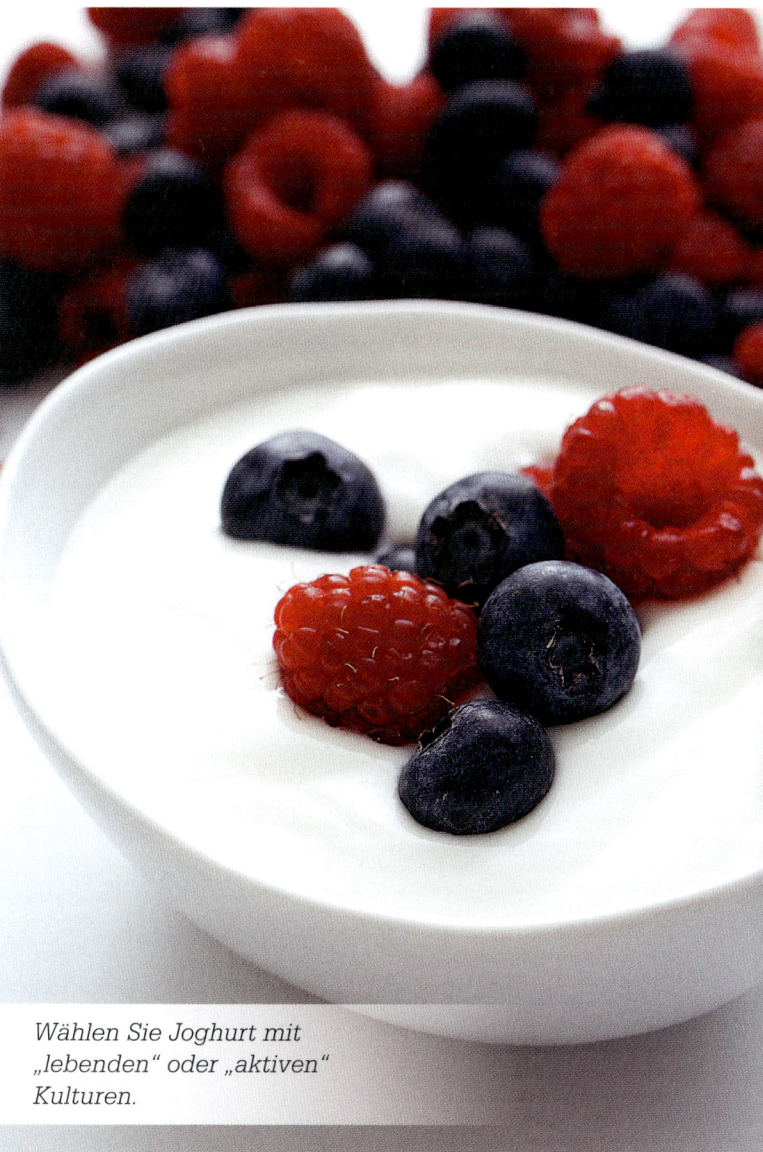

Wählen Sie Joghurt mit „lebenden" oder „aktiven" Kulturen.

Weitere Vorzüge

Probiotika werden zur Behandlung von akutem Durchfall, Reizdarmsyndrom, entzündlichen Darmerkrankungen und Infektionen mit *Heliobacter pylori* verwendet. Zusammen mit einer ballaststoffreichen Ernährung unterstützen sie die Gesundheit des Dickdarms und beugen damit einer Divertikelbildung vor. Dabei entstehen in der Darmwand kleine Schleimhauttaschen (Divertikel), die sich entzünden können.

Milchsäurebakterien können auch den Durchfall beim Reizdarmsyndrom lindern und erwünschte Darmbakterien auffüllen, die bei Durchfall aus dem

Einkaufstipps

Probiotikapräparate sollten „lebende" oder „aktive" Kulturen enthalten. Beachten Sie das Verfalldatum.

Alles, was Probiotika enthält, sollte kühl und trocken aufbewahrt werden, z. B. im Kühlschrank. Hitze oder Temperaturen unter dem Gefrierpunkt können lebende *Acidophilus*-Kulturen und andere Probiotika rasch abtöten.

Aktuelle Info

Eine kleine Studie ergab, dass der Verzehr von Joghurt mit lebenden *Acidophilus*-Keimen bei vaginalen Hefepilzinfektionen die Rückfallrate deutlich senken konnte. Die Teilnehmerinnen der Studie aßen sechs Monate lang täglich 225 g Joghurt. Die Forscher gehen davon aus, dass sich im Vaginalkanal *Acidophilus*-Bakterien ansiedeln, welche dort die natürliche Besiedelung mit Milchsäurebakterien verstärken und Hefepilze verdrängen.

In einer Studie an Krebspatienten, die sich einer Bestrahlungstherapie unterzogen, beugte *Acidophilus* Durchfall vor, einer typischen Begleiterscheinung dieser Therapie. Die Patienten erhielten täglich ein vergorenes Milchprodukt mit lebenden *Acidophilus*-Keimen.

Wussten Sie, dass …?

Weil hohe Temperaturen Probiotika absterben lassen, fügen manche Hersteller die aktiven Kulturen erst nach Abschluss der Pasteurisierung hinzu.

Körper geschwemmt werden. In einer Studie halfen Milchsäurebakterien bei Reizdarm auch gegen Bauchschmerzen.

Die Bakterien können offensichtlich sogar den Cholesterinwert im Blut senken, denn bestimmte Stränge nehmen Cholesterin aus der Nahrung schon im Darm auf, sodass es gar nicht erst in die Arterien gelangt.

Untersuchungen haben ergeben, dass Milchsäurebakterien Asthmasymptome lindern können. Tierversuche lassen vermuten, dass sie auch die Krebsbekämpfung unterstützen könnten. Auch bei Neurodermitis werden sie eingesetzt.

Richtige Einnahme
Dosierung

Die Dosierung von Probiotika richtet sich nach der Anzahl der lebenden Bakterien im jeweiligen Präparat.

Vaginalinfektionen (Frauen ab 18 Jahre):

Kapseln/Tabletten/Flüssig/Pulver: Täglich 10 000 000 lebende Bakterien auf mehrere Dosen verteilt oral aufnehmen.
Vaginale Anwendung: Lassen Sie sich von Ihrem Arzt oder Heilpraktiker beraten.

Kinder und Jugendliche (unter 18 Jahren):

Kapseln/Flüssig: Bei Kindern gelten ¼ TL oder ¼ Kapsel bei oraler Aufnahme als unbedenklich, um nach einer Antibiotikabehandlung die Darmflora wieder aufzubauen.

Empfehlungen

- Milchsäurebakterien sollten zum Essen eingenommen werden, damit die Bakterien im Körper lange genug überleben.
- Antibiotika nicht zum selben Zeitpunkt einnehmen wie Probiotika. Das Ergänzungsmittel nehmen Sie auch nach dem Absetzen des Antibiotikums noch ein.
- Probiotika nicht mit Alkohol einnehmen.
- Probiotische Joghurts oder andere probiotische Lebensmittel verlieren während der Lagerung einen Teil ihrer Keime. Am besten ist es, die Produkte möglichst weit vor Ablauf des Mindesthaltbarkeitsdatums zu kaufen.

Rosskastanie

Aesculus hippocastanum

Im Gegensatz zur Ess- oder Edelkastanie werden die Früchte der ursprünglich in Nordgriechenland und Asien beheimateten Rosskastanie seit Jahrhunderten für medizinische Zwecke genutzt. Mittlerweile bestätigt auch die Wissenschaft, dass Rosskastanie bei der Behandlung bestimmter Durchblutungsstörungen helfen kann.

Anwendung
O Kann die Behandlung chronischer Veneninsuffizienz unterstützen (dabei staut sich das Blut in den Unterschenkelvenen, was unangenehme Schwellungen und Geschwüre nach sich ziehen kann).

Arzneiformen
O Kapsel
O Tablette

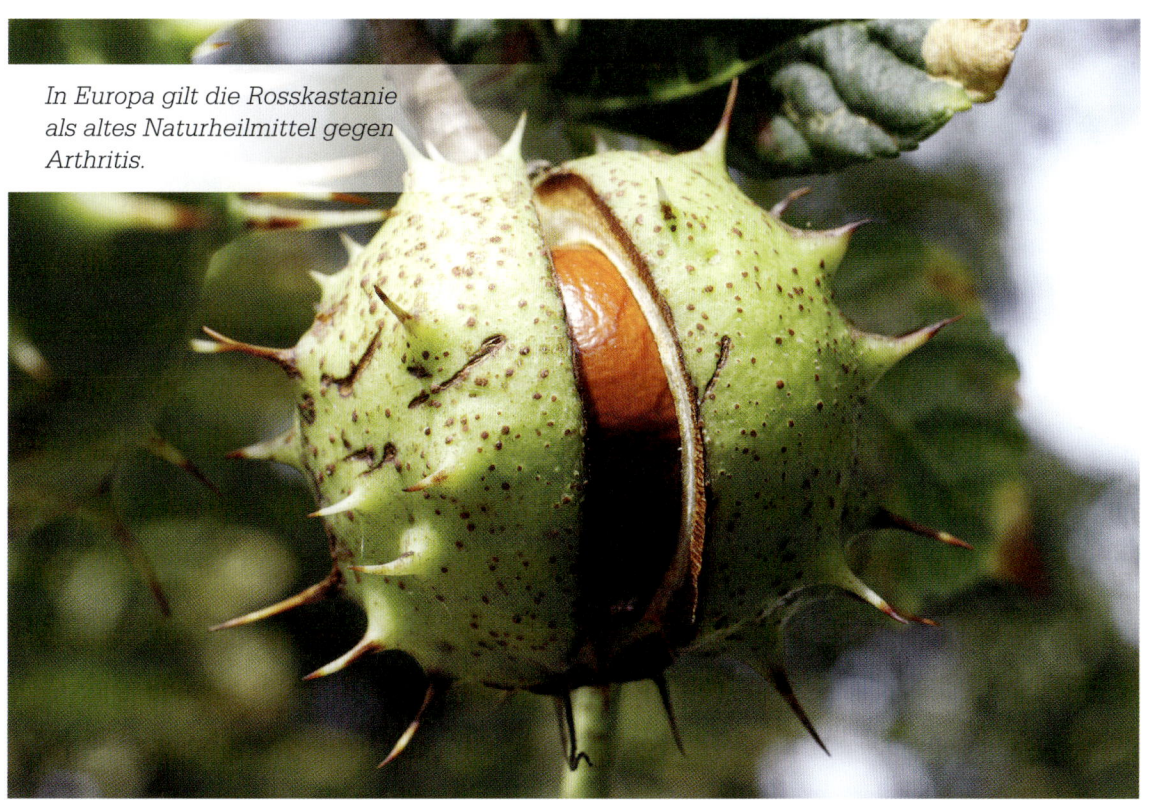

In Europa gilt die Rosskastanie als altes Naturheilmittel gegen Arthritis.

Grundlegendes

Die Rosskastanie mit ihren prächtigen rosa-weißen Blüten zählt zur Gattung Aesculus und zur Familie der Hippocastanaceae. Die dickschalige Frucht enthält bis zu sechs Samen. Ursprünglich kam der Baum im Bergland von Griechenland, Bulgarien, dem Kaukasus, dem Nordiran und dem Himalaya vor, ist jedoch heute international verbreitet, insbesondere in Europa und Russland.

Rosskastanien werden schon lange verwendet. Im alten Indien wurden die Früchte geröstet, geschält, zerstampft und in Limettensaft eingelegt, um die Giftstoffe zu entfernen. Der Extrakt der Rinde lässt sich als Farbstoff nutzen.

Wirkungsweise
Hauptwirkungen

Wissenschaftlich ist insbesondere der Nutzen von Rosskastanienextrakt gegen Venenschwäche (chronische Veneninsuffizienz) belegt. Dieser Oberbegriff umfasst verschiedene Probleme, die auftreten, wenn Funktionsstörungen an den Unterschenkelvenen auftreten. Es kommt zu Schwellungen an den Beinen (Ödemen), Schmerzen, Juckreiz, Hautverfärbungen, matten, müden und schweren Beinen, nächtlichen Wadenkrämpfen, Krampfadern (Varizen) und Hautentzündungen bis hin zu Geschwüren (Ulcera). Studien zufolge kann Rosskastanienextrakt zusammen mit anderen Therapieansätzen (z.B. Kompressionsstrümpfen) solche Probleme lindern. Alle bisherigen Studien am Menschen fielen positiv aus, insbesondere bei

Mögliche Nebenwirkungen

- Bei bekannter Allergie oder Unverträglichkeit gegen Rosskastanie oder darin enthaltene Substanzen (z.B. Aesculin, Flavonoide, Bioside, Quercetin-Trioside und Oligosaccharide, 1-Ketosen und 2-Ketosen) sollten Sie auf Rosskastanienextrakt verzichten. Hautcremes mit Rosskastanienextrakt können eine allergische Hautreaktion (Kontaktdermatitis) auslösen.
- Bei oraler Anwendung in der empfohlenen Dosierung wurden kaum unerwünschte Wirkungen gemeldet. Am häufigsten kommt es zu Magenproblemen, Juckreiz und Wadenkrämpfen. Seltener wurden Kopfschmerzen, Hautausschläge, Schwindel, Leber- und Nierenprobleme beobachtet.

Warnhinweise

- Bei intravenöser Zufuhr oder Injektion von Rosskastanienextrakt kann es zum anaphylaktischen Schock (einer lebensgefährlichen allergischen Reaktion) oder anderen ernsten Folgen kommen.
- Im Tierversuch konnte Rosskastanienextrakt den Blutzucker senken. Wer Arzneimittel gegen Diabetes nimmt, sollte daher vorsichtig sein.

- Theoretisch könnte Rosskastanienextrakt das Blutungsrisiko erhöhen und sollte vor operativen Eingriffen abgesetzt werden. Sprechen Sie mit dem behandelnden Arzt.
- Achtung: Der Verzehr von Rosskastanienblüten, der Rinde der Äste, Blättern oder rohen Früchten kann schwere Vergiftungserscheinungen nach sich ziehen.
- Schwangere oder stillende Mütter sollten auf Rosskastanienextrakt verzichten. Bisherige Studien zur Unbedenklichkeit sind unzureichend.
- Wechselwirkungen mit anderen Arzneimitteln wurden nicht gemeldet, aber sprechen Sie dennoch vor der Einnahme von Rosskastanienextrakt mit Ihrem Arzt, wenn Sie blutverdünnende Mittel (Antikoagulantien wie Warfarin) oder Gerinnungshemmer (wie Azetylsalizylsäure, Clopidogrel, Dipyridamol oder Ticlodipin), blutzuckersenkende Mittel, Medikamente gegen Diabetes oder Kräuter oder Ergänzungsmittel mit vergleichbaren Wirkungen einnehmen. Möglicherweise muss die Dosierung angepasst werden.
- Bei ernsten Leber- oder Nierenerkrankungen sollten Sie Rosskastanienextrakt mit Vorsicht einsetzen.

Schwellungen, doch vor einer endgültigen Empfehlung sind noch breiter angelegte, gründlichere Untersuchungen erforderlich.

Bei plötzlichen Schwellungen am Bein sollten Sie unverzüglich einen Arzt benachrichtigen.

Weitere Vorzüge

Trotz fehlender Belege für die weitere Wirkung könnte Rosskastanienextrakt bei der Behandlung der gutartigen Prostatawucherung (BPH), Flüssigkeit in der Lunge (Lungenödem), Gallenblaseninfektion (Cholezystitis), Gallenschmerzen (Kolik), Gallensteinen (Cholelithiasis), Blasenproblemen (Inkontinenz, Blasenentzündung), Blutergüssen, Husten, Blutgerinnseln (tiefe Venenthrombose; Lungenembolie), Durchfall, Schwindel, Fieber, Hämorrhoiden, Nierenerkrankungen, Beinkrämpfen, Leberstauung, Menstruationsschmerzen, Nervenschmerzen, Osteoarthritis, Pankreatitis, rektalen Problemen, rheumatoider Arthritis, Hautproblemen, postoperativen oder posttraumatischen Weichteilschwellungen, Ohrgeräuschen (Tinnitus), Geschwüren und Keuchhusten hilfreich sein.

Richtige Einnahme
Dosierung

Tabletten und Kapseln: Herstelleranweisungen beachten oder ärztliche Verordnung befolgen.

Empfehlungen

○ Da die Wirkung auf Kinder unter 12 Jahren bisher kaum erforscht ist, sollten sie nicht mit Rosskastanienextrakt behandelt werden. Der Verzehr roher Rosskastanien oder der Genuss von Tee aus Rosskastanienblättern oder -zweigen kann für Kinder tödlich ausgehen.

○ Rosskastanienextrakt sollte maximal zwölf Wochen und nur in der empfohlenen Dosis eingenommen werden. Bei Nebenwirkungen unverzüglich den Arzt aufsuchen.

○ Die Unbedenklichkeit von Rosskastanie für Schwangere oder Stillende ist bisher nicht nachgewiesen.

Einkaufstipps

Wählen Sie Mittel mit 50 g Aescin pro Dosis, denen das toxische Aesculin entzogen wurde.

Magensaftresistente Rosskastanienpräparate beugen unerwünschten Magenreizungen vor.

Aktuelle Info

Eine Überprüfung der wissenschaftlich gesicherten Wirkung von Rosskastanienextrakt durch die renommierte Cochrane Collabaration ergab, dass der Extrakt bei Kurzzeitanwendung unbedenklich gegen chronische Veneninsuffizienz hilft.

Wussten Sie, dass …?

In Europa ist Rosskastanienextrakt ein beliebtes Heilmittel gegen Venenschwäche. 1996 lagen Rosskastanienprodukte unter den Pflanzenextrakten allein durch die Verkaufszahlen in Deutschland an dritter Stelle (hinter Ginkgo biloba und Johanniskraut). Die meisten Experten sind sich einig, dass Rosskastanie wegen ihrer Toxizität und nicht ausreichend nachgewiesener Wirksamkeit nur in Form des Extrakts oral verwendet werden sollte. In manchen Ländern werden Einreibemittel gegen Blutergüsse empfohlen. Versuchsweise wurden mit intravenös verabreichter Rosskastanie auch tiefe Venenthrombosen behandelt, doch die Ergebnisse waren so uneinheitlich, dass von dieser Verwendung grundsätzlich abgeraten wird.

In manchen Gegenden Europas sollten Rosskastanien in der Tasche einst Arthritis vorbeugen oder diese heilen.

Rotklee
Trifolium pratense

Rotklee wird seit Jahrhunderten zur Behandlung von Hauterkrankungen, aber auch gegen quälenden Husten genutzt. Doch erst die moderne Wissenschaft kam auf die Idee, dass die Pflanze auch gegen Wechseljahressymptome helfen könne. Rotklee enthält nämlich Phytoöstrogene (Isoflavone), welche eine ähnliche Wirkung haben wie das menschliche Hormon Östrogen.

Anwendungsgebiete
- ⭕ Kann Wechseljahresbeschwerden lindern.
- ⭕ Kann die Symptome einer vergrößerten Prostata lindern.
- ⭕ Soll Osteoporose vorbeugen.
- ⭕ Soll das Krebsrisiko senken.

Arzneiformen
- ⭕ Tablette
- ⭕ Kapsel
- ⭕ Getrocknet
- ⭕ Flüssig

Mögliche Nebenwirkungen
- ⭕ Es sind nur leichte unerwünschte Wirkungen wie Kopf- und Muskelschmerzen, Übelkeit und Ausschlag bekannt.

Warnhinweise
- ⭕ Bei Krankheiten mit Hormonbeteiligung (wie Brust- oder Prostatakrebs, Endometriose oder Myomen) sollten Sie Rotklee und insbesondere konzentrierte Isoflavonextrakte nur auf ärztlichen Rat hin verwenden. Rein theoretisch könnten Isoflavone aus Rotklee das Wachstum bestimmter Brusttumoren beschleunigen. Bei Behandlung mit Tamoxifen sollten Sie Rotklee nicht einnehmen.
- ⭕ Rotklee könnte die Wirkung blutverdünnender Arzneimittel wie Warfarin oder gerinnungshemmender Mittel wie Azetylsalizylsäure verstärken. Auch hier ist Vorsicht geboten.
- ⭕ Vor einer Operation sollten Sie mit dem Arzt besprechen, wie lange die Einnahme von Rotklee sicher erscheint.
- ⭕ Rotklee könnte Wechselwirkungen mit Östrogenen einer Hormonersatztherapie oder hormoneller Empfängnisverhütung (Pille) eingehen. Das Risiko einer unerwünschten Schwangerschaft kann leicht ansteigen.
- ⭕ Ob Rotklee für Schwangere und stillende Mütter unbedenklich ist, ist nicht bekannt. Die Einnahme wird nicht empfohlen.

Vorsicht: Bei ernsten Erkrankungen sollten Sie vor der Einnahme von Ergänzungsmitteln immer mit Ihrem Arzt sprechen.

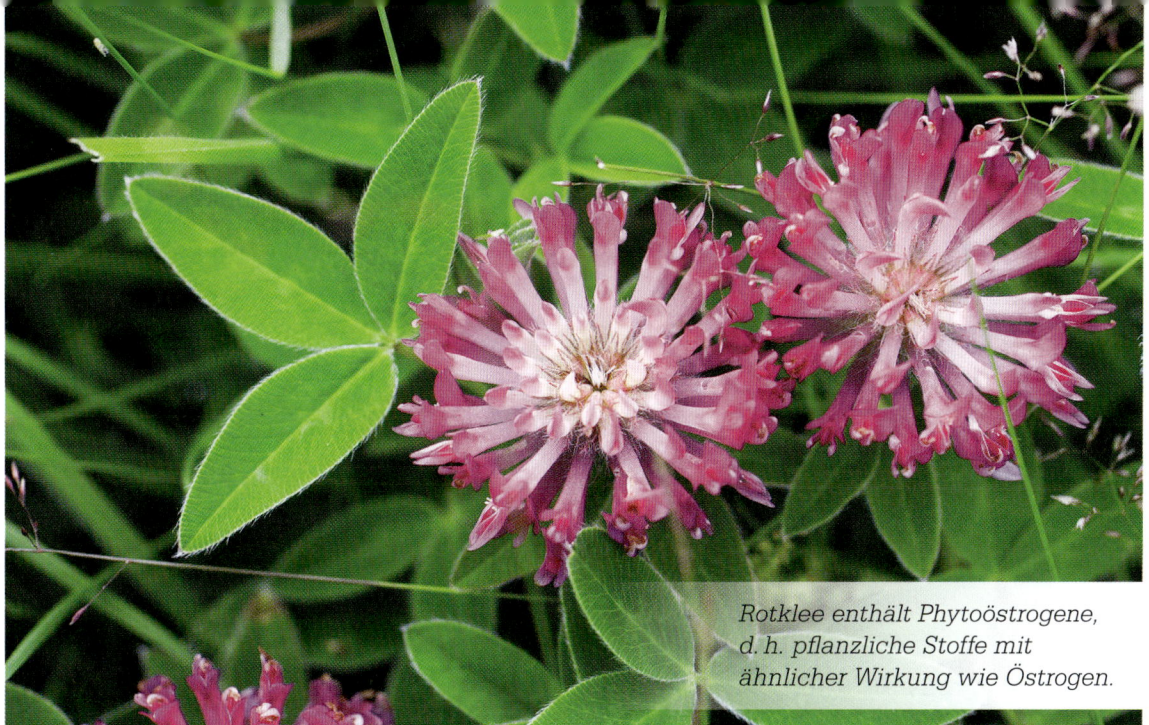

Rotklee enthält Phytoöstrogene, d. h. pflanzliche Stoffe mit ähnlicher Wirkung wie Östrogen.

Grundlegendes

Rotklee wächst im Gras der unterschiedlichsten Klimazonen auf vielen Kontinenten. Landwirte säen Rotklee aus, um die Erde wieder mit Stickstoff anzureichern, aber auch zur Gewinnung von Tierfutter. Medizinisch genutzt werden die rosaroten bis tiefroten Blüten, die vom Frühsommer bis in den Spätherbst hinein geerntet werden können.

Wirkungsweise

Blüten und Blätter des Rotklee enthalten Phytoöstrogene, d. h. natürliche pflanzliche Stoffe, deren Wirkung denen des menschlichen Hormons Östrogen ähnelt, dessen Menge im Körper nach der Menopause dramatisch zurückgeht. Besonders hilfreich ist die Stoffgruppe der Isoflavone, wie z. B. Genistein, von denen Rotklee sehr viele enthält. Standardisierter Rotkleeextrakt kann 15 % Isoflavone enthalten. Rotklee kann auch die Wirkung männlicher Hormone blockieren.

Im Tierversuch trugen die Isoflavone aus Rotklee zum Schutz des Erbguts (DNS) bei, beugten einer unkontrollierten Zellvermehrung vor und bremsten die Bildung neuer Blutgefäße (die Tumore mit Nährstoffen versorgen könnten). All diese Eigenschaften können bestimmte Arten von Krebs bekämpfen. Außerdem wurde die Bildung bestimmter Substanzen unterstützt, die das Risiko für Krebsvorstufen senken.

Vorbeugung

Einer englischen Studie zufolge konnte Rotklee Knochenverlust vorbeugen, während eine kleine australische Studie nachwies, dass Rotklee die Mineralstoffdichte im Knochen bei Frauen nach der Menopause sogar erhöhen konnte. Es sind jedoch noch weitere Untersuchungen erforderlich, bevor man Rotklee zur Vorbeugung gegen Osteoporose (einer Schwächung der Knochen durch Calciumverluste, die das Risiko für Knochenbrüche erhöht) empfehlen kann, die vor allem Frauen nach der Menopause, aber auch älteren Männern und Patienten, die mit Steroiden behandelt werden, zu schaffen macht.

Hauptwirkungen

Isoflavone aus Rotklee werden gern gegen Wechseljahressymptome wie Hitzewallungen, nächtliche Schweißausbrüche oder allgemeines Unbehagen eingenommen. Einige kleinere Studien fielen positiv aus, doch wenn man die Ergebnisse der verschiedenen Studien zusammenfasst und analysiert, scheint Rotklee allenfalls eine marginale Wirkung oder nur ein Plazeboeffekt zuzukommen.

Etliche kleinere Studien haben sich der Frage gestellt, ob Rotklee Osteoporose vorbeugen oder behandeln kann. In einer Untersuchung verbesserte sich die Knochendichte, in einer anderen zeigte sich während des einjährigen Beobachtungszeitraums zwar keine Verbesserung, aber auch keine weitere Abnahme. Für abschließende Schlussfolgerungen liegen noch zu wenige Informationen vor.

Immerhin konnten kleine Studien zeigen, dass Isoflavone aus Rotklee tatsächlich die Elastizität der Arterien und die Funktion der Zellschicht an den inneren Arterienwänden (Endothel) günstig beeinflussen konnte. In einer Studie sank auch der Blutdruck, in einer anderen nicht. Möglicherweise senkt Rotklee sogar den Cholesterinspiegel.

Weitere Vorzüge

Phytoöstrogene wie Rotklee können möglicherweise das Krebsrisiko (unter anderem für Brust- und Prostatakrebs) senken. Trotz vielversprechender Laborergebnisse haben erste Studien am Menschen diesen Ansatz bisher nicht bestätigt. Rotklee wird jedoch zur Behandlung der gutartigen Prostatavergrößerung (BPH, **b**enigne **P**rostata**h**yperplasie) verwendet. Im Tierversuch konnte Rotklee das Prostatawachstum drosseln, möglicherweise durch Blockierung der Wirkung männlicher Hormone.

Traditionell gilt Rotklee als Mittel gegen Bauchkrämpfe, zur Förderung des Abhustens von Sekret und zur Behandlung chronischer Hauterkrankungen, insbesondere Ekzemen und Schuppenflechte (gern in Verbindung mit Krausem Ampfer). Frische Rotkleeblüten werden gehackt oder zerdrückt direkt auf Hautverletzungen, z. B. durch Insektenstiche, aufgebracht. In Tierversuchen schützten Rotkleepräparate die Haut auch vor der Sonne.

Richtige Einnahme
Dosierung

Flüssigextrakt (1:1) in 25%igem Alkohol: 1,5–3,0 ml pro Tag.
Kräuteraufguss oder Rotklee-Extrakt: 4 g Rotklee pro Tag für Kräuteraufguss (Tee) oder als Extrakt in Form von Kapseln oder Tabletten.
Konzentrierter Isoflavonextrakt: Je nach Präparat, die empfohlene Menge liegt bei 40–90 mg Isoflavonen pro Tag.

Einnahmeempfehlung

- O Bei Hauterkrankungen dauert die Behandlung möglicherweise mehrere Wochen bis Monate.
- O Wechseljahressymptome sollten sich nach 2–3 Monaten Behandlung bessern.

Aktuelle Info

Eine britische Studie an 205 Frauen ergab, dass die Einnahme von Isoflavonen aus Rotklee keine negative Wirkung auf Röntgenreihenuntersuchungen der Brust (Mammographie) hatte. Die konventionelle Hormonersatztherapie kann die Brust im Röntgenbild dichter erscheinen lassen, was das Erkennen kleiner Tumoren erschwert.

Eine Studie an 53 Frauen nach der Menopause, die 90 Tage lang Rotklee einnahmen, zeigte, dass sie seltener unter trockener Vagina, Schmerzen beim Geschlechtsverkehr und abnehmender Libido litten.

Wussten Sie, dass …?

Nach einer Metastudie zu den aktuellen Forschungsergebnissen kam die nordamerikanische Menopause-Gesellschaft 2004 zu dem Schluss, dass die Ergebnisse aus Studien am Menschen die Wirksamkeit von Isoflavonpräparaten aus Rotklee zur Behandlung der vasomotorischen Symptome der Menopause (Hitzewallungen und Schweißausbrüche) weder bestätigen noch widerlegen konnten. Wie in vielen anderen Bereichen der pflanzlichen Medizin sind vor einer abschließenden Aussage weitere Studien erforderlich.

Rotulme

Ulmus rubra

Mit der getrockneten inneren Rinde der Rotulme behandelten schon die Indianer Wunden und Hautreizungen, aber auch Halsentzündungen, Husten und Magen-Darm-Probleme. Auch bei den europäischen Siedlern war das Mittel bekannt, und im amerikanischen Bürgerkrieg griffen die Soldaten auf seine Wundheilungskräfte zurück.

Anwendungsgebiete
○ Kann gereiztes, entzündetes Gewebe beruhigen.
○ Kann zur Wundheilung beitragen.
○ Kann Verdauungsprobleme wie Sodbrennen und Reizdarm lindern.

Arzneiformen
○ Tabletten
○ Kapseln
○ Pulver
○ Getrocknet
○ Flüssig

Mögliche Nebenwirkungen
○ Ulmenallergiker reagieren auch bei Hautkontakt mit Rotulme allergisch.
○ Bei äußerlicher Anwendung kann Rotulme lokale Hautreizungen wie Brennen, Juckreiz, Ausschlag, Rötung oder Schuppen erzeugen.
○ Bisher liegen kaum Studien am Menschen vor, sodass eventuelle toxische Wirkungen noch unklar sind. Die amerikanische Gesundheitsbehörde FDA (**F**ood and **D**rug **A**uthority) hat Rotulme jedoch als unbedenklich eingestuft. In Australien ist die Pflanze als Arzneimittel registriert.

Warnhinweise
○ Rotulme legt sich wie ein Film über die Magen- und Darmschleimhaut und kann daher unter Umständen die Aufnahme von Arzneimitteln beeinträchtigen. Zwischen der Einnahme von Rotulme und anderen Arzneimitteln, Kräuterpräparaten oder Ergänzungsmitteln sollten daher zwei Stunden verstreichen. Das gilt besonders für Digoxin, krampflösende Mittel und Warfarin.
○ Bei Schluckbeschwerden oder Verstopfungsneigung sollten Sie vor der Einnahme von Rotulme mit dem Arzt sprechen.

Vorsicht: Bei ernsten Erkrankungen sowie in der Schwangerschaft oder Stillzeit sollten Sie vor der Einnahme von Ergänzungsmitteln immer mit Ihrem Arzt sprechen.

Einkaufstipps

Wer das Pulver schlecht herunter-bekommt, kann auf Kapseln, Tabletten oder Flüssigextrakt zurückgreifen. Rotulme immer mit reichlich Wasser ein-nehmen!

Aktuelle Info

Forscher aus Hawaii verordneten fünf Freiwilligen mit chronischer Schuppen-flechte sechs Monate lang täglich Safran-tee und Rotulmenwasser. Bei allen Teil-nehmern dieses kleinen Experiments besserten sich die Symptome.

Wussten Sie, dass …?

In den 70er-Jahren ging die Zahl der Ulmen weltweit, besonders aber in den USA, wegen der Ulmenkrankheit stark zurück. Diese Pilzerkrankung behinderte den Wassertransport aus den Wurzeln in die Blätter und führte zum Absterben der Bäume. Wenn ein Baum einer Reihe infiziert ist, kann der Pilz sich über die miteinander verbundenen Wurzelsysteme ausbreiten und die gesamte Reihe abtöten

Die in Europa beheimatete Ulme (Ulmus minor) hat ein ähnliches Wirkprofil wie die Rotulme. Auch von ihr wird die innere Rinde verwendet.

Grundlegendes

Die Rotulme (Slippery Elm) ist eine von mehreren Ulmenarten Nordamerikas. Es handelt sich um einen mittelgroßen Baum mit rauen Blättern, dessen hellgrüne Blüten im März vor dem Austrieb der Blätter erscheinen.

Die innere Rinde, eine blasse, schwammige Schicht zwischen der rauen äußeren Rinde und dem Holz der ausgewachsenen Ulmen wird getrocknet und klein geraspelt. Ursprünglich nutzte man auch die Blätter. Wenn der Baum gesund bleiben soll, kann jeweils nur eine kleine Menge geerntet werden – eine zu große Schälstelle kann den Baum absterben lassen.

Früher wurde die Rotulme als *Ulmus fulvus* bezeichnet, heute gilt der Name *Ulmus rubra*.

Wirkungsweise

Die innere Rinde enthält eine breite Palette nütz-licher Substanzen, darunter Schleimstoffe. Das sind Moleküle, die Wasser aufnehmen, dadurch an-schwellen und eine gelartige Konsistenz annehmen. Dieses Gel legt sich als schützende und beruhi-gende Schicht über Haut und Schleimhäute. Deshalb haben Schleimstoffe bei äußerlicher Anwendung eine wohltuende Wirkung auf Verbren-nungen, Wunden und Geschwüre und helfen innerlich gegen Magenschleimhautentzündungen und Durchfall. Daneben enthält die innere Rinde auch Tannine, Gerbstoffe, Phystosterole (pflanzliche Fette) und Calcium.

Vorbeugung

Rotulme liefert Antioxidanzien und in geringen Mengen verschiedene Nährstoffe wie Calcium, Vitamin B_1 (Thiamin), Eisen, Magnesium, Vitamin C und Zink.

Hauptwirkungen

Wenn die Schleimstoffe der Rotulme mit Feuchtig-keit in Berührung kommen, saugen sie das Wasser auf, schwellen an und bilden ein Gel, das Haut, Wunden oder Schleimhäute (an den Verdauungs-organen) überzieht und das gereizte oder entzün-dete Gewebe beruhigt. Laborversuche bestätigten, dass Rotulme einem gereizten Magen (akute Gastritis) gut tut. Sie bildet dabei nicht nur einen Schutzfilm, sondern hat vermutlich auch leichte,

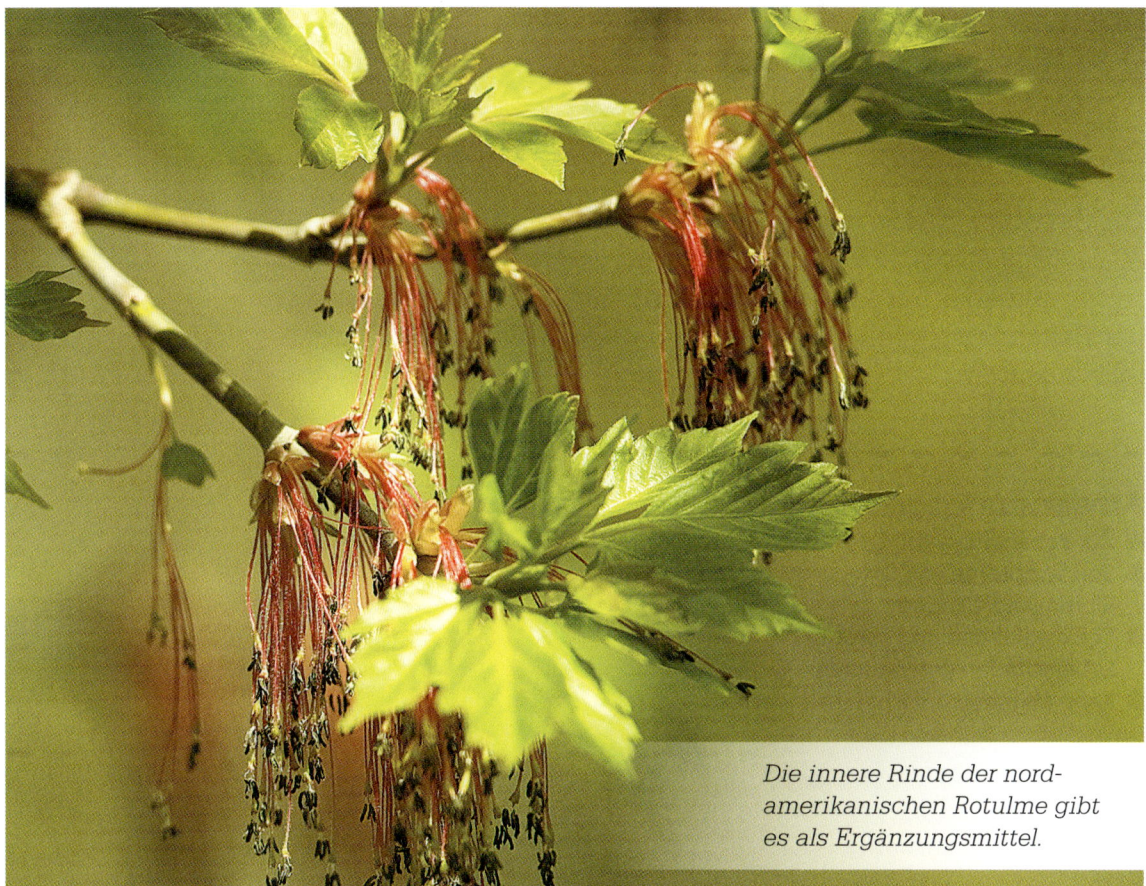

Die innere Rinde der nord-amerikanischen Rotulme gibt es als Ergänzungsmittel.

direkt entzündungshemmende Wirkungen.

Traditionell wird Rotulme zur symptomatischen Behandlung der verschiedensten Verdauungsbeschwerden genutzt, darunter Sodbrennen, Magenschleimhautentzündung (Gastritis), Magengeschwür, Reizdarm und die entzündliche Darmkrankheit Morbus Crohn. Entsprechende wissenschaftliche Studien am Menschen liegen bisher nicht vor.

Weitere Vorzüge

Äußerlich angewandt lindert Rotulme Hautreizungen und -entzündungen sowie leichte Verbrennungen, unterstützt die Wundheilung und trocknet Furunkel und Abszesse aus. Die Rinde wird auch bei Gicht, Gelenkentzündungen und Zahnschmerzen verwendet. Innerlich soll sie bei Bronchitis, Blasenentzündung und Würmern lindernd wirken. Diese traditionellen Verwendungsarten der Rotulme sind noch nicht wissenschaftlich bestätigt.

Richtige Einnahme
Dosierung

Magen-Darm-Probleme: Beachten Sie die Herstellerangaben oder sprechen Sie mit Ihrem Arzt. Üblich sind folgende Dosierungen:
Pulver: Bis zu 3-mal täglich 1/2 TL Pulver in 1 Glas Wasser. Kapseln/Tabletten: 150 mg vor den Mahlzeiten. Flüssigextrakt (60 %): 3-mal täglich 5 ml.
Äußerliche Anwendung: Für einen Umschlag das grobkörnige Rindenpulver mit kochendem Wasser zu einer Paste verrühren.

Empfehlungen

○ Bei oraler Einnahme von Rotulme immer reichlich Wasser dazu trinken, damit das Produkt nicht innerlich stark aufquillt und Speiseröhre oder Darm verlegt.
○ Die symptomatische Linderung sollte rasch eintreten. Bei anhaltenden oder neuen Beschwerden bitte den Arzt aufsuchen.

S-Adenosyl-L-Methionin (SAMe)

Die Substanz SAMe wurde 1952 in Italien entdeckt, doch erst 20 Jahre später nahm man ihre medizinischen Eigenschaften näher unter die Lupe. Heute geht man davon aus, dass SAMe bei der Behandlung von Depressionen und Arthritis eine Schlüsselrolle zukommt.

Anwendungsgebiete
- Zur Behandlung von Depressionen
- Soll Symptome von Osteoarthritis und Fibromyalgie lindern.
- Soll die Behandlung chronischer Leberschäden unterstützen.
- Kann Migränekopfschmerz lindern.

Arzneiformen
- Tablette
- Kapsel

Grundlegendes

Die Leber erzeugt SAMe aus der Aminosäure Methionin, die im Darm aus fleischhaltigen Mahlzeiten aufgenommen wird. Bis zu 50% des Methionins aus der Nahrung werden in SAMe umgewandelt, einen Stoff, der für zahlreiche biochemische Prozesse im Körper unverzichtbar ist. Da der Körper SAMe selbst herstellt, muss es nicht von außen zugeführt werden.

Wirkungsweise

SAMe ist an vielen chemischen Prozessen im Körper beteiligt, z. B. auch der Herstellung wichtiger Stoffe wie Melatonin und Adrenalin sowie der DNA und RNA, also dem Erbgut in den Zellen. Außerdem spielt SAMe eine Rolle im Homozystin-Stoffwechsel (zu viel Homozystein kann das Risiko für Herzinfarkt und Schlaganfall erhöhen). SAMe wird vor allem in den USA als orales Ergänzungsmittel eingenommen oder auch injiziert.

Vorbeugung

In der Theorie und im Tierversuch kann SAMe zum Schutz vor Leberschäden beitragen. Die Leber arbeitet ständig an der Entgiftung des Körpers und entzieht ihm schädliche Substanzen wie Alkohol. Dabei erzeugt sie freie Radikale, die ihrerseits Schaden anrichten können. SAMe hilft der Leber bei der Produktion von Glutathion, das wiederum die freien Radikale unschädlich macht. Studien an Patienten, deren Leber durch Alkohol und andere Ursachen geschädigt war, ergaben, dass Ergänzungsmittel mit SAMe tatsächlich die Glutathionmenge in der Leber heben. SAMe übernimmt bei der Entgiftung aber auch eigene Aufgaben.

In einer Studie an Patienten mit alkoholinduzierter Leberzirrhose konnten 1200 mg SAMe pro Tag die Überlebensrate und die Zeitdauer bis zu einer erforderlichen Lebertransplantation verlängern, wenn die Erkrankung zu Beginn der Studie noch nicht allzu weit fortgeschritten war. Drei kleine Studien lassen darauf schließen, dass SAMe auch die Behandlung der primären biliären Zirrhose und der schwangerschaftsinduzierten cholestatischen Gelbsucht unterstützen kann. Um herauszufinden, welche Rolle SAMe bei der Vorbeugung vor und

Behandlung von Lebererkrankungen spielen könnte, sind jedoch weitere Untersuchungen erforderlich.

Hauptwirkungen

SAMe wird zur Behandlung von Osteoarthritis eingesetzt und ist laut einer groß angelegten Metastudie bei der Schmerzreduktion und Verbesserung der Funktion der betroffenen Gelenke ebenso wirksam wie viele Arzneimittel. In der längsten vorhandenen Untersuchung, die sich über zwei Jahre erstreckte, nahmen Freiwillige zwei Wochen lang eine Anfangsdosis von 600 mg pro Tag und anschließend täglich eine Erhaltungsdosis von 400 mg. Innerhalb von einem Monat besserten sich die Symptome – ohne größere Nebenwirkungen. Eine aktuelle Studie zum Vergleich von 1200 mg SAMe pro Tag mit dem verbreiteten Schmerzmittel Celecoxib ergab, dass das Arzneimittel im ersten Behandlungsmonat wirksamer war. Am Ende des zweiten Monats war jedoch kein Unterschied mehr festzustellen.

Im Labor und im Tierversuch konnte SAMe Chondrozyten (knorpelproduzierende Zellen in den Gelenken) vor Schädigung schützen und sie zu Erzeugung schützender Proteoglykane anregen, welche die Gelenke abpolstern und schmieren, damit diese sich frei und ungehindert bewegen können. Die entzündungshemmenden Eigenschaften von SAMe sind mit denen nichtsteroidaler Entzündungshemmer wie Azetylsalizylsäure vergleichbar, scheinen aber grundlegend anders zu wirken als diese Stoffgruppe, welche die Synthese von Prostaglandinen hemmt (chemischen Botenstoffen, die Entzündungen fördern und Schmerzen, Schwellungen, Rötung und Überwärmung hervorrufen). Deshalb hat SAMe deutlich weniger unerwünschte Wirkungen.

Bei schweren Depressionen liegt im Liquor, der Gehirn und Rückenmark umgibt, ein niedriger SAMe-Spiegel vor. Untersuchungen weisen darauf hin, dass SAMe als Antidepressivum ebenso wirksam wie konventionelle trizyklische Antidepressiva sein könnte. Allerdings mit weniger unerwünschten Wirkungen. Die Wirkung kann sogar schneller einsetzen als bei diesen Mitteln, die oft erst nach Wochen ihre volle Wirkung entfalten. Allerdings wurden viele Studien kritisch hinterfragt, und es ist noch unklar, wie der Vergleich zwischen SAMe und neueren Antidepressiva, z. B. selektiven Serotonin-Wiederaufnahmehemmern wie Fluoxetin, ausfällt.

Auch die optimale Dosierung von SAMe steht noch nicht fest.

Die genaue Wirkungsweise von SAMe ist noch nicht erforscht. Vermutlich beeinflusst die Substanz den Stoffwechsel wichtiger Botenstoffe im Gehirn und das Phosphatidylcholin, das in allen Zellmembranen, einschließlich der Neuronen im Gehirn, vorliegt und an der Weiterleitung von Nervenimpulsen beteiligt ist.

Eine kleine Studie mit hoch dosiertem SAMe ergab eine Wirkung auf Depressionen infolge der Parkinsonkrankheit.

Weitere Vorzüge

SAMe wird auch zur Linderung von Migräne verwendet. Bei 400–800 mg am Tag wirkt es als

S-Adenosyl-L-Methionin (SAMe)
Fortsetzung

Schmerzmittel. Bei Erkrankungen im Zusammenhang mit Aids sinkt der SAMe-Gehalt im Körper z. B. bei Myelopathie und einer Erkrankung der Koronararterien ab. Hier versucht man mit SAMe-Gaben gegenzusteuern, doch ob dadurch eine positive Wirkung erzielt wird, ist noch unklar. Beschrieben sind auch Behandlungsansätze gegen Müdigkeit, Verdauungsprobleme und Allergien, doch hier stehen wissenschaftliche Belege noch aus.

Richtige Einnahme
Dosierung

Osteoarthritis: 1200 mg pro Tag bis zur Besserung der Symptome, danach 400 mg pro Tag als Erhaltungstherapie.

Fibromyalgie: 600–800 mg pro Tag.
Depressionen: 400–1600 mg pro Tag in zwei Dosen.
Depressionen bei Parkinson-Erkrankung: 800–3600 mg pro Tag.
Lebererkrankung: 800 mg pro Tag (es wurden auch größere Dosen erprobt, die jedoch zuvor mit dem Arzt abgesprochen werden sollten).
Migräne: 400–800 mg pro Tag in zwei Dosen.

Empfehlungen

○ Zur Vorbeugung gegen Magenprobleme sollte die Tagesdosis SAMe auf drei gleich große Portionen verteilt im Laufe des Tages eingenommen werden.
○ Bei Depressionen sollte innerhalb einer Woche eine Besserung eintreten. Bei Osteoarthritis kann die Wirkung mit vier Wochen, bei Fibromyalgie mit sechs Wochen Verzögerung einsetzen.

Mögliche Nebenwirkungen

○ Die häufigste unerwünschte Wirkung sind leichte Verdauungsstörungen. Gemeldet wurden jedoch auch Ängste, Kopfschmerzen, vermehrter Harndrang und Juckreiz.

Warnhinweise

○ Wenn Sie Medikamente zur Hebung des Serotoninspiegels im Gehirn (bestimmte Antidepressiva, Pethidin, Tramadol) nehmen, sollten Sie ärztlichen Rat einholen. SAMe kann Wechselwirkungen mit diesen Mitteln eingehen und das Serotoninsyndrom mit Symptomen wie Fieber, Muskelsteifigkeit und Verwirrtheit hervorrufen. Bei derartigen Symptomen sollten Sie SAMe vorsichtshalber absetzen und sofort Ihren Arzt informieren.
○ Bei Parkinsonkrankheit, bipolaren Störungen, Schizophrenie oder schizoaffektiven Störungen sollten Sie SAMe nur auf ärztlichen Rat einnehmen.

Vorsicht: Bei ernsten Erkrankungen sowie in der Schwangerschaft oder Stillzeit sollten Sie vor der Einnahme von Ergänzungsmitteln immer mit Ihrem Arzt sprechen.

Sägepalme
Serenoa repens, Sabal serrulata

Für die Indianer war Sägepalme sowohl Lebensmittel als auch Aufbaunahrung, und vermutlich waren Prostataprobleme weniger verbreitet. Sägepalme war lange Zeit vor allem in Europa beliebt, zählt aber inzwischen auch in den USA zu den zehn meist verkauften Mitteln. Die Pflanze ist ein wahrer Freund geplagter Männer.

Anwendungsgebiete
○ Hilft bei nächtlichem Harndrang, schwachem Harnstrahl und anderen Symptomen einer vergrößerten Prostata.
○ Kann Prostataentzündungen lindern.
○ Kann typisch maskulinem Haarausfall vorbeugen.

Arzneiformen
○ Kapsel
○ Flüssig
○ Tablette
○ Getrocknet
○ Softgelkapsel

Grundlegendes

Das ursprüngliche Verbreitungsgebiet der Sägepalme reicht von Texas bis South Carolina. Der Name stammt von den harten, an eine Säge erinnernden Stängeln am Blattansatz. Sägepalmen werden bis zu 700 Jahre alt und sind nahezu unverwüstlich, denn sie trotzen Dürre, Insektenbefall und Feuer.

Für medizinische Zwecke nutzt man die blauschwarzen Beeren, die im Spätsommer geerntet werden. Die Ernte ist nicht ungefährlich, weil die Arbeiter sich nicht nur vor den rasiermesserscharfen Stängeln hüten müssen, sondern auch vor der Diamantklapperschlange, die sich gern im Schatten dieser buschartigen Palme einnistet.

Wirkungsweise

Die Sägepalme ist ein altes Heilmittel, mit dem schon die Indianer Harnwegsprobleme behandelten. Als die ersten Siedler bemerkten, wie gut es Tieren ging, welche die Beeren fraßen, verabreichten sie die Früchte kranken Angehörigen als Stärkungsmittel. Mit der Zeit behandelte man damit auch hartnäckigen Husten und Verdauungsstörungen.

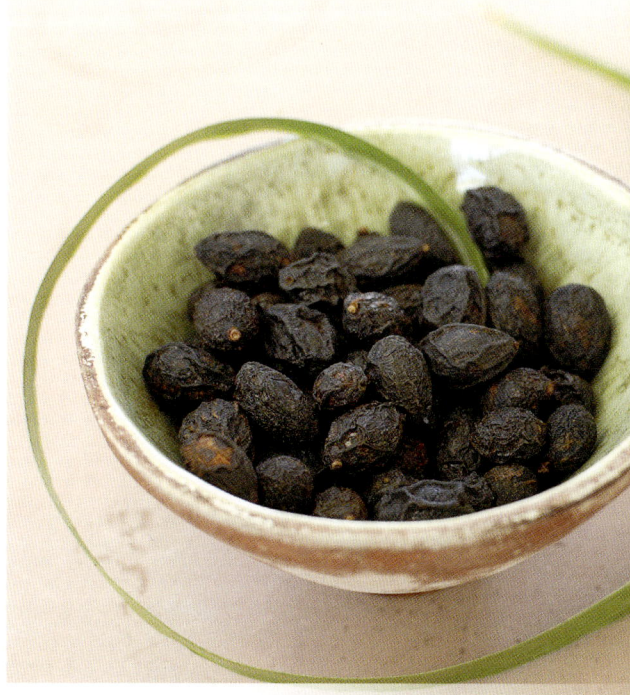

Sägepalme ist ein altes indianisches Hausmittel.

Heute ist die Sägepalme vor allem für ihre Wirkung auf eine vergrößerte Vorsteherdrüse bekannt, die durch etliche, anerkannte Studien bestätigt wurde.

Hauptwirkungen

In Deutschland, Frankreich, Italien und anderen Ländern wird Sägepalme gern gegen eine gutartige Prostatavergrößerung verordnet, die benigne Prostatahyperplasie (BPH).

Wenn sich die eigentlich walnussgroße Prostata vergrößert, was bei über der Hälfte aller Männer über 50 der Fall ist, drückt sie auf die Harnröhre, die den Harn aus der Blase durch die Prostata und aus dem Penis leitet. Typische Symptome sind häufiges Wasserlassen (besonders nachts), schwacher Urinstrahl, Schmerzen beim Wasserlassen und Schwierigkeiten, die Blase vollständig zu entleeren. Eine Untersuchung der angesehenen Cochrane Collaboration ergab, dass Sägepalme diese Symptome lindern konnte.

Vermutlich wirkt Sägepalme auf unterschiedliche Weise. In erster Linie verändert sie den Spiegel verschiedener Hormone, die eine Vermehrung der Prostatazellen fördern. Außerdem werden möglicherweise Entzündungen und Gewebeschwellungen eingedämmt.

Studien haben ergeben, dass mit Sägepalme weniger Nebenwirkungen (wie Impotenz) und schnellere Resultate zu erwarten sind als mit herkömmlichen Prostatamedikamenten. Die langfristige Unbedenklichkeit und Wirksamkeit ist jedoch noch nicht nachgewiesen.

Weitere Vorzüge

Sägepalme kann Symptome einer chronischen Prostataentzündung und chronischer Beckenschmerzen lindern, doch die entsprechenden Studien fielen uneinheitlich aus. Auch Männer mit Glatzenbildung (androgenetische Alopezie) profitieren zu etwa 50 % von Sägepalme. Traditionell wird sie auch gegen Impotenz und Unfruchtbarkeit des Mannes, unerwünschten Haarwuchs bei Frauen und als Aphrodisiakum eingesetzt.

Die richtige Einnahme
Dosierung

Die genaue Dosierung sollten Sie mit dem Arzt oder Apotheker besprechen.

Einkaufstipps

Informieren Sie sich sorgfältig über die Inhaltsstoffe, ehe Sie ein „Männerpräparat" kaufen. Viele enthalten neben Sägepalme auch zahlreiche andere Kräuter und Nährstoffe, die im Einzelfall ungeeignet sein können. Zudem ist der Sägepalmanteil in diesen Produkten für eine therapeutische Wirkung unter Umständen zu gering.

Aktuelle Info

In einer internationalen Studie an 1000 Probanden mit mäßiger BPH profitierten bei 6-monatiger Einnahme zwei Drittel von dem Medikament Finasterid oder von Sägepalme. Mit Finasterid kam es häufiger zu unerwünschten Wirkungen wie nachlassender Libido und Impotenz. Andererseits konnte das Arzneimittel die Prostatagröße insbesondere bei Männern mit sehr großer Prostata deutlicher verringern als Sägepalme. Die Autoren der Studie folgerten, dass das pflanzliche Mittel sich vermutlich besonders bei einer leichten bis mittleren Prostatavergrößerung eignet.

Eine Studie an 811 Männern mit BPH verglich den 5-Alpha-Reduktase-Hemmer Tamsulosin mit Sägepalme. Dabei waren Arzneimittel und pflanzliches Mittel gleichermaßen wirksam, wobei das Arzneimittel häufiger Ejakulationsstörungen hervorrief. Eine kleine, 3-monatige Studie, in der Sägepalme mit dem Alpha-Agonisten Prazosin verglichen wurde, konstatierte bei beiden Mitteln einen Rückgang der Symptome. Prazosin half jedoch etwas besser.

Getrocknete Beeren: 2–4 g pro Tag.
Flüssigextrakt (1:2): 2–4,5 ml pro Tag.
Liposterolextrakt: 320 mg pro Tag in 2 Dosen.
Andere Zubereitungen: Herstellerangaben beachten oder Arzt oder Apotheker zu Rate ziehen.

Die Wirkung von Sägepalme setzt mitunter erst nach 1–2 Monaten ein.

Wählen Sie ein Präparat aus standardisiertem Extrakt mit 85–95 % Fettsäuren und Sterolen (den aktiven Inhaltsstoffen der Beeren, die für die therapeutische Wirkung verantwortlich sind). Höhere Dosen wurden bisher nicht wissenschaftlich untersucht und sollten daher nicht eigenmächtig angesetzt werden.

Einnahmeempfehlung

○ Sägepalme schmeckt bitter, sodass Sie den Flüssigextrakt vielleicht mit etwas Wasser verdünnen möchten.

○ Die Substanz kann unabhängig vom Essen eingenommen werden, doch es kommt seltener zu Magenbeschwerden, wenn man sie zum Frühstück und zum Abendessen nimmt.

○ In der Naturheilkunde wird mitunter auch Sägepalmentee empfohlen. Allerdings bleibt dabei unklar, ob der Aufguss eine therapeutische Wirkstoffmenge enthält und bei BPH hilft.

Mögliche Nebenwirkungen

○ Unerwünschte Wirkungen sind relativ selten. Es kann zu Blutungen, Magenschmerzen, Übelkeit, Erbrechen, Mundgeruch, Verstopfung, Durchfall, Magengeschwüren, Gelbfärbung der Haut (Gelbsucht) infolge von Leber- oder Gallenproblemen, Kopfschmerzen, Schwindel, Schlafstörungen, laufender Nase, Mundtrockenheit, Depressionen, Atmungsproblemen, Muskelschmerzen, Bluthochdruck, Brustschmerzen, Herzrasen und Herzrhythmusstörungen kommen.

○ Männer können Erektionsprobleme, Hodenschmerzen, Brustspannen und Libidoveränderungen bemerken.

○ Sehr selten ist bei Männern eine Vergrößerung der Brust zu beobachten. In diesem Fall sollten Sie die Dosis senken oder das Mittel ganz absetzen.

Warnhinweise

○ Bei Blut im Urin oder Schwierigkeiten beim Wasserlassen sollten Sie vor der Einnahme von Sägepalmprodukten einen Arzt aufsuchen. Beide Symptome könnten auch auf ernste Erkrankungen hindeuten.

○ Wenn eine Prostatasymptomatik unter Sägepalmgabe schlimmer wird oder neue Symptome auftreten, insbesondere Blut im Urin, sollten Sie unbedingt zum Arzt gehen.

○ Bei Vorerkrankungen des Magens, der Leber, des Herzens oder der Lunge, aber auch bei Einnahme von Medikamenten zur Blutverdünnung (wie Warfarin) oder Gerinnungshemmung (wie Azetylsalizylsäure), Hormongaben oder hormoneller Empfängnisverhütung (Pille) sowie hormonempfindlichen Erkrankungen (bestimmte Formen von Brust- oder Prostatakrebs) sollte Sägepalme nur nach Rücksprache mit dem Therapeuten eingenommen werden.

○ Schwangere und stillende Mütter sollten auf Sägepalme verzichten.

○ Vor einer Operation sollten Sie dem Arzt mitteilen, dass Sie Sägepalme einnehmen. Möglicherweise werden Sie gebeten, das Mittel einige Zeit vor dem Eingriff abzusetzen.

Vorsicht: Bei ernsten Erkrankungen sollten Sie vor der Einnahme von Ergänzungsmitteln immer mit Ihrem Arzt sprechen.

Schlafbeere

Withania somnifera

Die Schlafbeere, die in den trockeneren Gegenden Indiens, aber auch im Mittelmeerraum beheimatet ist, hatte im indischen Ayurveda einen ähnlichen Stellenwert wie der koreanische Ginseng in der chinesischen Medizin. In Indien wird sie als als Stärkungsmittel und Aphrodisiakum verwendet.

Anwendungsgebiete
- Unterstützt den Körper im Umgang mit Stress.
- Soll das Gedächtnis stärken.
- Kann die Krebsbehandlung unterstützen.
- Kann Ängste lindern.

Arzneiformen
- Tabletten
- Flüssig

Grundlegendes

Schlafbeere ist eine mehrjährige Pflanze von bis zu 2 m Höhe mit kleinen, gelbgrünen Blüten.

Sie wird mitunter mit der Winterkirsche *(Physalis alkekengi)* verwechselt. Für medizinische Zwecke nutzt man in erster Linie die Wurzel, mitunter aber auch Beeren, Blätter und Rinde. Wirksame Inhaltsstoffe sind Steroidlaktone, Flavonoide, Alkaloide, Phystosterole und Eisen. Die Schlafbeere gehört wegen ihrer vielseitigen Wirkungen und im Allgemeinen sehr guten Verträglichkeit zu den am häufigsten genutzten Arzneien in der ayurvedischen Medizin.

Wirkungsweise

Schlafbeere scheint den Körper in die Lage zu versetzen, sich besser an Stress anzupassen. Bei Extrapolation der am Menschen verwendeten Dosierung waren Tiere vor experimentell erzeugten biologischen, physischen und chemischen Reizen besser geschützt. Im Gehirn scheint Schlafbeere das GABA-System anzuregen, das an der Beruhigung der Gehirnaktivität beteiligt ist. Durch seinen Einfluss auf die Nebennierenrinde kann es die Kortisolmenge im Blut senken, die bei chronischem Stress ansteigt und unerwünschte Wirkungen haben kann. Schlafbeere wird normalerweise mit anderen pflanzlichen Mitteln kombiniert, um den individuellen Bedürfnissen des Patienten gerecht zu werden.

Die Pflanze gilt als nichtstimulierendes Stärkungsmittel (Tonikum) und unterstützt nach Belastungen die Wiederherstellung der körperlichen und emotionalen Vitalität.

Vorbeugung

Die Wirkungen dieser alten Heilpflanze sind noch nicht umfassend erforscht, sodass man sich bei der Anwendung auf Ergebnisse aus Tierversuchen und überliefertes Wissen beruft.

Schlafbeere liefert antioxidative Stoffe, die zum Schutz vor schädlichen freien Radikalen beitragen. Insbesondere im Tierversuch konnte Schlafbeere Herz, Leber und Nervensystem schützen. Ihre chemischen Substanzen können den Blutdruck senken, den Herzschlag verlangsamen und gleichzeitig seine Pumpleistung stärken.

Schlafbeere beeinflusst aber auch das Immunsystem, das es je nach Situation stimuliert oder dämpft, wie Tierversuche nahelegen. Zudem wirkt sie entzündungshemmend, kann möglicherweise

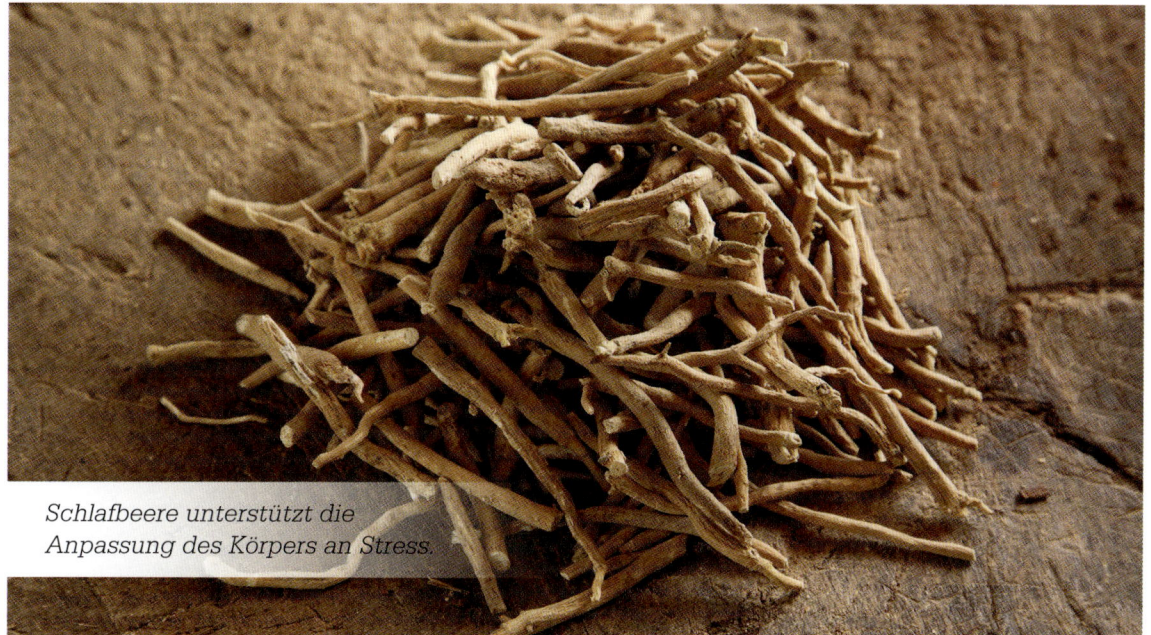

Schlafbeere unterstützt die Anpassung des Körpers an Stress.

das Krebsrisiko senken und Größe und Anzahl eventueller Tumoren eindämmen. Verantwortlich dafür ist vermutlich das Zusammenspiel der antioxidativen, entgiftenden, immunmodellierenden und entzündungshemmenden Eigenschaften der Pflanze.

In Tierversuchen stimulierte Schlafbeere die Bildung roter Blutkörperchen und erhöhte deren Hämoglobingehalt (Hämoglobin ist das Molekül, das Sauerstoff aus der Lunge ins Gewebe und zu den Organen transportiert).

Bei Kindern förderte mit Schlafbeere versetzte Milch die Gewichtszunahme. Zugleich stieg die Protein- und Hämoglobinmenge im Blut an. Auch im Tierversuch erleichterte Schlafbeere in Wachstumsphasen die Gewichtszunahme.

Hauptwirkungen

Aufgrund vielversprechender Tierversuche hofft die Forschung, dass Schlafbeere die Krebstherapie unterstützen kann, z. B. indem sie dem üblichen Gewichtsverlust entgegenwirkt, der in der Regel mit Krebs einhergeht. Vor allem aber könnte sie der Vergiftung des Knochenmarks (wo die roten Blutkörperchen für die Sauerstoffversorgung, die weißen Blutkörperchen für die Infektabwehr und die Blutplättchen für die Blutgerinnung gebildet werden) während der Chemotherapie entgegen-

Aktuelle Info

Im Tierversuch konnte Schlafbeerenextrakt das Herz während und unmittelbar nach einem Herzinfarkt vor Schäden schützen. Denn die Herzzellen sind nicht nur während des Infarkts gefährdet, wenn sie aufgrund der blockierten Gefäße unzureichend mit Sauerstoff versorgt werden, sondern auch nach Beseitigung der Blockade.

Wussten Sie, dass …?

Schlafbeere ist ein traditionelles Aphrodisiakum. Eine Studie an gesunden, älteren Männern ergab, dass die Einnahme von 3 g pro Tag über ein Jahr hinweg die sexuelle Leistungsfähigkeit verbesserte. Im Tierversuch trat bei höherer Dosierung allerdings auch eine gegenteilige Wirkung ein.

1 g Schlafbeerensamen enthält etwa 600 Samen.

Mögliche Nebenwirkungen

O Schlafbeere kann Magen-Darm-Verstimmungen mit Erbrechen und Durchfall hervorrufen. In seltenen Fällen kann es zu einer Dämpfung des ZNS (zentrales Nervensystem) mit Benommenheit, Verwirrtheit oder Bewusstseinstrübungen, Atemwegsdepression (verlangsamtes oder mühsames Atmen), Abfall der Körpertemperatur (Hypothermie) und Nieren- oder Leberproblemen kommen. Eine Überdosis erwies sich allerdings im Tierversuch als unbedenklich.

Warnhinweise

O Schlafbeere kann die beruhigenden (sedierenden) Wirkungen bestimmter Arzneimittel wie Barbituraten oder Benzodiazepinen verstärken. Hier ist Vorsicht geboten.

O Bei einer Chemo- oder Radiotherapie oder bei Einnahme von Mitteln, die das Immunsystem unterdrücken, sollten Sie vor der Einnahme von Schlafbeere mit Ihrem Arzt sprechen.

O Achtung: Wer Medikamente für die Schilddrüse nimmt, sollte Schlafbeere nur auf ärztlichen Rat verwenden, weil das Mittel die Wirkung von Substanzen wie Thyroxin verstärken kann.

O Patienten mit Magengeschwüren sollten Schlafbeere nicht einnehmen, weil sie den Magen-Darm-Trakt reizt.

O Bei allergischen Reaktionen auf Nachtschattengewächse (Solanaceae, z. B. Engelstrompete, Chilis oder Tomaten) sollte Schlafbeere nicht eingenommen werden.

O Schwangere Frauen sollten Schlafbeere meiden, da es zu einer Fehlgeburt kommen könnte.

wirken. Möglicherweise hat Schlafbeere auch eigene therapeutische Wirkungen und lässt Krebszellen empfindlicher auf eine Radiotherapie reagieren.

Die Wirkung auf das GABA-System im Gehirn legt nahe, dass mit Schlafbeere Angststörungen und Depressionen behandelt werden könnten. Eine kleine Studie mit einem pflanzlichen Produkt, in dem Schlafbeere der Hauptbestandteil war, zeigte, dass die Angstsymptomatik nach 3-monatiger Behandlung seltener, kürzer und weniger intensiv auftrat. Tierversuche bestätigten eine positive Wirkung auf das Erinnerungsvermögen. Außerdem kann Schlafbeere Entzugssymptome zum Beispiel bei Morphiumentzug lindern, was ebenfalls durch Tierversuche bestätigt ist. Traditionell wird die Pflanze als Schlafmittel eingesetzt. Sie enthält Alkaloide – das sind beruhigende Wirkstoffe, die Herzschlag und Blutdruck drosseln können.

Weitere Vorzüge

Schlafbeere könnte die Behandlung von Blutarmut unterstützen, weil sie Eisen enthält (rote Blutkörperchen benötigen Eisen, um einwandfrei zu funktionieren) und die Bildung von roten Blutkörperchen und Hämoglobin anregt.

Die Pflanze gilt auch als traditionelles Mittel gegen rheumatoide und Osteoarthritis, was an ihren antioxidativen und entzündungshemmenden Eigenschaften liegen könnte.

Im Reagenzglas konnte Schlafbeere bestimmte Bakterien und Pilzstämme abtöten. Ob das Mittel jedoch zur Behandlung menschlicher Infektionen dienen kann, ist ungeklärt.

Richtige Einnahme
Dosierung

Getrocknete Wurzel: 3–6 g täglich als Kapsel oder Tee.
Flüssigextrakt (1:2): 5–13 ml pro Tag.

Empfehlungen

O Lassen Sie sich eine individuelle Dosis in Kombination mit anderen, passenden Kräutern verschreiben.

O Bis die Behandlung Stress- und Angstsymptome beeinflusst, können bis zu 3 Monate verstreichen.

Schwarzkümmel
Nigella sativa

Gegen „jede Krankheit außer den Tod" empfahl der Prophet Mohammed Schwarzkümmel und schon Pharao Tut-ench-Amun hatte ein Fläschchen Öl als Grabbeigabe. Über Avicenna, einen Vertreter der arabischen Medizin, kam das Wissen über die Wirkung von Schwarzkümmel an die europäischen Universitäten.

Anwendungsgebiete
- Bessert Akne, Neurodermitis und andere Hautprobleme.
- Beugt Atemwegserkrankungen vor.
- Lindert allergische Erscheinungen.
- Unterstützt die Darmsanierung.
- Hilft gegen zahlreiche Verdauungsbeschwerden.
- Kann die Behandlung rheumatischer Beschwerden unterstütze.

Arzneiformen
- Ganze Samen
- Kapsel
- Öl
- Pulver
- Salbe/Creme
- Tablette
- Tee
- Tropfen

Grundlegendes

Schwarzkümmel (*Nigella sativa*), auch schwarzer Kreuzkümmel oder ägyptischer Kümmel genannt, ist ein einjähriges Hahnenfußgewächs mit bläulichen oder weißlich-gelblichen kleinen Blüten. Er wird in Ägypten, Syrien, Indien, Pakistan, Iran und Amerika angebaut und ist mit dem in Europa und Asien bekannten echten Kümmel (*Carum carvi*) nicht verwandt. Als Gewürz wird Schwarzkümmel seit Langem eingesetzt. Das ätherische Öl und das Speiseöl aus den Samen haben in der Heilkunde schon seit dem Altertum ihren Platz.

Wirkungsweise

Schwarzkümmel enthält über 100 Inhaltsstoffe, deren Gehalt je nach Anbaugebiet und Sorte schwankt. Im fetten Öl (ca. 30–35 %) sind viele ungesättigte Fettsäuren enthalten. Das Öl besteht hauptsächlich aus Glycerinestern der Linol-, Öl-, und Palmitinsäure. Wie das Distelöl kann es zur Senkung der Blutfettwerte beitragen.

Das ätherische Öl (ca. 0,4–2,5 %) zeichnet sich unter anderem durch den Wirkstoff Thymochinon mit seinen keimtötenden Eigenschaften aus. Schwarzkümmel wird daher auch seit Langem verwendet, um die Haltbarkeit von eingelegtem Gemüse zu verlängern. Im Körper unterstützt Thymochinon die entzündungshemmende, bronchienerweiternde und sekretlösende Wirkung von Prostaglandin E1. Dies ist bei Atemwegserkrankungen und allergischen Erscheinungen von Vorteil.

Hauptwirkungen

Aufgrund seiner antimikrobiellen Eigenschaften wird das ätherische Öl oft bei Infektionen eingesetzt. Erfolge wurden auch bei Pilzinfektionen und Wurmbefall erzielt, Letztere allerdings vorerst nur im Reagenzglas. Traditionell unterstützen Öl und Gewürz die Behandlung vieler Darmerkrankungen (Pilzbefall, Durchfall, Entzündungen, Reizdarm) und helfen bei Blähungen, Erbrechen und anderen Verdauungsbeschwerden.

Die Langzeitbehandlung bei Asthma, chronischer Bronchitis und erhöhter Infektanfälligkeit wird aufgrund der immunregulierenden Wirkung des Schwarzkümmels unterstützt. Schwarzkümmelöl hilft aber auch beim chronischen Erschöpfungssyndrom, dessen Ursache bisher noch nicht geklärt ist. Offenbar trägt das Öl jedoch aufgrund seiner Fettsäurezusammensetzung und immunitätssteigernden Wirkung zur Gesundung des Immunsystems bei und zu einem verbesserten Hormonhaushalt und psychischen Befinden. Dies könnte auch erklären, weshalb Schwarzkümmel als Öl, Gewürz oder Tee auch bei Menstruationsbeschwerden, Kopfschmerzen und Depressionen im Rahmen eines prämenstruellen Syndroms sowie bei Unfruchtbarkeit helfen soll.

Einkaufstipps

Vergleichen Sie die Preise. Je nach Hersteller und Präparat können sich diese um 100–380 % unterscheiden. Erwerben Sie zum therapeutischen Gebrauch nur kaltgepresstes Öl.

Wer den Geschmack von Schwarzkümmelöl ablehnt, auf die gesundheitsfördernde Wirkung aber nicht verzichten will, kann auf Kapseln zurückgreifen.

Als Speiseöl ist Schwarzkümmelöl ausgesprochen teuer. Linolsäure, eine Omega-6-Fettsäure, ist auch im deutlich preiswerteren Distel-, Sonnenblumen-, Raps- oder Sojaöl enthalten. Wählen Sie zum Verzehr nur hochwertiges, kaltgepresstes Öl, das Sie kalt und dunkel lagern.

Aktuelle Info

Nach fünfwöchiger Anwendung von Schwarzkümmel zeigte sich bei einer Studie eine anregende Wirkung auf das Immunsystem.

Versuche an Ratten ergaben, dass ein wässriger Auszug aus Schwarzkümmelsamen die Magensaftproduktion hemmen kann. Auch entkrampfende und beruhigende Wirkungen wurden festgestellt.

Tipps & Infos

Die ägyptische Volksmedizin schreibt Schwarzkümmel eine blutzuckersenkende Wirkung zu. Tierversuche haben allerdings gezeigt, dass bei den verwendeten Teemischungen eher andere Bestandteile für diesen Effekt zuständig sind.

Weitere Vorzüge

Studien stehen zwar noch aus, doch Erfahrungsberichte deuten darauf hin, dass die Einnahme von 2–3 g Schwarzkümmelöl pro Tag rheumatische Beschwerden lindern kann.

Berichten zufolge eignet sich Schwarzkümmelöl bei Kindern und Erwachsenen zur Linderung allergischer Beschwerden wie Asthma bronchiale und Neurodermitis. Auch bei Hautproblemen wie Akne, Schuppenflechte und schlecht heilenden Wunden wurden nach zweiwöchiger Einnahme von Schwarzkümmelöl positive Ergebnisse erzielt.

Richtige Einnahme
Dosierung

Vorbeugend sollten Erwachsene 2- bis 3-mal täglich 1–2 Kapseln Schwarzkümmelöl einnehmen. Bei einer Zufuhr von 3 g Samen, 3–6 TL Öl oder 3-mal 1–2 Kapseln entfaltet Schwarzkümmelöl nachweislich eine immunologische Schutzfunktion. Schulkinder können die Hälfte der Erwachsenendosis, kleinere Kinder bis zu 4 Jahren ein Drittel der angegebenen Dosis nehmen (1/2–1 TL Öl oder 2-mal 1 Kapsel am Tag, keine Samen). Bei Hautproblemen, erhöhter Infektanfälligkeit oder Allergien: 3-mal täglich 840 mg Schwarzkümmelöl einnehmen.

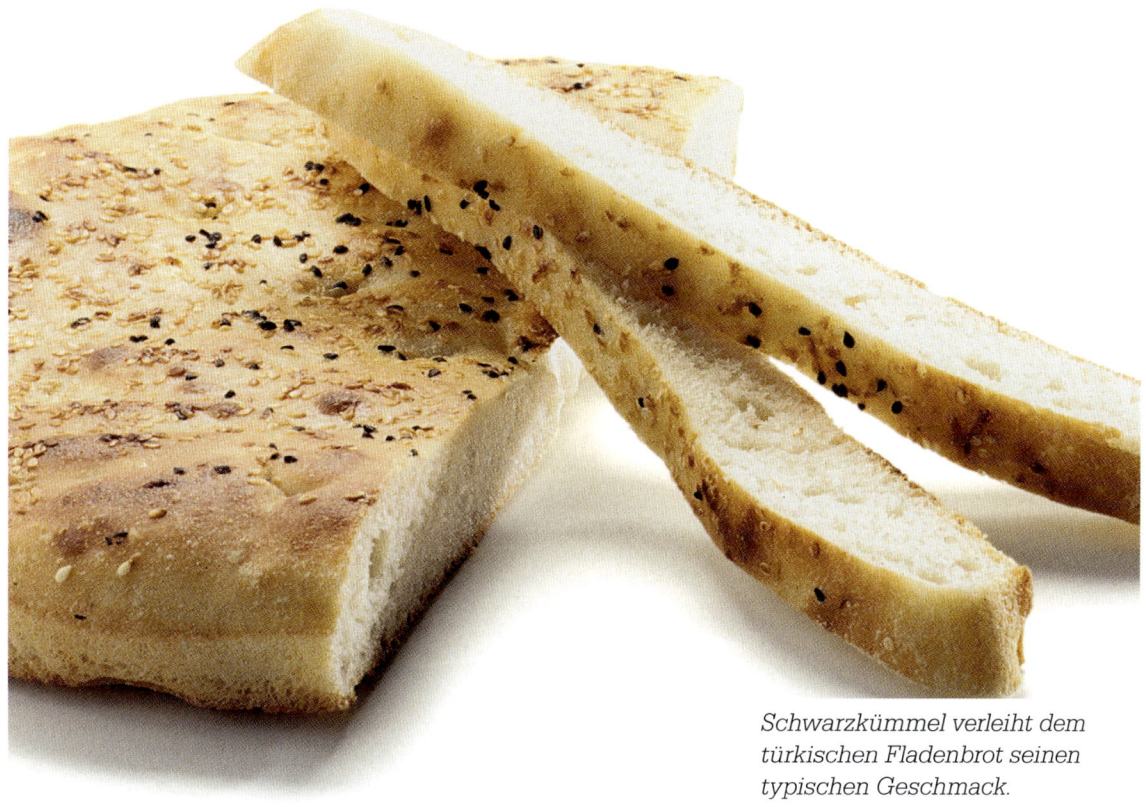

Schwarzkümmel verleiht dem türkischen Fladenbrot seinen typischen Geschmack.

Empfehlungen

○ Die Kapseln können zu oder zwischen den Mahlzeiten eingenommen werden. Das ätherische Öl nur inhalieren.

Mögliche Nebenwirkungen

○ Wird Schwarzkümmelöl als Salatöl verwendet, kann es anfangs zu leichtem Aufstoßen mit pizzaartigem Nachgeschmack kommen.

Warnhinweis

○ Schwangere sollten auf Schwarzkümmelpräparate verzichten. Das daraus gebildete Prostaglandin kann eventuell den Muttermund erweitern und vorzeitige Wehen auslösen.

Vorsicht: Sprechen Sie bei Erkrankungen immer zuerst mit Ihrem Arzt, bevor Sie Ergänzungsmittel einnehmen.

Selen

Im letzten Jahrhundert wurde Selen von der Wissenschaft als eine mögliche Waffe gegen den Krebs entdeckt. Selen gehört zu den Nährstoffen, mit denen Teile der Bevölkerung in den deutschsprachigen Ländern unterversorgt sind. Es spielt eine wichtige Rolle im Körper und somit für unsere Gesundheit.

Anwendungsgebiete
- Kann Krebs vorbeugen.
- Kann vor Herzerkrankungen schützen.
- Schützt vor grauem Star und Makuladegeneration.
- Bekämpft Virusinfektionen.
- Hilft bei entzündlichen Prozessen.

Arzneiformen
- Kapsel
- Tablette

Grundlegendes

Aus dem Boden stammt dieses Spurenelement, das für viele Körpervorgänge gebraucht wird. Selen kommt im gesamten Körper vor, in den größten Mengen jedoch in Nieren, Leber, Milz, Bauchspeicheldrüse und in den Hoden. Selen ist mit Schwefel verwandt und wird an seiner Stelle in die Aminosäuren Cystein und Methonin eingebaut.

Wirkungsweise

Selen ist ein Antioxidans, das die freien Radikale blockiert, die unsere Erbsubstanz (die DNA) schädigen. Es ist Teil des antioxidativen Enzyms Glutathionperoxidase, das die Zellen vor Umwelt- und Nahrungsgiften schützt und oft zusammen mit den Vitaminen C und E in antioxidativen Cocktails enthalten ist. Diese Kombination kann schützend vor einer ganzen Reihe an Erkrankungen wirken: vor Krebs, Herzerkrankungen und grauem Star.

Hauptwirkungen

Besonderes Interesse wird Selen wegen seiner Rolle bei der Krebsbekämpfung zuteil. Eine 5-jährige Studie der Cornell Universität und der Universität Arizona in den USA zeigte: Die tägliche Einnahme von 200 µg Selen führte bei den Studienteilnehmern (im Vergleich zu einer Testgruppe ohne Selengabe) zu 63 % weniger Prostatatumoren, 58 % weniger Darmkrebserkrankungen sowie zu 46 % weniger Lungenkrebs und zu einer insgesamt um 39 % gesenkte Krebssterberate. In anderes Untersuchungen konnte eine Beziehung zwischen niedrigen Selenraten und einem erhöhten Risiko für Prostatakrebs, Eierstock- und Gebärmutterhals-, Enddarm-, Blasen-, Magen- und Speiseröhrenkrebs festgestellt werden. Tierstudien konnten belegen, dass Selen bei der Behandlung von Krebs der Bauchspeicheldrüse sowie der Leber hilfreich war. Allerdings erhöhte die Selengabe zumindest in einer Studie das Hautkrebsrisiko.

Krebspatienten mit niedrigem Selengehalt im Blut haben zumeist mehr Tumoren, ein höheres Risiko, dass die Krebserkrankung erneut auftritt, häufiger Metastasen und eine kürzere Überlebenszeit als Patienten mit hohem Selenspiegel. Folgeauswertungen von Untersuchungen ergaben aber auch: Der Nutzen einer Selen-Ergänzung hängt davon ab, wie gut oder schlecht die Personen bereits mit Selen versorgt waren. Bei Teilnehmern mit hohen Selenspiegeln vor der Ergänzung zeigte sich sogar ein erhöhtes Krebsrisiko.

Selen kann ebenfalls das Herz schützen, möglicherweise indem es das Risiko für das Zusammenkleben der Blutplättchen vermindert und so das Blut „flüssiger" macht. Ebenso kann Selen die Oxidation des schlechten Cholesterins LDL verhindern und so das Risiko für Herzinfarkt und Schlaganfall verringern. Allerdings ist ein Nachweis der Wirksamkeit dieses Supplements auf das Herz nur eingeschränkt.

Weitere Vorzüge

Möglicherweise beugt Selen auch grauem Star und Makuladegeneration vor, der wichtigsten Ursache für Sehbehinderungen oder Blindheit im Alter.

Darüber hinaus unterstützt Selen den Körper im Kampf gegen schädliche Bakterien und Viren und scheint auch gegen HIV wirksam zu sein. Auch wenn einige Therapeuten Selen gegen Erkältungskrankheiten einsetzen, so ist seine Wirkung hier doch nicht systematisch untersucht worden.

In Kombination mit Vitamin E wirkt Selen offenbar auch entzündungshemmend und kann chronische Krankheiten wie Schuppenflechte, Lupus und Neurodermitis lindern. Eine Untersuchung mit Personen, die unter rheumatoider Arthritis litten, konnte zeigen, dass Selen die Beweglichkeit und das Wohlbefinden steigerte, bei zwei anderen Untersuchungen zu diesem Krankheitsbild allerdings blieb die Wirkung aus.

Teilweise wird Selen auch eingesetzt, um die Beschwerden bei Asthma zu verbessern, allerdings brachten die wenigen und kleinen Studien hierzu unterschiedliche Ergebnisse. Ebenso führten auch die Untersuchungen über den Zusammenhang von Testosteron- und Spermienproduktion und Selengaben, um die männliche Fruchtbarkeit zu erhöhen zu keinen klaren Aussagen.

Eine Untersuchung konnte die Wirkung von Selen bei einer bestimmten Entzündung der Schilddrüse nachweisen. Je gravierender die Entzündung war, umso stärker wirkte auch das Selen. Auch bei einer Entzündung der Bauchspeicheldrüse scheint Selen wirksam zu sein.

Einkaufstipps

Wer Selen wegen seiner antioxidativen Wirkung nimmt, sollte ein sogenanntes antioxidatives Mischpräparat wählen. Diese Mittel enthalten neben Selen weitere Antioxidanzien wie Alphaliponsäure, Coenzym Q10, NAC (N-acetylcysteine), Traubenkern- und Grüntee-Extrakt, die Vitamine C und E sowie Betacarotin.

Organisches Selen findet man auch in bestimmten Hefen. Es ist weniger giftig. So enthalten 500 mg Brauhefe 200 µg Selen. Patienten die MAO-Inhibitoren einnehmen, sollten allerdings hefehaltige Selenprodukte meiden.

Tipps & Infos

Vitamin E verstärkt die Selenwirkung; Stellen Sie daher sicher, dass Sie auch die täglich empfohlene Einnahmemenge dieses Supplements erhalten (siehe auch die Seiten 287–289).

Wussten Sie, dass …?

Paranüsse hervorragende Selenlieferanten sind? In 50 g Nüssen sind etwa 50 µg Selen enthalten. Das Tagessoll von 30–70 µg ist damit bereits erfüllt. 115 g des Fisches red snapper, einer anderen sehr guten Selenquelle, enthalten 200 µg. Die meisten Fische enthalten aber deutlich weniger.

Hauptlieferanten von Selen sind Leber, Muskelfleisch, Fische, Nüsse, Getreide und Hülsenfrüchte.

Selen Fortsetzung

Wie viel brauchen Sie?

Der Schätzwert für eine wünschenswerte Zufuhr beträgt 30–70 µg pro Tag (D–A–CH–Referenzwert). Eine Ergänzung in Höhe von 150 µg pro Tag gilt als völlig sicher und wird von Experten in Deutschland als Obergrenze vorgeschlagen.

Zu wenig Selen

In Europa herrschen selenarme Böden vor. Tiere dagegen reichern Selen auch aus selenarmem Futter und Wasser an, deshalb sind eiweißreiche tierische Lebensmittel unsere Hauptselenquelle. Wer deshalb dauerhaft zu wenig Selen aufnimmt, kann häufiger unter Krebs, Herzerkrankungen, abnehmender Fruchtbarkeit (Mann), Niedergeschlagenheit, Gelenkproblemen, Muskelschwäche, Immunschwäche und entzündlichen Erkrankungen aller Art leiden. Eine ungenügende Selenversorgung während der Schwangerschaft erhöht das Risiko für Geburtsfehler (besonders am Herzen) oder plötzlichen Kindstod.

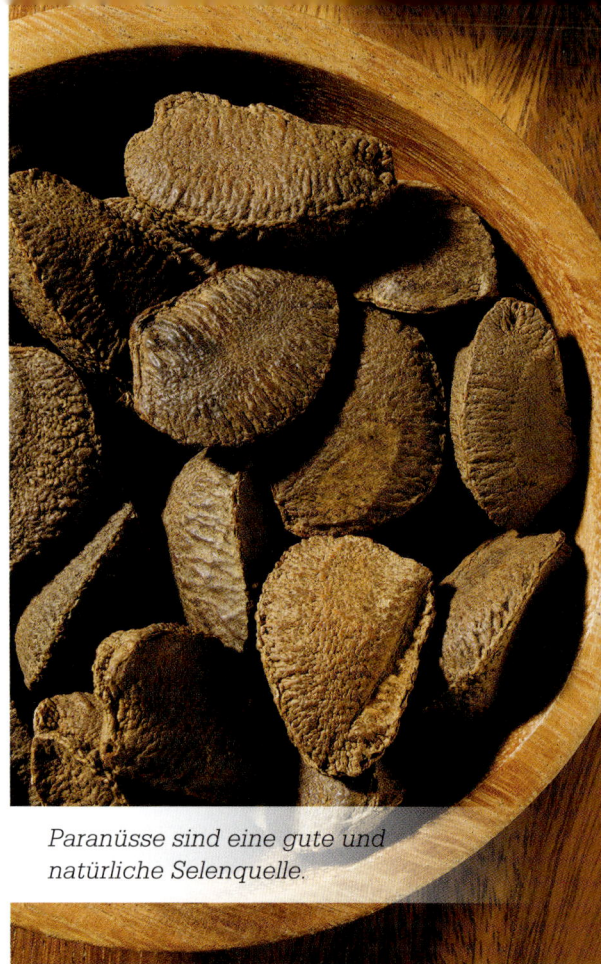

Paranüsse sind eine gute und natürliche Selenquelle.

Zu viel Selen

Zu viel Selen aus der Nahrung aufzunehmen ist bei uns kaum möglich. Wer diesen Stoff als Präparat einnimmt, muss aber bedenken, dass bei Selen die Spanne zwischen therapeutischer Dosis (bis zu 400 µg pro Tag) und toxischer Dosis (etwa 900 µg) im Vergleich zu anderen Nährstoffen sehr gering ist. Vergiftungssymptome sind Müdigkeit, Nervosität, Niedergeschlagenheit, Schwindel sowie Haarausfall und spröde Fingernägel. Eine Überdosis äußert sich zunächst in Übelkeit und Erbrechen, Durchfall und Bauchschmerzen sowie üblem Mundgeruch (knoblauchartig). In der Folge kann es zum Koma oder Herzstillstand kommen.

> ### Nebenwirkungen
> O ‚Zu viel Selen', siehe oben.
>
> ### Warnhinweis
> O Überschreiten Sie nicht die empfohlene Dosierung: Die langfristige Zufuhr großer Selenmengen – z. B. 600 µg und mehr pro Tag – kann ernste Nebenwirkungen wie Erbrechen, Müdigkeit, Haarausfall, Veränderungen der Fingernägel und Depressionen auslösen.
>
> **Vorsicht:** Sprechen Sie bei Erkrankungen immer zuerst mit Ihrem Arzt, bevor Sie Ergänzungsmittel einnehmen.

Richtige Einnahme
Dosierung

Siehe auch den Punkt: 'Wie viel Selen brauchen Sie?', auf Seite 237. Zur Behandlung von Virusinfekten oder im Rahmen einer Krebstherapie können für einen begrenzten Zeitraum auch bis zu 600 µg am Tag gegeben werden. Dies gehört allerdings in die Hand des Arztes.

Spirulina, Chlorella und Kelp

Historischen Berichten zufolge nutzten Menschen in China Algen schon um 2500 v. Chr. zu unterschiedlichen Zwecken. Auch heute werden sie hauptsächlich im ostasiatischen Raum genutzt. Seit einigen Jahren kommen Algen in getrockneter Form bei uns zunehmend als Nahrungsergänzung auf den Markt.

Anwendungsgebiete

Spirulina
- Liefert Eiweiß, Vitamine und Mineralstoffe.
- Kann den Cholesterinspiegel senken.
- Hat antioxidative, immunstimulierende und antientzündliche Eigenschaften.

Kelp
- Liefert wichtige Nährstoffe.
- Kann gegen Jodmangelkropf wirken.
- Hat antioxidative, immunstimulierende und antientzündliche Eigenschaften.

Arzneiformen
- Kapsel
- Tablette
- Pulver
- Flüssigextrakt
- Getrocknete Pflanze

Grundlegendes

Spirulina und Kelp sind zwei sehr unterschiedliche Algenarten. Die kleinere der beiden, Chlorella und Spirulina (bekannt auch als Blaualgen), sind einzellige Mikroalgen, die Bakterien ähneln. Spirulina gedeiht in Teichen und Seen, die dann satt blaugrün gefärbt sind. Zu dieser Farbenpracht kommt es, weil ihre spiralförmigen Fäden große Mengen des Pflanzenfarbstoffs Chlorophyll enthalten.

Kelp (bekannt auch als Blasentang) ist ein weiterer Schutzstoff aus dem Meer. Kelp ist ein langstieliger Seetang, der von verschiedenen Braunalgen abstammt (Fucus oder Laminaria) und ist eine hervorragende Quelle für Jod – dem Mineralstoff, der Schilddrüsenproblemen vorbeugt.

Wirkungsweise

Von verbesserter Libido bis hin zu vermindertem Haarausfall werden Kelp und Spirulina in China seit Jahrtausenden große Heilkräfte zugeschrieben. Das meiste davon ist allerdings hoch spekulativ.

Hauptwirkungen

Aufgrund seines hohen Jodgehalts soll Kelp bei der Behandlung einer Schilddrüsenunterfunktion oder sogar eines Kropfes infolge von Jodmangel helfen. Doch Vorsicht: Bei Algen generell schwanken die Jodgehalte zwischen 5 und 6500 µg Trockensubstanz! Empfohlen werden ca. 200 µg pro Tag. Ein plötzliches Überangebot an Jod kann zum Gesundheitsrisiko werden, vor allem bei denjenigen, die vor der Einnahme zu wenig Jod aufgenommen haben.

Spirulina, Chlorella und Kelp
Fortsetzung

Kelp wird auch zur Gewichtsabnahme eingesetzt, allerdings ist seine Wirkung hier auf einige wenige Fälle begrenzt, in denen die Gewichtszunahme durch die Schilddrüsenhormone bedingt ist. Zur Behandlung von Schilddrüsenkrankheiten darf Kelp aber nur unter ärztlicher Aufsicht verwendet werden.

Weitere Vorzüge

Häufig sind Kelp und Spirulina Bestandteil einer vegetarischen oder makrobiotischen Ernährung. Getrocknetes Spirulina ist reich an Proteinen und enthält viele Vitamine der B-Gruppe, Carotinoide wie Betacarotin, Gamma-Linolensäure (GLA) und Mineralien wie Calcium, Eisen, Magnesium, Mangan und Zink. Kelp liefert daneben auch Carotinoide sowie geringe Mengen an Fettsäuren, Kalium, Magnesium, Calcium, Eisen und andere Nährstoffe.

Es gibt jedoch viele weniger kostspielige – und schmackhaftere – Quellen für Vitamine und

Mögliche Nebenwirkungen
- Übelkeit, Erbrechen, Magenverstimmung, Durchfall, Herzrasen und Unwohlsein können sich bei Einnahme von Spirulina oder Kelp entwickeln.
- Bei Menschen mit Jodmangel, bei denen sich bereits autonome Zentren im Schilddrüsengewebe gebildet haben, kann eine Ergänzung mit jodhaltigen Algenpräparaten zu einer Aktivierung dieser Zentren führen. Die Folge kann eine Schilddrüsenüberfunktion sein.
- Spirulina kann Kopfschmerzen, Muskelschmerzen, Gesichtsröte und Schweißausbrüche verursachen.
- Kelp kann eine bestehende Akne verschlimmern und vermehrten Speichelfluss, Magenreizungen, einen metallischen Geschmack im Mund, Blutungen, erhöhte Blutwerte von Calcium, Magnesium, Kalium und Natrium sowie eine erhöhte Schilddrüsenaktivität verursachen.

Warnhinweise
- Da die Wirkung dieser Ergänzungen bisher wenig erforscht ist, ist es unklar, ob es bei gleichzeitiger Einnahme mit weiteren Ergänzungen oder gängigen Medikamenten zu Wechselwirkungen kommen kann.
- Kelp kann den Zustand von Patienten, die wegen einer Schilddrüsenüberfunktion medikamentös behandelt werden, verschlechtern. Fragen Sie Ihren Arzt vor der Einnahme von Kelp, wenn Sie Schilddrüsenmedikamente nehmen.
- Hohe Dosen Spirulina können wegen ihres hohen Gehalts an Nukleinsäure, die erhöhte Harnsäurewerte verursachen kann, eine Gicht verschlimmern. Einige Experten empfehlen, die Einnahme auf 50 g täglich zu beschränken. Seien Sie vorsichtig, wenn Sie an Pemphigus vulgaris oder Dermatomyositis leiden.
- Kelp soll den Blutzuckerspiegel senken; achten Sie darauf, wenn Sie Antidiabetika einnehmen.
- Menschen, die in ihrer Krankengeschichte Schilddrüsenerkrankungen, Blutungsneigung, Akne, Nierenkrankheiten, eine Neigung zu Thrombenbildung, Nervenkrankheiten, Bluthochdruck, Schlaganfälle oder Diabetes hatten, sollen die Einnahme von Kelp vermeiden.
- Bisher wurde noch keine sichere Dosierung für Spirulina und Kelp für Schwangere, Stillende und Kinder festgelegt. Es ist am besten, hier auf die Einnahme von Spirulina ganz zu verzichten, um das Risiko der Aufnahme von pathogenen Bakterien oder Schwermetallen (wie Blei oder Quecksilber) zu vermeiden.

Vorsicht: Wenn Sie an Phenylketonurie oder einer anderen Krankheit leiden, Medikamente und andere Ergänzungen nehmen, fragen Sie Ihren Arzt, bevor Sie Spirulina oder Kelp einnehmen.

Mineralstoffe als Kelp, Chlorella und Spirulina. Zum Beispiel eine Vielzahl an Gartengemüse.

Manche Forschungsergebnisse deuten darauf hin, dass Spirulina in der Behandlung von hohen Cholesterinwerten hilfreich sein kann, eine Gewichtsreduktion und unterstützen und Mundläsionen als Krebsvorstufe bekämpfen kann. Kelp und Spirulina sollen sogar helfen, den Blutzuckerspiegel zu senken, und zur Behandlung von Diabetes beitragen. Sie haben antioxidative Eigenschaften, die hilfreich in der Vorbeugung von Krebs sind.

Laborversuche deuten darauf hin, dass Spirulina hilfreich im Kampf gegen HIV sein könnte. Sie lassen ebenfalls vermuten, dass es die Immunreaktion fördern, Allergien lindern und Leberschäden vorbeugen kann. Spirulina enthält auch Zeaxanthin, einen Wirkstoff, von dem man annimmt, dass er die Netzhaut stärkt und somit einer Makuladegeneration vorbeugen kann. Kelp wurde auch mit einem verringerten Risiko, an Brustkrebs zu erkranken, in Verbindung gebracht. Doch diese Aussagen sind unter Fachleuten umstritten.

Die richtige Einnahme
Dosierung

Nehmen Sie wenn überhaupt nur Algenprodukte mit einem Jodgehalt von maximal 20 µg/g Trockenmasse ein. Verwenden Sie nur kleine Mengen.

Spirulina gegen Mundgeruch: Nehmen Sie einen handelsüblichen, chlorophyllreichen Grüntrunk oder verrühren Sie einen Teelöffel Spirulinapulver in einem halben Glas Wasser. Den Mund damit gründlich spülen, anschließend kann die Mischung geschluckt werden. Alternativ können Sie auch eine Tablette gründlich kauen. Halten Sie sich an die Anweisungen des Herstellers.

Einnahmeempfehlung

- Nehmen Sie die Algen zum Essen ein, damit sie möglichst wenig Verdauungsbeschwerden hervorrufen.
- Schwangere oder Stillende sollten wegen des hohen Jodgehalts keine Algenprodukte einnehmen. Das Gleiche gilt für Kinder.

Einkaufstipps

Greifen Sie nur zu Produkten mit klaren Angaben zum Jodgehalt und der maximalen Verzehrmenge. Bedenken Sie aber, dass der Einsatz von Algen in Supplementen aus physiologischer Sicht keinen Nutzen hat, sondern unter Umständen sogar Risiken birgt.

Tipps & Infos

Ernten Sie Kelp oder Spirulina nicht selbst. Die Algenkolonien an der Küste des Meeres sind oft durch industrielle oder andere Abwässer verschmutzt und enthalten erhöhte Mengen Blei, Quecksilber, Kadmium oder andere gefährliche Giftstoffe.

Aktuelle Info

In einer Studie mit älteren, gesunden Koreanern senkte Spirulina während der viermonatigen Testreihe den Cholesterinspiegel.

Eine türkische Studie die sich mit der Einnahme von Spirulina bei Heuschnupfen befasste, ergab, dass Sekretfluss, Niesen, Verstopfung und Jucken der Nase durch die Einnahme abnahmen.

Wussten Sie, dass …?

der Blasentang der Nordseeküste oft anstelle von Kelp verwendet wird. Er enthält viele Mineralstoffe einschließlich Jod und ist ein beliebtes Hilfsmittel bei der Gewichtsreduktion.

Spurenelemente

Spurenelemente sind Mineralstoffe, die der Körper nur in winzigen Mengen – Spuren – benötigt. Über manche dieser Nährstoffe wissen wir kaum etwas, andere hingegen tragen z. B. zu starken Knochen (Mangan und Silizium) oder gesunden Zähnen (Fluorid) bei.

Anwendungsgebiete

Bor, Silizium, Fluorid
- Unterstützen den Aufbau gesunder Knochen, Zähne und Nägel.

Mangan
- Zur Behandlung von Osteoporose, epileptischen Anfällen, Verstauchungen und Rückenschmerzen.

Vanadium
- Kann Diabetikern helfen.

Molybdän
- An zahlreichen chemischen Reaktionen beteiligt

Arzneiformen

- Fluorid: Lösung, Gel, Paste, Schaum, Spray
- Andere Mineralstoffe: Diverse Formen

Grundlegendes

Einige Spurenelemente sind unbestritten lebenswichtig (z. B. Chrom, Eisen, Fluorid, Jod, Kupfer, Mangan, Molybdän, Selen und Zink), andere spielen zumindest eine wichtige Rolle (darunter Aluminium, Arsen, Bor, Kobalt, Nickel, Silizium und Vanadium). Hoch dosiert sind manche dieser Stoffe giftig!

Bestimmte Spurenelemente wie Eisen, Kupfer, Magnesium, Selen und Zink sind so gründlich erforscht, dass sie in diesem Buch mit eigenem Eintrag vertreten sind. Unter den übrigen geht es an dieser Stelle um Bor, Fluorid, Mangan, Molybdän, Silizium und Vanadium.

Wirkungsweise

Spurenelemente übernehmen in der Regel die Aufgabe eines Coenzyms, das chemische Reaktionen im Körper ermöglicht. Durch diese Wirkung unterstützen sie den Aufbau von Knochen und anderem Gewebe, Wachstum und Entwicklung, die DNA-Produktion und verschiedene Stoffwechselprozesse.

Vorbeugung

Laut Vorabmeldungen aus laufenden Studien sind einige Mineralstoffe (wie Calcium) gut für die Knochen und können gegen Osteoporose helfen. Zusammen mit Silizium unterstützt Mangan kräftige Knochen und ein starkes Bindegewebe.

Bor soll ebenfalls zur Knochengesundheit beitragen, indem es Calciumverlusten vorbeugt und den Spiegel der knochenschützenden Hormone Östrogen und Testosteron stabilisiert, während Vanadium knochenbildende Enzyme anregt. Fluorid ist in erster Linie wegen seiner schützenden Wirkung vor Karies bekannt. Ob es auch vor Knochenbrüchen bewahrt, ist umstritten. Mangan ist an der Wundheilung beteiligt.

Weitere Vorzüge

Mangan stärkt nicht nur die Knochen, sondern ist Teil des antioxidativen Enzyms Superoxiddismutase, das im ganzen Körper zum Schutz der Zellen beiträgt. Außerdem scheint Mangan bei Epileptikern die Anfallshäufigkeit herabzusetzen. Zu viel Mangan kann dem Gehirn allerdings auch schaden. Im Tierversuch ließen sich Herzrhythmusstörungen durch Mangan beeinflussen. Einige Therapeuten behandeln damit Zerrungen und Rückenschmerzen.

Silizium beeinflusst offenbar Knochenwachstum, Knochendichte und Knorpelgewebe günstig. Da Silizium auch dem Bindegewebe gut tut, wird es mitunter als Nährstoff für Haare, Haut und Nägel eingesetzt. Vanadium soll Diabetikern helfen, weil es die Wirkung des blutzuckerregulierenden Hormons Insulin verstärkt oder imitiert. Es ist besonders im Kraftsport beliebt. Molybdän wird als Arzneimittel zur Behandlung der erblichen Wilsonkrankheit eingesetzt, bei welcher der Körper zu viel Kupfer einlagert.

Tagesbedarf

Die Deutsche Gesellschaft für Ernährung (DGE) empfiehlt Jugendlichen ab 10 Jahren und Erwachsenen täglich 2–5 mg Mangan, 2–3,8 mg Fluorid (je nach Alter, Frauen bis zu 3,1 mg) und 50–100 µg Molybdän, wobei der Bedarf im Wachstum, bei körperlicher und geistiger Belastung, in der Schwangerschaft und Stillzeit sowie bei älteren Menschen höher liegen kann. Für Arsen, Bor, Nickel, Silizium und Vanadium liegen keine Referenzwerte vor. In den USA empfiehlt man Männern und Frauen maximal 20 mg Bor pro Tag und 1,8 mg Vanadium.

Mineralstoffmangel

Bei unzureichender Fluoridversorgung steigt die Kariesgefahr. Ein Mangel an Mangan, Vanadium und Silizium störte im Tierversuch Wachstum und Entwicklung, brachte den Cholesterinspiegel aus dem Gleichgewicht und erschwerte die Insulinerzeugung. Eine schlechte Versorgung mit Bor scheint Aufmerksamkeit, Kurzzeitgedächtnis und Geschicklichkeit zu beeinträchtigen.

Einkaufstipps

Eine ergiebige, natürliche Siliziumquelle ist Ackerschachtelhalmextrakt (vegetarisches Silizium).

Aktuelle Info

Manche Länder befürworten eine generelle Trinkwasserfluoridierung, was jedoch umstritten ist, weil damit die individuelle Dosierung erschwert wird. Deutsche Zahnärzte empfehlen je nach örtlicher Fluoridmenge im Trinkwasser die Verwendung von fluoridhaltigem Kochsalz, einem Fluoridgel oder von Fluoridtabletten. Sprechen Sie mit Ihrem Zahnarzt über die Fluoridprophylaxe.

Wussten Sie, dass …?

stark verarbeitete Lebensmittel wie Weißbrot weniger Silizium als Vollkornprodukte enthalten?

Überdosierung

Normalerweise besteht kein Anlass für eine hoch dosierte Einnahme dieser Spurenelemente. Manganvergiftungen (bei Minenarbeitern, die Mangan einatmen) kann zu schweren psychiatrischen Erkrankungen, Wutausbrüchen, Koordinationsstörungen und Muskelsteifigkeit führen, möglicherweise auch zur Parkinsonkrankheit. Eine Borvergiftung äußert sich anfangs durch Durchfall, Erbrechen, Übelkeit und Müdigkeit; hier sollte sofort ein Arzt zu Rat gezogen werden. Zu viel Vanadium kann Krämpfe, Durchfall und eine grüne Zunge bewirken, sehr hohe Dosen auch Depressionen und Manien. Eine umweltbedingte Zufuhr von 10–15 mg Molybdän pro Tag in einem Teil Armeniens führte zu einem vermehrten Auftreten gichtähnlicher Symptome.

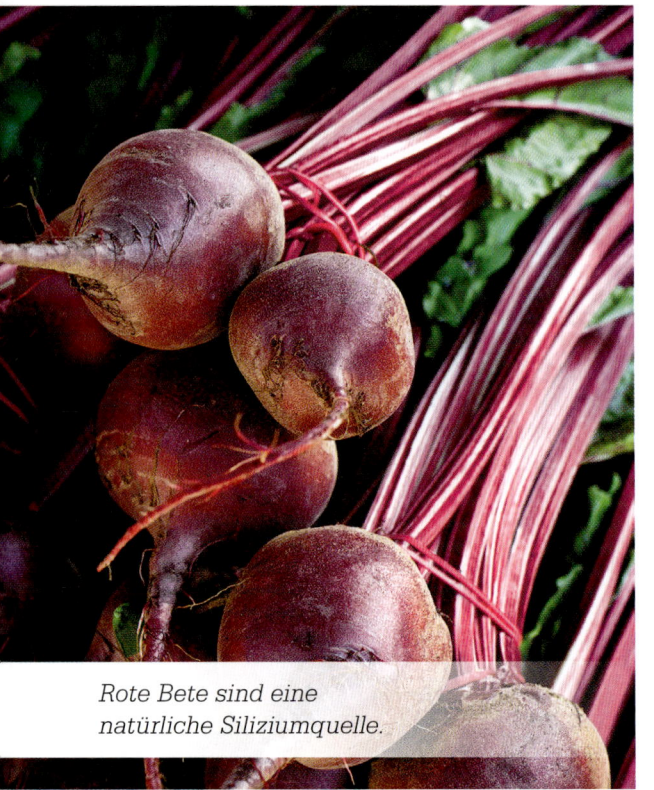

Rote Bete sind eine natürliche Siliziumquelle.

Richtige Einnahme
Dosierung

Für die meisten Menschen liefert eine ausgewogene Ernährung ausreichend Spurenelemente. Manchmal kann eine zusätzliche Gabe sinnvoll sein.

Empfehlungen

- ○ Für die meisten Menschen ist eine zusätzliche Zufuhr von Mangan, Molybdän, Bor und Silizium überflüssig, da sie über die normale Ernährung genug davon erhalten.
- ○ Bei Fluor ist der Grat zwischen prophylaktischem bzw. therapeutischem Nutzen und der Gefahr einer Überdosierung schmal. Halten Sie sich deshalb unbedingt an die Empfehlungen Ihres Zahnarztes.

Weitere Quellen

Mangan: Vollkorn, Ananas, Nüsse, schwarzer Tee und grünes Blattgemüse. Bor: Nüsse, grünes Blattgemüse, Brokkoli, Äpfel, Rosinen, Tee und Kaffee. Vanadium: Vollkorn, Muscheln, Pilze, Sojaprodukte und Haferflocken. Silizium: Vollkorn, Rüben und rote Bete. Molybdän: Schwarzer Tee, Trinkwasser (je nach Gehalt), Fisch. Fluorid: Fisch und Huhn.

Mögliche Nebenwirkungen

- ○ Siehe unten und „Überdosierung" auf Seite 243.

Warnhinweise

- ○ Molybdän kann Gichtsymptome verschlimmern. Bei hoher Dosierung kam es im Tierversuch zu Wechselwirkungen mit Paracetamol.
- ○ Bor kann den Hormonspiegel beeinflussen und sollte bei erhöhtem Risiko für Brust- oder Prostatakrebs mit Vorsicht eingesetzt werden. Für eine positive Wirkung auf den Knochen gibt es ohnehin keine hinreichenden Belege.

- ○ Bei Kindern bis zum 8. Lebensjahr besteht die Gefahr einer Dentalfluorose (fleckige Verfärbung der Zähne) ab einer Dosis von 0,1 mg Fluorid je kg Körpergewicht pro Tag. Langfristig können hohe Fluoridgaben zu brüchigen Knochen oder zu Bewegungseinschränkungen führen. Bei einer akuten Überdosis sollte sofort die Giftnotrufzentrale kontaktiert werden. Gemeldet wurden auch allergische Hautreaktionen.
- ○ Mangan sollte in Präparaten maximal 1 mg pro Tag liefern, da nur ungenaue Angaben zur Giftigkeit vorliegen.

Süßholzwurzel

Glycyrrhiza glabra

Im alten Griechenland linderte sie Husten und beruhigte aufgebrachte Mägen. In China glaubt man, dass die Süßholzwurzel ein langes Leben fördert. Neuere Forschungen ermittelten, dass sie die Immunität steigert, Viren bekämpft, Geschwüre heilt, Entzündungen hemmt und gegen Ekzeme hilft.

Anwendungsgebiete

- Hilft bei Sodbrennen, Magen- und Mundgeschwüren.
- Wirksam bei Husten, Bronchitis und Asthma.
- Unterstützt die Neurodermitisbehandlung.
- Kann die Leber vor Entzündungen schützen.

Arzneiformen

- Granulat
- Getrocknet/Tee
- Kapsel
- Saft
- Wurzelstücke zum Kauen

Grundlegendes

Als eines der verbreitetsten und auch bestgeprüften pflanzlichen Heilmittel hat das Süßholz eine lange medizinische Geschichte. Schon in den 70er-Jahren zählte es mit zu den ersten Nahrungsmitteln, die im Ernährungsprogramm des nationalen Krebsinstituts der USA untersucht wurden.

Süßholz, ein Strauch mit bläulichen Blüten, ist in der Türkei und Griechenland beheimatet, zählt zur Familie der Schmetterlingsblütler. Medizinisch wirksam sind bei ihm die vielen Inhaltsstoffe der Wurzel (Rhizom) wie Glyzyrrhizin (das im Körper zur Glyzyrrhizinsäure umgebaut wird). Der aus getrockneten Wurzeln gewonnene dicke Saft ist Lakritze. Süßholz ist darüber hinaus eine Quelle von Hunderten möglicherweise hilfreichen Substanzen wie Phytoöstrogene und Flavonoide.

Die Wurzel wird für therapeutische Zwecke zu Granulat oder Tee verarbeitet. Der Geschmack der Wurzel – süßlich modrig – ist nicht jedermanns Gaumen angenehm, doch lässt er sich gut durch die Kombination mit anderen Kräutern überspielen. Eine weitere Form, das glyzyrrhizinfreie Süßholz (DGL), ist in einigen Ländern als Kapseln zu erhalten und hat weniger Nebenwirkungen. Die beiden Süßholzarten haben unterschiedliche Wirkungen auf den Körper.

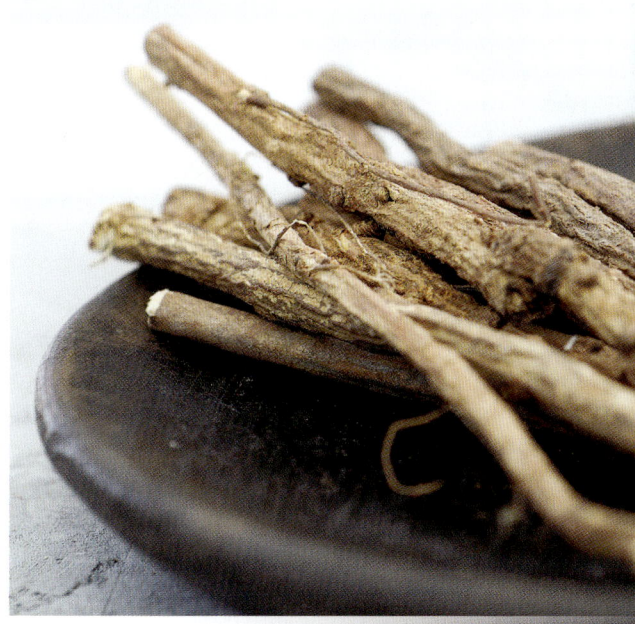

Untersuchungen im Labor zeigen: Süßholz hat Eigenschaften, die Viren zu Leibe rücken.

Wie wirkt es?

Glyzyrrhizin aus der Süßholzwurzel wirkt über verschiedene Mechanismen entzündungshemmend. Unter anderem hemmt es den Abbau von Kortikoiden (Hormonen der Nebennieren), die Entzündungsprozesse regulieren. Andere Wirkstoffe des Süßholzes sind starke Antioxidanzien und können sogar die Wirkung von Östrogen auf den Körper nachahmen.

Wirkungen

Süßholzwurzel, DGL und das synthetisch hergestellte Carbenoxol können möglicherweise bei der Behandlung von Zwölffingerdarmgeschwüren und anderen Geschwüren im Verdauungstrakt hilfreich sein, obwohl die heutigen Medikamente hier deutlich wirksamer sind.

In einer Studie war DGL, das mit einem Antazidum kombiniert wurde, ebenso wirksam wie der gegen Geschwüre oft verschriebene Wirkstoff Cimetin. DGL und Carbenoxol sind auch in der Behandlung von Mundgeschwüren eingesetzt worden.

Die Eigenschaft des Süßholzes, die Schleimproduktion anzuregen, wird von einigen Menschen auch benutzt, um Husten und Bronchitis zu behandeln.

Seine antiviralen, immunstimulierenden Eigenschaften lassen Süßholz auch als ideales Mittel gegen Entzündungen der oberen und unteren Atemwege erscheinen.

Möglicherweise kann Süßholz auch in der Behandlung einer Hepatitis eingesetzt werden, denn im Labor sowie in Tierstudien schützte der Stoff Leberzellen vor Schäden, die durch chemische Stoffe ausgelöst wurden.

Mögliche Nebenwirkungen

- Süßholz kann die Hormonproduktion des Körpers beeinflussen und hohe Natriumwerte, Wassereinlagerungen (geschwollene Füße und Knöchel, Kurzatmigkeit und Bluthochdruck) und niedrige Kaliumwerte (Muskelkrämpfe, Lähmungen) verursachen.
- Süßholz kann das Gehirn beeinflussen und schwere Kopfschmerzen, Übelkeit und einseitige Schwäche verursachen. Die Einnahme kann bei Männern zu ungewöhnlich niedrigen Testosteronwerten führen und bei Frauen zu hohen Prolaktinwerten; unregelmäßiger Menstruationszyklus und Empfängnisschwierigkeiten können die Folge sein.
- Hohe Dosen Süßholz können vorübergehend zu Sehstörungen führen.

Warnhinweise

- Süßholzwurzel kann den Blutdruck erhöhen, weshalb man die empfohlene Dosis keinesfalls überschreiten darf. Wer länger als einen Monat Süßholz verwendet, der sollte seinen Blutdruck überwachen lassen.

- Wer an Erkrankungen von Herz, Nieren oder Leber oder Bluthochdruck leidet, sollte Süßholzwurzel meiden. Dies gilt auch für Schwangere. Konsultieren Sie vor der Einnahme von Süßholz einen Arzt, wenn Sie eine hormonabhängige Erkrankung wie Brust- oder Prostatakrebs haben. Männer, die an Impotenz, Unfruchtbarkeit oder verringerter Libido leiden, sollten Süßholz mit Vorsicht anwenden.
- Nehmen Sie Süßholz nicht, wenn Sie Blutdruckmittel, Diclofenac, Digoxin, Diuretika, orale Kontrazeptiva, Laxativa, Moclobemid, Rosiglitazon oder Kaliumpräparate einnehmen oder eine Chemo- oder Hormonersatztherapie machen. Fragen Sie zuerst Ihren Arzt, wenn Sie Kortikosteroide einnehmen, da Süßholz ihre Wirkung verstärken kann.
- Ein Wirkstoff von Süßholz wirkt gerinnungshemmend. Seien Sie deshalb vorsichtig, wenn Sie bereits Blutverdünner (Marcumar) oder -gerinnungshemmer (Aspirin, Clopidogrel, Dipyridamol, Ticlodipin) nehmen oder eine Operation planen.

Weitere Vorzüge

Erste Studien sprechen für die Anwendung von Süßholz zur Reduzierung hoher Kaliumwerte aufgrund von Hypoaldosteronismus (Störung der Nebennieren), doch sollte die Behandlung fachmännisch überwacht werden. Weil Süßholz die Adrenalinproduktion beeinflussen kann, wird es auch zur Behandlung von chronischem Stress eingesetzt.

Im Laborversuch zeigte Süßholz gewisse antivirale Eigenschaften bei HIV-, Influenza-, Epstein-Barr- (verursacht Drüsenfieber) und Herpes-simplex-Typ-1-Viren und antibakterielle bei *Staphylococcus aurea*. Um festzustellen, ob Süßholz wirklich wirkt, sind Studien mit Menschen erforderlich. Carbonoxoloncremes haben in der Behandlung von Herpes genitalis keine Wirkung gezeigt.

Süßholz wird auch zur Entzündungshemmung bei einigen Formen chronischer Dermatitis eingesetzt, es kann die Wirkung von Hydrokortison steigern. Weitere Anwendungsgebiete sind chronisches Müdigkeitssyndrom, polyzystisches Ovarialsyndrom (durch Senken des Testosteronspiegels, oft in Kombination mit anderen Pflanzen, z.B. Pfingstrose), Depressionen in der Menopause und die Vorbeugung einiger Komplikationen bei Diabetes, wie Nerven-, Nieren- und Augenschäden. Um Süßholz für diese Anwendungsgebiete empfehlen zu können, sind jedoch noch umfassende Studien notwendig.

Die richtige Einnahme
Dosierung

Bei entzündlichen Erkrankungen, Müdigkeit oder anderen Problemen: Nehmen Sie 3-mal am Tag Süßholzwurzelextrakt in Kapseln oder Tabletten zu 200 mg (standardisiert auf 22 % Glyzyrrhizin) zu sich oder aber 45 Tropfen (½ TL) Flüssigextrakt.
Teezubereitung: Geben Sie 150 ml kochendes Wasser zu einem Teelöffel (2–4 g) Süßholzwurzel. 5 min. ziehen lassen, abkühlen, abseihen und trinken.
Folgen Sie bei allen Zubereitungen den Empfehlungen des Herstellers und fragen Sie Ihren Arzt.

Aktuelle Info

Vorläufige Laboruntersuchungen deuten darauf hin, dass Süßholzwurzel gegen Dickdarm- und Brustkrebs eingesetzt werden kann. Für diese Wirkung könnte der aktive Wirkstoff Glyzyrrhizin verantwortlich sein, weil er die Aktivität des Immunsystems fördert. Im Kampf gegen Brustkrebs könnten auch die Phytoöstrogene der Wurzel eine Rolle spielen.

Süßholzwurzel kann Ablagerungen in den Arterien verhindern und so helfen, Herzkrankheiten vorzubeugen. Forscher vermuten, dass schon 100 mg Süßholzwurzel pro Tag Gefäßschäden minimieren können, die durch das „schlechte" LDL-Cholesterin bedingt sind, einen der Hauptbeteiligten bei der Plaqueentstehung. Ein Wirkstoff der Süßholzwurzel ist das Glabridin, eine Substanz, die in Ergänzungen und standardisierten Extrakten enthalten ist, nicht aber in Süßigkeiten.

Wussten Sie, dass …?

auch echte Lakritze in Süßigkeiten, ähnlich wie Süßholzwurzel, zu einem Blutdruckanstieg führen kann?

Einnahmeempfehlung

○ Hohe Dosen Süßholz (5–15 g täglich) sollten ohne ärztliche Überwachung nicht länger als 6 Wochen eingenommen werden. Viele Experten sind der Meinung, dass eine längere Anwendung nur in niedriger Dosierung sicher ist.

Teebaumöl

Melaleuca alternifolia

Gegen Infektionen gehen die australischen Ureinwohner schon seit Jahrhunderten mit Teebaumblättern vor. Heute wird dieses Öl, nachdem es zeitweilig durch Antibiotika verdrängt wurde, weltweit als wirksames Antiseptikum geschätzt sowie zur Bekämpfung schädlicher Bakterien und Pilzinfektionen eingesetzt.

Anwendungsgebiet

○ Desinfiziert und fördert die Heilung von Schnitten und Kratzern.
○ Wirkt in der Behandlung von Akne, bakteriellen Infektionen, Herpes und Vaginitis.
○ Bekämpft Fußpilz, Nagelpilz und Candidose.
○ Kann bei Infektionen der Atemwege inhaliert werden.
○ Wirkt abschwellend nach Insektenbissen und -stichen, auch nach Bienenstichen.

Arzneiformen

○ Öl
○ Creme
○ Gel
○ Vaginalzäpfchen
○ Lotion, Lösung, Spray

Grundlegendes

Ein herausragender Kämpfer gegen Infektionen ist Teebaumöl. Einen angenehmen, muskatähnlichen Duft hat dieses Öl aus den Blättern des Teebaums (*Melaleuca alternifolia*), der nur in Australien wächst.

Durch Dampfdestillation wird ein Extrakt gewonnen, der bei hochwertigem Teebaumöl mindestens 30 % Terpinen-4-ol (den Inhaltsstoff, der für die heilende Wirkung verantwortlich ist) enthält. Nach dem Zweiten Weltkrieg verdrängte der Siegeszug der Antibiotika das Teebaumöl, heute werden aber wieder rund 700 t pro Jahr produziert.

Wirkungsweise

Teebaumöl wird oberflächlich bei einer Vielzahl gewöhnlicher Infektionen angewendet. Auf die Haut aufgetragen, greift das Öl die Zellmembran von krankheitserregenden Pilzen an und sorgt so für deren Untergang. Einigen Studien zufolge bekämpft es auch verschiedene – zum Teil gegen Antibiotika resistente – Bakterien.

Hauptwirkungen

Die antiseptischen Eigenschaften des Teebaumöls sind besonders bei der Behandlung von Schnitten und Kratzern von Nutzen, aber auch bei Insektenstichen oder -bissen. Das Öl unterstützt die Heilung kleinerer Entzündungen und verringert zudem den Juckreiz.

Aufgrund seiner Wirkung gegen Pilze bekämpft Teebaumöl den Pilz *Trichophyton*, der Füße und Nägel befallen kann. Es kann aber auch gegen *Candida albicans* und *Candida glabrata* helfen und ebenso bei Vaginalinfektionen hilfreich sein, die von *Trichomonas vaginalis* ausgelöst werden. Teebaumöl wird erfolgreich in der Behandlung von Soor im Mund- und Rachenraum eingesetzt, vor allem bei Patienten mit einem schwachen Immunsystem.

In einer Studie an Personen mit Fußpilz war Teebaumöl nicht so wirksam wie ein gängiges Fungizid (Antipilzmittel), half aber die Beschwerden wirksamer zu verbessern als ein Scheinmedikament (Plazebo). Teebaumöl kann ebenso bei durch Pilze ausgelösten Nagelinfektionen hilfreich sein.

Weitere Vorzüge

Teebaumöl kann bei der Aknebehandlung unterstützend wirken. Ein Gel mit 5 % Teebaumöl zeigte sich in einer Studie als ebenso wirksam gegen Akne wie eine Lotion mit 5 % Benzoylperoxid, das in den meisten frei verkäuflichen Aknemitteln enthalten ist. Mit Teebaumöl traten jedoch weniger Nebenwirkungen auf.

Eine Lösung mit 5 % Teebaumöl schützt auch vor dem verbreiteten Schuppen fördernden Pilz *Pityrosporum ovale*. Ebenso kann es wirksam gegen Infektionen mit dem *Herpes-simplex*-Virus sein, diese Wirkung konnte aber bisher nicht belegt werden. Teebaumöl wurde auch eingesetzt, um Entzündungen des äußeren und mittleren Ohrs zu behandeln, allerdings legen Tierversuche nahe, dass es das Gehör schädigen kann.

Untersuchungen zur Wirkung von Teebaumöl auf Karies auslösende Bakterien hatten unterschiedliche Ergebnisse erbracht. Wenden Sie das Öl jedoch niemals unverdünnt im Mund an! Es kann die Schleimhaut reizen und beim Verschlucken gefährlich werden. Teebaumöl in Zahnpasta ist ungefährlich, da der Gehalt sehr gering ist – weshalb allerdings auch die bakterienabtötende Wirkung begrenzt sein kann. Teebaumöl kann auch bei Infektionen der Atemwege inhaliert werden.

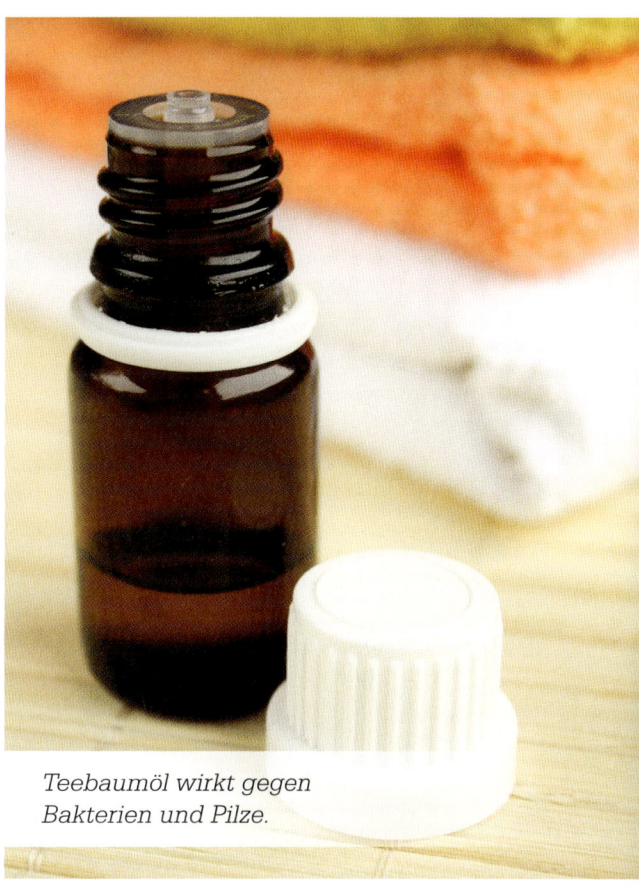

Teebaumöl wirkt gegen Bakterien und Pilze.

Mögliche Nebenwirkungen

- Bei bestimmungsmäßiger Anwendung wird das Öl gut vertragen. Bei Überdosierungen (10 ml bei Kindern) kam es in einigen Fällen zu Koordinationsstörungen, bei sehr hoher Dosis (70 ml) kann es zum Koma kommen.
- Seltene Nebenwirkungen sind Ausschlag, verminderte Funktion des Immunsystems, Bauchschmerzen, Durchfall, Müdigkeit, Verwirrtheit, Koma, Muskeltremor, Verlust der Koordinationsfähigkeit.

Warnhinweise

- Teebaumöl von Augen und Schleimhäuten fernhalten! Seien Sie vorsichtig bei Ekzemen und entzündeter Haut.

- Menschen, die Tretinoin, Benzoylperoxid, Salizylsäure oder Isotretinoin einnehmen oder Präparate, die die Haut austrocknen oder sie empfindlich für Sonneneinstrahlung machen (Johanniskraut, Capsaicin), sollten Teebaumöl meiden.
- Personen, die auf Teebaumöl oder Pflanzen aus der Familie der Myrte allergisch reagieren, zu Ekzemen neigen, schwanger sind oder stillen, sollten Teebaumöl nicht anwenden.
- Fragen Sie Ihren Arzt, bevor Sie Teebaumöl auf tiefe offene Wunden auftragen.

Vorsicht: Sprechen Sie bei Erkrankungen immer zuerst mit Ihrem Arzt, bevor Sie Ergänzungsmittel anwenden.

Richtige Einnahme
Dosierung

Gegen Fußpilz, kleine Verletzungen und Nagel-infektionen: Tragen Sie 2- bis 3-mal täglich 1–2 Tropfen reines unverdünntes Teebaumöl auf die betroffenen Haut- oder Nagelbereiche auf. Sie können auch Cremes oder Lotionen mit Teebaumöl verwenden.

Zur Behandlung von Akne: Wenden Sie täglich 5 %iges Teebaumöl als Creme oder Gel auf die betroffenen Stellen an.

Zur Behandlung vaginaler Hefepilze: Führen Sie bis zu 5 Tage lang alle 12 Stunden ein handelsübliches Zäpfchen mit Teebaumöl in die Scheide ein.

Empfehlungen

○ Teebaumöl wird nur äußerlich angewendet – und darf nicht geschluckt werden. Das Öl darf nicht in die Hände von Kindern gelangen. Haben Sie oder ein Kind versehentlich Teebaumöl zu sich genommen, rufen Sie sofort die nächste Vergiftungszentrale an.

○ Bei Pilzerkrankungen ist die Therapie langwierig. Gibt es dennoch keine Verbesserung oder verschlimmern sich die Symptome, sollten Sie Ihren Arzt aufsuchen.

○ Teebaumöl sollte nicht mit Sorbolen-Creme gemischt werden.

○ Selten ruft Teebaumöl einen allergischen Hautausschlag hervor. Tragen Sie daher vorsichtshalber vor der ersten Anwendung zum Testen etwas Öl mit einem Wattebausch auf die Innenseite Ihres Arms auf. Bei einer allergischen Reaktion kommt es rasch zur Rötung oder zu einer entzündlichen Reaktion. In diesem Fall können Sie das Teebaumöl mit neutralem Pflanzenöl (zum Beispiel Mandelöl) verdünnen.

Einkaufstipps

Teebaumöl ist in vielen Shampoos, Seifen und anderen Hautpflegeartikeln enthalten, oft jedoch in so geringer Menge, dass praktisch keine bakterienab-tötende Wirkung mehr vorhanden ist (es werden dazu mindestens 0.25 % benötigt).

Es gibt verschiedene Teebaumarten. Prüfen Sie daher beim Einkauf, ob Ihr Teebaumöl von *Melaleuca alternifolia* stammt. Das Öl anderer Arten enthält oft viel Zineol und hat nicht dieselben medizinischen Eigenschaften. Gutes Teebaumöl enthält mindestens 40 % Terpinen-4-ol und möglichst wenig (höchstens 3 % Zineol.

Die Qualität des Öls kann mit der Zeit abnehmen, Hautirritationen nehmen dann zu. Verwenden Sie keine Ölzubereitungen mehr, die trübe sind. Öl und Ölzubereitungen sollten in dunklen Flaschen aufbewahrt werden, die vor Licht schützen.

Aktuelle Info

Eine Laborstudie zeigte: Teebaumöl enthält, ebenso wie Pfefferminz-, Zimtblätter- und Muskatöl, Substanzen, die für Kopfläuse giftig sind. Ob es damit ein Mittel gegen Kopfläuse beim Menschen ist, muss noch durch weitere Testreihen geprüft werden, da besonders Kinder auf das Öl empfindlich reagieren könnten.

Einige Deodorants verwenden Teebaumöl als Inhaltsstoff, um geruchsbildende Bakterien abzutöten.

Tigergras
Centella asiatica

Für Elefanten gehört das indische Tigergras zu den Leibspeisen. Weil Elefanten für ihr langes Leben bekannt sind, bringen viele Menschen auch Tigergras mit Langlebigkeit in Verbindung. Diese Wirkung lässt sich wissenschaftlich zwar nicht belegen, aber Studien zufolge hat die Pflanze andere gesundheitliche Vorzüge. Der Königstiger wälzt sich oft ausdauernd in den saftigen Blättern, damit seine Wunden schneller heilen, und er frisst sie auch. Daher soll der Name abgeleitet sein.

Anwendungsgebiete
- Verbessert die Durchblutung und hilft bei Krampfadern.
- Kann diabetesbedingte Herzgefäßerkrankungen bessern.
- Kann Angst abbauen.
- Kann die Heilung beschleunigen.

Arzneiformen
- Kapsel
- Tablette
- Flüssig
- Getrocknet/Tee

Grundlegendes

Die medizinische Verwendung von Tigergras wurzelt in Indien, wo die Pflanze noch heute im überlieferten Heilsystem des Ayurveda Raum hat. Ihre wohltuenden Eigenschaften bei Hauterkrankungen sind in ganz Asien und Europa bekannt. In Frankreich behandelte man Verbrennungen und Wunden schon Ende des 19. Jh. mit Tigergras.

Die Pflanze mit den roten Blüten gedeiht in den heißen Sumpfgebieten von Indien, Sri Lanka, Madagaskar, Mittel- und Südafrika, Australien, China und dem Süden der USA. Dabei passt sie sich ihrer Umgebung an und bildet im Wasser breite, fächerförmige Blätter, an Land hingegen schmale, dünne Blätter aus. Die Medizin nutzt in erster Linie die Blätter.

Wirkungsweise

Tigergras ist eine vielseitige Heilpflanze zur innerlichen oder äußerlichen Anwendung (Kompressen). Medizinisch sind in erster Linie die darin enthaltenen Triterpene (besonders Asiaticosid) von Bedeutung, welche offenbar die Kollagenbildung in Knochen, Knorpel und Bindegewebe anregen. Außerdem fördern sie die Gesundheit der Blutgefäße und unterstützen die Bildung von Neurotransmittern, chemischen Botenstoffen des Gehirns. Seit etwa einem Jahrzehnt nutzt die Kosmetik- und Wellnessindustrie Extrakte des Tigergrases zur (angeblichen) Hautstraffung und Hautverjüngung.

Weitere Vorzüge

Tigergras wird seit Jahrtausenden zur Verbesserung der geistigen Leistungsfähigkeit eingesetzt. Aktuelle Studien können die Wirkung auf das Gedächtnis nicht unterstützen, wohl aber eine mögliche Beteiligung an der Reduzierung von Ängsten und Depressionen.

Richtige Einnahme
Dosierung

Bei Krampfadern: Herstellerangaben befolgen. In der Regel nimmt man 3-mal täglich 200–600 mg vom Produkt aus der getrockneten ganzen Pflanze oder 20–60 mg standardisiertem Extrakt mit 40 % Asiaticosid, 29–30 % madekassischer Säure und 1–2 % Madekassosid.

Bei Verbrennungen: 2-mal täglich eine Kompresse mit Flüssigextrakt oder einem starken (gekühlten) Tigergrastee (Empfehlungen beachten!) auf die Verbrennung auflegen.

Empfehlungen

- Tigergras kann gleichzeitig innerlich und äußerlich angewendet werden.
- Innerlich wird meist eine Tablette oder ein Flüssigextrakt zu den Mahlzeiten oder unabhängig von den Mahlzeiten eingenommen oder auch 3-mal täglich ein Tee.
- Äußerlich eignet sich bei Verbrennungen, Wunden, Schnitten oder Narben eine Kompresse mit Tigergrastee oder 1–2 TL Flüssigextrakt, die direkt auf die Haut aufgelegt wird. Mit schwach konzentrierter Lösung beginnen und bei Bedarf die Konzentration erhöhen.
- Für Tigergrastee ½–2 TL getrocknete Blätter 10–15 Minuten in 150 ml Wasser kochen lassen, dann abseihen.

Tipps & Infos

Tigergras läuft auch unter der Bezeichnung Indischer (oder Asiatischer) Wassernabel oder Gotu Kola. Es ist verwandt mit dem europäischen Gewöhnlichen Wassernabel *(Hydrocotyle vulgaris)*, der jedoch keine medizinischen Eigenschaften hat.

Hauptwirkungen

Tigergras hat eine einzigartige Wirkung auf das Bindegewebe, denn es fördert dessen gesunde Entwicklung und wirkt der Entstehung von Verhärtungen entgegen. Damit lassen sich mit Tigergras insbesondere Hautprobleme wie Verbrennungen, Keloide (wucherndes Narbengewebe) und Wunden (einschließlich chirurgischer Schnitte und Geschwüre) behandeln.

Tigergras scheint auch die Zellen in den Wänden der Blutgefäße zu stärken, was die Durchblutung verbessert und für die Behandlung von Krampfadern von Bedeutung ist. Über ein Dutzend Studien bestätigen, dass Tigergras bei etwa 80 % der Patienten mit Krampfadern und ähnlichen Problemen die Venen (die von stützenden Bindegewebsscheiden umhüllt sind) stärken konnte.

Es gibt auch Hinweise, dass Tigergras bei Gefäßschäden durch Diabetes, Netzhautschäden durch brüchige Gefäße, Magengeschwüre, Hämorrhoiden und Schmerzen helfen, Schlaganfällen vorbeugen oder beruhigend wirken kann.

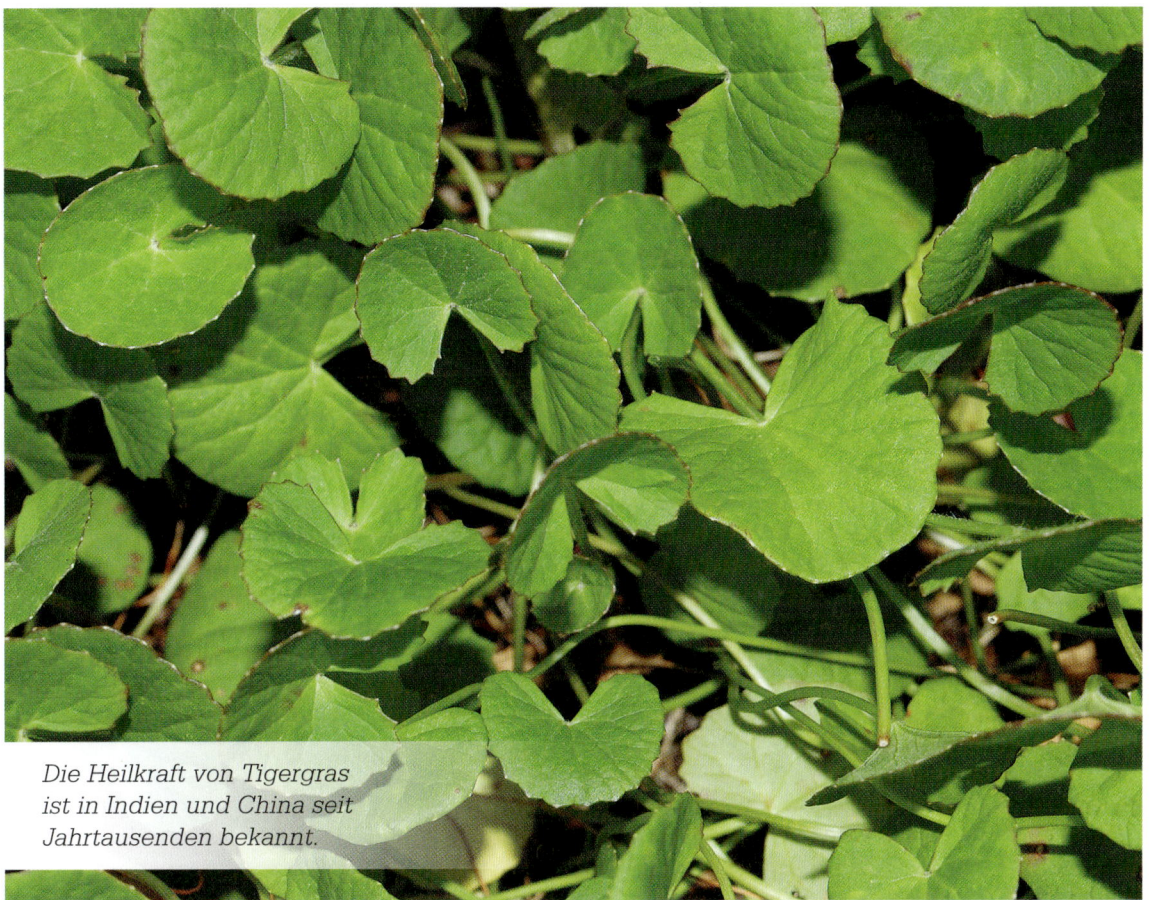

Die Heilkraft von Tigergras ist in Indien und China seit Jahrtausenden bekannt.

Mögliche Nebenwirkungen

- Hautrötung, Juckreiz, erhöhte Sonnenlichtempfindlichkeit der Haut, Übelkeit, Magenprobleme, Benommenheit und Schläfrigkeit, Anstieg von Cholesterin und Blutzuckerspiegel, abnehmende Fruchtbarkeit, Krebs und Kontaktallergie. Bei solchen Symptomen sollten Sie die Dosis herabsetzen oder die Einnahme abbrechen.

Warnhinweise

- Tigergras ist nicht geeignet für Schwangere, bei geplanter Empfängnis oder in der Stillzeit, bei Allergien auf Tigergras, Asiaticosid, asiatische Säure oder madekassische Säure sowie bei hohem Cholesterinspiegel oder Krebs in der Vorgeschichte.
- Es sind Wechselwirkungen mit Medikamenten, die müde machen (bestimmte Schmerzmittel, Antidepressiva, Mittel gegen Schlaganfall, Grippemittel), cholesterinsenkende Medikamente, Diabetesmedikamente, Steroide, Phenylbutazon sowie Kräuter und Ergänzungsmittel mit ähnlichen Eigenschaften möglich (z. B. beruhigende Kräuter wie Baldrian oder solche zur Blutzuckerregulierung wie Ginseng).

Vorsicht: Bei ernsten Erkrankungen sollten Sie vor der Einnahme von Ergänzungsmitteln immer mit Ihrem Arzt sprechen.

Traubenkernextrakt

Traubenkernextrakt wurde berühmt als ein Mittel, das wirksam Krebszellen bekämpft – zumindest im Labor. Seine Antioxidanzien helfen nicht nur, das Krebsrisiko zu senken, sondern schützen auch Herz und Gefäße.

Anwendungsgebiete
- Kann bei Gefäßerkrankungen helfen.
- Kann vor Sehschäden bewahren.
- Kann das Herz- und Krebsrisiko senken.
- Kann Hautschäden und Rötungen durch Sonne und UV-Strahlen mindern.
- Lindert nach operativen Eingriffen und Verletzungen die Schwellung.

Arzneiformen
- Kapsel
- Tablette
- Tinktur

Mögliche Nebenwirkungen
- Beobachtet wurden Bauchschmerzen, Halsschmerzen, Husten, Kopfschmerzen und Übelkeit.
- Tierversuche lassen vermuten, dass Antioxidanzien bei sehr hoher Dosierung gefährlich sein könnten. Halten Sie sich an die Herstellerempfehlungen oder die ärztliche Verordnung.

Warnhinweise
- Bei einer größeren Operation sollten Sie Traubenkernextrakt unter Umständen eine Woche vorher absetzen. Sprechen Sie mit Ihrem Arzt darüber.
- Die Anwendung von Traubenkernextrakt in der Schwangerschaft und Stillzeit wurde bisher nicht untersucht und ist daher nicht zu empfehlen.
- Traubenkernextrakt kann die Eisenresorption im Darm stören und sollte daher mit einem Abstand von zwei Stunden vor oder nach Eisenpräparaten genommen werden.
- Traubenkernöl geht Wechselwirkungen mit Arzneimitteln ein, die das Blutungsrisiko erhöhen (z. B. Blutverdünner wie Marcumar oder gerinnungshemmende Mittel), aber auch mit Kräutern und Ergänzungsmitteln mit dieser Wirkung (z. B. Ginkgo oder Ginseng), nichtsteroidalen Entzündungshemmern (wie Azetylsalizylsäure), bestimmten Enzymhemmern, cholesterinsenkenden Medikamenten, Arzneimitteln, die in der Leber abgebaut werden, und entsprechenden Kräutern und Ergänzungsmitteln. Für den Extrakt gilt diese Aussage weniger.

Vorsicht: Bei ernsten Erkrankungen sollten Sie vor der Einnahme von Ergänzungsmitteln immer mit Ihrem Arzt sprechen.

Grundlegendes

Traubenkernextrakt enthält Flavonoide aus den Kernen roter Trauben und zählt zu den führenden Naturheilmitteln Europas. Flavonoide sind pflanzliche Substanzen mit starkem antioxidativem Potenzial, welche die Zellen vor Schäden durch instabile Sauerstoffmoleküle (freie Radikale) schützen.

Bei den Stoffen in Traubenkernextrakt handelt es sich um oligomere Procyanodine (OPC), die die Herzgesundheit und die Krebsabwehr stärken.

Eine vergleichbare Substanz dieser Stoffgruppe aus Kiefernrinde kann zwar an Stelle von Traubenkernextrakt eingesetzt werden, doch dieser gilt als hochwertigere OPC-Quelle.

Wirkungsweise

Traubenkernextrakt hat offenbar einen positiven Einfluss auf die Blutgefäße, und es ist kein Zufall, dass die aktiven Substanzen dieses Extrakts, die OPC, der Hauptbestandteil eines der meistverordneten Arzneimittel gegen Gefäßerkrankungen in Westeuropa sind.

Da Traubenkernextrakt wasser- und fettlöslich ist, kann er seine antioxidative Schutzwirkung im gesamten Körper entfalten. Darüber hinaus soll Traubenkernextrakt zu den wenigen Stoffen zählen, die auch die Blut-Hirn-Schranke überwinden können. Das bedeutet, dass der Extrakt möglicherweise auch Hirnzellen vor Schäden durch freie Radikale bewahren kann.

Hauptwirkungen

Aufgrund seiner Fähigkeit, die Gefäße gesund zu erhalten, kann Traubenkernextrakt das Herzinfarkt- und Schlaganfallrisiko senken, brüchige oder schwache Kapillargefäße stärken und insbesondere die Durchblutung der Extremitäten verbessern. Deshalb empfehlen manche Experten das Mittel gegen Gefäßprobleme aller Art, aber auch bei Erkrankungen, die mit Gefäßschäden einhergehen, beispielsweise Diabetes, Krampfadern, manche Fälle von erektiler Dysfunktion, Taubheitsgefühle und Prickeln in Armen und Beinen und sogar bei schmerzhaften Wadenkrämpfen.

2004 warnte allerdings die amerikanische Herzgesellschaft, dass es für den Einsatz von Ergänzungsmitteln mit Antioxidanzien kaum andere wissenschaftliche Belege gäbe, als dass der Verzehr von Lebensmitteln mit vielen natürlichen Antioxidanzien vor Herzgefäßerkrankungen schützt.

Da Traubenkernextrakt auch die feinsten Blutgefäße zu beeinflussen scheint, könnte er auch die Durchblutung der Augen verbessern. Er wird daher gern gegen Makuladegeneration und grauen Star verordnet, Hauptursachen von Erblindung bei älteren Menschen. Eine Studie ergab, dass der Extrakt bei der Behandlung von Netzhautschäden durch Diabetes wirksam war.

Eine andere Studie ergab, dass die tägliche Einnahme von 300 mg Traubenkernextrakt über

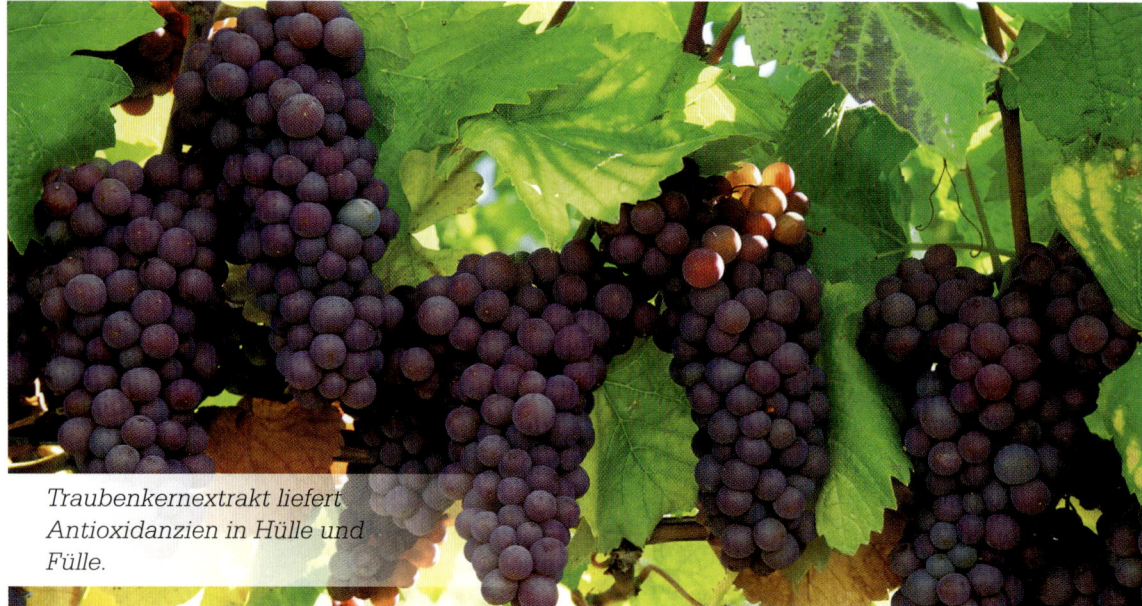

Traubenkernextrakt liefert Antioxidanzien in Hülle und Fülle.

60 Tage hinweg die Belastung der Augen durch Bildschirmarbeit linderte.

Manche Experten befürworten Traubenkernextrakt auch wegen seiner Wirkung auf die Krebsabwehr. Die antioxidativen OPC reparieren Schäden im Erbgut der Zellen, die eine Tumorbildung in Gang setzen könnten.

Neuere Untersuchungen in den USA zeigten gar, dass ein Extrakt aus Traubenkernen Leukämiezellen dazu bringt, sich selbst zu zerstören, während gesunde Zellen intakt bleiben. Bisher stützen sich solche Aussagen jedoch nur auf Laboruntersuchungen – größere Studien am Menschen stehen noch aus.

Weitere Vorzüge

Traubenkernextrakt unterstützt die Erhaltung und Verstärkung des Kollagens in der Haut und wirkt zugleich Entzündungen entgegen. Deshalb wird er gern zur Behandlung von Bindegewebserkrankungen wie der rheumatoiden Arthritis eingesetzt. Im Tierversuch verbesserte er bei oberflächlicher Anwendung die Wundheilung. In Europa wird Traubenkernextrakt in der Kosmetik verwendet, um die Hautelastizität zu erhöhen.

Darüber hinaus könnte Traubenkernextrakt Leberschäden und Entzündungen der Bauch-

speicheldrüse (Pankreatitis) eindämmen. Möglicherweise wirkt er auch blutverdünnend, senkt Cholesterin und Blutdruck und bewahrt das Herz bei einer Herzoperation vor Folgeschäden. Oberflächlich angewandt senkt er im Rahmen einer Sonnencreme das Sonnenbrandrisiko.

Richtige Einnahme
Dosierung

Flüssigextrakt (1:1): 20–40 ml pro Woche.
Tabletten oder Kapseln: 12 000 mg Traubenkernextrakt 2- bis 3-mal täglich (standardisierte Präparate mit einer Tagesration von 150–300 mg OPC wählen).

Empfehlungen

- Nach 24 Stunden sind nur noch 28 % der aktiven Inhaltsstoffe von Traubenkernextrakt im Körper vorhanden. Präparate mit Traubenkernextrakt sollten immer zur selben Tageszeit eingenommen werden.
- Traubenkernextrakt wirkt am besten im Verbund mit anderen Antioxidanzien wie den Vitaminen C und E. Der Handel bietet preisgünstige Kombipräparate an.

Traubensilberkerze

Cimicifuga racemosa

Die Traubensilberkerze ist eine von nordamerikanischen Indianern seit Langem geschätzte Heilpflanze. Sie kam bei Schlangenbissen, Frauenleiden und zur Geburtserleichterung zum Einsatz. Auch heute noch gilt sie als wichtiges Naturheilmittel für Frauen.

Anwendungsgebiete

- Gegen Symptome der Wechseljahre, vor allem Hitzewallungen, Stimmungsschwankungen, übermäßiges Schwitzen, Herzklopfen und trockene Scheide.
- Lindert Menstruationsschmerzen und PMS-Beschwerden.
- Wirkt entzündungshemmend, kann rheumatische Beschwerden lindern.

Arzneiformen

- Kapsel
- Tablette
- Getrocknetes Kraut/Tee

Grundlegendes

Schon seit Langem wird die Traubensilberkerze eingesetzt, um Frauenleiden zu behandeln. Die Traubensilberkerze hat auffällig lange Stängel voller weißer Blütenstände und wird bis zu 2,5 Meter hoch. Sie gehört zur Familie der Hahnenfußgewächse und wurde bei den Indianern auch als „Frauenwurzel" oder „Klapperkraut" bezeichnet.

Am häufigsten wurde sie jedoch – mit Bezug auf die zu medizinischen Zwecken genutzte knorrige, schwarze Wurzel – „schwarzes Schlangenkraut" genannt. Die Wurzel enthält eine komplexe Mischung natürlicher Wirkstoffe, deren Wirkung teilweise modernsten Pharmazeutika gleichkommt.

Wirkungsweise

Traditionell wurde die Traubensilberkerze zur Behandlung von Menstruationsbeschwerden, Schmerzen während und nach der Geburt, nervösen Beschwerden und Gelenkschmerzen eingesetzt. Heute empfiehlt man die Heilpflanze in erster Linie zur Linderung von Hitzewallungen, unter denen manche Frauen während der Wechseljahre leiden.

Hauptwirkungen

In Europa ist Traubensilberkerze ein beliebtes Mittel gegen die Symptome der Wechseljahre wie Hitzewallungen und Trockenheit der Vagina. Wissenschaftliche Untersuchungen zeigten, dass es den Spiegel des LH (luteinisierendes Hormon) aus der Hirnanhangsdrüse senken kann, dessen Anstieg während der Menopause für die Hitzewallungen mitverantwortlich scheint. Neuere Studien fanden allerdings für diese Wirkung keine Bestätigung.

Die Traubensilberkerze enthält Phytoöstrogene, pflanzliche Stoffe, die ähnlich wirken wie das vom Körper produzierte Östrogen. Die Phytoöstrogene binden sich an Hormonrezeptoren in der Brust, der Gebärmutter und anderen Stellen im Körper. Dadurch werden die Symptome der Menopause gelindert – im Gegensatz zur Hormonersatztherapie ohne Steigerung des Brustkrebsrisikos. Manche Phytoöstrogene könnten sogar vorbeugend gegen Brustkrebs wirken, da sie das körpereigene Östrogen hindern, sich an Brustgewebezellen zu binden.

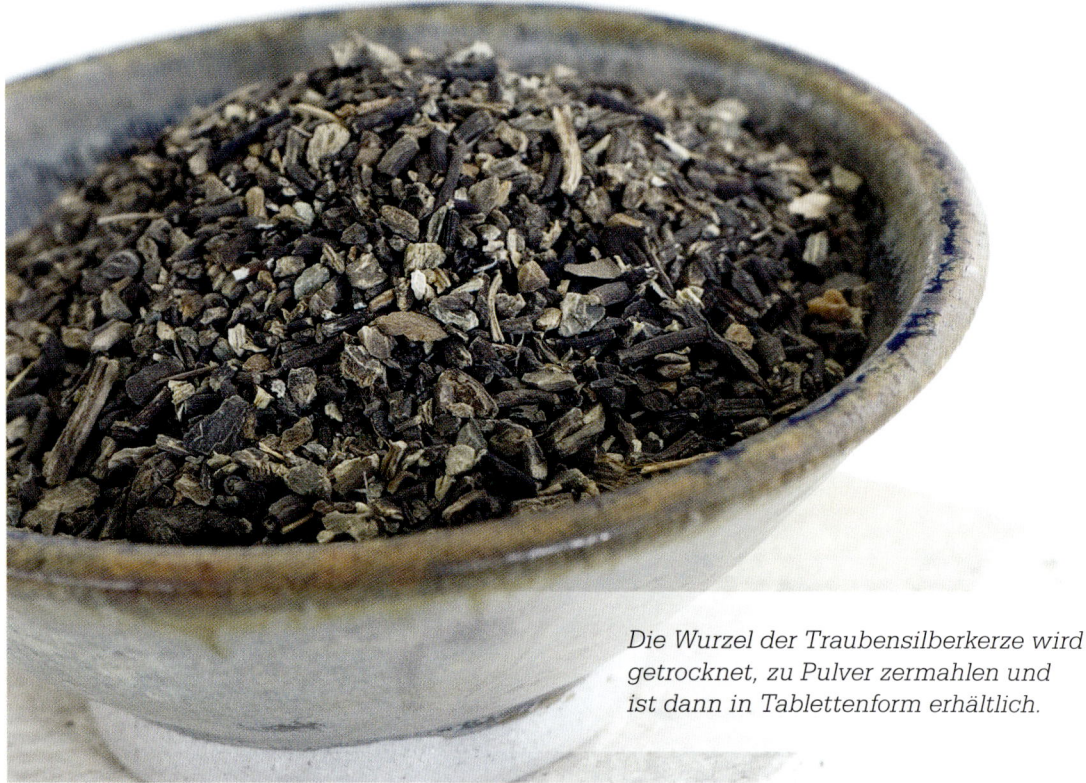

Die Wurzel der Traubensilberkerze wird getrocknet, zu Pulver zermahlen und ist dann in Tablettenform erhältlich.

Mögliche Nebenwirkungen

- Pulsverlangsamung, Kopfschmerzen, Schwindel, Schweißausbrüche, visuelle Störungen, Verstopfung, Erbrechen, Zittern, schwere Beine und Gewichtsprobleme.
- Es wurden Fälle von schweren Leberstörungen berichtet.

Warnhinweise

- Schwangere und Stillende dürfen Traubensilberkerze nicht verwenden.
- Bei Frauen mit östrogenbedingten Erkrankungen wie z. B. Brustkrebs oder Gebärmutterfibromen sind Sicherheit und Wirkung des Supplementes unklar.
- Traubensilberkerze kann die Wirkung hormoneller Kontrazeptiva oder anderer Hormonpräparate beeinflussen. Fragen Sie daher Ihren Arzt.
- Wenn Sie auf Aspirin oder auf Pflanzen der Ranunculaceae-Familie, wie Butterblume oder Hahnenfuß, allergisch reagieren oder zu Thrombenbildung neigen, bereits einen Schlag- oder Krampfanfall hatten oder wenn Sie Blutverdünner (Marcumar, Aspirin) oder Blutdruckmittel einnehmen, sollten Sie vor der Anwendung dieser Ergänzung einen Arzt befragen.

Vorsicht: Sprechen Sie bei Erkrankungen oder der Einnahme von Hormonen immer zuerst mit Ihrem Arzt, bevor Sie dieses Ergänzungsmittel einnehmen.

Weitere Vorzüge

Obwohl es nur wenige Hinweise darauf gibt, soll Traubensilberkerze auch entzündungshemmende Wirkungen zeigen, was besonders bei der Behandlung von Muskel- oder Nervenschmerzen wertvoll sein kann, die beispielsweise durch Ischias oder Neuralgien verursacht werden. Die Pflanze wirkt zudem leicht beruhigend.

Richtige Einnahme
Dosierung

Bei Beschwerden der Wechseljahre oder PMS:
2-mal täglich 40 mg Traubensilberkerzenextrakt einnehmen. Bei PMS sollte die Einnahme 7–10 Tage vor Beginn der Periode stattfinden.
Gegen Menstruationskrämpfe: Je nach Bedarf 3- bis 4-mal täglich 40 mg Traubensilberkerzenextrakt einnehmen.

Für andere Einsatzgebiete oder Dosierungen folgen Sie den Hinweisen des Herstellers oder fragen Sie Ihren Arzt oder Apotheker.

Empfehlungen

- Traubensilberkerze kann zu jeder Tageszeit eingenommen werden. Um Magenschmerzen zu vermeiden, sollte man sie zusammen mit den Mahlzeiten nehmen.
- Warten Sie 4–12 Wochen, bis die Pflanze ihre Wirkung entfaltet. Viele Forscher empfehlen, die Einnahme der Traubensilberkerze auf 6 Monate zu begrenzen. Neuere Studien zeigen jedoch, dass es auch bei längerem Gebrauch zu keinen nennenswerten Nebenwirkungen kommt.

Einkaufstipps

Wählen Sie Kapseln oder Tabletten, die auf 2,5 % Triterpenglykoside, die aktiven Komponenten der Traubensilberkerze, standardisiert sind. Flüssigextrakte sollten auf 5 % Triterpene standardisiert sein.

Aktuelle Info

Kompressen, in Traubensilberkerzentee eingeweicht, helfen bei Muskelkater und Gelenkschmerzen. Kochen Sie die getrocknete Wurzel 20–30 Minuten in Wasser. Etwas abkühlen lassen (der Sud sollte immer noch heiß sein, aber nicht die Haut verbrennen), dann die warme Kompresse auf die betroffene Stelle legen und dort etwa 20 Minuten liegen lassen.

Einige Experten glauben, dass Traubensilberkerze bei Hitzewallungen und vaginaler Trockenheit ebenso wirksam sein kann wie eine Hormonersatztherapie (HET). Es gibt aber keine Hinweise darauf, dass die Pflanze auch denselben Schutz gegen Osteoporose bietet, den eine Hormonersatztherapie leisten kann.

Wussten Sie, dass …?

Traubensilberkerze Hauptbestandteil eines der beliebtesten Mittel zur Selbstbehandlung war? „Lydia Pinkhams Vegetable Compound" war als Frauentonikum Anfang 1900 in den USA äußerst beliebt und ist noch heute erhältlich. Ironischerweise enthält die heutige Substanz keinerlei pflanzliche Inhaltsstoffe mehr, dafür aber Alkohol.

Vitamin A

Vitamin A war eines der ersten überhaupt entdeckten Vitamine. Dieser wichtige Nährstoff sorgt für Sehschärfe, gesunde Haut und ein intaktes Immunsystem. Vor einer Zufuhr über den Tagesbedarf hinaus ist jedoch abzuraten. Vor allem für Schwangere bzw. Frauen mit Kinderwunsch birgt das große Risiken.

Anwendungsgebiete
O Essenziell für gutes Sehen, Fortpflanzung, gesunde Haut und das Immunsystem.
O Hält Haut und Schleimhäute gesund.
O Soll vor Krebs schützen.

Arzneiformen
O Tablette
O Kapsel

Grundlegendes

Als fettlösliches Vitamin wird dieser Nährstoff in der Leber gespeichert. Der Körper holt sich Vitamin A teilweise aus tierischen Lebensmitteln. Bestimmte Mengen stellt er selbst aus Betacarotin sowie anderen Carotinoiden aus Obst und Gemüse her. Vitamin A ist im Körper in verschiedenen chemischen Verbindungen vertreten, den sogenannten Retinoiden (benannt nach der Bedeutung des Vitamins für die Retina des Auges). Um diese verschiedenen Verbindungen zu berücksichtigen, wird die Empfehlung für die Zufuhr in „Retinol-Äqivalent" (RÄ) angegeben. 1 RÄ entspricht z. B. 1 mg Retinol oder 6 mg al-trans-Betacarotin.

Wirkungsweise

Dieses Vitamin verhindert Nachtblindheit, erhält die Haut und Schleimhäute, welche die Atemwege und den Magen-Darm-Trakt auskleiden, und unterstützt die Bildung des Knochengewebes. Es ist unerlässlich für die normale Fortpflanzung, das Wachstum und die Entwicklung. Außerdem ist Vitamin A ein wichtiger Bestandteil des Immunsystems. Die Vorstufe des Vitamin A, Betacarotin ist auch ein Antioxidans.

Hauptwirkungen

Vitamin A hilft dem Auge, sich von hellem Licht auf Dunkelheit umzustellen, und erhält somit die nächtliche Sehfähigkeit. Ohne das Vitamin wird das Auge trocken und kann leichter geschädigt werden.

Vitamin A stärkt auch unser Immunsystem und erhöht auf diese Weise die Widerstandsfähigkeit gegen Infektionen, z. B. Entzündungen der Atemwege. Vitamin A wirkt möglicherweise auch gegen Erkältungen und Gürtelrose (durch Herpesviren verursacht), Warzen (eine Virusinfektion der Haut), Augeninfektionen und vaginale Hefepilze and möglicherweise auch bei Allergien. Um hierzu verlässliche Aussagen zu treffen, reicht die Forschung gegenwärtig noch nicht aus.

Es gibt Hinweise aus Tierversuchen sowie Laborstudien, dass Vitamin A vor Krebs schützt, vor allem vor Brust- und Darmkrebs. Dafür könnte seine Wirkung auf das Immunsystem verantwortlich sein. In einigen Untersuchungen am Menschen konnte eine Ernährung mit einem hohen Anteil an verschiedenen Carotinoiden das Krebsrisiko senken, allerdings konnten umfangreiche Studien mit Betacarotin-Supplementen keine schützende Wirkung nachweisen. Einige Untersuchungen am Menschen konnten eine Wirkung von Vitamin A auf

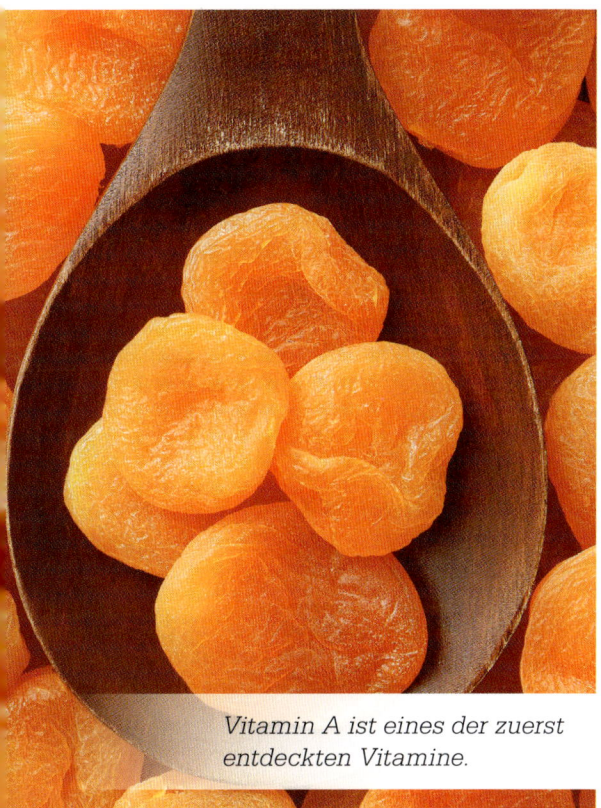

Vitamin A ist eines der zuerst entdeckten Vitamine.

Mögliche Nebenwirkungen

○ Bei Dosierungen, die unter dem D-A-CH-Referenzwert liegen, sind bei Menschen mit normaler Nierenfunktion keine Nebenwirkungen bekannt.

○ Wer langfristig weit mehr Vitamin A aufnimmt, als empfohlen wird, riskiert z. B. Hautveränderungen, Haarausfall, Schwindel, Knochen- und Gelenkschmerzen. Auch die Leber kann geschädigt werden.

Warnhinweise

○ Bei einer Leber- oder Nierenerkrankung, übermäßigem Alkoholgenuss, gleichzeitiger Einnahme von cholesterinsenkenden Statinen oder Langzeiteinnahme des Antibiotikums Minocyclin fragen Sie Ihren Arzt, bevor Sie Vitamin A nehmen. Setzen Sie Vitamin A nicht ein, wenn Sie Tretinoin oder Isotretinoin einnehmen.

○ Schwangere oder Frauen, die eine Schwangerschaft planen, sollten nicht mehr als maximal 1500 μg Vitamin A am Tag einnehmen. Höhere Mengen können zu Missbildungen und Fehlgeburten führen. Am besten ist es, sich an den D-A-CH-Referenzwerden zu orientieren.

das Krebsrisiko der oberen Verdauungsorgane nachweisen, andere konnten dies nicht bestätigen.

Eine gute Vitamin-A-Versorgung des Körpers kann die Wirksamkeit mancher Chemotherapie verstärken.

Weitere Vorzüge

Heute gibt es Vitamin-A-Derivate (Abkömmlinge), wie etwa gegen Akne und Falten, die als verschreibungspflichtige Medikamente eingesetzt werden. Hochdosiertes Vitamin A wird eingesetzt gegen zahlreiche Hautprobleme wie trockene Haut, Neurodermitis, Rosacea und Schuppenflechte. Ein hoher Vitamin-A-Spiegel im Körper fördert die Heilung von Hautverletzungen und beschleunigt nach Zerrungen und Dehnungen die Genesung.

Die in der Therapie eingesetzten Substanzen unterscheiden sich aber in ihrer Struktur von denen, die in Nahrungsergänzungsmitteln eingesetzt werden. Von ihnen sind solche Nebenwirkungen nicht zu erwarten. Auch bei Retinopathia Pigmentosa (angeborene Erbkrankheit) scheint Vitamin A den Fortschritt des Sehverlustes zu verlangsamen.

Wie viel brauchen Sie?

Frauen sollten 800 μg und Männer 1000 μg pro Tag aufnehmen, bzw. 0,8 und 1,0 mg Retinoläquivalent (D-A-CH-Referenzwert).

Zu wenig

Der bei uns seltene Vitamin-A-Mangel kann Nachtblindheit, gar vollständige Blindheit sowie trockene und verhärtete Haut, Zahnprobleme, Fruchtbarkeitsprobleme sowie erhöhte Infektanfälligkeit hervorrufen. Leichtere Fälle von Mangelerscheinungen können besonders bei älteren Personen vorkommen, die sich häufig vitaminarm ernähren. Eine unzureichende Versorgung kann auch bei einer gestörten Fettverdauung auftreten. In den deutschsprachigen Ländern sind die Verbraucher eher über- als unterversorgt.

Zu viel

Bis zu 1500 µg (= 1,5 mg) am Tag sind zwar ungefährlich, doch sollte ein Vitamin-A-Präparat nur auf ärztlichen Rat hin eingenommen werden. Dieser Rat gilt besonders für Schwangere oder Frauen, die schwanger werden möchten, denn größere Mengen können den Fetus schädigen. Ein Übermaß an Vitamin A kann zu Schwäche und Erbrechen führen, und große Mengen über Jahre eingenommen sollen zu schweren Leberschäden (Zirrhose) führen. Anzeichen einer Vergiftung sind trockene Haut und brüchige Nägel, Haarausfall und Müdigkeit, Übelkeit sowie psychische Probleme.

Richtige Einnahme
Dosierung

Um eine überhöhte Vitamin-A-Zufuhr zu vermeiden, sollte man lieber zu Betacarotin oder anderen Carotinoiden greifen. Solche Präparate sind selbst für Schwangere unbedenklich. Deshalb enthalten viele Multivitaminpräparate auch eher Betacarotin als Vitamin A. Die in Multivitaminpräparaten üblicherweise enthaltene Dosierung von 0,8–1,0 mg Vitamin A ist jedoch unbedenklich.

Empfehlungen

- O Nehmen Sie die Mittel zum Essen ein. Etwas Fett in der Kost verbessert die Aufnahme.
- O Sie können die Aufnahme von Betacarotin aus der Nahrung steigern, indem Sie z. B. Karotten zerkleinern (stifteln oder raspeln und dünsten).

Weitere Quellen

Vitamin A befindet sich vor allem in Fisch, Eigelb, Butter und Innereien wie Leber (100 g liefern bis zu 40 000 µg RÄ). Gelbes, oranges, rotes und dunkelgrünes Obst und Gemüse enthalten große Mengen Betacarotin, das der Körper bei Bedarf in Vitamin A umwandelt.

Einkaufstipps

Vitamin A wird am besten in Form von Betacarotin zugeführt. Der Verzehr karotinoidreicher Früchte und Gemüse wie Aprikosen, Kantelupmelonen und grünem Blattgemüse kann nicht zu Überdosierung führen.

Aktuelle Info

Eine brasilianische Studie fand heraus: Vitamin A hilft bei chronischen Lungenkrankheiten. Nach 30-tägiger Einnahme von Ergänzungsmitteln konnten die Männer, die 1500 µg am Tag erhalten hatten, besser atmen als diejenigen, die ein Plazebo bekamen.

Wussten Sie, dass ...?

es kein Problem ist, über die Nahrung genug Vitamin A aufzunehmen? Tierische Lebensmittel liefern uns Vitamin A, pflanzliche das Betacarotin. Schon mit einer Portion Grünkohl, einer mittelgroßen Möhre oder einer Portion Spinat können Sie Ihren Bedarf decken. Eine Portion Leberwurst liefert gar 250 % des empfohlenen Wertes.

Vitamin B$_1$
(Thiamin)

Vitamin B$_1$ leistet einen wichtigen Beitrag für die optimale und gesunde Funktion unseres Stoffwechsels und des Nervensystems. Es muss regelmäßig zugeführt werden, denn der Körper kann keine großen Mengen speichern. Menschen mit chronischem Alkoholkonsum, speziellen Stoffwechselerkrankungen sowie Kinder oder ältere Menschen können unterversorgt sein.

Anwendungsgebiete
- Zur Sicherstellung einer ausreichenden Versorgung
- Wichtig für den Kohlenhydratstoffwechsel sowie für Gehirnfunktion und Zellstoffwechsel
- Soll die Stimmung heben.
- Kann die Nebenwirkungen von Antiepileptika verringern.
- Soll helfen, den Grünen Star zu verhindern.
- Wirkt bei schmerzhafter Periode.

Arzneiformen
- Tablette
- Injektion

Grundlegendes

Thiamin wird auch als Vitamin B$_1$, Aneurin oder Anti-Beriberi-Vitamin bezeichnet. Die meisten Menschen decken ihren Grundbedarf an Vitamin B$_1$ durch ihre Ernährung. Die Versorgungslage ist in den deutschsprachigen Ländern gut, allerdings können Menschen mit chronischem Alkoholkonsum sowie Kinder, Jugendliche und ältere Personen unterversorgt sein.

Thiamin ist als Einzelpräparat erhältlich, sollte jedoch im Rahmen eines B-Komplexes zugeführt werden, da es mit den anderen B-Vitaminen eng zusammenarbeitet.

Wirkungsweise

Der Körper braucht Thiamin zur Energiegewinnung und -speicherung und um die Grundbausteine der DNA sowie von Neurotransmittern (chemische Botenstoffe in Gehirn und Nervensystem) herzustellen.

Mögliche Nebenwirkungen
- Thiamin ist ungiftig, solange Sie es über die Nahrung aufnehmen oder oral Präparate zuführen. Eine Injektion aber kann zu Beschwerden wie Übelkeit und Lethargie führen. Solche Anwendungen gehören auf jeden Fall in die Hand des Arztes.

Warnhinweise
- Keine Warnhinweise für Thiamin.

Vorsicht: Sprechen Sie bei Erkrankungen oder psychischen Problemen immer zuerst mit Ihrem Arzt, bevor Sie Ergänzungsmittel einnehmen.

Tipps & Infos

Wählen Sie bei Getreide am besten Vollkornprodukte aus, da Thiamin vor allem in Schale und Keim sitzt.

Aktuelle Info

Thiaminpräparate können die Stimmung heben. Dies ergab eine Studie mit jungen Frauen, die keinen Thiaminmangel hatten. Dazu erhielten mehr als 100 junge Frauen 2 Monate lang entweder täglich 50 mg Thiamin oder ein Scheinmedikament (Plazebo). In der Thiamingruppe verbesserten sich die Leistungsfähigkeit, Reaktionsbereitschaft und Stimmung, was bei der Plazebogruppe nicht der Fall war.

Ältere Menschen haben häufig einen leichten Thiaminmangel. Einer Untersuchung zufolge können bereits 10 mg Thiamin am Tag über einen Zeitraum von 3 Monaten bei über 65-Jährigen den Blutdruck und das Gewicht senken, den Schlaf verbessern und die Leistungsfähigkeit erhöhen. Bei der Plazebogruppe zeigte sich keine Verbesserung

Wussten Sie, dass …?

Sie mit einem Schweinekotelett (125 g) und einer Portion Erbsen Ihren täglichen Bedarf an Vitamin B$_1$ decken können?

Hauptwirkungen

Thiamin ist am Stoffwechsel sowohl der Kohlenhydrate als auch der Fette und verzweigtkettigen Aminosäuren beteiligt. Als Coenzym spielt es dabei eine wichtige Rolle. Darüber hinaus ist es an der Reizleitung im peripheren Nervensystem bedeutsam.

Eine Langzeitbehandlung mit sogenannten Schleifendiuretika, die Herzpatienten häufig zur Entwässerung oder zur Behandlung des Bluthochdrucks verschrieben wird, kann den Thiaminspiegel senken. Ergänzungspräparate können hier helfen.

Bei Diabetes oder anderen nervenschädigenden Erkrankungen kann Thiamin Prickeln und Taubheitsgefühle in Händen und Füßen mindern – allerdings als Medikament in therapeutischen Dosen verabreicht.

Weitere Vorzüge

Zusammen mit Cholin und Pantothensäure (ebenfalls ein Vitamin der B-Gruppe) soll Thiamin den Verdauungsprozess verstärken und Erleichterung bei Sodbrennen bringen. Manche Wissenschaftler sind der Ansicht, zwischen Thiaminmangel und psychischen Erkrankungen (wie Depressionen) bestehe ein Zusammenhang, und hoch dosierte Thiamingaben könnten nützlich sein. Dazu gibt es noch keine wissenschaftlichen Forschungen.

Thiamin kann Alzheimerkranken helfen, aber auch hierfür es gibt noch keine wissenschaftlichen Beweise. Eventuell lässt sich die Verwirrtheit älterer Personen nach einer Operation oder einer Elektroschocktherapie durch zusätzliche Thiamingaben in den Wochen vor dem Eingriff vermeiden. Ärzte nutzen Thiamin, um Gehirnschäden bei Alkoholentzug vorzubeugen.

Antiepileptika hemmen die Thiaminaufnahme, sodass diese Patienten eventuell zusätzliches Thiamin brauchen.

Frauen mit schmerzhafter Periode sollen einer großen Untersuchung zufolge von Thiamingaben profitieren. Eine kleinere Studie fand eine vorbeugende Wirkung von Thiamin auf den grauen Star.

Wie viel brauchen Sie?

Der D-A-CH-Referenzwert liegt bei 1,2 mg Thiamin für Männer und 1,0 mg für Frauen. Schwangere und Stillende brauchen etwas mehr. Eine höhere Zufuhr ist unbedenklich, bringt aber auch keinen höheren

Nutzen. Was zu viel ist, wird mit dem Harn wieder ausgeschieden.

Ein erhöhter Bedarf besteht möglicherweise bei: Hyperthyreose, Fieber, akute Infektionen, starke Brechanfälle während der Schwangerschaft, Störungen, die eine verminderte Nährstoffaufnahme im Darm oder chronischen Durchfall verursachen, schwere Lebererkrankungen, Langzeitanwendung einiger Diuretika sowie die Stoffwechsel-Anomalie Pyruvatdehydrogenasemangel.

Zu wenig

Eine regelmäßige Zufuhr von Vitamin B_1 ist notwendig, da der Körper jeweils nur eine kleine Menge speichern kann. Leichter Thiaminmangel kann unbemerkt bleiben. Erste Beschwerden äußern sich z. B. in Reizbarkeit, Müdigkeit, schlechtem Gedächtnis, Schlafproblemen, einem Mangel an Appetit, Schmerzen der Bauchdecke, Unwohlsein und Verstopfung. Schwerer Thiaminmangel führt zu der heutzutage seltenen Krankheit Beriberi, die zu Nervenschäden, geistigem Abbau und Herzversagen führen kann.

Zu viel

Hohe Mengen an Thiamin (eingenommen) haben keine nachteilige Wirkung. Überschüssige Mengen scheidet der Körper nämlich über den Urin aus.

Richtige Einnahme
Dosierung

Multivitaminpräparate enthalten üblicherweise 1–2,5 mg Thiamin in wasserlöslicher Form. Dies ist völlig unbedenklich und reicht in der Regel aus, um eine eventuell unzureichende Aufnahme über die Nahrung auszugleichen. Auch höhere Dosierungen sind möglich, aber meist nutzlos.

Empfehlungen

○ Eine saure Umgebung begünstigt die Thiaminaufnahme. Nehmen Sie das Präparat zu den Mahlzeiten, wenn Magensäure für die Verdauung produziert wird.

○ Teilen Sie Ihre Dosis in zwei Portionen auf, die Sie zu unterschiedlichen Tageszeiten einnehmen. Hohe Mengen werden leicht mit dem Urin ausgeschwemmt.

Weitere Quellen

Gute Thiaminlieferanten sind mageres Schweinefleisch, Hülsenfrüchte, Kartoffeln gefolgt von Vollkornprodukten, Bohnen, Nüssen und Samen.

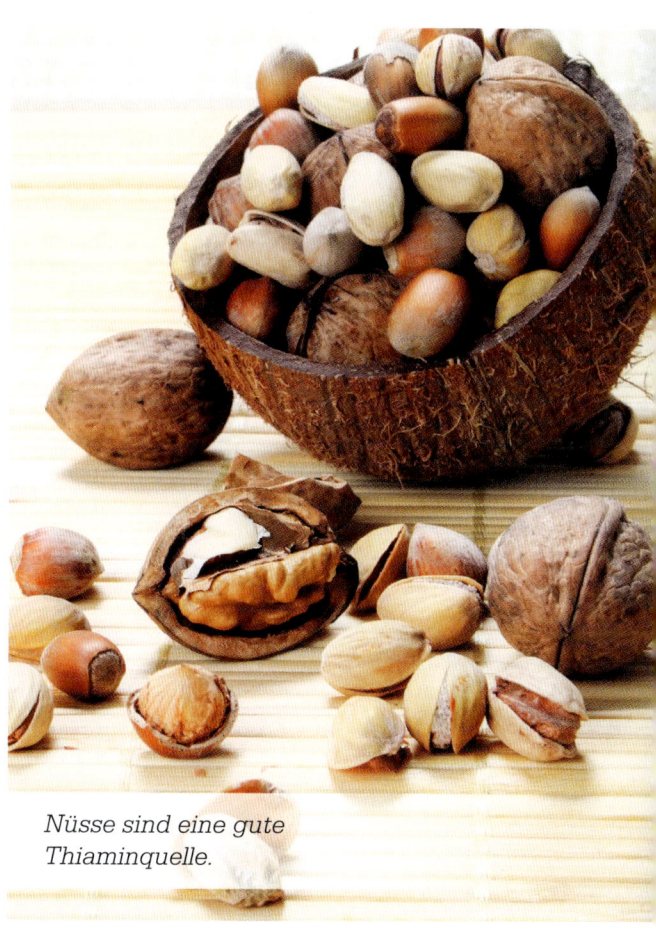

Nüsse sind eine gute Thiaminquelle.

Vitamin B$_2$
(*Riboflavin*)

Riboflavin (lat. flavus=goldgelb) wird auch als Vitamin B$_2$ oder Lakto-flavin bezeichnet. Es spielt im Stoffwechsel von Kohlenhydraten, Fetten und Aminosäuren und damit für den Energiestoffwechsel eine wichtige Rolle. Möglicherweise hat es auch eine Reihe von medizinischen Wirkungen.

Anwendungsgebiete
- Zur Sicherstellung einer ausreichenden Versorgung
- Verhindert oder verzögert die Kataraktbildung (Grauer Star).
- Reduziert möglicherweise Häufigkeit und Schweregrad von Migräne.
- Bessert Hautverletzungen durch Rosacea.

Arzneiformen
- Tablette
- Kapsel

Grundlegendes

1879 entdeckten Wissenschaftler beim Blick durchs Mikroskop in der Milch eine fluoreszierende, gelbgrüne Substanz. Erst 1933 wurde diese als Riboflavin identifiziert. Dieses wasserlösliche Vitamin ist Teil des Vitamin-B-Komplexes und hilft, Eiweiß, Fett und Kohlenhydrate in Körperenergie umzu-wandeln.

Riboflavin kommt in vielen tierischen und pflanzlichen Nahrungsmitteln vor. Unter Sonnenein-strahlung zerfällt es rasch. Eine ungenügende Riboflavinzufuhr geht meist mit einem Mangel an weiteren B-Vitaminen einher und ist bei älteren Menschen, bei Personen mit chronischem Durchfall und Alkoholikern möglich. Riboflavin ist in den deutschsprachigen Ländern kaum als Einzelpräpa-rat, dagegen in Kombination mit anderen B-Vitami-nen (Vitamin-B-Komplex) oder als Teil eines Multivitaminpräparats erhältlich.

Wirkungsweise

Der Körper braucht dieses Vitamin für zahlreiche Funktionen. Die aktiven Verbindungen (Coenzyme) sind Bestandteil von über 60 Enzymen, die an zahlreichen Oxidations- und Reduktionsreaktionen beteiligt sind. Dazu zählen z. B. der Abbau von Kohlenhydraten, Fetten und Proteinen, Fettsäure-auf- und -abbau, Abbau von Neurotransmittern und der Schutz vor oxidativen Schäden, Als Coenzym wirkt es auch am Vitamin-B$_6$-(Pyridoxin-), Nicin-, Folsäure- und Vitamin-K-Stoffwechsel mit.

Wichtig ist es auch für das gesunde Wachstum von Haut, Nägeln und Haaren sowie zur Erhaltung und Reparatur des Gewebes – ausreichende Mengen braucht der Körper zur schnelleren Wundheilung nach Operationen, Verbrennungen und anderen Verletzungen. Außerdem ist das Vitamin zur Gesunderhaltung der Augen notwendig und könnte auch die Gesundheit der Nerven beeinflussen.

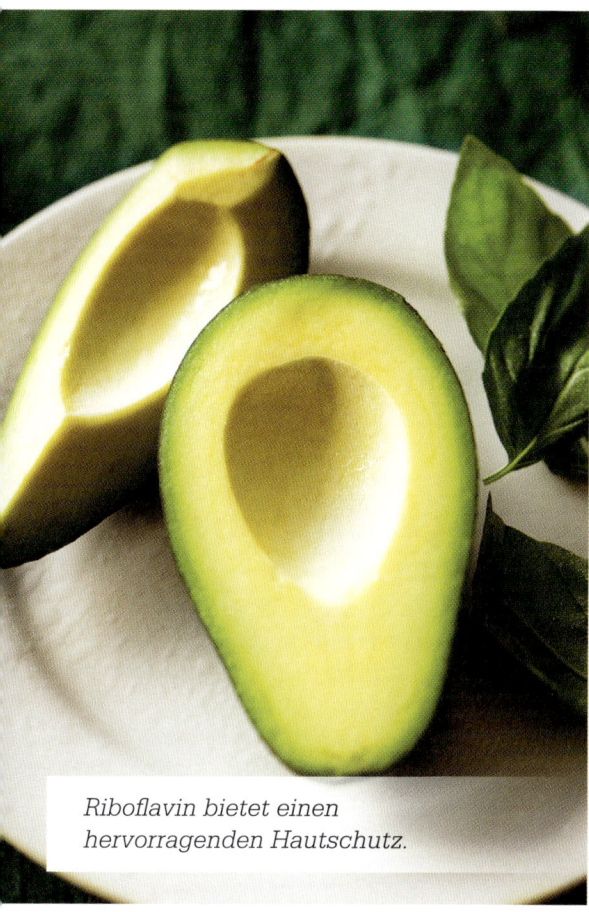

*Riboflavin bietet einen
hervorragenden Hautschutz.*

Weitere Vorzüge

Riboflavin kann bei der Behandlung der Sichelzell-
anämie eingesetzt werden, weil es an der Herstellung von roten Blutkörperchen beteiligt ist. Es ist
auch zur Behandlung von Asthma sowie des
Karpaltunnelsyndroms verwendet worden.

Einige Menschen nutzen Riboflavin bei der
Behandlung von Hautkrankheiten wie Rosacea, die
bei vielen Erwachsenen zu Gesichtsrötungen und
Pusteln führt. Bevor die Substanz hier aber empfohlen werden kann, ist weitere Forschung notwendig.

Zusammen mit anderen B-Vitaminen wie
Vitamin B_6 und Niacin wirkt Riboflavin gegen ein
breites Spektrum nervlicher und anderer Leiden wie
Alzheimerkrankheit, Epilepsie, Taubheitsgefühle und
Prickeln, multiple Sklerose, aber auch Ängste, Stress
und Müdigkeit. Weitere Untersuchungen sind aber
auch dazu noch nötig.

Wie viel brauchen Sie?

Frauen sollten täglich 1,2 mg und Männer bis zu
1,5 mg aufnehmen. Diese Mengen verhindern
Mangelerscheinungen. Krankheit, Trauma, Opera-
tion, regelmäßiger Alkoholkonsum sowie die
Einnahme von Antidepressiva können zu einer
Erhöhung des Bedarfs führen. Bei bestimmten
Erkrankungen werden höhere Mengen verordnet.

Vorbeugung

Riboflavin wirkt antioxidativ. Es schützt viele
Körpergewebe, auch die Augenlinse. Möglicherweise verhindert es dadurch grauen Star, der vielen
alten Menschen das Sehvermögen raubt. Augenärzte empfehlen besonders Menschen mit Starerkran-
kungen in der Verwandtschaft, auf eine ausreichende Riboflavinzufuhr zu achten.

Auch die Häufigkeit und Schwere von Migräneanfällen wird möglicherweise durch hohe Dosen
dieses Vitamins vermindert. Man vermutet, dass das
Gehirn bei Migränepatienten zu wenig Energiereser-
ven besitzt. Riboflavin könnte den Anfällen vorbeugen, indem es die Energieversorgung der Hirnzellen
verbessert. Die Wirkung von Riboflavin bei Migräne
wurde einer Studie zufolge der von Betablockern
gleichgesetzt. Die Analyse der Gehirnwellen zeigte
dabei, dass beide Medikamente unterschiedliche
Wirkungen haben.

Vitamin B₂ Fortsetzung

Zu wenig

Klassische Mangelerscheinungen sind rissige und wunde Mundwinkel (Rhagaden), belegte Zunge und erhöhte Empfindlichkeit gegenüber Sonnenlicht (Tränen, Brennen und Jucken der Augen), Haarausfall sowie schlechte Wundheilung. Die Haut um Nase, Augenbrauen und Ohrläppchen kann sich schälen, und im Lendenbereich kann eine Hautrötung auftreten. Bei schwerem Mangel, der bei uns praktisch nicht vorkommt, kann die Zahl der roten Blutkörperchen zurückgehen (Anämie), was Müdigkeit zur Folge hat.

Zu viel

Ein Übermaß an Riboflavin ist ungefährlich, weil der Körper die Überschüsse mit dem Urin ausscheidet. Hohe Mengen dieses Vitamins können den Urin allerdings leuchtend gelb färben – eine harmlose, aber irritierende Nebenwirkung.

Richtige Einnahme
Dosierung

In den deutschsprachigen Ländern enthalten Multivitaminpräparate oder B-Vitamin-Präparate meist etwa 1,5–3 mg. Diese Dosis gilt als angemessen. Höhere Dosierungen gehören in die Hand des Arztes. Im europäischen Ausland angebotene hoch konzentrierte Multivitaminzubereitungen enthalten teilweise bis zu 100 mg und mehr. Es gibt keinen wissenschaftlich begründeten Anlass, Riboflavin in solch hohen Dosierungen prophylaktisch oder zur Gesundheitsförderung einzunehmen.

Empfehlungen

○ Nehmen Sie Riboflavin nicht zusammen mit Alkohol, weil dieser die Aufnahme des Vitamins im Verdauungstrakt behindert.

Weitere Quellen

Gute Riboflavinquellen sind Milch, Käse, Joghurt, Leber, Fleisch, Fisch, Hülsenfrüchte, Vollkornprodukte, Avocados, Pilze und Eier.

Die meisten Deutschen erhalten über die Nahrung ausreichend Riboflavin. Bedarfslücken können sich z. B. bei folgenden Bevölkerungsgruppen ergeben: jüngere Menschen (vor allem wenn sie wenig Milch und Milchprodukte verbrauchen), Frauen, die die „Pille" einnehmen, oder ältere Menschen, die insgesamt wenig Energie und Nährstoffe aufnehmen.

Tipps & Infos

Wenn Milch in einer Klarglasflasche dem Sonnenlicht ausgesetzt ist, verliert sie innerhalb weniger Stunden drei Viertel ihres Riboflavingehalts, weil dieses Vitamin besonders lichtempfindlich ist. Besser ist es, Milch in braunen Glasflaschen oder in Einwegverpackungen aufzubewahren.

Eine ausgewogene Ernährung ist sehr wichtig für ältere Personen, die häufig zu wenig Riboflavin aufnehmen.

Aktuelle Info

In einer europäischen Studie erhielten 55 Patienten, die 2- bis 8-mal im Monat an Migräne litten, täglich 400 mg Riboflavin. Nach 3 Monaten zeigten fast zwei Drittel der Probanden Verbesserungen – ein Ergebnis, das gewöhnlich nur mit verschreibungspflichtigen Migränemedikamenten zu erzielen ist. Gegenüber diesen zeigt Riboflavin deutlich weniger Nebenwirkungen und ist sehr viel günstiger.

Wussten Sie, dass …?

Sie mit einer Portion Makrele (200g) bereits die Hälfte Ihres Tagesbedarfs decken? Zudem sind Milch und Milchprodukte die besten Ribloflavinlieferanten.

Vitamin B$_3$
(*Niacin*)

Niacin, auch Vitamin B$_3$ genannt, ist der Sammelbegriff für die Verbindungen Nikotinsäure und Nikotinamid sowie deren biologisch aktive Coenzyme NAD und NADP. Sie können im Stoffwechsel ineinander umgewandelt werden. Nikotinsäure wird in hohen Dosen auch als Medikament bei Störungen des Fettstoffwechsels eingesetzt.

Anwendungsgebiete
- Zur Sicherstellung einer ausreichenden Versorgung
- Soll vorbeugend gegen Typ-1-Diabetes wirken.
- Bei Störungen des Fettstoffwechsels.

Arzneiformen
- Tablette

Grundlegendes

Der Körper stellt Niacin her, indem er die Aminosäure Tryptophan, die in Eiern, Fleisch und Geflügel vorkommt, in das Vitamin umwandelt. Der Körper ist in der Lage, etwa die Hälfte seines Niacinbedarfs aus chemischen Bestandteilen des Tryptophans zu decken. Der Rest muss direkt aus der Nahrung aufgenommen werden.

Der Bedarf an Niacin wird in sogenannten Niacinäquivalenten (NÄ) gegeben, um die verschiedenen Verbindungen, das im Körper aus Tryptophan gebildete und das aus der Nahrung zugeführte Niacin zu berücksichtigen.

Wirkungsweise

Im Stoffwechsel ist Niacin als NAD und NADP an zahlreichen Reaktionen als Coenzym beteiligt: Beim Auf- und Abbau von Kohlenhydraten, Fettsäuren und Aminosäuren. Darüber hinaus unterstützt es die Zellteilung und die Spezialisierung von Zellen.

Als Medikament wurde Niacin in Form von Nikotinsäure in pharmakologischen Dosierungen verwendet, um den Cholesterinspiegel zu senken bzw. die Blutfettwerte günstig zu beeinflussen. Aufgrund verschiedener Nebenwirkungen wird es aber heute kaum noch eingesetzt.

Vorbeugung

Hohe Dosen Vitamin B3 erhöhen den HDL-Cholesterinspiegel („gutes" Cholesterin) und senken die („schlechten") LDL-Cholesterin- und Triglyzeridwerte. Studien zufolge kann hochdosiertes Vitamin B$_3$ zur Vorbeugung von Herzerkrankungen sogar wirkungsvoller sein als cholesterinsenkende Medikamente, hauptsächlich weil es einer der wenigen Substanzen ist, die diese drei Wirkungen haben. Es gibt einige Untersuchungen, die die Anwendung von Niacin in Form von Nikotinsäure (aber nicht Nikotinamid) zur Vorbeugung von Arteriosklerose und wiederkehrendem Herzinfarkt unterstützen, jedoch schrecken die Nebenwirkungen auch hier viele Menschen vor der Anwendung ab.

Weitere Vorzüge

Möglicherweise hat Nikotinamid eine entzündungshemmende Wirkung und kann dazu beitragen, geschädigte Knorpelmasse zu heilen. Manche

Aktuelle Info

In einer Studie über die Wirkung von Niacin auf hohe Cholesterinwerte sanken bei den Teilnehmern, die Niacin bekamen, die („schlechten") LDL-Werte um 17 %, während die HDL-Werte um 16 % stiegen; die Triglyzeridwerte sanken sogar um 18 %.

In einer Studie zur Wirkung von Nicotinamid bei Osteoarthritis (einer Entzündung, die vom Knochen auf ein Gelenk übergreift) gingen bei den Teilnehmern, die die Ergänzung 12 Wochen lang einnahmen, die Entzündungen zurück, ihre Gelenke ließen sich besser bewegen, und sie mussten weniger entzündungshemmende Medikamente einnehmen als die Probanden, die ein Plazebo bekamen.

Wussten Sie, dass …?

Sie mit einer Portion Hähnchenbrust (220 g) oder zwei Scheiben Weizenvollkornbrot und 150 g Thunfisch Ihren Tagesbedarf an Niacin decken?

Untersuchungen lassen die Behandlung von Osteoarthritis mit Niacinamid sinnvoll erscheinen.

Hohe Mengen Nikotinamid sollen nach einer Pilotstudie – wenn frühzeitig verabreicht – die Ausbildung eines Typ-I-Diabetes verhindern oder sogar rückgängig machen. Endgültige Nachweise stehen aber noch aus.

Niacin/Nikotinsäure soll auch Claudicatio intermittens (Beinschmerzen aufgrund arterieller Verschlüsse) und Raynaud-Syndrom (Gefäßkrämpfe, die kalte, schmerzhafte, blassblaue Extremitäten verursachen) lindern.

Wie viel brauchen Sie?

Die Empfehlung für die Tageszufuhr liegt für Männer je nach Alter bei 13–17 mg, für Frauen bei 13 mg (15 mg für Schwangere, 17 mg für stillende Frauen). Die Versorgung mit Niacin ist allgemein gesichert. In Industrieländern kommt Niacinmangel kaum vor.

Zu wenig

Ein leichter Niacinmangel hat Auswirkungen auf das Allgemeinbefinden, auf Haut, Schleimhäute und das zentrale Nervensystem. Schwere Mängel führen zu Pellagra, einer kombinierten Niacin-Tryptophan-Mangelkrankheit. Sie tritt vor allem in Afrika und Indien aufgrund der dortigen Ernährungsweise auf. Schwere Hautveränderungen, Durchfall und Schleimhautveränderungen in Mund und Magen-Darm-Trakt sind die Folgen.

Zu viel

Nicotinamid, das üblicherweise in Nahrungsmitteln enthalten ist, wird durchaus in höheren Dosierungen ohne Nebenwirkungen vertragen. Anders bei der Nikotinsäure: Hier sollten 10 mg pro Person und Tag die Obergrenze bilden, da hohe Dosen mit Nebenwirkungen einhergehen (siehe dort).

Richtige Einnahme
Dosierung

Um hohe Cholesterin- oder Triglierydwerte zu senken: Sprechen Sie mit Ihrem Arzt.

Die in Nahrungsergänzungsmitteln üblicherweise enthaltenen Dosen von 18–34 mg Niacin in Form von Nikotinamid sind unbedenklich. Höhere Dosen sollten nur auf Anweisungen des Arztes eingenommen werden.

Empfehlungen

○ Niacin sollte am besten zu den Mahlzeiten eingenommen werden.

Weitere Quellen

Niacin ist in eiweißreichen Lebensmitteln wie Geflügel, Rindfleisch, Fisch und Pilzen enthalten. Eier, Milch und Milchprodukte enthalten zwar wenig Niacin, liefern jedoch reichlich Tryptophan.

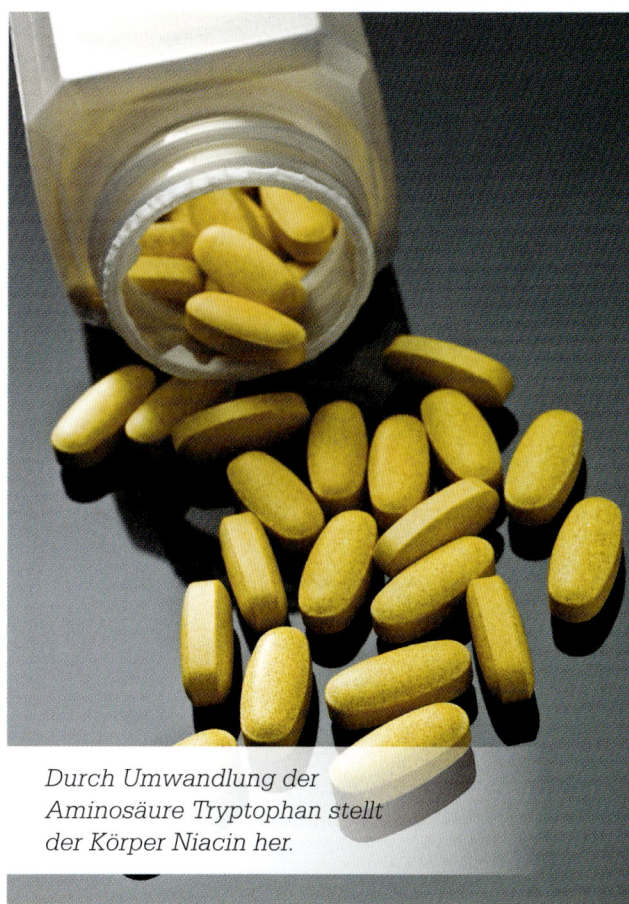

Durch Umwandlung der Aminosäure Tryptophan stellt der Körper Niacin her.

Mögliche Nebenwirkungen

○ Nikotinsäure: Ab Dosen über 30 mg können Hautrötung, Gefäßerweiterung, Hitzegefühle und Leberschäden auftreten.

Warnhinweise

○ Halten Sie sich an die empfohlene Dosierung. Eine Niacin-Überdosis kann ernste gesundheitliche Probleme nach sich ziehen. Wenn Sie Niacin in therapeutischen Dosen von 1000 mg oder mehr einnehmen, dann sollten Sie regelmäßig Ihre Leberenzyme überprüfen lassen.

○ Sprechen Sie mit Ihrem Arzt, bevor Sie Niacin verwenden, wenn Sie an einer der folgenden Erkrankungen leiden: Diabetes, niedriger Blutdruck, Blutungen, Glaukom, Gicht, Leberkrankheiten, Herzrhythmusstörungen, Herzerkrankungen, Asthma, Panikattacken, Schilddrüsenprobleme oder Magengeschwüre. All dies kann durch Niacin verschlimmert werden.

○ Konsultieren Sie Ihren Arzt, wenn Sie Medikamente und andere Ergänzungen einnehmen. Besonders die Kombination aus cholesterinsenkendem Statin und Niacin kann das Risiko schwerer Nebenwirkungen erhöhen.

○ Meiden Sie Alkohol.

○ Schwangere und stillende Frauen sollten Niacin nicht in hohen Dosen einnehmen.

Vitamin B$_6$
(Pyridoxin)

Als „Arbeitstier" unter den Nährstoffen ist Vitamin B$_6$ an sehr vielen Körperprozessen beteiligt. Insbesondere aus dem Eiweißstoffwechsel ist es nicht wegzudenken. Es wird auch Pyridoxin genannt. In manchen Bereichen wirkt es eng mit Folsäure und Vitamin B$_{12}$ zusammen.

Anwendungsgebiete
- Zur Sicherstellung einer ausreichenden Versorgung
- Beugt Herz-Kreislauf-Erkrankungen sowie Schlaganfall vor.
- Lindert möglicherweise Depressionen.
- Soll PMS-Symptome verringern.
- Soll gegen Schwangerschaftsübelkeit wirken.

Arzneiformen
- Tablette
- Injektion

Grundlegendes

Pyridoxin ist ein Sammelbegriff für verschiedene aktive Verbindungen, die im Stoffwechsel ineinander umgewandelt werden können. An über 100 verschiedenen Stoffwechselreaktionen ist das Vitamin B$_6$ beteiligt. In erster Linie wirkt es als Coenzym, arbeitet also mit Enzymen zusammen, um die chemischen Reaktionen in den Zellen zu beschleunigen. Es ist ein wasserlösliches Vitamin, das hauptsächlich in den Muskeln eingelagert wird.

Die am meisten in Supplementen und angereicherten Nahrungsmitteln verwendete Form ist Pyridoxin-Hydrochlorid.

Wirkungsweise

Vitamin B$_6$ ist an der Bildung der roten Blutkörperchen beteiligt. Es unterstützt die Zellen unter anderem beim Aufbau von Eiweiß, stellt Botenstoffe wie Serotonin für das Gehirn (Neurotransmitter) her, setzt gespeicherte Energie frei und macht noch vieles mehr. Da es eine zentrale Rolle im Aminosäurestoffwechsel spielt, ist der Vitamin-B$_6$-Bedarf an die Eiweißaufnahme gekoppelt.

Vorbeugung

Wer über die Nahrung oder Ergänzungsmittel genügend Vitamin B$_6$ zu sich nimmt, schützt sein Herz. Zusammen mit Folsäure und Vitamin B$_{12}$ hilft es nämlich mit, den aminosäureähnlichen Stoff Homocystein abzubauen, der bei hohen Blutspiegeln mit einem erhöhten Risiko für Herzerkrankungen und andere Gefäßkrankheiten einhergeht. Auch Patienten nach einer Herztransplantation profitieren möglicherweise von diesem Vitamin, weil es die herzversorgenden Arterien offen hält.

Weitere Vorzüge

Studien deuten darauf hin, dass Vitamin B$_6$ viele Symptome des Prämenstruellen Syndroms lindern kann sowie Schlafprobleme, Akne und Erbrechen. In anderen Untersuchungen schnitt das Vitamin nicht besser als ein Plazebo ab, sodass hier keine allgemeine Empfehlung gegeben werden kann. Die Cochrane-Vereinigung kam zu dem Schluss, dass das Vitamin Schwangerschaftsübelkeit bessern hilft.

Als Baustein der Neurotransmitter kann Vitamin B$_6$ in der Behandlung von Depressionen, Kopfschmerzen

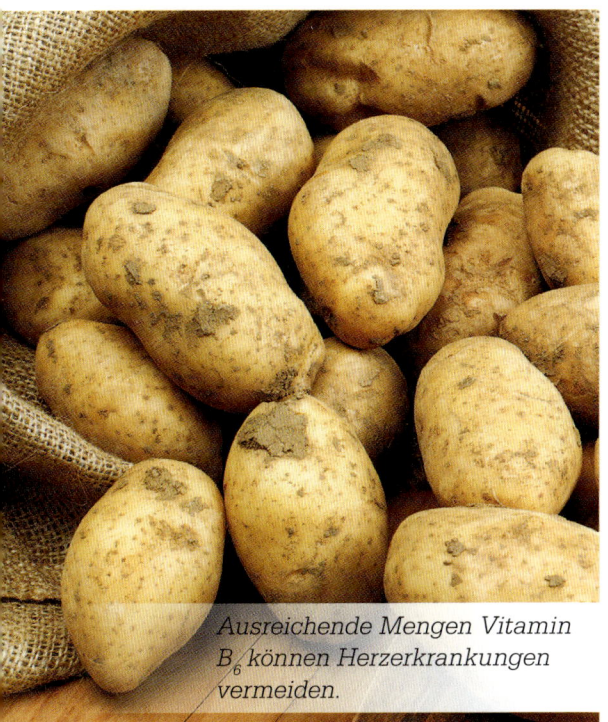

Ausreichende Mengen Vitamin B₆ können Herzerkrankungen vermeiden.

oder des Karpaltunnelsyndroms eingesetzt werden. Teilweise wird es auch zur Stressreduktion und gegen Albträume verwendet.

Einer Studie zufolge verbessert Vitamin B_6 Asthmasymptome nicht, aber es ist wertvoll, wenn Theophyllin eingenommen wird, das die Vitamin-B_6-Blutwerte senkt. Autisten sollen von hohen Dosen Vitamin B_6 in Verbindung mit Magnesium profitieren, allerdings sind die Untersuchungen dazu umstritten, und weitere Forschungen sind nötig.

Mögliche Anwendungsgebiete sind auch die Vorbeugung von Nierensteinen und Augenschäden bei Diabetikern, die Behandlung von Symptomen tardiver Dyskinesie, Schwindel, der Allergie auf Natriumglutamat, der Schizophrenie und einer Überempfindlichkeit auf Sonneneinstrahlung. Alle diese Anwendungen beziehen sich auf Monopräparate mit therapeutisch hohen Dosen. In Deutschland gehören sie zu den zulassungspflichtigen Medikamenten und werden nicht als Nahrungsergänzungsmittel eingestuft.

Wie viel brauchen Sie?

Männer benötigen 1,4–1,5 mg Vitamin B_6 pro Tag und Frauen 1,2 mg. Schwangeren und Stillenden werden jeweils 1,9 mg empfohlen.

Tipps & Infos

20 mg Vitamin B_6 täglich verbesserten laut einer Untersuchung die Gedächtnisleistung gesunder älterer Patienten.

Aktuelle Info

Vitamin-B_6-Mangel kann Stress, Angst oder Depressionen verursachen. Dies ergab eine Untersuchung an Männern in einer Trauergruppe. Die Männer mit niedrigen B_6-Werten waren gestresster und angespannter als die, die Normalwerte aufwiesen.

Vitamin B_6 kann vor Herzerkrankungen schützen – nicht nur, weil es das riskante Homocystein eliminieren hilft. Eine Studie mit 1550 Teilnehmern an 19 europäischen Kliniken zeigte: Bei niedrigen Vitamin-B_6-Spiegeln ist das Risiko für Herzerkrankungen doppelt so hoch, unabhängig vom Homocysteinspiegel.

Wussten Sie, dass …?

Bananen zwar reichlich Vitamin B_6 enthalten, aber eine einzige 50-mg-Tablette so viel Vitamin B_6 liefert wie 74 Bananen?

Zu wenig

In Deutschland nehmen die meisten die meisten Menschen genug Vitamin B_6 über die Nahrung auf. Engpässe gibt es bei Einnahme oraler Kontrazeptiva („Pille") oder einer Hormonersatztherapie (HRT) sowie bei älteren Personen.

Ein leichter Mangel kann den Homocysteinspiegel heben und damit das Risiko für Herz- und Kreislauferkrankungen erhöhen. Symptome eines seltenen schweren Mangels sind Hauterkrankungen

Vitamin B$_6$ Fortsetzung

wie Dermatitis, wunde Stellen um den Mund, Mundgeschwüre sowie eine entzündete Zunge. Neurologische Anzeichen sind Schlaflosigkeit, Depressionen und in extremen Fällen Schlaganfälle und abweichende Hirnströme.

Zu viel

Große Mengen Vitamin B$_6$ (über 500 mg täglich) können bei Langzeitanwendung Nervenschäden hervorrufen, wie z.B. Taubheitsgefühle, Kribbeln, erhöhte Sensitivität gegenüber Schmerzen, Muskelzuckungen in Händen und Füßen.

Möglicherweise können Knochenschmerzen auftreten.

Glücklicherweise bilden sich die Nervenschäden aber vollständig zurück, wenn das Vitamin abgesetzt wird. Wer Vitamin B$_6$ gegen Nervenschmerzen verwendet, sollte den Arzt informieren, wenn neue Taubheitsgefühle oder Prickeln auftreten, und das Vitamin absetzen. Weniger schwere Nebenwirkungen treten bereits ab 100 mg pro Tag, vereinzelt auch schon bei 50 mg auf. Als sicher gilt eine längerfristige Einnahme bis zu 25 mg pro Tag.

Richtige Einnahme
Dosierung

Die Dosierungen in Nahrungsergänzungsmitteln liegen üblicherweise bei 1,5–3 mg.

Um einen Mangel zu beheben: 1,5–25 mg täglich. Therapeutische Dosen in Form von Arzneimitteln werden bei diversen Erkrankungen (s. o.) gegebenenfalls vom Arzt verordnet.

Gegen Schwangerschaftsübelkeit: 25 mg 3-mal am Tag, nachdem Sie mit dem Arzt gesprochen haben.

Bei PMS: Nehmen Sie 100–500 mg pro Tag.

Empfehlungen

○ Die abendliche Einnahme kann lebhafte Träume und Schlafunterbrechungen verursachen. Dies ist durch morgendliche Einnahme vermeidbar.

○ Vitamin B$_6$ sollte als Nahrungsergänzung im Verbund mit anderen B-Vitaminen eingenommen werden.

○ Eine Linderung morgendlicher Übelkeit sollte sich innerhalb von 2–3 Tagen einstellen, bei PMS bedarf es einer Einnahme über 2–3 Zyklen, bis eine Verbesserung festgestellt werden kann.

Weitere Quellen

Fisch, Geflügel, Fleisch, Kichererbsen, Kartoffeln, Avocados und Bananen sind gute Quellen für Vitamin B$_6$.

Mögliche Nebenwirkungen

○ Vitamin B$_6$ ist in den empfohlenen Dosen sicher. Ab 50 mg pro Tag können Nebenwirkungen auftreten (s. o.) die ab 500 mg schwer ausfallen.

Warnhinweise

○ Große Mengen Vitamin B$_6$ können bei Langzeitanwendung Nervenschäden hervorrufen. Beenden Sie die Einnahme und suchen Sie Ihren Arzt auf, wenn sich Taubheitsgefühle oder Kribbeln, brennende Schmerzen oder Muskelschwäche einstellen. Eine Langzeitanwendung mit einer Tagesdosis von über 100 mg sollte nur unter medizinischer Aufsicht erfolgen.

○ Wenn Sie Antikonvulsiva (besonders Phenytoin oder Phenobarbiton), Amiodaron oder Levadopa einnehmen, fragen Sie vor der Einnahme von Vitamin B$_6$ Ihren Arzt, da das Risiko unerwünschter Reaktionen besteht.

○ Konsultieren Sie Ihren Arzt, bevor Sie Vitamin B$_6$ gegen morgendliche Übelkeit einnehmen.

Vorsicht: Sprechen Sie bei Erkrankungen oder psychischen Problemen immer zuerst mit Ihrem Arzt, bevor Sie Ergänzungsmittel einnehmen.

Vitamin B$_9$/Folsäure/Folat

Eine ausreichende Versorgung mit diesem B-Vitamin könnte die Zahl der Fehlbildungen bei Babys erheblich reduzieren. Folsäure sorgt für eine normale Zellteilung und spielt so eine Rolle in der Entwicklung des Ungeborenen. Sie trägt darüber hinaus zur Produktion wichtiger Stoffe für Gehirn und Nervensystem bei. Dennoch: Rund 80 % der Deutschen nehmen zu wenig von diesem elementaren Nährstoff auf.

Anwendungsgebiete
- Senkt das Risiko für Geburtsfehler.
- Senkt das Risiko für Herzerkrankungen und Schlaganfall.
- Kann besonders bei älteren Personen Depressionen lindern.
- Senkt das Risiko für verschiedene Krebsarten.

Arzneiformen
- Tablette
- Kapsel
- Flüssigextrakt
- Injektion

Grundlegendes

Dieses wasserlösliche B-Vitamin wurde in den 40er-Jahren entdeckt – im Spinat. Da der Körper Folsäure nicht lange speichern kann, muss sie ihm täglich neu zugeführt werden.

Unter dem Begriff Folsäure oder Folate wird eine ganze Gruppe unterschiedlicher Verbindungen zusammengefasst. Die Folate sind die natürlichen, in der Nahrung vorkommenden Substanzen, Folsäure die synthetische Form in Nahrungsergänzungsmitteln oder Arzneimitteln. Zur besseren Vergleichbarkeit gibt man die Empfehlungen in Folat-Äquivalenten (FÄ) an.

Kochen oder lange Lagerung kann bis zur Hälfte der Folsäure aus den Lebensmitteln zerstören. Ergänzungsmittel sind daher möglicherweise der beste Weg, eine ausreichende Versorgung mit diesem lebenswichtigen Nährstoff sicherzustellen, wenn eine Versorgung mit frischen Früchten und Gemüse nicht sichergestellt werden kann.

Folat ist in Deutschland eines der wenigen Mangelvitamine.

Wirkungsweise

Folsäure wird im Körper ständig gebraucht, um Blutzellen herzustellen, Wunden zu heilen und Muskeln aufzubauen sowie bei jedem Prozess, der auf Zellteilung beruht. Für die Bildung von DNA und RNA (den Trägern der Erbinformation in unseren Zellen) ist Folsäure unerlässlich. Besonders wichtig ist sie für die normale Entwicklung des Ungeborenen, da sie in viele Aufbau- und Entwicklungsvorgänge eingreift.

Vorbeugung

Eine ausreichende Folsäureversorgung einen Monat vor der Empfängnis und während der ersten drei Monate der Schwangerschaft senkt das Risiko für schwere Geburtsfehler wie Neuralrohrdefekte erheblich und kann das Risiko für eine Frühgeburt verringern.

Dieses B-Vitamin steuert gemeinsam mit Vitamin B$_6$ und B$_{12}$ den Abbau von Homocystein, einer aminosäureähnlichen Substanz. Hohe Homocysteinmengen im Blut können die Innen-

Einkaufstipps

Wählen Sie ein Folsäurepräparat, das Vitamin B$_{12}$ enthält (zu viel des einen kann nämlich einen Mangel am anderen maskieren). Ein Kombinationspräparat ist oft preisgünstiger, als jedes Vitamin einzeln zu kaufen.

Aktuelle Info

Um Krankheiten vorzubeugen, lässt sich der Folsäurebedarf am sichersten über Folsäurepräparate decken. Synthetische Folsäure wird doppelt so gut resorbiert wie die natürliche, die in der Nahrung enthalten ist und beim Kochen zum Großteil zerstört wird.

Eine norwegische Studie zeigt, dass eine ausreichende Folsäureversorgung im Frühstadium der Schwangerschaft das Risiko für Hasenscharten senkt, und in einer kanadischen Studie zeigte sich ein verringertes Risiko für angeborene Herzfehler.

Wussten Sie, dass ...?

Sie 22 Stangen Spargel täglich essen müssten, um die 200 μg Folsäure aufzunehmen, die Sie zur Gesunderhaltung brauchen?

es Vorschläge gab, dem Brot Folsäure beizumischen, um deren Aufnahme besonders bei Frauen und älteren Menschen zu erhöhen?

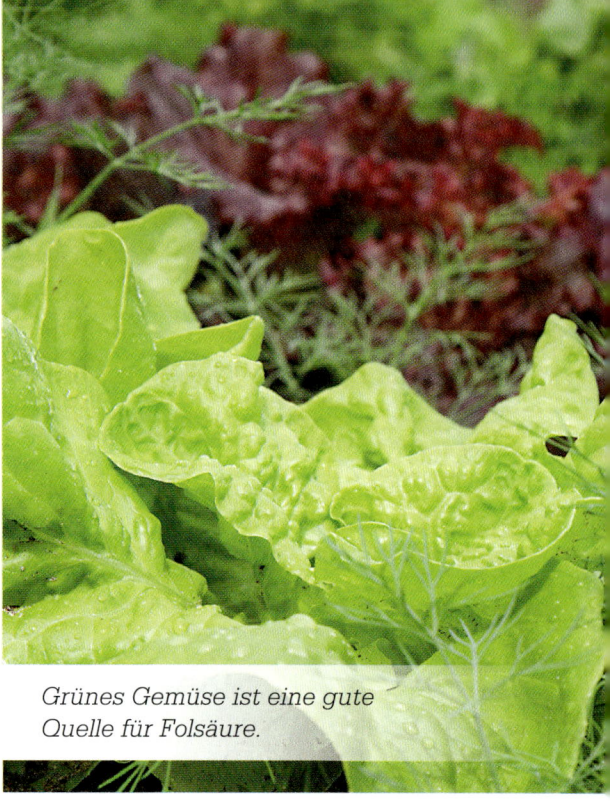

Grünes Gemüse ist eine gute Quelle für Folsäure.

auskleidung der Blutgefäße schädigen und sie damit anfälliger für Ablagerungen machen. Folsäure ist daher auch eine wichtige Waffe gegen Herzkrankheiten sowie Schlaganfall.

Bei Patienten mit Demenz und der Alzheimerkrankheit wurden niedrige Folat-Spiegel im Blut gemessen; allerdings ist unklar, ob die Einnahme von Folsäure-Supplementen das Risiko für diese Erkrankungen mindern kann. Die Studien, die sich damit beschäftigten, sind zu widersprüchlichen Ergebnissen gekommen.

Hauptwirkungen

Ergänzungsmittel, die dieses B-Vitamin enthalten, können möglicherweise Depressionen lindern. Hohe Homocysteinwerte spielen möglicherweise bei dieser Erkrankung eine Rolle, und Folsäure kann wertvoll sein, indem sie Homocystein abbaut. Untersuchungen zufolge verbessert Folsäure bei Patienten mit niedrigem Folsäurespiegel die Wirksamkeit von Antidepressiva.

Wie viel brauchen Sie?

Erwachsenen wird empfohlen, 400 μg Folsäure-Äquivalent täglich aus der Nahrung aufzunehmen. Frauen, die schwanger sind oder eine Schwangerschaft planen, sollten zusätzlich 400 µg synthetische Folsäure am Tag bekommen. Da die meisten Menschen zu wenig Folate aufnehmen, bietet sich eine ergänzende Zufuhr an. Nahrungsergänzungsmittel enthalten häufig 200 – 400 µg, Arzneimittel bis zu 5 mg synthetische Folsäure.

Zu wenig

Schwerer Folsäuremangel kommt selten vor. Er kann eine bestimmte Form von Blutarmut hervorrufen (megaloblastische Anämie) sowie zu Müdigkeit, Verwirrtheit, Schlafschwierigkeiten, Kopfschmerzen, Haarverlust, Erbrechen, Durchfall sowie Nervenschäden führen.

Alkoholiker und Personen mit bestimmter Medikation neigen zu Mangelerscheinungen. Fragen Sie im Zweifel Ihren Arzt, bevor Sie Folsäure-Supplemente einnehmen. Häufiger ist ein geringer Folsäurespiegel, der zwar keine Krankheitssymptome erzeugt, aber das Risiko für Herzerkrankungen oder Geburtsfehler ansteigen lässt.

Zu viel

Sehr hohe Dosen zwischen 5000 und 10 000 µg bieten keine Vorteile, sondern können Menschen mit hormonell mitbedingten Krebsarten wie Brust- oder Prostatakrebs sogar gefährlich werden und bei Epileptikern Anfälle hervorrufen. Als sichere Obergrenze für die Zufuhr synthetischer Folsäure gelten 1000 µg bzw. 1 mg für Erwachsene.

Richtige Einnahme
Dosierung

Für die Gesundheit und zur Vorbeugung gegen Herzkrankheiten: 400 µg Folsäure am Tag.
Frauen, die schwanger werden wollen: Zusätzlich zur Zufuhr mit der Nahrung 400 µg synthetische Folsäure am Tag.

Empfehlungen

- Folsäure kann zu jeder Tageszeit oder zwischen den Mahlzeiten eingenommen werden.
- Wenn Sie aus bestimmten Gründen isolierte Folsäure einnehmen, sollten Sie zusätzlich Vitamin B$_{12}$ einnehmen, um einem Mangel vorzubeugen.

Mögliche Nebenwirkungen

- Dosen von mehr als 5 mg am Tag verursachen Erbrechen, einen bitteren Geschmack, Blähungen oder einen allergischen Hautausschlag.

Warnhinweise

- Folsäure kann die Wirksamkeit bestimmter anitkonvulsiv wirkender Medikamente beeinträchtigen. Manche dieser Medikamente können auch einen Folsäuremangel bedingen. Wenn Sie Medikamente gegen Krampfanfälle einnehmen, sollten Sie mit Ihrem Arzt sprechen.
- Einige Medikamente verringern die Aufnahme von Folsäure. Daher sollte man zwischen der Einnahme von Folsäure und Magensäurehemmern (Antazida, Protonenpumpenhemmer) 2–3 Stunden vergehen lassen. Bei Cholestyramin oder Colestipol sollten Sie 4 Stunden verstreichen lassen.

Vorsicht: Sprechen Sie bei Erkrankungen oder psychischen Problemen immer zuerst mit Ihrem Arzt, bevor Sie Ergänzungsmittel einnehmen.

Weitere Quellen

Gute Nahrungsquellen für Folsäure sind grünes Gemüse, Bohnen, Vollkornprodukte und frisch gepresster Orangensaft. Manche Produkte wie Frühstücksflocken sind mittlerweile mit Folsäure angereichert. Auch mit Folsäure angereichertes Speisesalz kann einen Beitrag leisten.

Vitamin B$_{12}$
(Cobalamin)

Vitamin B$_{12}$ ist das letzte der bisher entdeckten Vitamine. Es kommt reichlich in tierischen Lebensmitteln vor; ab dem 60. Lebensjahr können es manche Menschen allerdings nur noch eingeschränkt aufnehmen. Ergänzungen werden in diesem Fall empfohlen, weil schon ein leichter Mangel das Risiko für einige Erkrankungen erhöhen kann.

Anwendungsgebiete
- Zur Sicherstellung einer ausreichenden Versorgung
- Beugt einer Form von Anämie vor.
- Kann Nervenschmerzen, Taubheitsgefühlen und Kribbeln entgegenwirken.
- Senkt das Risiko für Herzkrankheiten.
- Kann möglicherweise multiple Sklerose und Tinnitus (Ohrgeräusche) bessern helfen.

Arzneiformen
- Tablette
- Lutschtablette
- Kapsel
- Injektion

Grundlegendes

Ende der 40er-Jahre des 20. Jh. wurde Vitamin B$_{12}$ als die in Kalbsleber enthaltene Substanz identifiziert, die perniziöse Anämie heilt – eine lebensgefährliche Form von Blutarmut, die vor allem ältere Erwachsene befällt.

Vitamin B$_{12}$ ist das einzige B-Vitamin, das der Körper in großen Mengen in der Leber speichert. Seine Aufnahme in den Körper ist ein komplizierter Vorgang, denn nur wenn genügend Magensäure vorhanden ist, können die Verdauungsenzyme Vitamin B$_{12}$ vom Nahrungseiweiß abspalten. Anschließend verbindet es sich mit dem sogenannten Intrinsic Factor, einem Eiweiß, das von den Zellen der Magenschleimhaut gebildet wird. Dann wird es in den Dünndarm transportiert und dort aufgenommen.

Liegt wenig Magensäure oder nicht genug Intrinsic Factor vor – beides typische Alterserscheinungen –, kann es zu einem Mangel kommen. Da der Körper reichlich Vitamin B$_{12}$ speichern kann, dauert es jedoch Jahre, bis sich Symptome einstellen.

Wirkungsweise

Vitamin B$_{12}$ ist essenziell für die Bildung neuer Zellen und roter Blutkörperchen (wichtig für den Sauerstofftransport). Es erhält die schützende Myelinscheide um die Nerven, unterstützt die Umwandlung von Nahrung in Energie und spielt eine wichtige Rolle bei der Herstellung von DNA und RNA, dem genetischen Material der menschlichen Zellen.

Vorbeugung

Bereits ein leicht erhöhter Homozysteinspiegel im Blut wird mit einem erhöhten Risiko für Herz- und Gefäßerkrankungen, Schlaganfall sowie für tiefe Beinvenenthrombose in Verbindung gebracht. Gemeinsam mit Folsäure hilft Vitamin B$_{12}$ dem Körper, Homozystein zu verarbeiten, und kann so das Risiko senken.

Wegen seiner vorteilhaften Wirkung auf die Nerven kann Vitamin B$_{12}$ neurologischen Erkrankungen sowie Taubheitsgefühlen und Prickeln durch Diabetes vorbeugen.

Weitere Vorzüge

Einigen Studien zufolge zögert Vitamin B_{12} die Zeitspanne zwischen HIV-Infektion und Aids-Ausbruch hinaus (niedrige Vitamin-B_{12}-Werte sind üblich bei HIV-Patienten). Andere Forschungen deuten an, dass eine ausreichende Vitamin-B_{12}-Zufuhr bei älteren Menschen die Immunfunktion verbessert.

Durch seine positive Wirkung auf die Nerven soll Vitamin B_{12} Tinnitus (Ohrgeräusche) lindern. Als Bestandteil des Myelins könnte es wertvoll in der Behandlung der multiplen Sklerose sein, bei der diese Nervenhülle zerstört wird; niedrige Werte dieses Vitamins wurden mit einem frühen Ausbruch der Krankheit in Verbindung gebracht. Wie Untersuchungen zeigen, sind niedrige B_{12}-Werte auch bei Alzheimer-Patienten die Regel. Ob dieser Mangel zur Erkrankung beiträgt oder einfach nur eine Folge davon ist, ist noch nicht bekannt. Auch könnte es in der Behandlung von Depressionen eine Rolle spielen.

Durch seine Beteiligung an der Zellvermehrung kann B_{12} die Symptome von Rosacea zwar lindern, aber hohe Dosen der B-Vitamine können sie auch auslösen. Erste Studien deuten darauf hin, dass es auch bei durch Diabetes bedingten Nierenschäden und bei Schlafstörungen hilfreich sein kann.

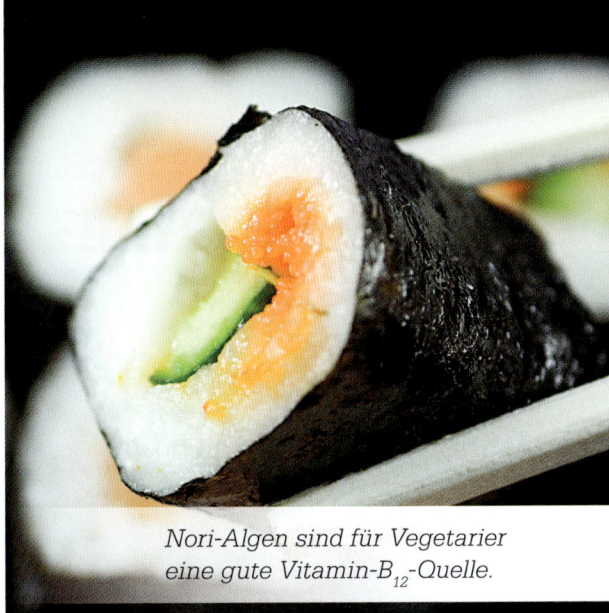

Nori-Algen sind für Vegetarier eine gute Vitamin-B_{12}-Quelle.

höchsten B_{12}-Gehalt (Fleisch und Milchprodukte) nicht verzehren. Auch für ältere Menschen können B_{12}-Ergänzungen sinnvoll sein.

Wie viel brauchen Sie?

Der D-A-CH-Referenzwert für Vitamin B_{12} liegt bei 3 µg täglich, der in Deutschland mit einer durchschnittlichen Kost deutlich überschritten wird. Bei einem Mangel des Intrinsic Factors können je nach Ausprägung Dosierungen bis 100 µg pro Tag erforderlich werden. Vitamin-B_{12}-Ergänzungen sind besonders für Veganer wichtig, weil sie die Nahrungsmittel mit dem

Zu wenig

Zu den Symptomen eines Vitamin-B_{12}-Mangels zählen Müdigkeit, weiße Hautfarbe aufgrund von Anämie, Depressionen, Taubheit und Prickeln in den Gliedmaßen aufgrund von Nervenschäden, Muskelschwäche, Demenz mit Verwirrung und Verlust des Erinnerungsvermögens sowie verschiedene Magen-Darm-Symptome.

Mögliche Nebenwirkungen

○ Durchfall; selten: lebensbedrohliche Reaktion mit Schwellung, Rötung, Jucken, Ausschlag, Benommenheit, Keuchen, Atem- oder Schluckbeschwerden.

Warnhinweise

○ Wer Vitamin B_{12} nimmt, braucht auch extra Folsäure: Eine hohe Zufuhr des einen kann den Mangel des anderen überdecken.

○ Hoher Alkoholkonsum stört die Aufnahme von Vitamin B_{12}.
○ Nehmen Sie Vitamin B_{12} im Abstand von zwei Stunden zu Tetracyclin-Antibiotika ein.

Vorsicht: Sprechen Sie bei Erkrankungen oder psychischen Problemen, bei alkoholischer Leberkrankheit oder Tabakamplyopie immer zuerst mit Ihrem Arzt, bevor Sie Ergänzungsmittel einnehmen.

Der Vitamin-B$_{12}$-Spiegel im Blut nimmt mit fortschreitendem Alter ab. Risikogruppen sind Patienten mit Magen-Darm-Geschwüren, Morbus Crohn oder anderen Magen-Darm-Erkrankungen sowie chronischer Pankreatitis, strikte Vegetarier und Veganer (und Kinder von Vegetarier- und Veganer-Müttern) sowie Alkoholkranke und Personen, die verschreibungspflichtige Antiepileptika, Gichtmedikamente oder Antazida (Medikamente gegen Sodbrennen können die Aufnahme von Vitamin B$_{12}$ aus der Nahrung hemmen) einnehmen.

Die perniziöse Anämie ist eine Autoimmunerkrankung, die die Aufnahme ausreichender Mengen Vitamin B$_{12}$ verhindert.

Zu viel

Überschüssiges Vitamin B$_{12}$ wird rasch über den Urin ausgeschieden, sodass keine nachteiligen Wirkungen bekannt sind.

Richtige Einnahme
Dosierung

Multivitaminpräparate: Handelsübliche Ergänzungen enthalten durchschnittlich zwischen 2 und 50 µg Vitamin B$_{12}$, eine ausreichende Menge, um einem Mangel vorzubeugen.

Cyanocobalamin sublingual: 1000–2000 µg täglich, eine halbe Stunde vor dem Frühstück.

Zur Reduzierung hoher Homocysteinwerte: eine typische Dosis sind 250 µg Vitamin B$_{12}$ täglich, in Kombination mit Folsäure und Vitamin B$_6$.

Weitere Anwendungen: Üblicherweise werden bei Taubheitsgefühlen, Prickeln, Tinnitus, Multipler Sklerose und Rosacea 1000 µg Vitamin B$_{12}$ täglich auf Anweisung des Arztes eingenommen.

Wenn Ihr Bluttest einen B$_{12}$-Mangel zeigt, kann es sein, dass Ihr Körper zu wenig eines wichtigen Proteins (Intrinsic-Factor) bildet und deshalb hochdosierte B$_{12}$-Ergänzungen oder Injektionen notwendig sind.

Empfehlungen

- Nehmen Sie Vitamin B$_{12}$ am besten zusammen mit 400 µg Folsäure.
- Die meisten Multivitaminpräparate enthalten mindestens diese Menge an Vitamin B$_{12}$ und Folsäure. Vitamin-B-Komplexpräparate liefern deutlich größere Mengen.

Tipps & Infos

Bei rund 15 % aller älteren Personen dürfte eine (meist symptomlose) Vitamin-B$_{12}$-Unterversorgung vorliegen.

Aktuelle Info

Ausreichende Vitamin-B$_{12}$-Versorgung kann das Fortschreiten einer HIV-Infektion zu Aids hinauszögern, wie eine Studie an 310 HIV-positiven Männern ergab. Diejenigen mit niedrigem Vitamin-B$_{12}$-Spiegel erkrankten innerhalb von 4 Jahren nach Beginn der Studie an Aids, die Männer mit höheren Werten erst nach 8 Jahren.

Ältere Personen mit einem leichten Vitamin-B$_{12}$-Mangel können von einem Impfstoff gegen Lungenentzündung weniger profitieren. Eine Untersuchung an 30 älteren Personen ergab, dass diejenigen mit unzureichenden Vitamin-B$_{12}$-Speichern nach einer Pneumokokkenimpfung weniger Antikörper produzierten als Vergleichspersonen mit ausreichendem Vitamin-B$_{12}$-Spiegel.

Wussten Sie, dass …?

Sie 140 g Schweizer Käse essen müssten, um die empfohlene Tagesmenge an Vitamin B$_{12}$ aufzunehmen – und fast 57 kg, um auf eine therapeutische Dosis dieses Vitamins zu kommen?

Vitamin C
(Ascorbinsäure)

Vitamin C ist der verbreitetste Nährstoff in heutigen Ergänzungsmitteln. Zitronensaft beugt Skorbut vor. Das wussten schon die Seefahrer des 18. Jh., von denen auf langen Reisen so mancher sein Leben aufgrund dieser Erkrankung verlor. Heute wissen wir, dass Vitamin C weit mehr gesundheitsfördernde Eigenschaften besitzt. Es kann Krebs vorbeugen und das Kataraktrisiko mindern.

Anwendungsgebiete
O Zur Sicherstellung einer ausreichenden Zufuhr
O Hat starke antioxidative Eigenschaften.
O Unterstützt die Vorbeugung von grauem Star.
O Schützt eventuell vor manchen Krebsarten.
O Unterstützt den Aufbau von Bindegewebe, Knochen und Zähnen.

Arzneiformen
O Tablette
O Kapsel
O Pulver
O Injektion

Grundlegendes

Erst 1928 wurde Vitamin C als skorbutheilender Wirkstoff identifiziert; daher sein wissenschaftlicher Name: Ascorbinsäure (Antiskorbut).

Heute basiert das Interesse an Vitamin C auf seinen zellschützenden Eigenschaften. Als wichtigstes wasserlösliches Antioxidans im Körper unterstützt es den Kampf gegen instabile Sauerstoffmoleküle (freie Radikale), besonders in stark wasserhaltigen Bereichen wie z. B. im Zellinnern.

Wirkungsweise

Vitamin C kräftigt die Kapillaren (die feinsten Blutgefäße) und Zellwände und ist essenziell für die Bildung von Kollagen, einem Eiweißbestandteil des Bindegewebes. Aufgrund dieser Funktion beugt Vitamin C Blutergüssen vor, fördert die Wundheilung und kräftigt Bänder, Sehnen und Zahnfleisch. Zudem regeneriert es Vitamin E, das dann dem Körper wieder zur Verfügung steht, und unterstützt die Aufnahme von Eisen aus der Nahrung (besonders wichtig für Frauen, die wegen schwerer Monatsblutungen das Risiko einer Eisenmangelanämie haben).

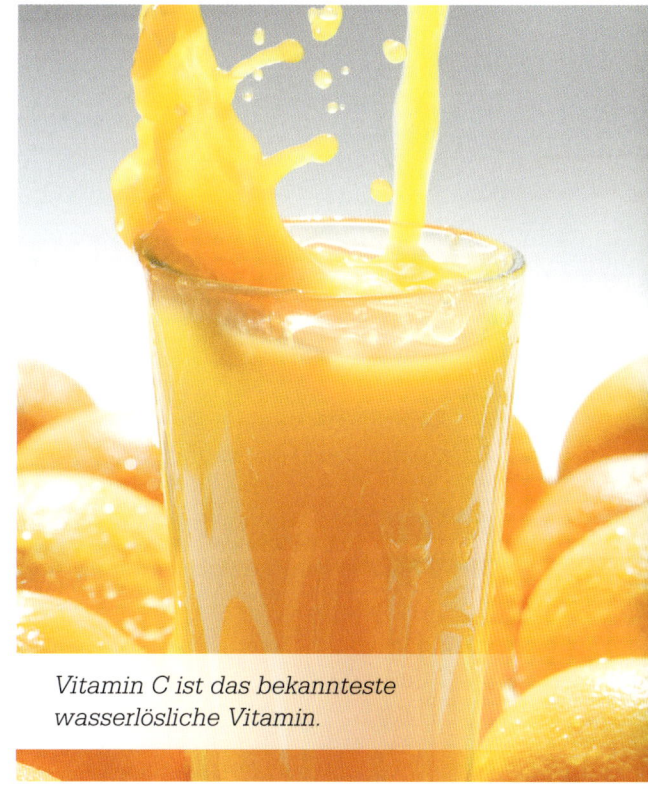

Vitamin C ist das bekannteste wasserlösliche Vitamin.

Vorbeugung

In vielen Studien wurde untersucht, ob Vitamin C Herzkrankheiten vorbeugen kann, jedoch waren die Ergebnisse so unterschiedlich, dass keine fundierte Empfehlung gegeben werden kann. In Studien über Blutdruck wurde festgestellt, dass Vitamin C sowohl den systolischen als auch den diastolischen Wert senken kann, und Bluthochdruck ist ein Risikofaktor für Herzkrankheiten und Schlaganfall.

Über 500 Studien untersuchten den Zusammenhang zwischen Vitamin C und Krebserkrankungen.

Sie lieferten unterschiedliche Ergebnisse, die teilweise darauf hindeuten, dass Vitamin C Krebs von Mund, Rachen, Stimmbändern, Speiseröhre, Magen, Bauchspeicheldrüse, Dickdarm, Mastdarm, Nieren, Lungen und Brust vorbeugen kann. Ob Vitamin C in der Behandlung bereits bestehender Krebserkrankungen hilfreich sein kann, ist bisher nicht erwiesen.

Zwei umfangreiche Studien zeigten, dass die Einnahme von Vitamin-C-Ergänzungen über einen Zeitraum von zehn Jahren und länger das Kataraktrisiko um 60 % senken kann. Die regelmäßige Einnahme von Vitamin C kann auch zur Vorbeugung von Makuladegeneration beitragen.

Einige Studien weisen darauf hin, dass Vitamin C, oft in hohen Dosen, die Knochendichte erhöhen und so Osteoporose vorbeugen könnte.

Weitere Vorzüge

Viele Menschen mit Diabetes haben einen niedrigen Vitamin-C-Spiegel. 1000–3000 mg Vitamin C täglich können Komplikationen wie Augenprobleme und Arteriosklerose vorbeugen.

Die Anwendung von Vitamin C gegen Erkältungen ist weit verbreitet, jedoch zeigte eine Analyse der namhaften Cochrane Collaboration, dass es Erkältungen nicht vorbeugt und die Dauer der Krankheitssymptome nur unwesentlich verkürzt. Allerdings wurde die Wirkung von extrem hohen Dosen, wie sie Heilpraktiker oft empfehlen, nicht wissenschaftlich untersucht. Die Cochrane Collaboration kam auch zu dem Schluss, dass Vitamin C bei Asthma nicht hilft. Einige Experten sind aber der Meinung, dass es bei durch Überanstrengung induziertem Asthma eine Rolle spielen kann.

Oral eingenommen soll Vitamin C helfen, Sonnenbrand vorzubeugen. Als Creme kann es die Zeichen von Hautalterung durch Sonneneinstrahlung reduzieren.

Einkaufstipps

Vitamin-C-Ergänzungen gibt es in verschieden Formen, am häufigsten als Ascorbinsäure, Ascorbat, Vitamin C mit Bioflavonoiden und Ascorbylpalmitat. Verschwenden Sie kein Geld für den Kauf spezieller Vitamin-C-Produkte (wie veresterte Ascorbinsäure). Es gibt keine Belege dafür, dass diese vom Körper besser aufgenommen werden.

Aktuelle Info

2004 wies die American Heart Association in einem wissenschaftlichen Gutachten darauf hin, dass es kaum Belege dafür gebe, dass der Einsatz von Nahrungsergänzungen wie Vitamin C zur Vorbeugung von Herzkrankheiten die gleichen Vorteile habe wie eine Ernährung, die reich an natürlichen Antioxidanzien ist.

Wussten Sie, dass …?

ein Glas frisch gepresster Orangensaft rund 100 mg Vitamin C liefert – die volle optimale Tageszufuhr?

Wie viel brauchen Sie?

Der D-A-CH-Referenzwert für Vitamin C liegt neueren Angaben der DGE zufolge für einen gesunden Erwachsenen bei 100 mg täglich, für Schwangere bei 110 mg und für Stillende und Raucher bei 150 mg. Auch bei der Einnahme von hormonellen Verhütungsmitteln („die Pille"), bei Infektionen und nach Operationen ist der Vitamin-C-Bedarf erhöht.

Zu wenig

Eine sehr geringe Vitamin-C-Aufnahme kann Skorbut verursachen (zu den Anfangssymptomen gehören Schwäche, Gewichtsverlust, Gereiztheit, Hämatome, Zahnfleischschwellung, Gelenkschmerzen, schlechte Wundheilung). Diese Krankheit tritt heute in den deutschsprachigen Ländern nicht mehr auf. Schwerer Skorbut kann zu Herzversagen und zum Tod führen. Eine geringe Vitamin-C-Zufuhr wird auch mit erhöhter Anfälligkeit für Herzinfarkt und grauem Star in Verbindung gebracht.

Zu viel

Über 2000 mg Vitamin C pro Tag kann zu lockerem Stuhlgang, Durchfall, Blähungen und Aufstoßen führen; die Symptome verschwinden durch Herabsetzung der täglichen Dosis. In dieser Menge eingenommen, kann das Vitamin C auch die Aufnahme von Kupfer und Selen beeinträchtigen. Achten Sie deshalb auf eine ausreichende Zufuhr dieser Mineralstoffe.

Richtige Einnahme
Dosierung

Zur Sicherstellung einer optimalen Versorgung: 100–200 mg täglich.
Zur Behandlung eines bestätigten Mangels 250 mg täglich.

Zur Katarakt-Vorbeugung: 500 mg täglich als Langzeitbehandlung.
Zu anderen Behandlungszielen: Fragen Sie Ihren Arzt oder Heilpraktiker.

Empfehlungen

- Vitamin C ist am besten zu den Mahlzeiten einzunehmen.
- Die Einnahme von Vitamin C zusammen mit Vitamin E und Flavonoiden kann deren Absorption begünstigen, den Körper befähigen, Antioxidanzien zu recyceln und die Risiken durch die Einnahme von nur einem Antioxidans in hohen Dosen minimieren.
- Nehmen Sie Vitamin C im Abstand von zwei Stunden zu aluminiumhaltigen Antazida und Vitamin B_{12}. Vitamin C kann die Eisenabsorption begünstigen; nehmen Sie diese Ergänzungen deshalb zusammen ein.

Weitere Quellen

Zitrusfrüchte und -säfte, Brokkoli, rote Paprika, Blattgemüse und -salate, Erdbeeren und Kiwis sind gute Vitamin-C-Quellen. Durch Kochen der Lebensmittel wird etwa die Hälfte des Vitamin C zerstört. Kurzes Dünsten schont Vitamin C.

Mögliche Nebenwirkungen

- Vitamin C wird auch bei jahrelanger Einnahme von 1000 mg pro Tag in der Regel gut vertragen.
- Große Mengen (über 2000 mg täglich) können Gesichtsrötung, Übelkeit, Magenkrämpfe, Rückenschmerzen, weichen Stuhl, Durchfall und Blähungen verursachen. Es wurde auch von Müdigkeit und Schlafstörungen berichtet.
- Die tägliche Anwendung von Kautabletten über einen längeren Zeitraum kann den Zahnschmelz angreifen.

Warnhinweise

- Wenden Sie Vitamin C mit Vorsicht an, wenn Sie an G6PD-Enzymmangel, Thalassämie, sideroplastischer Anämie, Nierenerkrankung, Nierensteinen oder Hämochromatose leiden.
- Vitamin C kann die Ergebnisse vieler medizinischer Tests beeinflussen. Hohe Dosen können sich auf den Glukosewert im Urin auswirken.
- Bei der Einnahme von Vitamin C kann es zu Wechselwirkungen mit Deferoxamin, Fluphenazin und Marcumar kommen. Bei Einnahme dieser Medikamente sollten Ergänzungen nur unter ärztlicher Überwachung verwendet werden.

Vitamin D

(Calciferol)

Unter Sonneneinstrahlung bildet unser Körper dieses „Sonnen-vitamin" selbst in ausreichenden Mengen. Es ist wichtig für stabile Knochen und gesunde Zähne. Möglicherweise verzögert es auch das Fortschreiten von Arthrose, stärkt das Immunsystem und beugt bestimmten Krebsarten vor.

Anwendungsgebiete

- Zur Sicherstellung einer ausreichenden Zufuhr
- Unterstützt die Calciumaufnahme des Körpers.
- Fördert gesunde Knochen.
- Stärkt die Zähne.
- Kann eventuell vor Krebsarten schützen.

Arzneiformen

- Tablette
- Kapsel
- Softgel
- Flüssigextrakt

Grundlegendes

Wenn die Haut den UV-B-Strahlen des Sonnenlichts ausgesetzt ist, produziert die Haut das Hormon Vitamin D. Bei manchen Menschen reicht diese Eigenproduktion aber nicht aus. Hier spielen geografische, klimatische, kulturelle und andere Gründe eine Rolle. Vor allem gegen Ende des Winters und im Frühjahr ist die Versorgung (Aufnahme über die Nahrung und Eigenproduktion) häufig unzureichend. Darüber hinaus nehmen Jugendliche, junge Erwach-

Mögliche Nebenwirkungen

- Keine bei empfohlener Dosierung; hohe Dosen können den Calciumspiegel erhöhen (s. Calcium S. 65 ff.).

Warnhinweise

- Nehmen Sie keine Vitamin-D-Ergänzungen, wenn Sie hohe Calciumwerte haben oder an Lupus erythematodes erkrankt sind. Sprechen Sie mit Ihrem Arzt, wenn Sie an Sarkoidose oder einer Überfunktion der Nebenschilddrüsen leiden, bevor Sie Vitamin D einnehmen.
- Ärztliche Überwachung ist angeraten bei Menschen mit Herzkrankheiten oder Arteriosklerose, die hochdosiertes Vitamin D einnehmen möchten. Dies kann bei gleichzeitiger Digoxin-Einnahme zu einem unregelmäßigen Herzschlag führen.
- Nehmen Sie Vitamin D nicht zusammen mit magnesiumhaltigen Antazida, mit Thiazid oder thiazidähnlichen Diuretika (z. B. Indapamid).
- Vitamin D kann die Wirkung vom Calciumkanalblockern (wie Diltiazem, Lercarnidipin, Nefidipin oder Veramapil) beeinträchtigen. Sprechen Sie mit Ihrem Arzt.

sene und Senioren zu wenig Vitamin D auf. Mit dem Alter sinkt die Fähigkeit des Körpers, Vitamin D herzustellen, deshalb müssen ältere Menschen mehr Vitamin D aufnehmen als jüngere.

Der Begriff „Vitamin D" bezieht sich auf verschiedene Komponenten. Vitamin D_3 (auch Cholecalciferol) wird im Körper hergestellt und durch Vitamin-D-reiche Nahrung aufgenommen. Vitamin D_2 (auch Ergocalciferol) ist die pflanzliche Form des Vitamins.

Wirkungsweise

Vitamin D reguliert den Calcium- und Phosphorspiegel im Blut und trägt damit zum Aufbau kräftiger Knochen und gesunder Zähne bei. Es fördert das Wachstum bestimmter Körperzellen und unterstützt das Immunsystem.

Vorbeugung

Mit Vitamin D kann Osteomalazie (Entmineralisierung) oder Osteoporose (Knochenschwund) vorgebeugt werden. Ist nicht genügend vorhanden, so kann der Körper nicht ausreichend Calcium aus der Nahrung oder aus Präparaten aufnehmen, ganz gleich, wie viel Sie davon verzehren. Wenn der Calciumspiegel im Blut stark absinkt, entzieht der Körper den Knochen Calcium, um Muskeln – besonders das Herz – und Nerven damit zu versorgen. Mit der Zeit führt dies zu einem Verlust an Knochenmasse.

Weitere Vorzüge

Es ist wichtig für ein gesundes Immunsystem und für die Entwicklung u. a. von roten Blutzellen. Man weiß, dass es auf Muskelzellen wirkt, auch auf die des Herzens. Es soll eine Rolle bei der Aufrechterhaltung eines gesunden Blutdrucks bei Schwangeren spielen und wird mit einem höheren Geburtsgewicht in Verbindung gebracht. Es gibt Hinweise, dass es Prostata-, Darm- oder Brustkrebs vorbeugen kann; jedoch zeigen nicht alle Studien positive Ergebnisse. Auch wird es in der Behandlung bestimmter Störungen der Nebenschilddrüsen, versuchsweise auch bei Sklerodermie und Psoriasis, eingesetzt.

Einer Untersuchung zufolge verlangsamt eine ausreichende Vitamin-D-Zufuhr das Fortschreiten von Osteoarthritis (Knochen- und Gelenkentzündung) in den Knien, auch wenn es die Krankheit nicht verhindern kann.

Wie viel brauchen Sie?

Der D-A-CH-Referenzwert für Vitamin D liegt für Erwachsene bis 65 Jahre, bei Schwangeren und Stillenden bei 5 µg. Für Senioren ab 65 Jahren bei 10 µg. Einige Experten sind allerdings der Meinung, dass die empfohlene Dosierung zu niedrig ist.

Zu wenig

Ein Mangel kann bei Kindern eine Knochenerweichung (Rachitis) hervorrufen und bei Erwachsenen eine Osteomalazie (Entmineralisierung der Knochen.

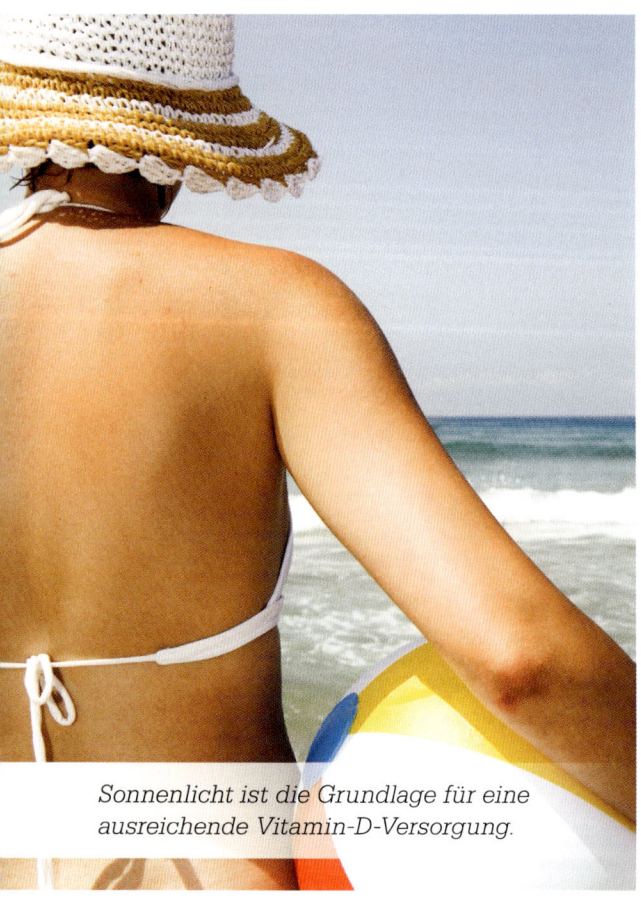

Sonnenlicht ist die Grundlage für eine ausreichende Vitamin-D-Versorgung.

Diese kann sich z. B. durch Knochenverformungen, erhöhte Elastizität oder gesteigerte Knochenbrüchigkeit (Osteoporose) bemerkbar machen. Ein Mangel kann auch Muskelschwäche und möglicherweise Herzkrankheiten, chronische Rückenschmerzen, erhöhte Infektanfälligkeit und Anämie verursachen. Es ist jedoch recht unwahrscheinlich, dass Kinder heutzutage unter Rachitis leiden. Säuglinge erhalten in den deutschsprachigen Ländern im 1. Lebensjahr in den Wintermonaten des Folgejahres Vitamin D zur Rachitisvorbeugung. Unabhängig von der Sonneneinwirkung und der Zufuhr über die Nahrung empfiehlt die Deutsche Gesellschaft für Kinderheilkunde bei reif geborenen Babys 10–12,5 µg pro Tag zu ergänzen.

Zu viel

Einen Überschuss an dem selbst hergestellten Vitamin kann der Körper meist gut abbauen, ein Zu viel an Vitamin D durch Ergänzungsmittel kann hingegen Probleme wie Verstopfung (bei älteren Erwachsenen), Durchfall (bei jungen Erwachsenen), anhaltende Kopfschmerzen, Appetitlosigkeit, Mundtrockenheit, Übelkeit und Erbrechen, unregelmäßigen Puls, Nierenschäden, Arterienverkalkung, Muskelschmerzen, starke Müdigkeit und hohe Calciumwerte hervorrufen. Anhaltend hohe Dosen können die Knochen schwächen und zur Anreicherung von Calcium in weichem Gewebe wie in der Muskulatur führen.

Richtige Einnahme
Dosierung

Aufgrund der meist ausreichender Sonneneinstrahlung entsteht bei gesunden Menschen normalerweise kein Mangel. In Europa ist diese jedoch nicht immer gewährleistet, vor allem im Winter in den nordischen Ländern reicht die Sonnenstrahlung meist nicht aus. Dunkelhäutige Menschen benötigen eine bis zu sechsmal längere Sonneneinstrahlung, weil das Hautpigment Melanin die Eigensynthese hemmt.

Wer über 65 Jahre ist, wenig Vitamin D über die Nahrung aufnimmt, zwischen 8 und 15 Uhr nicht ins Freie kommt oder ständig einen Sonnenschutz verwendet, sollte ein Vitamin-D-Präparat verwenden. Menschen, die Antiepileptika, Ketoconazol, Medikamente zur Behandlung von Tuberkulose oder Steroide einnehmen, an Erkrankungen von Darm, Bauchspeicheldrüse, Leber oder Nieren leiden, haben ein erhöhtes Risiko für Vitamin-D-Mangel.

Viele Ärzte empfehlen 10–15 µg pro Tag, wenn man über 65 Jahre alt ist, und 20 µg für über Siebzigjährige; 5–10 µg täglich sind für jüngere Erwachsene in der Regel ausreichend.

Empfehlungen

○ Nehmen Sie Vitamin D nicht zur gleichen Tageszeit wie Cholesterin- oder triglyceridsenkende Mittel oder Lipasehemmer.

Weitere Quellen

Fetter Fisch (Hering, Lachs oder Thunfisch) ist reich an Vitamin D. Gute Quellen sind auch Margarine und Pflanzenöle, Butter, Eigelb, Milch, Avocados und Champignons.

Vitamin E
(Tocopherol)

Vitamin E wurde 1922 entdeckt, als Forscher feststellten, dass Ratten diesen Stoff für ihre Fruchtbarkeit benötigen. In den 1960er-Jahren wurde erkannt, dass er auch für den Menschen lebensnotwendig ist. Wegen seiner antioxidativen Wirkung hoffte man, dass es auch vor Herzerkrankungen und Krebs schützen kann. Experten stellen dies allerdings in Frage.

Anwendungsgebiete
- Zur Sicherstellung einer ausreichenden Zufuhr
- In niedriger Dosierung zur Vorbeugung einer Arteriosklerose
- Zur Verbesserung der Immunfunktionen
- Ein starkes Antioxidans

Arzneiformen
- Kapsel
- Tablette
- Softgel
- Creme
- Flüssigextrakt

Grundlegendes

Mit Vitamin E (Tocopherol) werde unterschiedliche chemische Verbindungen mit gleicher Funktion bezeichnet. Sie unterscheiden sich im chemischen Aufbau und in ihrer Wirksamkeit. Zur besseren Vergleichbarkeit werden die Empfehlungen für die Zufuhr in Tocopherol-Äquivalenten (TÄ) angegeben. α-Tocopherol ist die häufigste und wirkungsvollste Form dieses fettlöslichen Vitamins, das in Fettgewebe und Leber relativ lange gespeichert wird. Es kommt vor allem in Ölen, Nüssen und Samen vor, die sehr fettreich sind. Bei fettarmer Ernährung kann es schwierig sein, genügend Vitamin E aufzunehmen – in diesem Fall können Ergänzungsmittel helfen.

Wirkungsweise

Der Schutz der Zellwände ist eine der wichtigsten Funktionen von Vitamin E. Seine derzeitige Bekanntheit beruht jedoch auf seiner Fähigkeit als Antioxidans, bestimmte Krankheiten zu verhüten: Es macht freie Radikale, instabile Sauerstoffmoleküle, unschädlich, die sonst die Zellen angreifen. Zudem spielt es eine wichtige Rolle im Immunsystem.

Vorbeugung

Möglicherweise kann Vitamin E Krebserkrankungen vorbeugen, da es die Zellwände schützt und antioxidativ wirkt, allerdings sind die Untersuchungsergebnisse widersprüchlich, sodass es weiterer Forschungen bedarf.

Manchen Untersuchungen zufolge zeigt Vitamin E auch eine Schutzwirkung gegen Herz-Kreislauf-Erkrankungen wie Herzinfarkt und Schlaganfall, indem es dem schädigenden Effekt von LDL-Cholesterin und Blutgerinnseln entgegenwirkt. Außerdem dämmt es entzündliche Prozesse ein, die mit Herzerkrankungen in Verbindung stehen. Andere Studien haben ergeben, dass Vitamin-E-Präparate die Gefahr von Schlaganfall und Herzinfarkt nicht verringern, sondern das Risiko für Herzversagen und Lungenkrebs sogar erhöhen können.

Die American Heart Foundation wies darauf hin, dass es kaum Belege dafür gebe, dass der Einsatz von Nahrungsergänzungsmitteln zur Vorbeugung von Herzkrankheiten die gleichen Vorteile habe wie eine Ernährung, die reich an natürlichen Antioxidanzien ist. Die Rolle einer vernünftigen Ernährung wird hier ausdrückliche betont.

Weitere Vorzüge

Einigen Studien zufolge kann Vitamin E die Schmerzen bei rheumatoider Arthritis und Arthrose lindern – vielleicht sogar so wirkungsvoll wie der nicht-steroidale Entzündungshemmer Diclofenac.

Manche Ärzte sind der Ansicht, Vitamin E könne den Alterungsprozess hinauszögern. Eventuell kann es bei älteren Menschen das Immunsystem stärken, Giftstoffe aus dem Zigarettenrauch und weitere Schadstoffe neutralisieren, zur Behandlung der Parkinsonkrankheit eingesetzt werden und grauem Star sowie der Alzheimerkrankheit vorbeugen. Forschungen in Zusammenhang mit Diabetes führten zu widersprüchlichen Ergebnissen.

Vitamin E kann die heftigen Beinschmerzen bei arteriellen Verschlüssen lindern. Möglicherweise lindert es auch die Schmerzhaftigkeit der Brust vor der Menstruation, leichte Symptome der Menopause und bestimmte Formen männlicher Unfruchtbarkeit. Äußerlich kann es gegen Sonnenbrand schützen; viele Menschen berichten auch von der heilenden Wirkung von Vitamin-E-Cremes oder -Ölen bei Hautverletzungen (eine Studie zeigte jedoch eine Verschlechterung des Erscheinungsbilds von Narben).

Wie viel brauchen Sie?

Die Empfehlungen schwanken erheblich, es konnte bisher kein Konsens erreicht werden. Der D-A-CH-Referenzwert ist ein Schätzwert. Er liegt für erwachsene Frauen je nach Alter zwischen 11 und 12 mg pro Tag, bei Männern zwischen 12 und 15 mg (Schwangere 13 mg, Stillende 17 mg).

Zu wenig

Erhält der Körper nicht genug Vitamin E, kann es zu Nervenschäden, Störungen des Immunsystems und Anämie kommen. Bei ausgewogener Ernährung ist ein Vitamin-E-Mangel unwahrscheinlich, jedoch besteht für Menschen mit Fettmalabsorption (z.B. bei chronischer Pankreatitis) sowie bei Alkoholismus und künstlicher Ernährung ein Risiko.

Zu viel

Über eine toxische Wirkung bei zu großen Mengen Vitamin E wurde bisher nicht berichtet, jedoch kann es die Blutungsneigung erhöhen. Hohe Dosen können zu leichten Nebenwirkungen führen und die Vitamin-A-Absorption hemmen. Es wird empfohlen, eine tägliche Dosis von 300 mg α-Tocopherol-Äquivalenten nicht zu überschreiten.

Mögliche Nebenwirkungen

- In der Regel wird Vitamin E bis zu einer Dosis von 300 mg TÄ gut vertragen und es treten keine Nebenwirkungen auf.
- In hoher Dosierung kann Vitamin E bei Menschen mit Vitamin-K-Mangel das Blutungsrisiko erhöhen.
- Selten: Äußerlich angewandt kann Vitamin E Kontaktdermatitis und eine allergische Reaktion, Erythema multiforme genannt, verursachen.

Warnhinweise

- Teilen Sie es Ihrem Arzt mit, wenn Sie Vitamin-E-Präparate einnehmen.
- Wenn Sie Gerinnungshemmer (Antikoagulanzien) oder Azetylsalizylsäure einnehmen, sollten Sie Ihren Arzt fragen, ob Sie Vitamin E verwenden können.

Vorsicht, wenn Sie Cloroquin, Chlorpromazin oder Propanolol einnehmen.

- Wegen des Risikos erhöhter Blutungsneigung sollten Sie vor einer Operation die Einnahme von Vitamin E mit dem Arzt besprechen. Experten empfehlen, hochdosierte Präparate (ab 800 mg TÄ) zwei Wochen vor einer geplanten Operation einzusetzen.
- Nehmen Sie hohe Dosen unter ärztlicher Aufsicht, wenn Sie an einer Blutgerinnungsstörung oder an Vitamin-K-Mangel leiden, bereits Gehirnblutungen hatten oder ein erhöhtes Risiko einer Lungenembolie oder Venenentzündung besteht.
- Jedes Mittel, das die Fettaufnahme hemmt (wie Cholestyramin, Colestipol, Isoniazid, Orlistat oder Sucralfat), kann die Vitamin-E-Absorption hemmen.

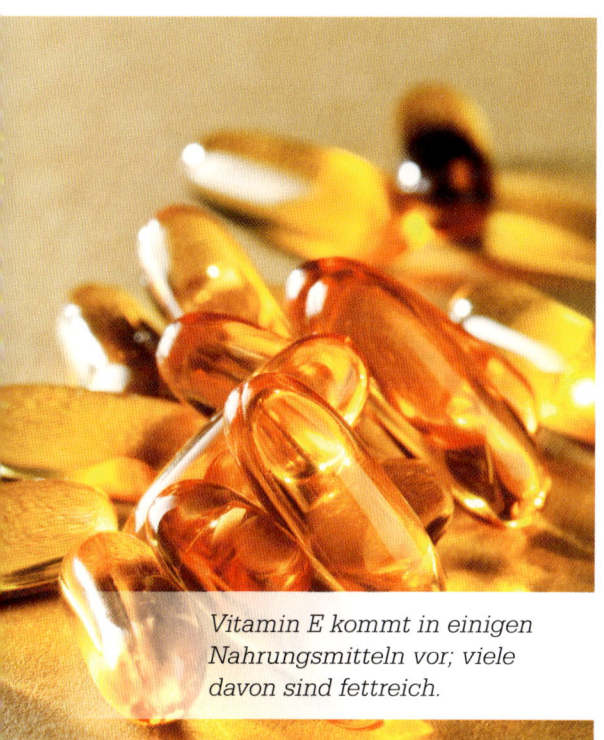

Vitamin E kommt in einigen Nahrungsmitteln vor; viele davon sind fettreich.

Richtige Einnahme
Dosierung

Zur Sicherstellung einer ausreichenden Zufuhr enthalten Nahrungsergänzungsmittel üblicherweise 12–36 mg Vitamin E, dies reicht für gesunde Erwachsene aus. In freiverkäuflichen Arzneimitteln finden sich z. B. 200, 400 oder 600 IE (entspricht 134, 268 oder 402 mg TÄ). Zur Behandlung von Krankheiten kann eine höhere Dosierung empfohlen werden. Sprechen Sie in diesem Fall mit Ihrem Arzt.

Einnahmeempfehlung

○ Tocopherol hat die höchste biologische Wirksamkeit. Dies wird vor allem aus Soja gewonnen. Daneben gibt es synthetische Gemische verschiedener Tocopherolverbindungen. Diese besitzen etwa zwei Drittel der Aktivität des natürlichen Vitamin E. Achten Sie auf die Angaben in der Verpackung.
○ Experten empfehlen, zur besseren Absorption Vitamin E zusammen mit weiteren Antioxidanzien, wie z. B. Vitamin C, einzunehmen. Dadurch kann der Körper beim Recyceln

Einkaufstipps

Manchmal wird Vitamin E in internationalen Einheiten (IE) angegeben. Eine IE Vitamin E entspricht 0,67 mg. 1 mg TÄ entsprechen 1,40 IE.

Aktuelle Info

Vitamin-E-Präparate können das Immunsystem älterer Menschen unterstützen. In einer Studie bekamen die Insassen eines Pflegeheims täglich 200 IE Vitamin E; es wurden insgesamt weniger Infektionen der oberen Atemwege (Erkältungen) festgestellt.

In einer großen Studie wurde durch die Einnahme von Vitamin-E-Präparaten bei älteren Menschen keine krebsvorbeugende Wirkung festgestellt. In einer anderen Studie verkürzte sich bei Menschen mit Krebs im Kopf- und Halsbereich unter Vitamin-E-Einnahme der krebsfreie Zeitraum zwischen den Behandlungen, und es zeigte sich eine höhere Neigung zur Krebsneubildung.

seiner Antioxidanzien unterstützt werden, und die Risiken der Einnahme eines hochdosierten Einzelpräparates werden minimiert.
○ Zur äußeren Anwendung brechen Sie eine Kapsel auf und tragen das Öl direkt auf die Haut auf oder benutzen eine handelsübliche Creme.

Weitere Quellen

Eine hervorragende Vitamin-E-Quelle sind Weizenkeime. Größere Mengen sind auch in anderen Pflanzenölen, Nüssen und Samen (z. B. in Mandeln und Sonnenblumenkernen), grünem Blattgemüse und Vollkornprodukten enthalten. Durch lange Lagerzeiten und Kochen kann ein Teil des Vitamins zerstört werden, Öle sollten kühl und dunkel lagern.

Vitamin K
(Phyllochinone)

Ärzte verwenden das gerinnungsfördernde Vitamin K schon lange, um Blutverluste nach einer Operation und Probleme durch Blutungen bei Neugeborenen zu verhindern. Ohne Vitamin K würden wir verbluten. Dieses Vitamin unterstützt zudem die Ausbildung der Knochen und beugt Osteoporose vor.

Anwendungsgebiete
- Zur Sicherstellung einer ausreichenden Versorgung
- Ist notwendig für die Blutgerinnung.
- Schützt Neugeborene vor lebensbedrohlichen inneren Blutungen.
- Schützt vor postoperativen Blutungen.
- Kann zum Aufbau starker Knochen sowie zur Osteoporosevorbeugung und -behandlung beitragen.

Arzneiformen
- Tablette
- Flüssigextrakt
- Injektion

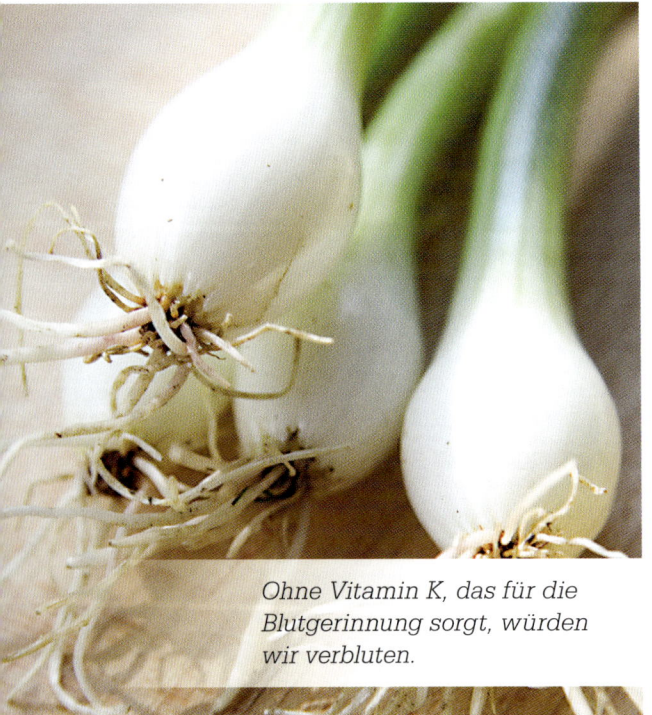

Ohne Vitamin K, das für die Blutgerinnung sorgt, würden wir verbluten.

Grundlegendes

Hühnerküken bekommen bei fettfreiem Futter Blutungen, stellten dänische Forscher Anfang der 30er-Jahre fest. Durch einen auf Alfalfa basierenden Inhaltsstoff wurde das Problem schließlich gelöst, der daraufhin Vitamin K genannt wurde – K für Koagulation (Gerinnung). Heute weiß man, dass der menschliche Körper seinen Vitamin-K-Bedarf aus zwei Quellen deckt. Der überwiegende Teil stammt aus der Aufnahme von Phyllochinon (Vitamin K_1), abgeleitet von Chlorophyll, das Pflanzen ihre grüne Farbe verleiht. Vitamin K_1 kommt besonders in Alfalfa und in grünem Blattgemüse wie Kohl und Spinat vor, aber auch in Leber, Kuhmilch, Eigelb und einigen Frühstücksflocken. In welcher Höhe die Produktion von Menaquinon (Vitamin K_2) durch Darmbakterien zur Bedarfsdeckung beiträgt, ist umstritten.

Bei gesunden Erwachsenen kommt ein Mangel an diesem Vitamin praktisch nicht vor, obwohl der Körper Vitamin K nur in kleinen Mengen speichert. Deshalb ist eine Ergänzung von Vitamin K über Supplemente normalerweise nicht nötig. In

Multivitamintabletten sind üblicherweise 30 µg Phyllochinone als Tagesdosis enthalten.

Wirkungsweise

Tritt eine Verletzung ein, ist Vitamin K am Blutgerinnungsprozess beteiligt. Vitamin K_1 ist möglicherweise auch für die Kommunikation zwischen den Zellen wichtig. Wissenschaftler haben herausgefunden, dass Vitamin K_2 eine schützende Wirkung auf gesunde Knochen hat.

Vorbeugung

Ärzte können Vitamin K vorbeugend empfehlen, wenn die Gefahr von Blutungen besteht. Auch wenn kein Mangel besteht, verordnen Ärzte manchmal Vitamin K vor größeren Operationen, um das Risiko postoperativer Blutung zu minimieren. Unter ärztlicher Aufsicht kann das Vitamin auch bei übermäßigen Monatsblutungen eingesetzt werden.

Es kann Osteoporosepatienten helfen, obwohl diese Therapie noch nicht allgemein anerkannt ist. In einer Studie erhöhten niedrige Vitamin-K-Werte das Risiko für Knochenbrüche bei älteren Menschen; in einer anderen beugten über zwei Jahre lang eingenommene Vitamin-K-Ergänzungen bei Osteoporose-Patienten weiteren Knochenbrüchen vor. Forscher sind sich über die Wirkungsweise nicht im Klaren: Vitamin K erhöht nicht die Knochenmasse, unterstützt aber möglicherweise den Körper bei der Verwertung von Calcium. Vitamin K kann besonders bei älteren Frauen wichtig sein, die ein höheres Risiko für Osteoporose und daraus folgenden Knochenbrüchen haben. In vielen Präparaten für gesunde Knochen ist daher dieses Vitamin enthalten.

Fragen Sie Ihren Arzt, bevor Sie Vitamin K vor einer Operation einnehmen, da bestimmte Operationen und lange Bettruhe das Thromboserisiko erhöhen.

Weitere Vorzüge

Vitamin K kann eine Rolle in der Krebsvorbeugung spielen und Patienten helfen, die sich einer Bestrahlungstherapie unterziehen müssen. Es gibt Hinweise, dass es die gefährliche Plaquebildung in den Arterien hemmt und den Spiegel des (schädlichen) LDL-Cholesterins senkt und das Risiko von Arterienverkalkung verringert. Weitere Forschungen sind notwendig, um die Rolle von Vitamin K bei diesen und anderen Erkrankungen zu klären.

Tipps & Infos

Wer gerinnungshemmende Medikamente wie Marcumar einnimmt, sollte seinen Arzt über den Verzehr großer Mengen Vitamin-K-haltiger Blattgemüse informieren. Am besten ist es, konstante Mengen Vitamin-K-haltiger Lebensmittel zu essen, damit die Marcumar-Medikation entsprechend eingestellt werden und die optimale Wirkung erzielt werden kann.

Vitamin E hilft dem Körper, das Vitamin K zu verwerten. Zu viel Vitamin E – über 1000 IE am Tag und über lange Zeit –, kann die Funktion von Vitamin K hemmen und das Blutungsrisiko erhöhen.

Aktuelle Info

Grüner Tee wird mitunter fälschlicherweise als hervorragende Vitamin-K-Quelle genannt, da in 230 g Grüntee 1700 µg Vitamin K enthalten sind. Viele Ärzte raten daher ihren Patienten, die gerinnungshemmende Medikamente (z. B. Marcumar) nehmen, diesen Tee zu meiden. Dies ist jedoch nicht gerechtfertigt, da sich aus 230 g Grüntee-Blättern Hunderte von Tassen grünen Tees zubereiten lassen. Laut einer Studie der Tufts University in den USA enthält eine Tasse Tee praktisch kein Vitamin K.

Wie viel brauchen Sie?

Genaue Angaben zum Vitamin-K-Bedarf sind bislang nicht möglich. Der D-A-CH-Referenzwert für die optimale Zufuhr ist daher ein allgemeiner Schätzwert. Er liegt bei Frauen je nach Alter bei 60–65 µg, bei Männern bei 70–80 µg pro Tag. Menschen mit einer Gerinnungsstörung oder Risikopatienten für Schlaganfall und Herzinfarkt können einen höheren oder niedrigeren Bedarf haben.

Zu wenig

Bei Gesunden ist ein Mangel an diesem Vitamin selten. Mangelerscheinungen treten daher meist nur infolge von Lebererkrankungen oder Erkrankungen des Magen-Darm-Trakts auf, die die Fettaufnahme beeinträchtigen, oder aufgrund einer längerfristigen Einnahme von Antibiotika; sie können Vitamin-K-bildende Bakterien im Darm abtöten. Darüber hinaus sind Neugeborene gefährdet. Deren Vitamin-K-Speicher sind bei der Geburt kaum gefüllt und Muttermilch liefert nur geringe Vitamin-K-Mengen. Eines der ersten Mangelsymptome ist eine Neigung zu Blutergüssen. Risikopatienten müssen sorgfältig medizinisch überwacht werden, da sie bei einer schweren Verletzung verbluten könnten.

Mögliche Nebenwirkungen
O Bei oral einzunehmenden Formen in den verordneten Dosen sind keine Nebenwirkungen bekannt

Warnhinweise
O Zusätzliches Vitamin K (mehr, als in Multivitaminpräparaten vorkommt) sollte nur unter ärztlicher Aufsicht eingenommen werden.
O Zu viel Vitamin E kann die Funktion von Vitamin K hemmen und das Blutungsrisiko erhöhen.
O Wer gerinnungshemmende Medikamente einnimmt, sollte Vitamin K meiden, da es der Medikation entgegenwirkt und es dadurch zu gefährlicher Thrombenbildung kommen kann.
O Flüssiges Paraffin, Cholestyramin und Sucralfat können die Vitamin-K-Absorption beeinträchtigen; nehmen Sie Vitamin K mindestens zwei Stunden davor oder danach ein.

Vorsicht: Sprechen Sie bei Erkrankungen, besonders der Leber, oder wenn Sie schwanger sind immer zuerst mit Ihrem Arzt, bevor Sie Ergänzungsmittel einnehmen.

Zu viel

Eine übermäßige Zufuhr ist kaum möglich, da nur grünes Blattgemüse reichlich Vitamin K enthält. Obwohl nicht einmal Megadosen toxisch sind, können sie dennoch für Menschen gefährlich sein, die gerinnungshemmende Medikamente einnehmen. Hohe Dosen können möglicherweise zu Erröten und Schweißausbrüchen führen.

Richtige Einnahme
Dosierung

Multivitaminpräparate und spezielle Präparate für gesunde Knochen enthalten Vitamin K. Beachten Sie die Angaben des Herstellers oder fragen Sie Ihren Therapeuten.

Um Osteoporose-Frakturen vorzubeugen: Fragen Sie Ihren Arzt. In Studien wurden 45 mg Vitamin K_2 (Menatetrenon) täglich verabreicht.

Neugeborene erhalten eine Vitamin-K-Injektion, um möglichen tödlichen Blutungen vorzubeugen, die entstehen können, weil Babys noch sehr niedrige Vitamin-K-Werte haben und sich die vitaminbildende Darmflora erst aufbauen muss. Es wird eine Vitamin-K_1-Dosis von 1 mg in den ersten Stunden nach der Geburt empfohlen.

Einnahmeempfehlung
O Wer Vitamin K verschrieben bekommt, sollte es, der besseren Aufnahme wegen, zu den Mahlzeiten nehmen.

Weitere Quellen

Aufgrund von Schwierigkeiten bei der Analyse weichen Angaben zu den Vitamin-K-Werten in Lebensmitteln zum Teil stark voneinander ab. Den höchsten Vitamin-K-Gehalt weist grünes Blattgemüse auf, wobei die Gehalte je nach Jahreszeit schwanken. Auch Brokkoli, Frühlingszwiebeln und Rosenkohl liefern uns viel Vitamin K. Weitere Nahrungsmittel mit geringen Mengen Vitamin K sind Pistazien, Pflanzenöl, mageres Fleisch, Tomaten und Milchprodukte.

Weidenrinde
Salix alba

Die Rinde der Silberweide dient seit Jahrtausenden zur Behandlung von Fieber und Kopfschmerzen, denn sie enthält eine Vorläufersubstanz des bekanntesten Schmerzmittels von heute, ASS (**A**zetyl**s**alizyl**s**äure). Wegen ihrer Wirkung bei Schmerzen, Entzündungen und Fieber wird die Rinde gern als „pflanzliches Aspirin" bezeichnet.

Anwendungsgebiete
- Lindert akute und chronische Schmerzen.
- Kann bei Arthritis Entzündungen eindämmen.
- Kann Fieber senken.

Arzneiformen
- Getrocknet/Tee
- Flüssig
- Tablette

Grundlegendes

Die Silberweide wächst zu stattlichen Bäumen von bis zu 23 m Höhe heran. Ihre Rinde wird in China schon lange geschätzt und wurde auch von dem griechischen Arzt Hippokrates empfohlen. Kräuterkundige verwendeten Weidenrinde weiterhin, doch erst im 18. Jh. sprachen sich ihre Eigenschaften als schmerzlinderndes, fiebersenkendes Mittel in ganz Europa herum. Die Siedler brachten die Silberweide mit nach Amerika, wo sie feststellten, dass die dortigen Stämme bei Schmerzen und Fieber einheimische Weiden nutzten.

Um 1820 isolierten deutsche und französische Wissenschaftler den Wirkstoff Salicin. Dieser wird nach Abspaltung von Glucos durch die Darmflora in der Leber zu Salicylsäure oxidiert. Azetylsalizylsäure hingegen wurde 1853 aus der Heilpflanze Mädesüß gewonnen. Alle Teile der Silberweide enthalten Salicin, doch am höchsten ist die Konzentration in der Rinde, die im zeitigen Frühjahr von 2–5-jährigen Bäumen geschält wird.

Am bekanntesten ist die Silberweide *(Salix alba)*, doch auch andere Weiden wie die Bruch- oder Knack-Weide *(Salix fragilis)*, die Purpurweide *(Salix purpurea)* und die Reifweide *(Salix daphnoides)* sind reich an Salicin und gelangen unter dem Oberbegriff Weidenrinde in den Handel.

Wirkungsweise

Der Körper verwandelt das Salicin der Weidenrinde in Salicylsäure, welche Schmerzen, Fieber und Entzündungen entgegenwirkt. Die Pflanze wirkt zwar langsamer als ASS, doch ihre wohltuende Wirkung hält länger an und erzeugt weniger unerwünschte Reaktionen. Insbesondere löst sie keine Magenblutungen aus, die zu den gefährlichsten Nebenwirkungen von ASS zählen.

Hauptwirkungen

Weidenrinde ist ein gut wirksames Kopfschmerzmittel, das auch gegen akute Muskelschmerzen und die verschiedensten chronischen Schmerzen hilft. In einer Studie erwies es sich als ebenso wirksam gegen Kreuzschmerzen wie der COX-2-Hemmer Rofecoxib. Untersuchungen zur Wirksamkeit bei Osteoarthritis erbrachten meist positive Ergebnisse, nur in einer Studie zur rheumatoiden Arthritis half Silberweide nicht besser als ein Plazebo.

Weidenrinde kann gegen Menstruations-schmerzen helfen, denn Salicin hemmt die Wirkung der hormonähnlichen Prostaglandine, die Entzün-dungen und Schmerzen Vorschub leisten.

Weitere Vorzüge

Wie ASS kann auch die Rinde der Silberweide Fieber senken. Der wissenschaftliche Nachweis steht zwar noch aus, doch die angesehene deutsche Kommis-sion E hat die Rinde von *Salix cortex* für diesen Zweck freigegeben.

Richtige Einnahme
Dosierung

Gelenkschmerzen und -entzündungen: je nach Bedarf 60–240 mg Salicin pro Tag über ein standar-disiertes Präparat aufnehmen. Auf mehrere Dosen verteilen.

Tinktur (1:1): 3-mal täglich 1–2 ml.

Sud: 1–3 g fein gehackte Rinde in 1 Tasse kaltes Wasser zum Kochen bringen und 5 Minuten kochen lassen. 3–4-mal täglich trinken.

Sonstige Zubereitungen: Herstellerangaben befolgen oder den Rat von Arzt oder Apotheker einholen.

Weidenrindentee ist wahrscheinlich weniger wirksam als standardisierte Extrakte, weil er unter-schiedlich Mengen schmerzlinderndes Salicin liefert.

Empfehlungen

○ Silberweidenrinde ist auch bei Langzeit-anwendung unbedenklich. Wegen des bitteren, adstringierenden Geschmacks werden Pillen meist bevorzugt.

○ Fiebernde Kinder und Jugendliche können auf ASS-Gabe mit dem gefürchteten Reye-Syndrom reagieren, das tödlich ausgehen kann. Der therapeutische Wirkstoff der Weidenrinde, Salicin, wird im Körper anders verarbeitet als ASS und dürfte daher kein derartiges Problem auslösen. Dennoch sollte man aufgrund der Ähnlichkeit zu ASS lieber vorsichtig sein und Kindern und Jugendlichen im Zweifelsfall Paracetamol oder Ibuprofen verabreichen.

Einkaufstipps

Weidenrindentee wird zwar gern als Schmerzmittel empfohlen, doch Sie sollten lieber zu standardisiertem Extrakt (Tablette oder Flüssigextrakt) greifen. Da die Rinde maximal 1 % Salicin enthält, würde sich eine Wirkung vermutlich erst nach mehreren Litern Tee einstellen.

Wenn Weidenrinde den Schmerz nicht lindert, können Sie es mit anderen Heilpflanzen wie Mädesüß, Mutterkraut oder Lapacho versuchen.

Aktuelle Info

Eine Studie bestätigte die Unbedenk-lichkeit von Silberweidenrinde. Bei 41 Patienten mit chronischer Arthritis, die zwei Monate mit Silberweidenrinde (und anderen pflanzlichen Mitteln) behandelt wurden, kam es nur in drei Fällen zu leichten unerwünschten Wirkungen wie Kopfschmerzen oder Magenverstim-mungen. Solche Symptome tauchten jedoch auch in der Plazebogruppe auf.

Wussten Sie, dass …?

Die Indianer und die ersten Siedler im Wilden Westen kauten Weidenzweige gegen Kopfschmerzen, „bis die Ohren klingelten". Heute gelten Ohrgeräusche als Zeichen für eine Überdosis der Pflanze oder des entsprechenden Medikaments, ASS.

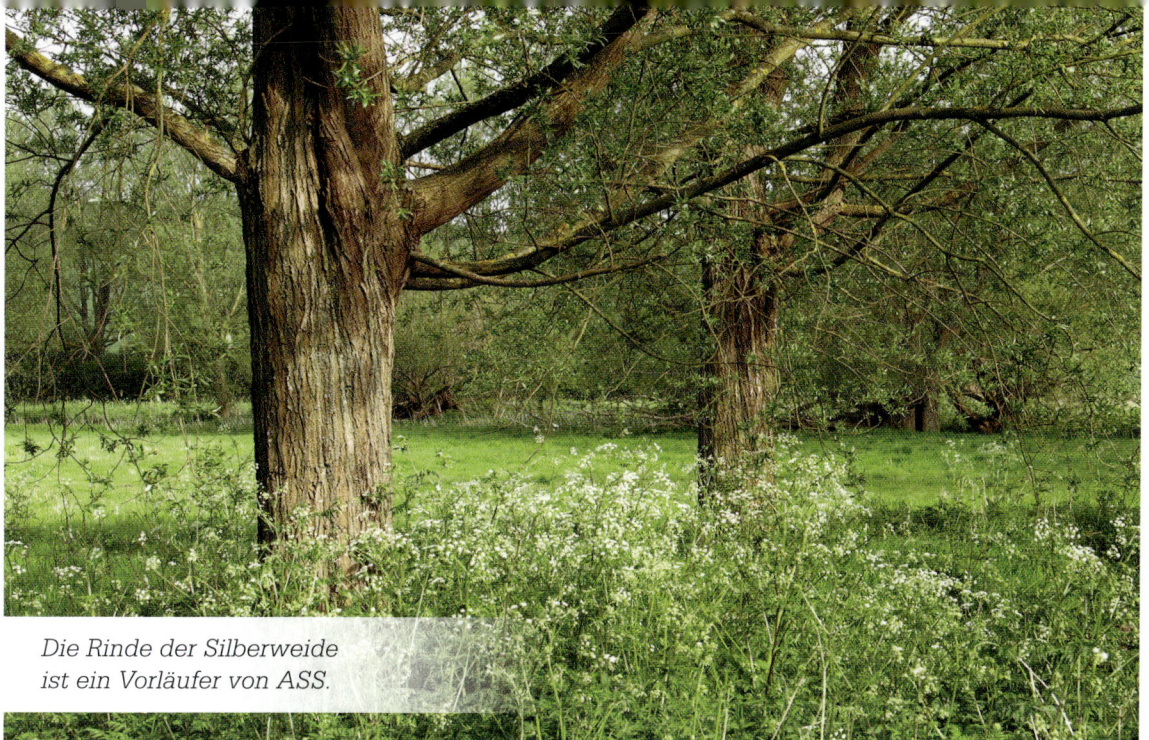

Die Rinde der Silberweide ist ein Vorläufer von ASS.

Mögliche Nebenwirkungen

○ Unerwünschte Wirkungen sind bei der empfohlenen Dosierung kaum zu erwarten. Es kann zu Magenproblemen kommen.

○ Weidenrinde kann die Blutgerinnung verzögern.

○ Höhere Dosen können Magenschmerzen, Übelkeit oder Tinnitus (Ohrgeräusche) auslösen. Bei solchen Reaktionen sollten Sie die Dosis verringern oder das Mittel absetzen. Bei anhaltenden Nebenwirkungen ist ein Arztbesuch geboten.

○ Empfindliche Personen können bei Hautkontakt mit Ausschlägen reagieren.

○ Langfristiger Gebrauch von Weidenrinde wurde mit Krebserkrankungen von Zunge, Lippen, Nase und Speiseröhre in Verbindung gebracht.

Warnhinweise

○ Weidenrinde und ASS sollten nicht kombiniert werden, weil sich die Nebenwirkungen potenzieren können. Wer ASS und andere Salicylate meiden soll (z. B. bei allergischer Reaktion auf ASS oder Magengeschwür), sollte auch von Weidenrinde Abstand nehmen.

○ Weidenrinde nicht an Kinder oder Jugendliche unter 16 Jahren verabreichen!

○ Weidenrinde nicht parallel zu gerinnungshemmenden Medikamenten (z. B. Marcumar) einnehmen. Bei Arzneimitteln, welche die Blutplättchen beeinflussen (wie Clopidogrel oder Ticlodipin), ist Vorsicht geboten, da sich das Blutungsrisiko erhöhen kann.

○ Wechselwirkungen können auch auftreten mit Alkohol, Arzneimitteln gegen Bluthochdruck, Betablockern, Kodein, bestimmten Mitteln gegen Schlaganfall (z. B. Phenytoin und Natriumvalproat), kaliumschonenden Diuretika (z. B. Spironolakton), bestimmten Schmerzmitteln, Methotrexat, Metoclopramid, Probenecid, Sulfonamiden (z. B. Sulfamethoxazol), einigen Mitteln gegen Diabetes (Sulfonylharnstoffe wie Glipizid), Sulfinpyrazon, Theophyllin sowie pflanzlichen Substanzen und Ergänzungsmitteln mit ähnlichen Wirkungen.

○ Schwangere sollten keine Weidenrinde zu sich nehmen.

○ Vor größeren Operationen sollten Sie die Verwendung von Weidenrinde mit dem Arzt besprechen.

Weißdorn

Crataegus oxyacantha, syn C. Laevigata

Wenn Ihnen Ihr Arzt eine Herzerkrankung bescheinigt hat, sollten Sie über Weißdorn Bescheid wissen. Ursprünglich wurde Weißdorn zur Entwässerung verwendet und ebenso zur Behandlung von Nieren- und Blasensteinen; heute wird er als natürliches Herzmittel bei Störungen, die von leichtem Bluthochdruck über Angina pectoris bis hin zu Herzinsuffizienz reichen, verordnet.

Anwendungsgebiete

- Unterstützt die Pumpleistung des Herzens bei Menschen mit kongestiver Herzinsuffizienz.
- Lindert Brustschmerzen bei Angina pectoris.
- Kann unregelmäßigen Herzschlag (Herzrhythmusstörungen) korrigieren helfen.
- Kann eventuell den Cholesterinspiegel senken.

Arzneiformen

- Tablette
- Kapsel
- Getrocknet/Tee
- Flüssigextrakt

Grundlegendes

Jahrhundertelang wurde Weißdorn, ein bis zu 7 m hoher Busch, zu Hecken zurechtgestutzt, die Felder oder Gärten umgaben. Als Grenzpflanze sieht er hübsch aus und wehrt Eindringlinge ab: Neben weißen Blüten und leuchtend roten Beeren verfügt Weißdorn über lange Dornen, und die Blüten einiger Arten riechen nach fauligem Fleisch. Andererseits galt Weißdorn als schützend vor unheimlichen Dingen, die in der Wildnis lauerten.

Die Pflanze galt lange Zeit als Symbol für Unglück und Tod; angeblich bestand auch die Dornenkrone Christi aus Weißdornzweigen.

Angesichts dieses wechselhaften Rufes ist es erstaunlich, dass sich jemand so intensiv mit dieser Pflanze beschäftigte und ihre herzstärkende Wirkung erkannte. Dennoch wussten viele Menschen in verschiedenen Zeiten und Kulturen um die herzschützenden Eigenschaften des Weißdorns.

Schon der mittelalterliche Heilkundige Paracelsus pries seine herzstärkende Wirkung, aber seinen Einsatz in der modernen Pflanzenheilkunde verdankt der Weißdorn einer zunächst gut gehüteten Rezeptur des irischen Arztes Dr. D. Greene aus Ennis. Er hatte mit seiner Tinktur aus Weißdornbeeren im 19. Jh. sehr erfolgreich Herzkrankheiten behandelt. Weil er das Geheimnis der Inhaltsstoffe seiner Rezeptur sorgfältig hütete, wurde erst nach seinen Tod 1820 entdeckt, dass es sich um eine Tinktur aus Weißdornbeeren handelte.

Wirkungsweise

Weißdorn wirkt direkt auf die Herzleistung, indem er die Arterien erweitert, woraufhin mehr Blut ins Herz fließt; dadurch sinkt der Sauerstoffbedarf des Herzens und eine Angina pectoris wird gelindert. Möglicherweise schützt er das Herz auch vor Schäden durch unzureichende Sauerstoffversorgung, weil er die Energieversorgung und die Pumpleistung des Herzens verbessert. Er stabilisiert auch den Herzrhythmus.

Diese wertvollen Wirkungen auf das Herz lassen sich auf den reichlichen Gehalt an Flavonoiden, besonders an oligomeren Proanthocyanidinen (PCO), zurückführen, die starke Antioxidanzien sind.

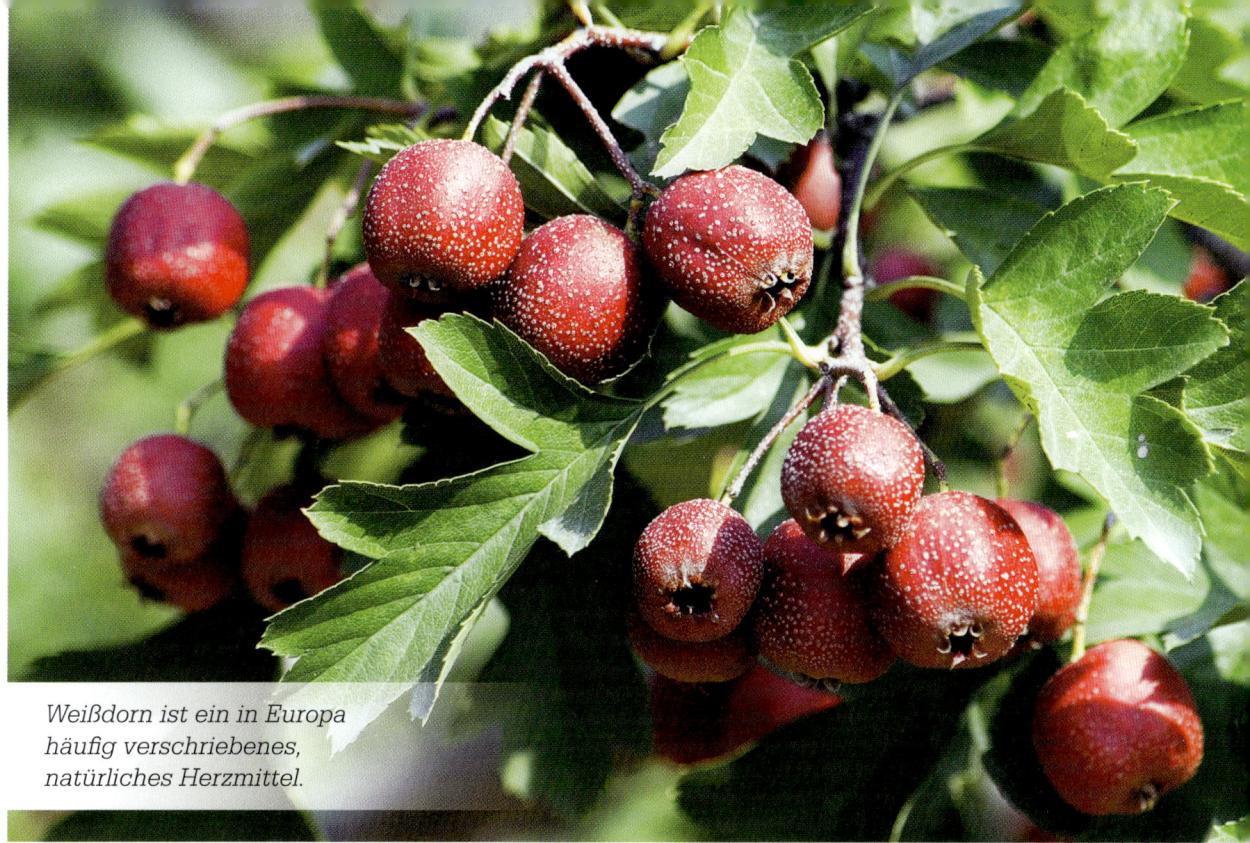

Weißdorn ist ein in Europa häufig verschriebenes, natürliches Herzmittel.

Mögliche Nebenwirkungen

○ Es gibt zwar Meldungen, in denen über Übelkeit und Schweißausbrüche sowie Müdigkeit und auch Hautausschläge berichtet wird, doch solche Nebenwirkungen sind relativ selten. Weitere mögliche Nebenwirkungen können sein: Palpitationen, unregelmäßiger oder schneller Herzschlag, Schlaflosigkeit, Unruhe, Atembeschwerden, Magen-Darm-Beschwerden, Schwindel und Kopfschmerzen. Setzen Sie das Präparat ab und konsultieren Sie Ihren Arzt, wenn eine dieser Beschwerden auftritt.

○ Bei Menschen, die keine Herzkrankheiten haben, können hohe Dosen Weißdorn den Blutdruck sehr stark senken, was zu Schwindel und Ohnmacht führen kann.

Warnhinweise

○ Durch die Einnahme von Weißdorn kann es zu Wechselwirkungen mit Herzmedikamenten (wie Digoxin), Blutdruckmitteln, Phenyephrin, Ephedrin, cholesterinsenkenden Mitteln, Medikamenten, die das Herz beeinflussen (wie manche Asthmamedikamente) sowie mit Pflanzenpräparaten und Ergänzungen kommen, die eine ähnliche Wirkung haben (z. B. Ginseng oder hochdosierter Ingwer). Informieren Sie jedoch auf jeden Fall Ihren Arzt, bevor Sie Weißdorn einnehmen, und setzen Sie ohne ärztliche Anweisung keinesfalls ein verordnetes Medikament ab. Verändern Sie auch nie von sich aus die Dosierung Ihrer Medikamente.

○ Schmerzen in der Brust (Angina pectoris) sind ein sehr ernst zu nehmendes Symptom für eine Herzerkrankung; erwarten Sie nicht, dass Weißdorn eine akute Angina-pectoris-Attacke stoppen kann. Wenn Ihre übliche Medikation nicht hilft, rufen Sie sofort einen Rettungswagen.

○ Menschen mit niedrigem Blutdruck, Herzrhythmusstörungen, Asthma oder Schlafstörungen sowie schwangere und stillende Frauen sollten Weißdorn nicht nehmen.

aufzuhalten. In Kombination mit weiteren Heilpflanzen wird Weißdorn auch zur Behandlung von Anpassungsstörungen mit Angstzuständen eingesetzt. Theoretisch könnte er auch bei bestimmten Bindegewebserkrankungen helfen. Die traditionelle Anwendung von Weißdorn umfasst auch die Behandlung von Nieren- und Blasensteinen und die Verwendung als harntreibendes Mittel.

Aktuelle Info

Eine Analyse der renommierten Chochrane Collaboration zeigte „einen bedeutenden Vorteil in der Kontrolle der Symptome und der physiologischen Ergebnisse mit Weißdornextrakt als begleitende Behandlung bei Herzinsuffizienz".

Wussten Sie, dass …?

verschiedene Weißdornarten in Europa, Ostasien, Nordafrika und den USA wachsen? Er ist auch als Hagapfel, Hagedorn, Mehlbeerbaum, Rotdorn, Zaundorn und Mehldorn bekannt.

Richtige Einnahme
Dosierung

Die Dosierung hängt vom Verwendungszweck und vom jeweiligen Produkt ab. Zur genauen Dosierung für Ihr Anliegen fragen sie bitte Ihren Therapeuten.
Die typische Dosis bei Herzinsuffizienz:
Tee aus der getrockneten Pflanze: 0,2–2 g dreimal täglich; Tinktur (1:5): 3,5–17,5 ml dreimal täglich; Flüssigextrakt (1:2): 3–6 ml täglich; Tabletten/Kapseln: Beachten Sie die Anweisungen des Herstellers oder fragen Sie Ihren Arzt, Heilpraktiker oder Apotheker.

Empfehlungen

- Weißdorn sollte nur unter Beobachtung eines Arztes oder Heilpraktikers angewandt werden.
- Falls Sie hohe Dosen benötigen, wirkt Weißdorn am besten, wenn die Tagesmenge auf drei Einzeldosen aufgeteilt wird, die zu unterschiedlichen Zeiten eingenommen werden.
- 1–2 Monate können schon vergehen, bis Weißdorn zu wirken beginnt.

Hauptwirkungen

Ausführliche wissenschaftliche Untersuchungen bestätigen die positive Wirkung von Weißdorn in der Behandlung kongestiver Herzinsuffizienz.

Zudem scheint Weißdorn die Pumpfunktion des Herzens zu verbessern – eine Eigenschaft, die besonders Personen mit leichter kongestiver Herzinsuffizienz zu schätzen wissen, die keine starken Herzmedikamente wie Digoxin benötigen.

Weitere Vorzüge

In Laborstudien senkte Weißdorn einen Bluthochdruck, reduzierte die Plaquebildung in den Arterien (möglicherweise wegen seiner antioxidativen Eigenschaften) und linderte Herzrhythmusstörungen; jedoch sind noch groß angelegte Studien erforderlich. Bisherige Erkenntnisse deuten auch darauf hin, dass Weißdorn den Cholesterinspiegel senken kann. In Laborstudien gibt es Anhaltspunkte dafür, dass er antivirale Eigenschaften hat, besonders bei *Herpes simplex* Typ 1. Traditionell wird Weißdorn beim ersten Anzeichen einer Herpesinfektion angewandt, um die Virusentwicklung

Yamswurzel

Dioscorea villosa

Bereits Azteken und Mayas nutzten die Yamswurzel zu medizinischen Zwecken. Der aktuelle Rummel um Yams beruht teilweise auf Irrtümern über die aktiven Inhaltsstoffe. Die Pflanze wird als natürliche Alternative zur Hormonersatztherapie in den Wechseljahren gepriesen und soll auch gegen andere Gesundheitsprobleme helfen. Die Wirksamkeit ist noch nicht schlüssig nachgewiesen.

Anwendungsgebiete
- Kann Wechseljahresbeschwerden lindern.
- Soll das Cholesterin senken.
- Kann hormonähnlich wirken.

Arzneiformen
- Kapsel
- Flüssigextrakt
- Tablette
- Creme
- Getrocknet/Tee

Grundlegendes

Yamswurzel, auch als wilder Yams oder Wild-Yams bezeichnet, ist botanisch nicht einmal entfernt mit dem gleichnamigen orangefarbenen Gemüse verwandt, das eher als Süßkartoffel zu bezeichnen ist. Die Yamswurzel stammt aus Nord- und Mittelamerika, wo sie von den Azteken und Mayas wegen ihrer schmerzlindernden Wirkungen geschätzt wurde. Später nutzten auch die Siedler diese Eigenschaften gegen Gelenkschmerzen und Koliken.

Wirkungsweise

Wilder Yams scheint die Wirkung bestimmter Hormone, insbesondere Progesteron, zu imitieren und hilft angeblich gegen Wechseljahresbeschwerden und PMS-Symptome (prämenstruelles Syndrom). Diese Behauptungen sind jedoch zumeist nicht belegt und beruhen auf der Tatsache, dass der mexikanische wilde Yams in den 1960er-Jahren in Labors zur Herstellung von Steroidhormonen genutzt wurde. Wilder Yams enthält die Substanz Diosgenin, die im Labor in Progesteron umgewandelt werden kann. Der menschliche Körper ist hierzu jedoch nicht in der Lage. Weder Laborversuche noch kleine Studien am Menschen konnten eindeutig belegen, dass wilder Yams hormonähnliche Wirkungen entfaltet.

Ganzheitliche Mediziner melden jedoch, dass Patientinnen mit PMS und Wechseljahresbeschwerden von Creme mit wildem Yams profitieren, die auf das Fettgewebe an Bauch und Oberschenkeln aufgetragen wird. Die Wirkungsweise bleibt allerdings unklar. In einigen Ländern versetzen die Hersteller ihre Cremes mit Progesteron, was die therapeutische Wirkung erklären könnte. Vorläufig steht der wissenschaftliche Nachweis der Wirksamkeit trotz positiver Rückmeldungen von Patientinnen noch aus. Die einzige Studie an Menschen ergab keine Vorteile.

Bei einer Einnahme in Form von Kapseln, Tinktur oder Tee scheint wilder Yams jedoch andere Wirkungen zu haben. Naturheilkundler meinen, dass die Pflanze das hormonelle Ungleichgewicht vor der Menstruation und in den Wechseljahren lindern kann, weil sie östrogenähnliche Substanzen enthält. Andere glauben, dass bestimmte Stoffe darin die Muskeln entspannen. Die Studien, die Yamswurzel als Mittel gegen Menstruationskrämpfe, Hitze-

Hauptwirkungen

Die Datenlage zum therapeutischen Einsatz von wildem Yams ist uneinheitlich, sodass derzeit keine gezielte Empfehlung abgegeben werden kann.

Richtige Einnahme
Dosierung

Innerliche Anwendung

Manche Produkte mit wildem Yams sind auf 10% Diosgenin pro Dosis standardisiert. Allerdings gibt es bisher keine Standarddosis oder auch nur gut überprüfte Dosis, und traditionell ist die Dosierung uneinheitlich. Die folgenden Hinweise gelten nur für Erwachsene ab 18 Jahre.

Aufguss aus getrockneter Yamswurzel: 3-mal täglich 2–4 g.
Tinktur (1:5): 3-mal täglich 2–10 ml.
Flüssigextrakt (1:2): 3–6 ml pro Tag.
Andere Darreichungen: Herstellerangaben befolgen oder gemäß Empfehlung von Arzt oder Apotheker.

Äußerliche Anwendung

Es sind zwar Cremes im Handel, aber eine allgemein übliche Dosis steht nicht fest. Bisher sind keine Wirkungen durch Übergang ins Blut belegt.

Empfehlungen

- ○ Wegen möglicher unerwünschter Wirkungen sollten Kinder nicht mit Yamswurzel behandelt werde.
- ○ Gegen PMS-Symptome wird Yamswurzel mitunter mit Mönchspfeffer *(Agnus castus)* kombiniert.

In einer australischen Studie an 23 Frauen mit Wechseljahresbeschwerden ergab die 3-monatige Anwendung einer Creme mit Wild-Yams-Extrakt keine Veränderung von Blutdruck, Cholesterin- oder Hormonspiegel und auch keine Änderung bezüglich Hitzewallungen oder nächtlichen Schweißausbrüchen.

Wussten Sie, dass …?

Die erste „Pille" wurde aus Diosgenin entwickelt, dem hormonähnlichen Wirkstoff der Yamswurzel.

---

wallungen und Kopfschmerzen ausweisen, waren bisher jedoch klein und mangelhaft angelegt.

Im Tierversuch senkt Yamswurzel den Cholesterinspiegel, doch diesbezügliche Studien am Menschen liefern unklare Ergebnisse. Historisch wird wilder Yams auch gegen Herzerkrankungen eingesetzt, was jedoch bisher nicht ausreichend untersucht ist.

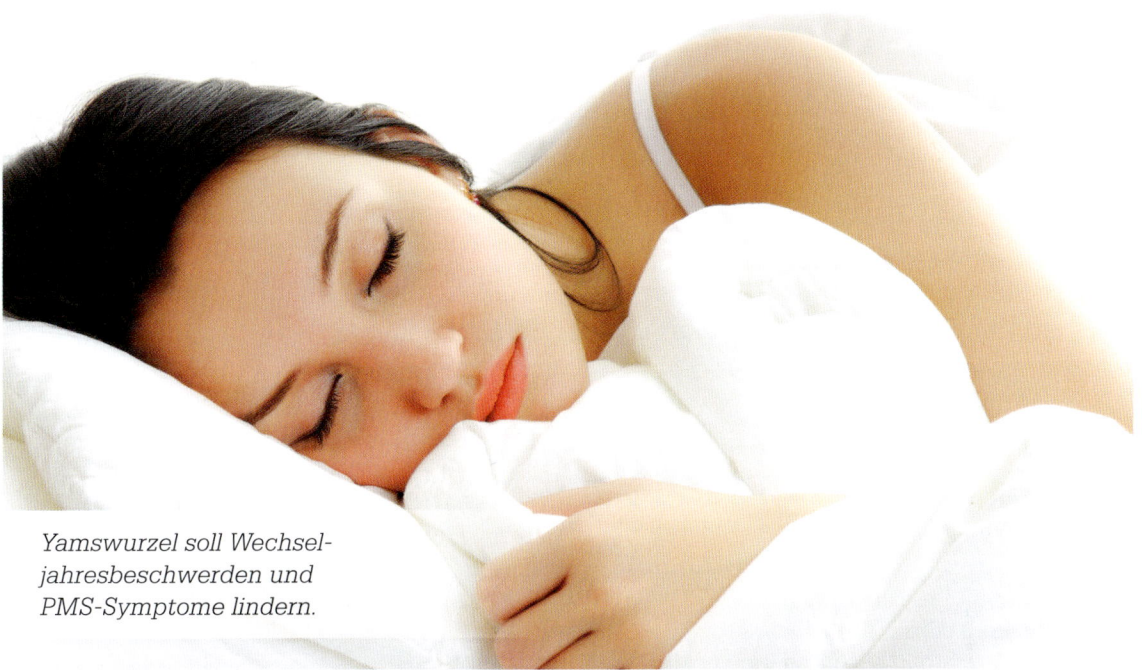

Yamswurzel soll Wechseljahresbeschwerden und PMS-Symptome lindern.

Mögliche Nebenwirkungen

O In Studien erwies sich Yamswurzel als gut verträglich, auch wenn es mitunter zu Magenproblemen kam. Bei einer allergischen Reaktion zeigt sich ein Hautausschlag.

O Bei extrem hoher Dosierung können Ergänzungsmittel oder Tinkturen mit Yamswurzel Übelkeit, Erbrechen und Durchfall hervorrufen.

O Bei einer Allergie gegen wilden Yams oder Pflanzen der Familie der Dioscoreadeae sollten Sie Yams nicht verwenden. Allergische Symptome umfassen Hautausschlag, Juckreiz, Schwellung und Kurzatmigkeit.

O Wilder Yams kann mit verschiedenen Arzneimitteln, wie z. B. entzündungshemmenden Mitteln, Wechselwirkungen eingehen. Sprechen Sie vor der Verwendung mit Ihrem Arzt oder Apotheker.

O In der Schwangerschaft und Stillzeit wird von wildem Yams dringend abgeraten, weil es zu Geburtsfehlern und Fehlgeburten kommen kann. Schwangere sollten wegen des hohen Alkoholgehalts (15 bis 90 %) vor allem die Tinkturen meiden.

Warnhinweise

O Yamswurzel kann Blutzucker und Cholesterinspiegel beeinflussen. Wer diese Werte medikamentös reguliert, sollte mit Yamswurzel vorsichtig sein. Halten Sie bei unerwünschten Wirkungen schnellstmöglich Rücksprache mit Ihrem Arzt.

O Nach Thrombosen oder Schlaganfall sowie während einer Hormonersatztherapie oder bei Verhütung mit der Pille sollte Yamswurzel nur vorsichtig verwendet werden. Frauen mit Myomen, Endometriose oder einer Krebserkrankung der Brust, der Gebärmutter oder der Eierstöcke sollte bewusst sein, dass diese Krankheiten von Hormonen und damit auch von Wirkstoffen mit hormonähnlichen Eigenschaften wie Yamswurzel beeinflusst werden können.

O Kinder, Schwangere und stillende Mütter sollten auf Yamswurzel verzichten.

Zink

Jede Körperzelle braucht Zink. Dieses Mineral ist Bestandteil für Enzyme, die biochemische Vorgänge – von der DNA-Produktion bis zur Wundheilung – katalysieren und die Körperhormone im Gleichgewicht halten. Zink reguliert das Immunsystem und kann Erkältungen bekämpfen. Manche Menschen sind nicht ausreichend mit Zink versorgt.

Anwendungsgebiete

- Zur Sicherstellung einer ausreichenden Versorgung
- Kann das Immunsystem stärken und Infektionen bekämpfen.
- Kann bei Fruchtbarkeitsproblemen helfen.
- Ist hilfreich bei Herpesbläschen.
- Fördert die Heilung von Hautproblemen.
- Wirkt in der Behandlung von Morbus Wilson.

Arzneiformen

- Tablette
- Lutschtablette
- Kapsel
- Flüssigkeit
- Spray
- Injektion

Grundlegendes

Zink ist ein lebenswichtiger Mineralstoff, der von jeder Körperzelle benötigt wird. Größere Mengen Zink befinden sich in Muskeln, Knochen und Haut, geringere Mengen in Nieren, Leber, Bauchspeicheldrüse, Augen und bei Männern in der Prostata. Es ist reichlich in tierischen Nahrungsmitteln, z. B. in Fleisch, enthalten. Da Zink aus pflanzlichen Lebensmitteln schlechter verfügbar ist, sind Vegetarier in der Regel schlechter versorgt als Nichtvegetarier. Der Körper ist auf externe Quellen angewiesen.

Wirkungsweise

Zink ist in unserem Körper an unzähligen Prozessen beteiligt: Stoffwechsel, Zellwachstum und sexuelle Reifung, Immunfunktion sowie die Entwicklung des Geschmacks- und Geruchssinns.

Darüber hinaus wirkt Zink antioxidativ. Es ist häufig in Kombinationspräparaten enthalten, obwohl die meisten von uns ausreichend versorgt sind. Für die gezielte Anwendung sind auch Einzelpräparate erhältlich.

Hauptwirkungen

Zink kann wirkungsvoll in der Behandlung verschiedenster Krankheiten und Störungen eingesetzt werden, einschließlich Akne und Makuladegeneration. Es kann auch bei Mundproblemen zur Anwendung kommen (z. B. durch zinkhaltige Mundwasser oder Zahnpasten bei Zahnfleischentzündung).

Zink ist möglicherweise auch wichtig für die Schilddrüse und hat positive Wirkungen auf verschiedene Hormone, darunter die Sexualhormone. Zudem kann es eine Rolle in der Fruchtbarkeit bei Frauen und Männern spielen. Forschungsergebnisse deuten darauf hin, das Zink die Anzahl und Beweglichkeit der Spermien erhöhen kann.

Es ist auch wichtig für die Thymusdrüse, die Immunzellen produziert.

Weitere Vorzüge

Zink ist notwendig für die optimale Funktion des Immunsystems. Es soll Erkältungen vorbeugen oder behandeln helfen und auch Mundgeschwüre schneller abklingen lassen.

Es kann die Heilung von Verletzungen und Haut-reizungen stimulieren und bietet sich daher für die Behandlung von Akne, Verbrennungen und ent-zündlichen Zuständen (z. B. bei Psoriasis) an. Zudem kann es die Gesundheit von Haaren und Kopfhaut fördern. Äußerlich angewandtes Zinkoxid kann auch bei Windelausschlag, Hautgeschwüren (bei Ulcus cruris, dem „offenen Bein", zeigen sich jedoch keine Erfolge) und Herpes genitalis helfen.

Es hat sich gezeigt, dass Zink wahrscheinlich den Sehverlust bei Makuladegeneration, einer häufigen Erblindungsursache bei über Fünfzigjährigen, hinauszögern kann. In einer japanischen Studie konnten die Symptome von Tinnitus durch die Einnahme von Zink verbessert werden; eine neuere türkische Studie konnte dies jedoch nicht belegen. Zink soll auch bei Osteoporose, Hämorrhoiden und Morbus Crohn hilfreich sein und soll die Genesung von Patienten mit Anorexia nervosa unterstützen.

Frühe Untersuchungen zeigten, dass Zink das Risiko für einige Krebsarten senken und in der Behandlung von Erkrankungen des zentralen Nervensystems (wie Alzheimer), Diabetes, rheuma-toider Arthritis (bei Zinkmangel) und Sichelzell-anämie hilfreich sein kann. Um jedoch fundierte Empfehlungen geben zu können, sind weitere Untersuchungen nötig.

Zink kann darüber hinaus den Stoffwechsel anregen und zur Gesunderhaltung von Schwangeren und älteren Menschen beitragen. Seine Rolle in der Behandlung von HIV ist noch unklar.

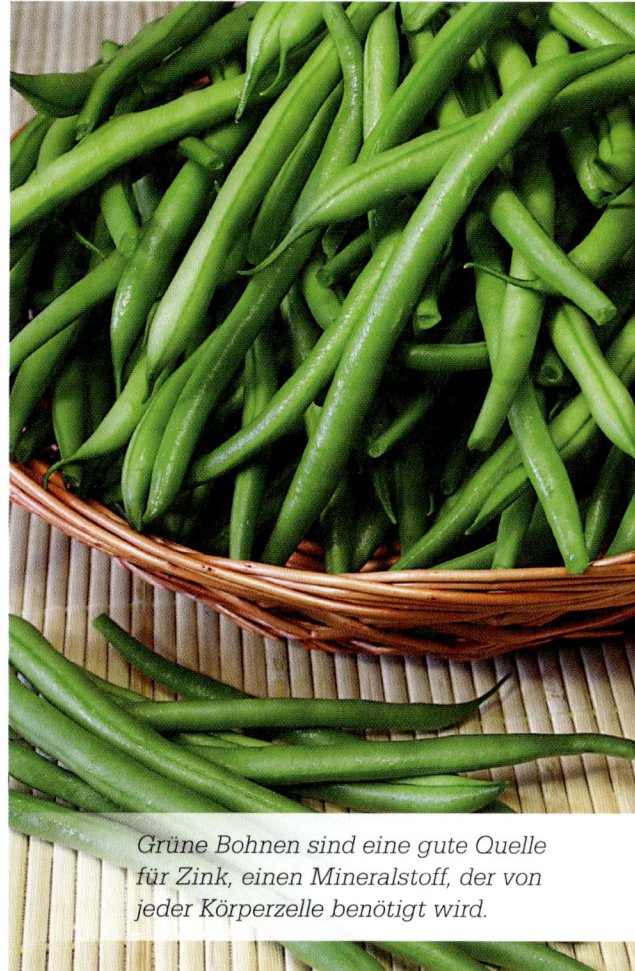

Grüne Bohnen sind eine gute Quelle für Zink, einen Mineralstoff, der von jeder Körperzelle benötigt wird.

Mögliche Nebenwirkungen

- Höhere Dosen können Übelkeit, Erbre-chen, Bauchkrämpfe, Durchfall, metalli-schen Geschmack im Mund, Fieber, Lethargie, Schwindel, Kopfschmerzen, Schwitzen, Koordinationsverlust, Halluzi-nationen, Hepatitis, Leberversagen, Darmblutungen, Nierenprobleme und verschiedene Formen der Anämie verursa-chen. Ein zinkinduzierter Kupfermangel kann zu Erschöpfung, vermehrten Infektio-nen, Herzanomalien, erhöhtem Choleste-rin- und Blutzuckerspiegel sowie zu Immunschwäche führen.

Warnhinweise

- Eine Tagesdosis von über 100 mg kann auf lange Sicht das Immunsystem beeinträch-tigen, und die Kupfer- und Eisenaufnahme behindern und zu Anämie führen.
- Zinkergänzungen können Wechselwirkun-gen mit Medikamenten wie Amilorid, Tetracyclin- und Quinolon-Antibiotika, Biphosphonate, Penicillamin, Pankreas-enzyme sowie den Vitaminen A und B_3 haben. Fragen Sie Ihren Arzt, bevor Sie Zink zusammen mit einem dieser Medika-mente einnehmen möchten.
- Amilorid kann zu einer Zinkakkumulation (Anhäufung) im Körper führen.

Zu wenig

Ein Mangel kann die Wundheilung stören, vermehrte Infekte, Sehstörungen und Appetitlosigkeit nach sich ziehen, den Geschmacks- und Geruchssinn beeinträchtigen, Erschöpfung, Muskelschmerzen, Depression, Haarausfall, Hautausschlag und chronische, schwere Durchfälle verursachen. Bei Kindern kann ein Mangel zu Wachstumsstörungen führen, während für Schwangere mit Zinkmangel ein erhöhtes Risiko für Präeklampsie, Fehlgeburten, verlängerte Wehen und Babys mit geringem Geburtsgewicht diskutiert wird. Heranwachsende Mädchen, Schwangere und Menschen mit Lebererkrankungen, Absorptionsstörungen des Darms, Sichelzellanämie, chronischen Durchfällen, Diabetes und HIV/Aids haben ein höheres Risiko für eine unzureichende Versorgung oder Mangel.

Einkaufstipps

Zinkpräparate gibt es in unterschiedlichen Formen. Meist werden Zinksalze wie Zinksulfat, -oxid und -glukomat oder Zinkhefe eingesetzt. Zur Behandlung von Erkältung und Grippe sollten Sie Lutschtabletten mit Zinkglukomat oder -askorbat bevorzugen.

Aktuelle Info

In einer Studie nahmen 50 gesunde Menschen über 55 ein Jahr lang 45 mg Zink täglich und stellten fest, dass Sie weniger anfällig für Infektionen waren. Andere Studien kamen hingegen zu anderen Ergebnissen.

Studien zeigen, dass Sportler Zink mit Schweiß und Harn ausscheiden. Das kann ein Grund dafür sein, dass mäßiger Sport das Immunsystem stärkt, aber regelmäßiges intensives Training das Immunsystem eher schwächen kann.

Zu viel

Es wird allgemein empfohlen, nicht mehr als 25 mg Zink täglich einzunehmen. Eine Langzeitanwendung von mehr als 100 mg am Tag beeinträchtigt die Immunfunktion und senkt das („gute") HDL-Cholesterin. Noch höhere Dosen (über 200 mg täglich) können Übelkeit, Erbrechen und Durchfall hervorrufen.

Richtige Einnahme
Dosierung

Bei Akne: 25 mg elementares Zink täglich.
Bei Diabetes: nach Rücksprache mit Ihrem Arzt 30 mg Zink täglich.
Bei Unfruchtbarkeit: Suchen Sie Expertenrat.
Bei Erkältung: Nehmen Sie alle zwei Stunden eine Zinkglukomat-Lutschtablette ohne Sorbitol, Mannitol oder Zitronensäure, die 9–25 mg elementarem Zink entspricht, aber nicht mehr als 150 mg Zink am Tag.
Bei Herpes: Tragen Sie 0,25-prozentige Zinksulfatlösung 8- bis 10-mal täglich auf die betroffenen Stellen auf.

Empfehlungen

○ Nehmen Sie Zink 1 Stunde vor oder 2 Stunden nach einer Mahlzeit ein. Rebelliert Ihr Magen, essen Sie dazu etwas ballaststoffarme Kost.
○ Nehmen Sie Zink im Abstand von zwei Stunden zu Kupfer-, Folsäure-, Calcium- oder Eisenergänzungen, Antibiotika, nichtsteroidalen Antirheumatika (ASS) und Antazida.
○ Die Einnahme von Zink über einen Monat lang kann zu Kupfer-Absorptionsstörungen führen; Nehmen Sie deshalb 2 mg Kupfer pro 80 mg Zink.

Weitere Quellen

Viel Zink enthalten Rind- und Schweinefleisch, Leber, Milch, Vollkorngetreide und Meeresfrüchte. Aus tierischen Lebensmitteln ist Zink besser verfügbar als aus pflanzlichen.

Wechselwirkungen

Viele Menschen gehen davon aus, dass die Wirkung von Pflanzenpräparaten und „natürlichen" Ergänzungen so sanft sei, dass ihre
Anwendung in jedem Fall sicher sei. Weit gefehlt! Manche von ihnen
können die Wirkung von Medikamenten, Heilmitteln und anderen
Ergänzungen verstärken oder hemmen.

Trotz intensiver Forschung über Wechsel- und Nebenwirkungen ist noch vieles ungeklärt. Von einigen Heilpflanzen weiß man aus Humanstudien, Tierversuchen oder Labortests, dass sie Wechselwirkungen mit Medikamenten haben; bei anderen basiert die Warnung vor möglichen Gefahren nur auf dem theoretischen Wissen über die Wirkungsweise mancher Stoffe und muss noch wissenschaftlich überprüft werden.

Wenn Sie regelmäßig apotheken- oder verschreibungspflichtige Medikamente oder auch frei verkäufliche Nahrungsergänzungsmittel einnehmen, gehen Sie auf Nummer sicher, wenn Sie vor Einnahme eines Pflanzenpräparats Ihren Arzt dazu befragen. Schließlich beruht die Wirkung verschiedener Heilpflanzen auf ihren aktiven (und somit auch potenziell interaktiven) Inhaltsstoffen.

Vor allem wenn Sie an einer Erkrankung physischer oder psychischer Art leiden oder bei Ihnen eine Operation bevorsteht, sollten Sie in jedem Fall Ihren Arzt konsultieren, wenn Sie ein komplementärmedizinisches Präparat versuchen wollen. Der Arzt wird Ihnen vor einer Operation z. B. raten, bestimmte Ergänzungen abzusetzen, um ein Blutungsrisiko zu reduzieren – insbesondere Chondroitin, Fischöl, Knoblauch, Ginseng (beide Arten), Guarana, Myrrhe, Rosskastanienextrakt, Süßholz, Rotklee, Sägepalme, Haiknorpel und Vitamin E. Nennen Sie vor einer Operation Ihrem Anästhesisten unbedingt alle Medikamente und Ergänzungen, die Sie einnehmen.

Denken Sie daran, dass manche Ergänzungen (darunter Echinacea, Lavendel, Melatonin, Baldrian, Weidenrinde und Niacin) auch Wechselwirkungen mit Alkohol haben können – oder mit Koffein (wie Guarana und Melatonin). Einige Ergänzungen, beispielsweise Leinsamen, Flohsamen und Rot-

Ulme, können die Aufnahme aller anderen Heilwirkstoffe beeinflussen und sollten zu einer anderen Tageszeit eingenommen werden.

Vergessen Sie nicht, dass die Wirkung von Pflanzenpräparaten und Nahrungsergänzungen mit gleicher Wirkrichtung bei gleichzeitiger Zufuhr stärker sein kann als bei Einnahme nur eines Präparats. Manchmal ist diese verstärkende Wirkung zu therapeutischen Zwecken erwünscht; es können aber auch unerwünschte Folgen auftreten. Gotu Kola und Baldrian können beispielsweise beide einen sedierenden Effekt haben.

In diesem Kapitel sind häufig eingenommene Medikamentengruppen und ihre bisher bekannten Wechselwirkungen mit gängigen Pflanzen- und Ergänzungspräparaten aufgeführt. Obwohl diese Auflistung bei Weitem nicht vollständig ist, zeigt sie doch, wie hoch das Risiko für unerwünschte oder gar gefährliche Wirkungen sein kann, wenn Medikamente und Ergänzungen kombiniert werden.

Auch wenn Ihr spezielles Medikament nicht in der Auflistung enthalten ist, gelten die angegebenen Wechselwirkungen für alle Medikamente dieser Wirkstoffklasse. Lesen Sie vor Einnahme einer bestimmten Ergänzung unbedingt den Beipackzettel und fragen Sie Ihren Arzt oder Apotheker. Sie geben Ihnen Angaben zu bekannten oder möglichen Wechselwirkungen mit anderen Präparaten oder Medikamenten. Wenn Sie bei gleichzeitiger Einnahme einer Ergänzung und eines Medikaments neue Symptome entwickeln, sprechen Sie sofort mit Ihrem Arzt: Es könnte eine ungewollte Wechselwirkung sein.

Wechselwirkungen Fortsetzung

Amphetamine

Überstimulierung, Magenbeschwerden und weitere Probleme können auftreten, wenn bestimmte Medikamente der Amphetamin-Gruppe wie Methylphenidat (z. B. Ritalin) mit folgenden Ergänzungen kombiniert werden:

- Astralagus
- Ginseng
- Guarana

Antazida

Die Wirkung und Sicherheit von Medikamenten gegen Sodbrennen kann durch folgende Ergänzungen beeinflusst werden:

- Eisen (nehmen Sie es zwei Stunden vor oder nach dem Antazidum)
- Vitamin D

Antibiotika

Einige Ergänzungen können die Wirkung von oralen Antibiotika (u. a. Doxycyclin, Minocyclin, Tetracyclin) verringern. Um Komplikationen zu vermeiden, nehmen Sie die Ergänzung mindestens zwei Stunden vor oder nach dem Antibiotikum. Zu den Ergänzungen, die diese Wechselwirkung mit Antibiotika haben können, gehören:

- Calcium
- Eisen
- Flohsamen
- Magnesium
- Zink

Antidepressiva

Einige Ergänzungen sollten nicht ohne ärztlichen Rat zusammen mit Antidepressiva eingenommen werden. Eine gängige Wirkstoffkategorie sind selektive Serotonin-Wiederaufnahmehemmer wie Fluoxetin (z. B. Fluctin, Prozac oder Zactin), Paroxetin (Seroxat, Euplix, Oxet) und Sertralin (Zoloft). Bei Einnahme dieser Medikamente kann es zu gefährlichen Wechselwirkungen mit folgenden Ergänzungen kommen:

- Johanniskraut
- Melatonin

Eine weitere Kategorie von Antidepressiva sind MAO-Hemmer wie Phenelzin (Nardil) oder Tranylcypromin (Jatrosom). Wegen des Risikos von Anspannung, Verwirrung, starker Sedierung und weiterer

möglicher schwerer Wechselwirkungen sollten sie frühestens 14 Tage nach der Einnahme bestimmter Ergänzungen genommen werden. Zu diesen Ergänzungen gehören:

- Baldrian
- Ginseng (Panax)
- Grüner Tee
- Johanniskraut

Antidiabetika

Bestimmte Ergänzungen sollten bei gleichzeitiger Anwendung von Insulin und oralen Antidiabetika mit Vorsicht eingenommen werden, da sie die Wirkung dieser Medikamente beeinflussen können; es besteht auch das Risiko, dass die blutzuckersenkende Wirkung der Medikamente verstärkt wird, was zu gefährlichem Unterzucker führen kann. Zu diesen Ergänzungen gehören:

- Alpha-Liponsäure
- Chrom
- Ginseng (Panax und sibirischer)
- Katzenkralle
- Löwenzahn

Antiepileptika

Die Wirkung einiger Antikonvulsiva (z. B. Phenytoin, Carbamazepin und Gabapentin) kann bei gleichzeitiger Einnahme einiger Ergänzungen gefährdet sein; dazu gehören:

- Baldrian
- Eisen
- Folsäure
- Johanniskraut
- Magnesium
- Silberdistel
- Rot-Ulme
- Vitamin B_6
- Weidenrinde

Antihistamine

Bestimmte Ergänzungen können in Verbindung mit sedierenden Antihistaminen sehr starke Müdigkeit hervorrufen. Zu ihnen gehören:

- Baldrian
- Kava

Blutgerinnungshemmer

Viele Ergänzungen können gefährliche Wechselwirkungen mit Blutverdünnern wie Marcumar oder täglich eingenommenem Aspirin haben; sie können deren Wirkung verstärken, was zu schweren

Blutungen führen kann. Zu diesen Ergänzungen gehören:

- Fischöl
- Ginkgo biloba
- Ingwer
- Knoblauch
- Mutterkraut
- Pau d'arco
- Vitamin E
- Vitamin K (wirkt eher hemmend auf die Wirkung von Blutverdünnern, statt sie zu verstärken)
- Weidenrinde

Chemotherapie

Bevor Sie während einer Chemo- oder Strahlentherapie Ergänzungen einnehmen, sollten Sie unbedingt mit Ihrem behandelnden Onkologen sprechen. Ergänzungen, die Probleme verursachen können, sind:

- Echinacea
- Ginseng (sibirischer)
- Johanniskraut
- Schlafbeere (Withania)
- Süßholz

Cholesterinsenker

Cholesterinsenkende Wirkstoffe wie Statine (z.B. Lovastatin, Simvastatin) sollten wegen des Risikos starker Wechselwirkungen nicht zusammen mit bestimmten Ergänzungen eingenommen werden; dazu gehören:

- Eisen
- Johanniskraut
- Niacin
- Vitamin A

Diuretika

Die sogenannten Wassertabletten sind in drei Hauptwirkstoffgruppen einteilt: kaliumsparende, Schleifen- und Thiaziddiuretika. Kaliumsparende Diuretika (z.B. Amilorid, Spironolacton und Triamteren) sollten nicht ohne Rücksprache mit dem Arzt mit bestimmten Ergänzungen zusammen eingenommen werden, weil das Risiko einer Hyperkaliämie (zuviel Kalium im Blut) und damit verbundener Probleme besteht. Zu diesen Ergänzungen gehören:

- Kalium
- Phosphor
- Weidenrinde

Schleifendiuretika (z.B. Furosemid, Bumetanid und Ethacrynsäure) sollten wegen des Risikos einer Verstärkung oder Verminderung der Medikamentenwirkung nicht zusammen mit bestimmten Ergänzungen eingenommen werden, darunter:

- Ginseng (Panax)
- Glukosamin
- Löwenzahn

Thiaziddiuretika (z.B. Hydrochlorothiazid, Indapamid, Chlorthalidon und Xipamid) sollten wegen des Risikos einer Verstärkung oder Verminderung des diuretischen Effekts oder in manchen Fällen von schweren Nebenwirkungen nicht zusammen mit bestimmten Ergänzungen eingenommen werden; dazu gehören auch:

- Aloe vera
- Calcium
- Glukosamin
- Kalium
- Löwenzahn
- Süßholz
- Weißdorn

Erkältungsmittel

Erkältungspräparate, die Ephedrin oder Pseudoephedrin enthalten, sollten nicht mit folgenden Ergänzungen kombiniert werden:

- Ginseng (Panax)
- Johanniskraut
- Weißdorn

Herz- und Blutdruckmedikamente

Viele Pflanzen- und Ergänzungspräparate stellen ein ernstes Risiko dar, wenn sie zusammen mit verordneten Herz- oder blutdrucksenkenden Medikamenten eingenommen werden. Fragen Sie in jedem Fall Ihren Arzt, bevor Sie eines dieser Medikamente mit einem Ergänzungspräparat kombinieren möchten. Dies gilt für alle Calciumkanalblocker, Betablocker, ACE-Hemmer, Nitrate und Digitalis (Digoxin, Digitoxin). Über spürbare und potenziell schwere Wechsel- und Nebenwirkungen wurde bei gleichzeitiger Einnahme folgender Ergänzungen berichtet:

- Aloe vera (Saft)
- Bioflavonoide (besonders Präparate, die das Zitrus-Bioflavonoid Naringin enthalten, ein Flavonoid, das in Grapefruits, nicht aber in Orangen vorkommt)
- Ginseng (Panax oder sibirischer)
- Guarana

Wechselwirkungen Fortsetzung

- Johanniskraut
- Kalium
- Knoblauch (Ergänzung)
- Phosphor
- Rot-Ulme
- Süßholz
- Vitamin D
- Weißdorn

HIV-Medikamente

Einige Ergänzungen verringern die Wirkung mancher Medikamente, die zur Behandlung von HIV eingesetzt werden, oder erhöhen das Risiko für Nebenwirkungen. Zu diesen Ergänzungen gehören:

- Aloe vera
- Johanniskraut
- Kava
- Ginseng (Panax)
- Knoblauch

Hormonpräparate

Viele Ergänzungen haben Auswirkungen auf den Hormonspiegel und sollten nur nach Rücksprache mit Ihrem Arzt zusammen mit oralen Kontrazeptiva (Pille), Präparaten zur Hormonersatztherapie oder anderen Hormonpräparaten eingenommen werden. Manche Ergänzungen können die Wirkung dieser Medikamente abschwächen und dadurch Probleme verursachen. Zu diesen Ergänzungen gehören:

- Echinacea
- Ginseng (Panax)
- Johanniskraut
- Kanadische Gelbwurz
- Silberdistel
- Mönchspfeffer
- Silberkerze
- Soja-Isoflavonoide
- Süßholz

Immunsuppressiva

Wenn Sie nach einer Organtransplantation, z.B. nach einer Leber- oder Nierentransplantation, bestimmte Medikamente gegen eine Abstoßungsreaktion einnehmen müssen, ist besondere Vorsicht bei der Einnahme von Ergänzungen geboten. Fragen Sie Ihren Arzt, bevor Sie folgende Ergänzungen nehmen:

Bei Einnahme von Cyclosporin:

- Johanniskraut
- Kava
- Pfefferminz
- Phosphor

Bei Einnahme von Tacrolimus:

- Johanniskraut

NSAR

Einige Ergänzungen stellen ein Risiko für Hyperkaliämie (zu viel Kalium im Blut) dar, wenn sie zusammen mit nicht-steriodalen Antirheumatika (NSAR) wie Ibuprofen, Ketoprofen oder Naproxen eingenommen werden. Zu diesen Ergänzungen gehört:

- Kalium

Die Langzeiteinnahme des NSARs Aspirin birgt bei gleichzeitiger Einnahme bestimmter Ergänzungen das Risiko einer sehr stark blutverdünnenden Wirkung und Blutungsneigung. Diese Ergänzungen sind vor allem:

- Fischöl
- Ginkgo biloba
- Knoblauch
- Mutterkraut
- Weidenrinde

Opioid-Analgetika

Bestimmte Ergänzungen sollten nicht zusammen mit Schmerzmitteln eingenommen werden, die Opiate wie z.B. Codein enthalten, weil dies zu gefährlichen Wechselwirkungen wie extremer Müdigkeit und zu weiteren Komplikationen führen kann. Zu diesen Ergänzungen gehören:

- Baldrian
- Kanadische Gelbwurz
- Kava
- Melatonin

Parkinson-Medikamente

Besonders bei zwei Ergänzungen kann es bei gleichzeitiger Einnahme von Levadopa zu Wechselwirkungen kommen:

- Eisen
- Vitamin B_6

MAO-B-Hemmer wie Selegilin (Movergan, Antiparkin, Xilopar) sollten frühestens 14 Tage nach der Einnahme bestimmter Ergänzungen genommen werden, weil das Risiko von Anspannung, Verwirrung, starker Sedierung und weiterer potenziell gefährlicher Reaktionen besteht. Diese Ergänzungen finden Sie unter „Antidepressiva".

Psychopharmaka

Bestimmte Ergänzungen können die Wirkung vieler verschiedener Medikamente gegen Angst, Manie oder Psychose beeinflussen. Zu diesen Ergänzungen gehören:

- Ginseng (Panax)
- Jod
- Johanniskraut
- Kava
- Nachtkerzenöl

Schilddrüsenmedikamente

Gängige Schilddrüsenpräparate enthalten zumeist Wirkstoffe wie Thyroxin oder Propylthiouracil; diese sollten nicht zusammen mit bestimmten Ergänzungen eingenommen werden, weil diese die Wirkung der verordneten Medikamente hemmen oder anderweitig beeinflussen können:

- Calcium
- Jod
- Kelp
- Myrrhe
- Schlafbeere (Whitania)
- Soja-Isoflavone

Sedativa

Sehr starke Müdigkeit und weitere Beeinträchtigungen von Aufmerksamkeit und Konzentration wurden bei gleichzeitiger Einnahme von Schlaf- und Beruhigungsmitteln mit den folgenden Ergänzungen berichtet:

- Baldrian
- Kanadische Gelbwurz
- Kava
- Lavendel
- Melatonin
- Silberkerze

Steroide

Orale Kortikosteroide (wie Prednison und Beclomethason) sollten wegen unerwünschter Wechselwirkungen nicht zusammen mit bestimmten Ergänzungen eingenommen werden; zu diesen gehören:

- Aloe vera (Saft)
- Ginseng (Panax)
- Melatonin
- Phosphor

Einige Warnhinweise

- Besondere Vorsicht ist bei Medikamenten geboten, die über eine geringe therapeutische Breite verfügen, das heißt, wenn der Abstand zwischen therapeutischer und toxischer Dosis eines Wirkstoffs sehr gering ist. Der Blutgerinnungshemmer Marcumar ist ein Beispiel dafür. Mutterkraut, Fischöl, Knoblauch, Pau d'arco (Lapacho), Teufelskralle, Dong Quai, Papayaenzyme und die Vitamine E und K können die Blutwerte von Marcumar-Patienten gefährlich verändern. Viele Antiepileptika fallen in diese Kategorie sowie Medikamente gegen Bluthochdruck und Diabetes.

- Manche Kombinationen zwischen Medikamenten und Ergänzungen sollten vermieden werden, andere können mit Vorsicht ausprobiert werden. Wenn Sie Blutverdünner, Medikamente gegen Bluthochdruck oder Diabetes einnehmen, sprechen Sie mit Ihrem Arzt, bevor Sie ein neues Ergänzungspräparat einnehmen.

- Wenn Sie nicht wissen, ob eine bestimmte Kombination sicher ist, lassen Sie sich von Ihrem Apotheker beraten. Sprechen Sie sofort mit Ihrem Arzt, wenn Sie unerwartete Symptome bekommen.

- Ginkgo biloba – zusammen mit Aspirin, Paracetamol, koffeinhaltigen Schmerzmitteln oder Gerinnungshemmern eingenommen – kann Blutungskomplikationen, beispielsweise eine Blutansammlung in der vorderen Augenkammer (Hyphaema) oder einen hämorrhagischen Infarkt, hervorrufen.

- Süßholz kann die Wirkung von Blutdruckmedikamenten, Diuretika, Hormonersatztherapien und Kortikosteroiden beeinflussen sowie Komplikationen bei gleichzeitiger Einnahme von oralen Kontrazeptiva verursachen.

- Ginseng kann die Wirkung von MAO-Hemmern sowie des Herzmittels Digoxin beeinträchtigen.

- Johanniskraut kann gefährlich sein für Menschen, die Medikamente nehmen, die die Serotoninwerte im Gehirn beeinflussen (Antidepressiva, Venlafaxin, Triptane zur Behandlung von Migräne, Dextrometorphan in manchen Erkältungs- und Grippemitteln; Ihr Gesundheitsexperte kann Ihnen eine vollständige Liste geben). Es kann auch die Wirkung von Marcumar, Digoxin, oralen Kontrazeptiva und Cyclosporin beeinflussen.

Index

Bildnachweis

Titel der australischen Originalausgabe
Vitamins, Minerals & Supplements

Deutsche Ausgabe
Übersetzung: Imke Brodersen
Producing: con:text; Thomas Kopal, Irene Lindauer, Rainer Schöttle
Fachliche Beratung: Dipl.oec.troph Ruth Rösch

Reader's Digest
Redaktion: Falko Spiller (Projektleitung)
Bildredaktion: Christina Horut
Prepress: Andreas Engländer

Redaktionsdirektorin: Suzanne Koranyi-Esser
Redaktionsleiterin: Dr. Renate Mangold
Art Director: Susanne Hauser

Produktion
arvato print management: Thomas Kurz

Reproduktion
Meyle + Müller GmbH + Co. KG, Pforzheim

Druck und Binden
Mohn media, Gütersloh, Germany

© der australischen Originalausgabe
2010 Reader's Digest (Australia) Pty Limited
© 2011 Reader's Digest Deutschland, Schweiz, Österreich – Verlag Das Beste GmbH, Stuttgart, Zürich, Wien

AU 0887/IC

Printed in Germany

ISBN 978-3-89915-716-1

Besuchen Sie uns im Internet
www.readersdigest.de | www.readersdigest.ch | www.readersdigest.at